华佗遗书

高文柱　编辑校注

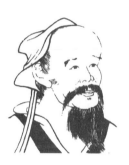

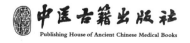

图书在版编目（CIP）数据

华佗遗书/高文柱编辑校注.—北京：中医古籍出版社，2022.6
ISBN 978-7-5152-2494-7

Ⅰ.①华… Ⅱ.①高… Ⅲ.①中国医药学—中国—东汉时代 Ⅳ.① R2-52

中国版本图书馆 CIP 数据核字（2022）第 085801 号

华佗遗书

高文柱　编辑校注

策划编辑	姚　强
责任编辑	李　炎
封面设计	王　磊
出版发行	中医古籍出版社
社　　址	北京市东城区东直门内南小街 16 号（100700）
电　　话	010-64089446（总编室）010-64002949（发行部）
网　　址	www.zhongyiguji.com.cn
印　　刷	北京市泰锐印刷有限责任公司
开　　本	787mm×1092mm　1/16
印　　张	29
字　　数	647 千字
版　　次	2022 年 6 月第 1 版　2022 年 6 月第 1 次印刷
书　　号	ISBN 978-7-5152-2494-7
定　　价	148.00 元

出版说明

本书包含的古方等内容可能涉及虎骨、犀角、穿山甲、熊胆等国家级保护动物所制药材，为保持古书原貌，这类药材在书中予以保留，仅供广大读者参考和了解，请读者严格遵守《中华人民共和国野生动物保护法》及其他相关法规和要求。

本次出版将原书中"右方"均改为"上方"，以符合现代读者阅读习惯。同药多名亦依据药典规范进行了统一。

序 言

在中国，华佗的名字可谓家喻户晓，这或许与华佗为曹操治疗头风、为关羽刮骨疗毒的传说，通过小说、唱本、戏文、图画、影视等多种形式广为传播有一定关系。在医学界，华佗是医德高尚、医术高超的代表和楷模，"华佗再世"既是人们对后世品行端正、医术精湛医家的赞誉之词，更是人们对造就理想医德和高超医术医家们的渴求和期盼。

关于华佗的医学成就，人们普遍知晓的莫过于他对麻醉术的发明和对外科手术的创新，因此华佗才有了"麻醉先师""外科鼻祖"的称谓。但华佗的学术成就远非如此，用这种凝固了的观点去认识华佗，难免局限和欠全面。造成这一认知的症结，是人们缺乏对华佗学术思想的全面了解，而要全面了解华佗其人其术，就必须走进他的著作。

大多数学者认为，华佗一生著述颇丰，"从生理、病理、本草、方剂到临床各科均有所阐发，并有独到之见解"（牛正波《华佗研究》）。遗憾的是，当时的战乱使"文籍焚靡，千不遗一"，华佗的著作也难免其害。加之《三国志·华佗传》中"佗临死，出一卷书与狱吏……吏畏法不受，佗亦不强，索火烧之"的记述，更是成为华佗之书于世无存的有力佐证。至此，华佗著作存废之说并举，成为千年来众说纷纭的一桩疑案。

华佗的学术影响与其传世著作的不对称性，让历代文人学者百思不解，著名文献学家高文柱教授即是沉溺于此学的现代专家之一。他立志要破解古人留下的这道难题，为此他沉潜于古籍堆中寻经问道，游说于文献圈内探赜索隐。1993年，华夏出版社的约稿，使他数年的积累终于有了喷发的机会，几度的辛劳终于有了结果的喜悦。他对世传华佗著作进行了一次系统的搜集、甄别，悉心的梳理、注释，成功迈出了开拓性的一步，把一部比较完善的集华佗学术思想、华佗学术形象大成之作《华佗遗书》捧到了读者面前。

为了明确方向、把握取舍原则，整理工作之始，他首先对华佗著作的存废情况进行了分析、归纳，确定了收录内容的主题。他认为，当今可以见到的冠以"华佗"之名的著作一是其著有名无实或实而不全的，即历史文献记载有书名及其相关内容，但人们无法得见其全貌的；二是其著被人传承，零散可见的，即后世医家著述时有所引用，因此得以部分保存下来的；三是虽不能肯定是其原著却可以确定存有其意的，即在归属问题上缺乏充分根据的原始历史记录，但被后世相当多的学者认可并应用，也有相当多学者持否定意见的；四是名同实异，张冠李戴的，即虽冠以"华佗"之名，但被后世普遍公认为伪托之作的。第四类著作自不必说，前三类著作中或可确定为华佗之作，或虽有争议，但其反映出的学术思想与华佗及其整体中医学的主旨并不相违，甚至对中医学的传承发展起过重要作用的，不能不进行认真的研究。这些著作，虽不能肯定为华佗遗著，但起码是包含有"华佗遗意"的。对著作归属问题的争议，虽然可以百家争鸣、长期存疑，但对其学术价值的应用和开发是一刻也不能搁置且无法搁置的。因此，在短期内无法判明其真伪、不能得出明确的答案之前，处理这类问题时不妨采取宽泛一些的原则，即站在中医学的大舞台上用历史的广角镜以"有益无害"的标准来界定并取舍它，"医籍传世与否，自当首重学术价值。若学伪术伪，则虽非伪托亦终不传；若学真术真，则虽伪托亦终不可不传"（孙光荣《〈中藏经〉校注后记》）。

《华佗遗书》，共分为三个部分：

上编包括《华氏中藏经》《华佗先生玄门脉诀内照图》和《华佗遗方辑存》。《华氏中藏经》，又名《中藏经》，首见于郑樵《通志·艺文略》，此后多有著录。有学者从其论述脉证至详和书中的文字气象，判定其为华佗之作；也有学者从其前期典籍记载较晚和书中的引文情况，判定其为伪托之作；还有学者折中，认为其为既有华佗真笔、又有后人写入的交杂之作。中国中医科学院资深文献学家马继兴教授经过认真考证后认为，此书中一些内容见于晋唐医书中，去佗未远，当属华佗佚文，是后人在华佗遗书的基础上辑录整理而成的（马继兴《〈中藏经〉现存版本源流》）。马老的态度是值得称道的，对存有争议的古医籍，我们首先看重的应该是他的学术价值，在没有取得非常确切的证据之前，持轻率否定的态度是无益的和不可取的。《华佗先生玄门脉诀内照图》，又名《内照图》《内照法》《华佗内照图》《华佗先生内照图》，首见于宋代官修书目《崇文总目》，是迄今已知的描绘人体内脏解剖内容最早的医学专著。关于它的真伪问题，在后世学者中同样存在着截然不同的看法。北京中医药大学已故著名文献学家任应秋教授考证后的结论是：《内照法》当为华佗之作（任应秋《中医各家学说》）。马继兴教授考证后的结论是：此书即便不是出自华佗手笔，也是其受业弟子传人根据华氏佚文缀辑而成的（马继兴《中医文献学》）。据此，应该把该书作为研究华佗学术思想的重要读本。《华佗遗方辑存》是近些年部分学者的搜集整理之作，比较有代表性的如高文柱根据"耳目所及（之文献）,共辑录出'华佗遗书'佚文九种（《华佗方》《华佗录帙》《华佗危病方》《华佗救卒病方》《华佗观形察色并三部脉经》《华佗脉诀》《华佗枕中灸刺经》《华佗食论》《华佗九候》）"；尚启东"惜华佗遗书散佚，绝学无传，比岁潜心医籍，钩稽史乘，每于诸书所记有关华佗行谊与医术，及可考证确出华佗者，虽一鳞半爪，皆手录而比勘之。积时既久，粗有所获，于是益加整理，考辑成《观形察色并三部脉经》一卷、《枕中灸刺经》一卷、《华佗方》三卷"（尚启东《华佗考》）。以上两书，在整理方法上各具特色，在内容上互有交叉，应该说是近代同类著作中较好的版本。上编的这些著作，或确为华佗真迹，或富含"华佗遗意"，是研究华佗学术的重要史料。

下编包括《华佗神医秘传》《华佗授广陵吴普太上老君养生诀》。《华佗神医秘传》，又名《华佗神方》，1918年由沪西古书保存会负责人沈骧在华佗老家安徽亳州发现。原为手写本，1922年由上海大陆图书公司刊印。20世纪70年代，该书经学者译注出版后，其传播成风靡之势。关于其真伪问题，亦有仁智不同之见。认为其为伪托之作者居多，认为其为华佗之作者亦有。但有一点几乎是相同的，即该书具有较高的实用价值，是一部集医理、医论、医方为一体的重要参考书，书中的主要学术观点或与华佗的原意一致，或有华佗学术思想的整理和发挥（牛正波《华佗研究》）。《华佗授广陵吴普太上老君养生诀》，收于《道藏》，书中有"《太上老君养生诀》 华佗授广陵吴普"的题记。因书中所论五禽戏之内容与《后汉书·华佗传》所记之内容相近，故有学者认为其与华佗学术思想相关、相近是可以肯定的，亦有学者认为它是道家附会华佗的相关学说而成，不管怎么说，其对研究华佗养生健体学说的参考价值是确定无疑的。附编收录"华佗三传"——《后汉书·华佗传》《三国志·华佗传》《华佗别传》。

《华佗遗书》的贡献，不仅是比较全面地展示了华佗的学术思想，为读者打开一扇系统了解华佗的简便、快捷的窗口，而且是给人们一个有血有肉的华佗、完整的华佗，把人们对华佗的认识提高到了一个新的境界。除了人们熟知的定位之外，《华佗遗书》告诉我们的华佗的学术成就，起码可以归纳出以下五个方面的内容，极大地拓展了华佗学术思想丰富而广泛的内涵。这些内容包括：

一是华佗积极的健身学说。他"晓养性之术"，提倡"人体欲得劳动，但不当使极尔，动摇则谷气得消，血脉流通"（陈寿《三国志·华佗传》）的养生观，创造出五禽之戏，"体有不快，起作一禽之戏，怡而汗出，因以着粉，身体轻便而饮食"（范晔《后汉书·华佗传》）。他的这一运动学说，对我国健身运动的影响是非常深远的，至今还发挥着积极作用。

二是华佗科学的辨证思想。他重视五脏辨证，并把八纲、脏腑、六经、三焦等多种辨证方法揉为一体，把因人、因时、因地制宜的原则作为中医学活的灵魂。如诊县吏严世之病，谓"脏气已绝于内，当啼泣而绝"（陈寿《三国志·华佗传》），以脏腑决死生；诊府吏二李之疾，虽其"头痛身热，所苦正同"，华佗却采用了完全不同的治法："寻外实""当下之""延内实""当发汗"（同前），以辨证定治法。

三是华佗精辟的诊断方法。他对脉学的发微达到了出神入化的境地，"脉之候，其验若神"（《华佗别传》），诊甘陵相夫人病，切脉即判知"胎已死矣"（陈寿《三国志·华佗传》）；诊广陵太守陈登病，切脉即确定"胃中有虫数升"（同前）。对望诊的娴熟运用也不能不令人叫绝，视监渎严昕面，即告知"有急病"（同前）；视军吏梅平病，即宣判"五日卒"（同前）。

四是华佗独到的特色疗法。他"精于方药，处剂不过数种……针灸不过数处"（范晔《后汉书·华佗传》），更是把食疗、物理疗法、心理疗法、精神疗法应用得得心应手。治东阳陈叔山小男之下利羸困疾，"与四物女宛丸，十日即除"（陈寿《三国志·华佗传》）；治太祖头风，以"针鬲，随手而差"（同前）；治路人咽塞，用"蒜齑大酢"（同前）；治蛊螫人手，"温汤近热，渍手其中"（同前）；治郡守心病，令瞋恚而吐血（同前）。

五是华佗精湛的手术技艺。这当然属于人们熟知的外科了，他"刳破腹背，抽割积聚""断肠湔洗，缝腹膏摩"（陈寿《三国志·华佗传》）。为一士大夫做腹部手术，"佗遂下手，所患寻差"（同前）；为一病人治脾疾，破腹施术，并"饮之以药，百日平复"（《华佗别传》）。

"旧书不厌百回读，熟读深思子自知。"（苏轼《从安敦秀才失解西归》）《华佗遗书》用大量的史料告诉我们，华佗从事的实际上是一名全科医生的工作，他对疾病预防、治疗、康复的认识和应用水平是超前的、进步的、科学的，代表了当时中医学的最高水平。

高尚的医学道德，也是华佗被后世敬重和崇拜的主要原因之一。根据《华佗遗书》中相关史料的记载，可以把华佗的医德总结为以下六个方面：一、济世救厄，服务民众；二、尚仁贵德，不慕权势；三、刻苦进取，谦虚好学；四、钻研技艺，创新学术；五、坦诚待患，方便病人；六、授业解惑，无私奉献。这些思想所具有的敬业和包容性品质，通过后人感悟的尽情领受和不断发挥，在仁智各具中显现出途殊同归的价值，最终成为一种永恒的人格魅力，使华佗成为人们心目中的镜鉴和偶像。

华佗在中国医学史乃至整个中国历史上的影响都是巨大的，在当时，作为一名社会地位低下的医生，名不见经传当属常事，连被尊为"医圣"的张仲景在史书上也未书一笔。而被公认为"正史"的《后汉书》《三国志》中却均收有华佗的传记，且详载其事，备述其方，罗列病案，不厌述评，足见华佗在历史上的地位之高、影响之深远。六朝医家陈延之把华佗与神农、黄帝、扁鹊相提并论，说："观历代相绍医圣，虽异轨殊迹，治化同源，疗病之理，其教亦然。是以神农使于草石，黄帝施于针灸，扁鹊彻见脏腑，华佗刳割肠胃，所为各异，而治病则同，是以为异轨同源者也。"（陈延之《小品方·自序》）华佗学术思想的影响也波及亚洲及至整个世界，有史可考的最早可追溯到我国北宋初期的公元984年，日本学者丹波康赖所撰的《医心方》中引录了《华佗脉诀》《华佗枕中灸刺经》《华佗方》《华佗别传》等著述中的内容，可见华佗学术当时在日本已得到传播，后世的传播则更加广泛、普遍，使其成为一门世界华人医家和各国崇尚中医学思想学者共同研究的学说。

"博得一本，乃得正一书。"（清·章学诚《校雠通义》）《华佗遗书》成书至今已经历了27个年头，为华佗学术的研究和传播起到了积极的推动作用。该书在学术界产生的强烈反响，既是对高文柱教授对中医药事业高度责任感的褒奖，又是对其聪明才智和博深学识的肯定。该书出版至今，我有幸4次披阅，受益颇多；今中医古籍出版社再次付梓之际，又写了这些话，滥以充序。

2010年8月30日
2020年6月10日修改

总目录

叙录 ………………………………………………………… 001

上 编

华氏中藏经 ……………………………………………… 011
华佗先生玄门脉诀内照图 ……………………………… 121
华佗遗方辑存 …………………………………………… 175

下 编

华佗神医秘传 …………………………………………… 201
华佗授广陵吴普太上老君养生诀 ……………………… 435

附 编

华佗三传 ………………………………………………… 441

叙　录

华佗（约110—207），字元化，又名旉，东汉谯郡亳（今安徽亳州市）人，是我国历史上颇负盛名的医学家。他精通临床各科，尤擅长外科、针灸及养生之术，其所发明的麻沸散和创造的五禽戏最为医界所称颂。在医生地位卑下的封建社会里，能被史书列传的医家为数极少，而《后汉书》《三国志》中均有华佗传记，备载其行事，详述其病案，可见他的影响在当时是深远和普遍的，要远远超出被人们尊为"医圣"的同代医家张仲景。六朝的陈延之直接把华佗与神农、黄帝、扁鹊相提并论，陈氏在《小品方》自序中写道："观历代相绍医圣，虽异轨殊迹，治化同源，疗病之理，其教亦然。是以神农使于草石，黄帝施于针灸，扁鹊彻见脏腑，华佗刳割肠胃，所为各异，而治病则同，是以为异轨同源者也。"正因此，陈氏才会在他撰写的《小品方》参考文献中，把"《华佗方》十卷"列为众书目之首。华佗的社会影响，由此可见一斑。

唯华佗著作，依《三国志·魏志·华佗传》云："佗临死，出一卷书与狱吏，曰：'此可以活人。'吏畏法不受，佗亦不强，索火烧之。"古今学者都认为世无华佗亲撰之书，而历代史志书目及古籍文献中却记述华佗遗书甚丰，如《隋书·经籍志》著录有《华佗内事》五卷、《华佗观形察色并三部脉经》一卷、《华佗方》十卷、《华佗枕中灸刺经》一卷，《宋史·艺文志》著录有《华佗老子五禽六气诀》一卷，《通志·艺文略》著录有《华氏中藏经》一卷，《崇文总目》著录有《华佗玄门脉诀内照图》一卷，《医藏书目》著录有《华氏佗外科方》一卷，《国史·经籍志》著录有华佗《济急仙方》一卷，《补后汉书·艺文志》著录有《华佗书》一卷、《青囊书》一卷、《急救仙方》六十卷。又《八十一难经》杨玄操注引有《华佗脉诀》，《抱朴子·内篇》引有《华佗服食论》，《本草纲目》引有《华佗脉经》《华佗危病方》《华佗救卒病方》等。这些著作，或为华佗狱中焚书之遗，或其弟子禀受华佗遗意而辑，或后人缀集华佗佚方佚论而成，或华佗学派医家所撰，或纯属后人伪托华佗之作，其书不同，情况各异。而各书之中，又往往真中有伪，伪中有真，何真何伪，实难辩白。况且这些著作，或早已亡佚，今无传者；或虽有传世，而流传不广，这不但给我们考证"华佗遗书"的真伪带来一定困难，也不利于华佗学术的研究。

20世纪90年代，出版专家兼治史学者张伟以"华佗遗书"选题约稿，他说："华佗医名甚大，疗效神奇，而其书人们所知甚少，很不利于华佗医疗技术的发掘和继承，如果能把有关华佗的著作搜集整理，辑为一编，恐有利于学者。"我完全同意他的看法，便愉快地承担下来。同时也深知，搜集"华佗遗书"是一件非常困难的工作，其中最大的难题便是选定"华佗遗书"的范围。通过调查有关书目，已知题名华佗的医书有数十种之多，究竟哪些著作称得上是"华佗遗书"呢？经再三斟酌，并与有关学者协商，我初步拟定以下三条基本原则：第一，凡流传于世，在学术界对其真伪有争议的著作全部收入。尽管有些著作绝大多数学者（包括笔者本人）认为其属伪作，但也有学者认为其中有"华佗遗意"，为了方便人们考证研究，也予收录。第二，凡史志书目中著录或有关文献中记载的题名华佗所撰的著作，其遗文散见在晋唐以后的医书中，虽真伪杂糅，但尽量搜集，辑录成编，以利学者研究。第三，为了给学者全面研究华佗其人其术及学术流派提供便利，凡华佗传记的资料也加以收录。总之，此书的主要目的是尽量把有关华佗的资料搜集在一起，为人们研究华佗学术及其流派和继承华佗医疗经验提供方便。

本书共分上编、下编、附编三部分。上编收录《华氏中藏经》《华佗先生玄门脉诀内照图》《华佗遗方辑存》三种，下编收录《华佗神医秘传》《华佗授广陵吴普太上老君养生诀》两种，共五种，是为"华佗遗书"的主体，也是研究华佗学术、考证华佗遗书真伪的重要资料。对于这些著作的真伪问题在学术界一直存有争论，兹简录如下，以供学者参考。

一、《华氏中藏经》 又名《中藏经》，首见于郑樵《通志·艺文略》，此后《秘书省续编到四库阙书目》《遂初堂书目》《直斋书录解题》《宋史·艺文志》并有著录，均记为一卷。由于此书不见六朝文献记载，亦不见于隋、唐书目著录，而始见于宋，故世人多认为此书乃伪托之作。又邓处中序所述获得此书之经过，谓因托梦而得之于石函中，颇为荒诞，加之书中有些名物出于晋乃至宋以后者，如引"葛玄真人百补构精丸"，葛玄为左慈弟子，慈与佗同时，若此书真出华佗手笔，当不会引"葛玄真人"；又如书中用药有白术、苍术之分，不合六朝术不分苍白之制；有"山药"之名，乃宋代避英宗名讳改山药而为；有"太平钱"之名，乃宋太平年间以后事等等，故其为伪书之说几成定论。但也有学者认为此书非伪，而真出自华佗手笔者。如周学海在《新刊中藏经》序中云："三代以后，医学之盛，莫如汉，前有阳庆、淳于意，后有仲景、元化，盖四百余年而得四医圣焉。阳庆、淳于意无遗书，仲景方论到两晋已散失，叔和搜辑成编，绵绵延延，至于今日，若在若亡，独华氏书晚出而最完。顾或以晚出伪之。观其书，多详脉证，莫非《内经》之精义要旨，而又时时补其所未备，不但文章手笔非后人所能托，其论脉论证，至确至显，繁而不泛，简而不略，是熟于轩岐诸书，而洞见阴阳血气升降虚实之微者，非知之真，孰能言之凿凿如此。"周氏非常激愤地批评那些论伪者："夫古医经之传于世者，尚有几卷？而好生异义，以矜博洽者，必欲旁称曲引，反复以斥其伪，是将古籍渐灭，至无一存而后快也，吾不知其所用意矣。"也有一些学者持真伪杂糅之说，认为此书中内容有出自华佗者，有后人增补者，如曾朴在《补汉书艺文志并考》中云："惟方伎之书，每多真伪杂糅，去古未远，坠简斯在。其中如中卷《论诸病治疗交错致于死候》《论诊杂病必死候》《察声色形证决死候》三篇，上卷《论肝脏虚实寒热生死逆顺脉证之法》以下十一篇，不但文义古奥，即论脉论证，皆洞见阴阳升降虚实之微，显与余卷不同，非后人所能伪托。疑三篇即《隋志》所载《观形察色经》，十一篇即《三部脉经》也。"曾氏之说近是，《中藏经》中有些内容既然被王叔和《脉经》所引，其非后人伪造可知。业师马继兴先生经过对《中藏经》书中内容的全面考察，也认为其中某些内容见于晋唐医书中，尤其叔和晋人，去佗未远，其所引录当属华佗佚文，故得出结论云："此书虽非华佗原著，但却是后人根据华氏的部分佚文辑录整理而成的。"湖南省中医药研究院《中藏经》整理研究课题组，经过三年的深入研究，对此书真伪之考证结论是："其祖本可能为华佗所撰，至少可认为存有华佗遗作片段；其书经过后人整理、增附，且非出自一时一人之手。今之传本所据者，大约成书于六朝之时，始传于世之际，即北宋末、南宋初，又再次有所增附，遂成是书。"

关于《中藏经》的真伪问题，历来说法颇多，除上述之外，也有认为此乃出自佗之弟子吴普、樊阿、李当之之辈者，还有认为此乃《隋志》吴普所集《华佗药方》之异名者，无论持真持伪，何种说法，此书有较高的学术价值和实用价值，则是古今中外学术界所公认的。正如楼钥《攻媿先生文集》中《中藏经》跋文所云："虽不敢以为真元化之书，若行于世，使医者得以习读之，所济多矣。"冯梦祯《快雪堂集》中《中藏经》跋亦曰："此三卷二万余言，为秘论名方，是活人寿世而希传者耶。"日人三宅玄甫也说："宜与《难经》并行也，实《内经》之羽翼，《本草》之舟楫也。司命之家，其可一日缺乎？"我完全同意由孙光荣研究员执笔的《中藏经校注后记》中的说法："医籍传世与否，自当首重学术价值。若学伪术伪，则虽非伪托亦终不传，若学真术真，则虽伪托亦终不可不传。《中藏经》因伪托之名蒙尘千载而终传于世者，盖其学术思想渊源于《内》《难》，而又以脉证形气诀生死，以脏腑辨证为中心独树一帜，实乃自《内》《难》以降，理法方药具备之最完整之医经。"

《中藏经》原本一卷，经后世刊刻增补而不断衍变。今通行之本有两种，即三卷本和八卷本。三卷本始自南宋，据楼钥《中藏经》跋文称：其得一闽中刊本，见示古汴良医陆从老，陆从老家亦有一秘本，两相校之，各有善处，遂合璧为一，让从子手录之。蕲春太守王成闻后于治所刊行。此刊本今已不传，传世者只有元赵孟頫手抄本，孙星衍据此本重刊，收入《平津馆丛书》中，此后又有复刻重印本多种。八卷本始见于明代，有吴勉学校刻《古今医统正脉全书》本、明五车楼刻本等，清代又有多种刻本。三卷本和八卷本两相比较，医论部分完全相同，唯医方部分互有增删。三卷本有60余方，八卷本则有130余方，二者相同者仅有20余方。

本书对于《中藏经》的整理研究，主要是校勘注释。校注底本采用清嘉庆十三年戊辰阳湖孙星衍校刻《平津馆丛书》本。校本主要有：元赵孟頫手写本（简称"赵本"）、明万历二十九年辛丑吴勉学校刻《古今医统正脉全书》本（简称"吴本"）、日本宽保二年吉文字屋市兵卫刊本（简称宽保本）、清光绪十七年辛卯池阳周学海校刻《周氏医学丛书》本（简称周本）、清光绪六年庚辰上虞兰兰山房徐氏舜山刻本（简称"徐本"）、中国中医科学院藏八卷朱笔眉批引周锡瓒本（简称"瓒本"）。除采用各种版本对校及有关眉批进行校勘外，还广泛采用了《中藏经》所引书目及后世引用《中藏经》的一些书目进行他校，如《素问》《灵枢》《难经》《脉经》《针灸甲乙经》《诸病源候论》《太素》《备急千金要方》《医心方》《医学启源》等。

二、《华佗先生玄门脉诀内照图》 此书首见于宋代官修书目《崇文总目》，记为一卷。而后明清一些书目，如《文渊阁书目》《医藏书目》《菉竹堂书目》《脉望馆书目》《铁琴铜剑楼藏书目》，以及日本一些书目中并有记载，但所题名称各异，或曰《内照图》，或曰《内照经》，或曰《内照法》，前所冠词亦多简略，其中内容也有详略之异，或者存文佚图，唯作者署名均曰华佗。

《内照图》是目前既知最早描绘人体内脏解剖的医学专著，由于历代史志很少著录，传世版本又保存极少，故向来不为世人所注意。根据目前掌握的资料，此书的最早刊本是北宋绍圣二年（1095）刊本，有今存绍圣二年三月秘阁秘书省正字沈铢校刻《玄门脉诀内照图》跋文可证。据业师马继兴先生考证认为，此本是在隋唐之际产生的《玄门内照图》的基础上，将《王叔和脉诀》中"七表八里三部脉"的内容掺入而改易者，其出现大约在唐末至五代时期。绍圣二年校刻之时，又将书中脏腑图像根据《欧希范五脏图》进行了改绘，从而使部分脏腑图形已非原书之旧。元至元年间，长葛人氏禹益之得此书于包道洪家，又取杨介《存真图》之内容进行佐注，如书中"以今脏象，咽在喉之后，合古书为是，于欧本则非"等语，疑即是禹氏所加。"今脏象"即指杨介《存真图》而言，"欧本"即指《欧希范五脏图》而言。此后不久，固陵人氏王达之，又在禹氏修订本的基础上节要加入晋阳郭氏之才的《妇人产育》及《小儿秘方》，并附禹益之本人的《运气要诀》，仍请医学教授许信之、袁振之校定，并请儒学教授孙贞作序，刊刻于世。元刻本到了明代已不多见，明成化二十三年（1487）仲兰氏得到阁老彭文宪抄本，据以重刊。上述宋绍圣刻本、元至元刻本、明成化刻本三种均已不存，目前能见到的只有明嘉靖刻本及多种抄本，但却都是依据上述刻本系统流传下来的。

考今本《内照图》，除宋刻有据《欧希范五脏图》和杨介《存真图》修补痕迹，元刻节要附录郭氏《妇人产育》并《小儿秘方》以及禹益之《运气要诀》外，书中还提到后世其他一些人名、书名，如引有杨玄操、《类纂》等。尤其书中引有道家语言及道家著作，如引有《仙经》《内丹要诀》《灵宝秘法》等。可见此书业已历经传抄者多次增补修订，更怀疑冠以"玄门"二字乃出自道家之手。正因此书内容庞杂，结构缺欠严密，加之前后语言文字有时代悬隔之感，故亦有人怀疑为假托之作。日人丹波元胤明确指出："《内照图》所说，理趣肤浅，其为假托，不待辨而显然矣。"但也有学者认为此书渊源有自，而非后人所造。清代陈鳣抄《玄门脉诀内照图》跋云："按《魏志·佗传》：佗出一卷书与狱吏，吏不敢受，索火焚之。则佗之书久绝矣，何意越千年而忽出耶？《传》又称其弟子吴普、樊阿从佗学，普准佗治，多所全济。阿善针术。普年九十余，阿寿百余岁。则佗书虽不传，而弟子习业者，亦著书传后。《隋书·经籍志》载吴普撰《华佗方》十卷、《华佗内视》五卷、《观形察色并三部脉经》一卷、《枕中灸刺经》一卷，此《内照图》殆《内视》转写之异。"曾朴《补后汉书艺文志并考》也说："陶氏《说郛》及钱塘胡氏《百名家书》《格致丛书》中载有《华佗内照图》《内照经》各一卷，其中隋、唐、宋志皆不著录，惟王叔和《脉经》曾引之。叔和晋人，去佗未远，既经引据，其非后人伪造可知，愚疑《隋志》所载《内事》五卷即此。盖'内照'与'内视'意同，'视'与'事'又因音近而讹也。至卷数多寡不符，则亦不完之本耳。""内事""内视""内照"三者为同一书名的异称，业师马继兴先生有更为详细的考证研究，他在《中医文献学》中说："在既知的古籍中，《内视》这一书名最早见于南北朝梁人阮孝绪所撰的书目《七录》一书中。在《隋书·经籍志》卷三已记有该书存目，即：梁有《华佗内事》五卷。上记书目中的'事'字本系六朝人习用的通假文，由此可知《华佗内事》的原始书名就是《华佗内视》。其次，《内视》在六朝以后有多种古传本，但它们的书则多被改为《内照》或《内照图》等称。这些著作不仅同样记撰者华佗之名，而其内容也均系论述人体脏腑形图，与'内视'的名实完全相符。此外，从'视'与'照'的训解来看，它们均具有观察、鉴察、考察之义，故二字可以互代。可知《内照》即《内视》演化而得名。这也为《内视》《内事》与《内照》三者是同书异名的另一重要佐证。至于《内视》的书名虽未记'图'字，但从'内视'二字含义来看，原书除文字外，理应有图像。特别是据此书的后世传本即明代徐春甫《古今医统大全》在引此书目时所记：'《华佗内照》，图五脏六腑之形象。'而益加证实。"由此看来，《内照图》原始之本，即便不是出自华佗手笔，也是其受业弟子传人根据华氏佚文缀辑而成。既然梁《七录》中有著录，其最迟也在公元5世纪以前已成书，时距佗死仅200年左右，书中保留了华佗遗意还是可信的。

此次对《华佗先生玄门脉诀内照图》的校注，广泛收集了国内现藏的所有版本，经比较研究，选定中国中医科学院藏清代南离子抄本为底本，此本有题名叶天士眉批，具体传抄年代不详；以明嘉靖刻本（简称明刻本）、清康熙戊申（1668）吴中汪氏抄本（简称汪抄本）、清嘉庆辛未（1811）海宁陈氏抄本（简称陈抄本）为校本。南离子抄本原无《妇人产育》《小儿秘方》《运气要诀》诸元刻增入内容，今据陈抄本补入。后附各抄本序跋，以资学者研究利用，附方部分并用明刻本进行校勘。

三、《华佗遗方辑存》 隋唐史志书目著录题名华佗所撰的医书几乎全部散佚，所以前贤有"华佗其道难传"之叹。今虽存有后世出现的《中藏经》《内照图》诸书，但真伪问题仍是聚讼不决。检晋唐乃至后世有关文献，记有部分华佗医方医论佚文，虽不敢肯定都出自华佗之手，但这些佚文距华佗生存时代较近，或许与华佗学术有一定渊源。若把这些佚文辑录成编，对于研究华佗医术、考证华佗医书真伪，都会有些帮助。此次仅据笔者耳目所及，辑录出"华佗遗书"佚文九种。由于时间短促，加之有些可供辑佚的资料散在外地，限于种种条件而未能遍访，所以佚文的遗漏在所难免，这里仅辑出部分，有待将来补充。又所辑佚文，因很多未标所出何书，故这些佚文在书目归类方面抑或有不确，也有待将来调整完备。今所辑华氏佚书九种分别是：

（一）《华佗方》《隋书·经籍志》云："《华佗方》十卷，吴普撰。佗，后汉人。"此书所引最早见于陈延之《小品方》，并称"是《秘阁四部书目录》所载录者"。陈延之《小品方》约成书于南北朝刘宋王朝，其所见《秘阁四部书目录》很可能是《宋元嘉八年秘阁四部目录》，此书目成书于公元431年，距华佗去世只有200多年，若《华佗方》是在华佗去世后由其弟子吴普所集，则距《小品方》引录时间更短，而陈延之丝毫不怀疑此书的来源，可见确为吴普所集不诬。《华佗方》在六朝乃至隋唐时期流传很广，从许多晋唐方书引有《华佗方》内容可以反映出来，诸如《肘后备急方》《范汪方》《小品方》《深师方》《删繁方》《备急方》《张文仲方》《崔氏方》《备急千金要方》（简称《千金方》)、《千金翼方》《外台秘要》（简称《外台》）中都或多或少保存有《华佗方》佚文。相当我国北宋初期，日本丹波康赖所撰《医心方》（984）也引录此书许多内容，可见当时《华佗方》在日本也曾传播。北宋嘉祐年间，校正医书局勘正医书，亦曾利用此书作为校勘资料，估计北宋时期此书尚存。到了明代，李时珍修《本草纲目》引用历代书目中也记有《华佗方》十卷之目，同时其药物附方下引有《华佗方》佚文，是属直接引用还是间接引用，今已不能详察。但考李氏所引《华佗方》佚文，不见于今存世的晋唐方书之中，故不能排除李时珍直接引用的可能性。

（二）《华佗录帙》 此书不见史志书目所载，卷数多寡亦无考。首见葛洪《抱朴子·内篇·杂应》，其云："余见戴霸、华他（佗）所集《金匮》《绿囊》，崔中书《黄素方》及百家杂方，五百余卷。"同时又见葛氏《肘后备急方》自序："余既穷览坟索，以著述余暇，兼宗术数，省仲景、元化、刘、戴《秘要》《金匮》《绿袟》《黄素方》，近将千卷。"按上述"绿囊""绿袟"均指《华佗录帙》而言。"绿"乃"录"之借字，"囊"与"帙"义通，"秩""袟"形误，"袟""帙"异写。此书佚文只见《外台秘要》卷十三《五痔方四首》引《删繁方》中，未知与《华佗方》是何关系？

（三）《华佗危病方》 此书不见历代史志书目所记，仅从《本草纲目》中辑出数条。据范行准《两汉三国南北朝隋唐医方简录》所述，此书在《暴证知要》一书中也有引录，有待辑补。

（四）《华佗救卒病方》 此书亦不见历代史志书目所记，今从《本草纲目》《怪疾奇方》中辑出数条。范行准在《两汉三国南北朝隋唐医方简录》"华佗救卒病方"条下云："《本草汇言》又有《华佗救急方》，疑与《危病方》并从《华佗方》中析出者。"

（五）《华佗观形察色并三部脉经》 此书首载《隋书·经籍志》，凡一卷。考王叔和《脉经》卷五有《扁鹊华佗察声色要诀》一篇，疑是此书前半部的佚文，今据以辑录。王叔和魏晋间人，传为张仲景弟子，其年齿稍晚于华佗，此书既然被王叔和所引，其出于华佗似属可信。至于此书之后半部"三部脉经"则未见有直接引录者。《脉经》卷五《扁鹊诊诸反逆死脉要诀》文末云："华佗仿此。"由此可推知"华佗三部脉经"中当有与"扁鹊诊诸反逆死脉要诀"相仿之内容。另外，据学者考证，华佗学术属扁鹊学派，故《脉经》中有关扁鹊脉法内容，或许亦与华佗"三部脉经"有一定关系，待考。

（六）《华佗脉诀》 此书分别见于《难经·二难》杨玄操注和《医心方》卷三第一批注所引，各凡一条，二者佚文内容大体相似，知所出当为同一种著作。另外，《太素》卷三《阴阳大论》杨上善注也引一条，首冠"华佗云"，与《难经》杨注、《医心方》所引内容不同。疑此三书所引均出自《隋志》所记《三部脉经》中，"脉经""脉诀"，往往致误耳。今别辑一处，待考。

（七）《华佗枕中灸刺经》 《隋书·经籍志》云："《华佗枕中灸刺经》一卷。"《通志·艺文略》著录同。此书佚文散见于《医心方》《太平圣惠方》《资生经》等医书中。《医心方》引此书作《华佗针灸经》，乃此书之异名。仅从现存十余条佚文来看，此书内容包括穴位主治、侠脊诸俞穴、针灸忌日、人神禁忌等。《外台》卷十九《论阴阳表里灸法三十七首》中引苏恭语有论秦承祖、华佗等取穴法，虽未涉及具体佚文，但从中可知华佗有论取穴方法之内容，当亦出自此书。

（八）《华佗食论》 此书历代史志书目亦不著录，《补汉书艺文志》作"华佗服食论"。其部分佚文散见于《陆羽茶经》《千金要方》《太平御览》等书中。《老老恒言》亦引有《华佗食论》内容，未知是此书清代尚存，还是转引自它书。

（九）《华佗九候》 《幼幼新书》卷四十《论药叙方·前代方书》云："《华佗尤候》，后汉华佗撰。佗，字元化，沛国谯人。"检《幼幼新书》卷三《病源形色》引作《华佗九候论》，知"尤"乃"九"字之误。其内容包括"属阴慢疾四般候""属阳急疾四般候"和"小儿杂病候歌"三部分。此书不见历代史志书目著录，亦不见其他文献记载，未知出自何人之手。

辑录上述佚文所用书目，《难经集注》用人民卫生出版社影印《佚存丛书》本、《脉经》用人民卫生出版社影印元广勤书堂本、《肘后方》用人民卫生出版社影印明万历二年刊本、《太素》用人民卫生出版社影印兰陵堂仿宋刊本、《病源》用日本东洋医学研究会影印南宋坊刻本、《千金方》用人民卫生出版社影印江户医学刊北宋本、《千金翼方》用人民卫生出版社影印清翻刻元大德梅溪书院本、《外台》用日本东洋医学研究会影印南宋绍兴刻本、《医心方》用人民卫生出版社影印日本安政本、《太平御览》用中华书局影印宋刻本、《幼幼新书》用人民卫生出版社1987年排印点校本、《本草纲目》用人民卫生出版社1982年排印点校本、《老老恒言》用《珍本医书集成》影印本、《怪疾奇方》用清嘉庆六年辛酉（1801）古愚山房刻本。有些佚文，重见于各书中，此次辑录酌情做了选择，未被直接引用的书目，此从略。

四、《华佗神医秘传》 又名《华佗神方》，旧题汉谯县华佗元化撰，唐华原孙思邈编集。全书二十二卷，卷一为华佗病理秘传，其内容基本与《中藏经》医论部分相同；卷二为华佗临证秘传，叙述各种病证之治法要诀；卷三为华佗神方秘传，记载各种病证的治疗方剂；卷四至卷十五依次为内科、外科、妇科、产科、儿科、眼科、耳科、鼻科、齿科、喉科、皮肤科、伤科秘传，分述治疗各科之神方；卷十六为华佗结毒科秘传，主述治疗性病神方；卷十七为华佗急救法秘传，记述诸卒死、中毒和虫兽伤各种神方；卷十八为华佗治奇症法秘传，记述治疗各种少见的奇症坏病神方；卷十九为华佗兽医科秘传，记述治疗牛、马、犬、猫、鸡、鹅、鸭、猪等家养禽畜病神方；卷二十为制炼诸药秘传，共记述了研炼元明粉、硝石、金顶砒等十法；卷二十一为华佗养性服饵法秘传，记述了茯苓酥、杏仁酥等各种养生神方；卷二十二是华佗注仓公传，作为附录，其中除华佗注外，还有吴普、樊阿注。

此书不见历代史志书目著录，也不见各种文献记载，1918年由沪西古书保存会负责人沈骧在华佗老家安徽亳县发现。据沈氏序言云，其原藏于亳县县立高等小学校长姚侗伯之家，侗伯高祖季虔于雍正、乾隆年间建"墨海楼"，藏书甚富，《华佗神医秘传》即其收藏之一。该书原为手写本，首有题唐孙思邈序、次有题清徐大椿序。1920年上海古书保存会排印时，又加入沈骧序。由于此书不见历代史志书目著录，亦不见历史文献记载，加之孙序、徐序中述事用语多与历史事实不符，究其书中内容和用词造句非常浅近，大多数方剂出于明清之后，用药分量与汉制不合，书中所提名物亦多有近代之嫌，故绝大多数学者认为此为清代伪托之作，笔者同意这种意见。但也有学者认为此书虽非出自华氏手笔，但书中存有华氏遗意，故仍收录在"华佗遗书"中，以为学者考证研究提供一些方便。

本次整理，以上海古书保存会藏版、1920年上海大陆图书公司排印本为底本进行点校，主要采用本校与理校两法。凡明显的错字于文中径改，未出校记。卷一部分大体与《中藏经》医论部分相同，由于《中藏经》已做了详细校勘见于前，故此不再利用《中藏经》一书校正，可参看。

五、《华佗授广陵吴普太上老君养生诀》 此书为《道藏》所收，题"《太上老君养生诀》，华佗授广陵吴普"。其内容有：五禽第一、服气吐纳六气第二、养生真诀第三，又有服气诸诀。《宋史·艺文志》著录有"《华佗老子五禽六气诀》一卷"，疑即指此。曾朴《补后汉书艺文志并考》亦云："华佗《老子五禽六气诀》，《宋志》一卷。按《灵霄宫目录》载《太上老君养生诀》，注华佗授广陵吴普，即此。"《后汉书·华佗传》云："佗语普曰：人体欲得劳动，但不当使极耳。动摇则谷气得消，血脉流通，病不得生，譬犹户枢，终不朽也。是以古之仙者为导引之事，熊经鸱顾，引挽腰体，动诸关节，以求难老。吾有一术，名五禽之戏：一曰虎，二曰鹿，三曰熊，四曰猿，五曰鸟。亦以除疾，兼利足，以当导引。体有不快，起作一禽之戏，怡而汗出，因以着粉，身体轻便而欲食。普施行之，年九十余，耳目聪明，齿牙完坚。"清侯康《补后汉书艺文志》有《华佗五禽术》、清姚振宗《后汉书艺文志》有《华佗五禽诀》，盖均从《华佗传》上述文学衍化而来。《宋志》所记、《道藏》所收，疑亦道家附会此说而成。今收录于此，仅供学者研究考证。

附编部分，收录了华佗传记三种，即《后汉书·华佗传》《三国志·华佗传》及《华佗别传》，这些都是研究华佗其人其术最可靠的文献。

《后汉书·华佗传》作者范晔，生于晋安帝隆安二年（398），卒于宋文帝元嘉二十二年（445），作史则始于元嘉九年（432），距曹操杀害华佗300余年。虽因时间久远，其史事见闻已不能耳目相接，但前人研究华佗的资料及有关著作尚流传于世。据文献记载，在范晔修《后汉书》之时，世间流传的与《后汉书》相类的著作就有十余种之多，故范氏的史料来源是极为广泛的。仅就《华佗传》而言，时《三国志》已问世百余年，且重于当世，在社会上广泛流行，今以范书《华佗传》与《三国志·华佗传》两相比较，二者大体相同，而范书略简，是知《后汉书·华佗传》参考了《三国志·华佗传》。当然，在范晔为华佗立传时，有关华佗的其他史料尚存，如《华佗别传》等，范氏广泛参考利用，也是情理之中的事。

《三国志·华佗传》作者陈寿，生于魏明帝青龙元年，即蜀后主建兴十一年（233），卒于晋惠帝元康七年（297）。计其一生，一半时间在蜀汉，一半时间在晋朝。故三国史事，尚能耳目相接，这是他以时人身份修史有利的一个方面。如果说时人修史，恩怨尚未全消，褒贬于形势不便的话，多数是指政治事件和为权臣作传，像华佗这样的方伎人物，与政治牵涉无多，大可不必顾虑，故华佗史事，多属可靠。《三国志》的史料价值，要高于范书。但陈寿为华佗作传，究竟参考了哪些资料，今已不能确考。

《华佗别传》作者不详，其佚文首见《三国志》裴松之注所引。裴松之生于晋简文帝咸安二年（372），卒于宋文帝元嘉二十八年（451），大体与范晔同时，年长范氏26岁。其注《三国志》成书于宋元嘉六年（429），比范晔始作《后汉书》还要早三年，故裴注所引《华佗别传》的史料价值是不可低估的。今考《华佗别传》佚文，除裴氏《三国志》注所引外，尚见于《后汉书》唐李贤注所引。两相比照，贤注所引除与裴注所引相同者外，还多出裴注一条，是知李贤注《后汉书》是直接引用了《华佗别传》的内容。李贤为《后汉书》作注，约在唐高宗仪凤年间（676—679），说明其时此书尚存。检《医心方》卷二十七第五，也有一条《华佗别传》佚文，均不同于裴注、贤注所引，其内容大体见于《三国志·华佗传》和《后汉书·华佗传》中，但文句与二者有一定出入。如陈书、范书所云"譬如户枢，终不朽也。是以古之仙者，为导引之事"诸句，《华佗别传》则云："卿见户枢，虽用易腐之木，朝暮开闭动摇，遂最晚朽。是以古之仙者，赤松、彭祖之为导引，盖取于此。"既然《华佗别传》被《医心方》所引，则知此书在984年尚流传于日本。关于《华佗别传》的成书年代，史料亦无详细记载。清侯康《补三国艺文志》及清姚振宗《三国艺文志》均视为三国时著作，但观其佚文中有"魏明帝"之语，则似是晋朝人所为。其与陈寿《三国志·华佗传》二者谁前谁后，今已不能详察。

值得一提的是，《医心方》卷二、卷三引用有同一内容的《华佗传》一条，此条文字述"中矩"一穴的部位和主治病证，并不见于陈书与范书《华佗传》之中，亦不见于《华佗别传》，佚文来源不详，今暂分别辑入《华佗枕中灸刺经》与《华佗别传》中，待考。

中医古籍浩如烟海，其中有粗精真伪之别，凡有志从事中医文献整理者，首先要有别择去取之识，方能"去粗取精，去伪存真"，则其书学术纯粹，前贤之真可传。然而本书所收内容，不避"粗精并蓄，真伪杂糅"之嫌者，诚如前述，是为读者考信"华佗遗书"、研究华佗学术提供便利而已，还望读者明达鉴察。同时也必须明确指出，有些文献其书虽伪，或书中某些内容虽伪，但并不说明它没有学术价值和实用价值，尤其医书更是如此。此编成书至今，已历时 26 年之久，市售早已不见，应读者要求重印，仍未能满足市场的需求。于是，中医古籍出版社决定再次重印此书，并重新校订了原文，对相关内容做了适当调整，以使它更趋于准确、完善。若书中仍有疏漏错误之处，更祈方家匡正。

高文柱

1994.9.20 初稿

2010.9.20 修改

2020.6.25 再修改

上 编

华氏中藏经

目　　录

重校华氏中藏经序	017
华氏中藏经序	020
华氏中藏经卷上	022
人法于天地论第一	022
阴阳大要调神论第二	023
生成论第三	026
阳厥论第四	027
阴厥论第五	028
阴阳否格论第六	028
寒热论第七	028
虚实大要论第八	029
上下不宁论第九	030
脉要论第十	031
五色脉论第十一	031
脉病外内证决论第十二	032
生死要论第十三	033
病有灾怪论第十四	033
水法有六论第十五	033
火法有五论第十六	034
风中有五生死论第十七	034
积聚癥瘕杂虫论第十八	035
劳伤论第十九	036
传尸论第二十	037
论五脏六腑虚实寒热生死逆顺之法第二十一	037
论肝脏虚实寒热生死逆顺脉证之法第二十二	037
论胆虚实寒热生死逆顺脉证之法第二十三	039
论心脏虚实寒热生死逆顺脉证之法第二十四	040
论小肠虚实寒热生死逆顺脉证之法第二十五	042
论脾脏虚实寒热生死逆顺脉证之法第二十六	043
论胃虚实寒热生死逆顺脉证之法第二十七	046
论肺脏虚实寒热生死逆顺脉证之法第二十八	046

论大肠虚实寒热生死逆顺脉证之法第二十九 049

华氏中藏经卷中 050

论肾脏虚实寒热生死逆顺脉证之法第三十 050

论膀胱虚实寒热生死逆顺脉证之法第三十一 052

论三焦虚实寒热生死逆顺脉证之法第三十二 053

论痹第三十三 054

论气痹第三十四 055

论血痹第三十五 055

论肉痹第三十六 055

论筋痹第三十七 056

论骨痹第三十八 056

论治中风偏枯之法第三十九 056

论五丁状候第四十 057

论痈疽疮肿第四十一 057

论脚弱状候不同第四十二 058

论水肿脉证生死候第四十三 059

论诸淋及小便不利第四十四 060

论服饵得失第四十五 061

辨三痞论并方第四十六 062

论诸病治疗交错致于死候第四十七 063

论诊杂病必死候第四十八 064

察声色形证决死法第四十九 068

华氏中藏经卷下 071

疗诸病药方六十八道 071

万应圆 071

疗万病，六神丹 073

安息香圆 073

明月丹 073

地黄煎 074

起蒸中央汤 075

补药麝脐圆 075

太上延年万胜追魂散 075

醉仙丹 075

灵乌丹 076

扁鹊玉壶丹 076

葛玄真人百补构精圆 076

涩精金锁丹 076

疗百疾，延寿酒	077
交藤圆	077
天仙圆	077
左慈真人千金地黄煎	077
取积聚方	077
治癥瘕方	077
通气阿魏圆	078
治尸厥卒痛方	078
鬼哭丹	078
治心痛不可忍者	078
取长虫兼治心痛方	078
治虫毒方	079
破棺丹	079
再生圆	079
救生圆	079
治脾厥吐泻霍乱	080
三生散	080
起卒死	080
浴肠汤	080
破黄七神丹	080
三黄圆	081
通中延命玄冥煮朱砂法	081
治暴热毒，心肺烦而呕血方	081
治吐血方	081
治中暍死，心下犹暖，起死方	081
玉霜膏	081
百生方	082
治喉闭、闷气欲死者	082
治漏胎胎损方	082
治妇人血崩方	082
治妇人血闭方	082
三不鸣散	082
甘草汤	082
治溺死方	083
治缢死方	083
槐子散	083
治肠风下血	083

治暴喘欲死方	083
大圣通神乳香膏	083
水澄膏	084
更苏膏	084
千金膏	084
定命圆	084
麝香圆	084
香鼠散	084
定痛生肌肉方	085
又定痛生肌肉方	085
治白丁憎寒、喘急昏冒方	085
又取白丁方	085
治赤丁方	085
又取赤丁方	085
治黄丁方	085
又取黄丁方	086
治黑丁方	086
治青丁方	086

附录一 《中藏经》八卷本目录 087

附录二 《中藏经》八卷本比三卷本多出方剂 094

附录三 《中藏经》序跋题记简录 110

重校华氏中藏经序

《华氏中藏经》见郑樵《通志·艺文略》①，为一卷，陈振孙《书录解题》②同，云汉谯郡③华佗元化撰。《宋史·艺文志》④"华氏"作"黄"⑤，盖误。今世传本有八卷，吴勉学刊在《古今医统》中⑥。

余以乾隆丁未年⑦入翰林⑧，在都⑨见赵文敏⑩手写本。卷上自第十篇"性急⑪则脉急"已下起，至第二十九篇为一卷；卷下自万应圆药方至末为一卷；失其中卷。审是⑫真迹。

---

① 郑樵《通志·艺文略》：郑樵（1104—1162），字渔仲，自号溪西逸民，南宋兴化军莆田（今福建莆田）人。博闻强记，喜搜奇访古，精通经史礼乐、文字方术、草木虫鱼之学。曾居夹漈山苦读三十年，世称夹漈先生。历官右迪功郎、礼兵部架阁、枢密院编修等。所著《通志》一书是其代表作，撰成于南宋高宗绍兴三十一年（1161）。全书包括本纪18卷、年谱4卷、略52卷、世家3卷、列传115卷、载记8卷，共计200卷。其中二十略颇有创见，《艺文略》即二十略之一。在《艺文略》医方下记有"《华氏中藏经》一卷"。

② 陈振孙《书录解题》：陈振孙（约1183—1261），字伯玉，号直斋，南宋浙江安吉人，嘉定后相继在江西、福建、浙江等地任地方官，前后约20余年，后入京任国子司业、宝章阁侍制，官至户部侍郎。嗜藏书，喜收录罕见古籍，著有《直斋书录解题》56卷，即此所云《书录解题》。该书共著录宋以前古籍3096种，51180卷。全书分为53类，依然保持经史子集四部次序。对所著录各书均叙明卷帙、作者，并加以评论，创目录书中之解题体裁，与宋晁公武《郡斋读书志》同为考察宋代古籍的重要书目，深为后世珍视。原书亡于明代，清乾隆间修《四库全书》时，由《永乐大典》中辑出，校定为22卷。在卷十三《医书类》记云："《中藏经》一卷，汉谯郡华佗元化撰。"

③ 谯郡：后汉置，治所在今亳州市。

④ 《宋史·艺文志》：《宋史》为纪传体史书，元脱脱等撰。脱脱（1314—1355），字大用，元朝丞相。《艺文志》为《宋史》中一部分，专门记载当时所存的文献典籍。

⑤ 黄：此下脱一"氏"字，应据《宋史·艺文志》补。《宋志》云："《黄氏中藏经》一卷，灵宝洞主探微真人撰。"《宋志》作"黄"乃"华"之误。

⑥ 吴勉学刊在《古今医统》中：吴勉学，字肖愚，安徽歙县人。明万历二十九年（1601）校刻王肯堂所辑的《古今医统正脉全书》一书，简称《古今医统》。在此丛书中刻有《中藏经》八卷。

⑦ 乾隆丁未年：即清乾隆五十二年，1787年。

⑧ 入翰林："翰林"指翰林院，官署名。掌秘书、著作等事，有侍讲、侍读修撰、编修、检讨等官，统领者为掌院学士。孙氏入翰林授编修，充三通馆校理。

⑨ 都：指首都。《释名·释州国》："国城曰都，言国君所居，人所都会也。"

⑩ 赵文敏：即元代著名书法家赵孟頫。赵氏字子昂，号松雪道人，官全翰林学士。死后赠"魏国公"，谥号"文敏"。

⑪ 急：原为"忌"，音误，据赵本及本书《脉要论第十》改。

⑫ 审是：的确是。审，果真，果然。《玉篇·采部》："审，信也。"

后归张太史锦芳①，其弟②录稿赠余。又以嘉庆戊辰年③乞假南归，在吴门④见周氏⑤所藏元人写本，亦称赵书，具有上、中、下三卷，而缺《论诊杂病必死候第四十八》及《察声色形证决死法第四十九》两篇。合前后二本，校勘明本，每篇脱落舛误⑥凡有数百字，其方药名件、次序、分量，俱经后人改易，或有⑦删去其方者。今以赵写两本⑧为定。

此书⑨文义古奥，似是六朝⑩人所撰，非后世所能假托。考《隋书经籍志》⑪有"华佗观形察色并三部脉经一卷"，疑即是中卷《论诊杂病必死候》已下二篇，故不在赵写本中，未敢定之。邓处中⑫之名不见书传，陈振孙亦云：自言为华佗外孙，称此书因梦得于石函⑬，莫可考也。序末称"甲寅秋九月序"，古人亦无以干支纪岁不著"岁"字者，疑其序伪作。至一卷、三卷、八卷分合之异，则后人所改。赵写本旁注有高宗、孝宗庙讳⑭，又称有库本⑮、陆本⑯异同，是依宋本手录。元代不避宋讳，而不更⑰其字，可见古人审慎阙疑⑱之意。

---

① 张太史锦芳：张锦芳，字粲夫，号药房，清广东顺德人，乾隆进士。官编修，在翰林院修国史、实录、会要等，故有"太史"之称。

② 其弟：指张锦芳之弟张锦麟，字瑞夫，乾隆间举人。

③ 嘉庆戊辰年：即清嘉庆十三年，1808年。

④ 吴门：指今苏州市及周围常熟、太仓、吴江等县地，此当指苏州。

⑤ 周氏：指清代大藏书家周锡瓒。周锡瓒（1736—1819），字仲涟，号香岩，又号漪塘，别号香岩居士，吴县（今江苏苏州市）人。

⑥ 舛误：错误。

⑦ 或有：也有，又有。"或"，副词，表示相承，相当于"又"。清王引之《经传释词》卷三："或，犹又也。"

⑧ 赵写两本：即上述赵文敏手写本。周氏所藏元人写本。

⑨ 此书：指《中藏经》。

⑩ 六朝：六个朝代的合称。三国的吴、东晋，南朝的宋、齐、梁、陈，都在建康（今南京）建都，故历史上合称六朝。

⑪《隋书经籍志》：史志书目。唐代李延寿等辑，魏征（580—643）删定。本志利用隋代遗书与《隋大业正御书目》《七录》等核对，删重补缺，记注存疑，共著录隋义宁二年（618）前存书3127部，36708卷，佚书1006部，12759卷，首创利用经、史、子、集四部分类体系。

⑫ 邓处中：《中藏经》序署名者。其人非但史传不载，其他史料亦无考。

⑬ 称此书因梦得于石函：检今本《直斋书录解题》无此九字。

⑭ 高宗、孝宗庙讳：高宗，名构，孝宗名昚（shèn），南宋人避高宗、孝宗名讳，故宋刻《中藏经》中凡遇"构"字均改为双行小字"高宗庙讳"，遇"慎"字则改为"孝宗庙讳"。赵写本、孙本基本保留了宋本原貌，多不改讳字，吴本、宽保本则均恢复本字。

⑮ 库本：疑即闽中仓司本。盖因楼钥所见之本藏于府库，故称之为"库本"。

⑯ 陆本：指南宋陆从老家藏本。据同代楼钥《攻媿先生文集》卷七十二《中藏经》跋文云："古汴陆从老，近世之良医也，尝与之论脉。一日得闽中仓司所刊《中藏经》读之，以叩从老。从老笑曰：此吾家所秘，不谓版行已久。因出其书见假。取而核之，乃知闽中之本未善。"详见本书附录楼钥跋。

⑰ 更：改。

⑱ 审慎阙疑：谨慎、慎重而不妄加改动。

此书四库书①既未录存,又两见赵写善本,急宜刊刻,以公同好②。卷下万应圆等,皆以丸、散治疾,而无汤药。古人配合药物分量,按五脏五味,配以五行生成之数③。今俗医任意增减,不识君、臣、佐、使④,是以古人有不服药为中医⑤之叹。要知外科丸、散,率⑥用古方分量,故其效过于内科,此即古方不可增减之明证。余所得宋本医学书甚多,皆足证明人乱改古书之谬,惜无深通医理者与共证之。

嘉庆十三年太岁戊辰十月四日⑦
孙星衍⑧撰序于安德使署之平津馆⑨

---

① 四库书:指《四库全书》。清乾隆三十七年(1772)开馆纂修,历经十年修成。共收书3503种,79330卷,分经、史、子、集四部,是我国历史上最大的一部丛书。

② 以公同好:即公诸于爱好相同的人。

③ 五行生成之数:指木、火、土、金、水互相生成之数。《尚书·洪范》孔颖达疏:"《易·系辞》曰:'天一,地二;天三,地四;天五,地六;天七,地八;天九,地十。'此即五行生成之数。天一生水,地二生火,天三生木,地四生金,天五生土,此其生数也。如此则阳无匹,阴无偶,故地六成水,天七成火,地八成木,天九成金,地十成土。于是阴阳各有匹偶而物得成焉。故谓之成数也。"

④ 君臣佐使:指方剂组成的基本原则。《素问·至真要大论》:"主病之谓君,佐君之谓臣,应臣之谓使。"即我们平常所说的主药、辅药、佐药、引药。

⑤ 不服药为中医:意为有病不治,其效果反而能够达成一个中等医生的治疗水平。《汉书·艺文志·方伎略》:"故谚曰'有病不治,常得中医。'"

⑥ 率:大都。

⑦ 嘉庆十三年太岁戊辰十月四日:即1808年11月21日。嘉庆,清仁宗年号。太岁,古代天文学中假设的星名,又称岁阴或岁太阴,古人以其运动所在来纪年。戊辰,干支纪年法。十月四日,农历十月四日即公历11月21日。

⑧ 孙星衍:孙星衍(1753—1818),字渊如,号伯渊。清代阳湖(今江苏武进县)人,乾隆五十二年进士,授编修,官至山东布政使,后引疾归。深究经史、文字、音训之学,旁及诸子百家,工篆隶,尤精校勘。曾辑刊《平津馆丛书》《岱南阁丛书》等,著述有《尚书古今注疏》《周易集解》《平津馆文稿》等。

⑨ 安德使署之平津馆:"安德",古地名,在今山东平原县。"使署",即布政使官署。"平津馆",孙星衍书斋名,因孙氏任山东布政使时治所在汉丞相公孙弘所封平津故地,故名。

华氏中藏经序

应灵洞主探微真人① 少室山② 邓处中撰

华先生讳佗，字元化，性好恬淡③，喜昧④方书。多游名山幽洞，往往⑤有所遇。一日，因酒息于公宜山古洞前，忽闻人论疗病之法，先生讶其异⑥，潜逼⑦洞窃听。须臾，有人云：华生在迩⑧，术可付焉⑨。复有一人曰：道生⑩性贪，不悯生灵⑪，安得付也⑫？先生不觉愈骇，跃入洞，见二老人，衣木皮⑬，顶草冠。先生躬趋⑭左右⑮而拜曰：适⑯闻贤者论方术，遂乃忘归。况济人之道，素⑰所好为，所恨⑱者，未遇一法可以施验，徒自⑲不足耳。愿贤者少⑳察愚诚，乞㉑与开悟，终身不负恩。首坐先生云：术亦不惜，恐异日与子为

---

① 应灵洞主探微真人："应灵洞"应为邓处中修行之处所，邓氏为该处之主持，故称洞主，"探微真人"疑为邓氏之道号。

② 少室山：位于河南省登封市城西。中岳嵩山东面诸峰称太室山，西面诸峰即为少室山。少室山森削秀丽，山上多洞穴，北麓有著名的少林寺，为古代道士炼丹修道和隐士避世之所。

③ 恬淡：亦作"恬惔""恬憺"，清静淡泊。《广雅·释诂四》："恬憺，静也。"《庄子·天道》："夫虚静恬淡，寂寞无为者，天地之平而道德之至也。"

④ 昧：体昧，研究。《三国志·蜀志·杨戏传》："抗志存义，昧览典文。"

⑤ 往往：常常。

⑥ 讶其异：非常惊讶，感到奇异。

⑦ 潜逼：偷偷靠近。《说文新附·辵部》："逼，近也。"

⑧ 迩：附近。《尔雅·释诂》："迩，近也。"

⑨ 术可付焉：谓医术可以教给他。

⑩ 道生：修道的年轻人。

⑪ 不悯生灵：不怜悯体贴老百姓的疾苦。

⑫ 安得付也：哪能教给他呢？

⑬ 衣木皮：穿树皮制成的衣服。衣，穿，名词用为动词。

⑭ 趋：小步快走以示恭敬。《庄子·盗跖》："孔子趋而进，避席反走，再拜盗跖。"陈立疏："趋，疾行也。"

⑮ 左右：犹言"面前"。

⑯ 适：刚才。

⑰ 素：本性。《广雅·释诂三》："素，本也。"

⑱ 恨：遗憾。

⑲ 徒自：只是。

⑳ 少：稍。

㉑ 乞：乞求。

累①。若无高下，无贫富，无贵贱，不务财贿②，不惮③劳苦，矜④老恤幼为急，然后可脱子祸。先生再拜谢曰：贤圣之语，一一不敢忘，俱能从之。二老笑指东洞云：石床上有一书函，子自取之，速出吾居，勿示俗流，宜秘密之。先生时得书，回首已不见老人。先生慑怯⑤离洞。忽然不见⑥，云奔雨泻，石洞摧塌。既览其方，论多奇怪。从兹施试，效无不存神⑦。先生未六旬，果为魏所戮⑧，老人之言，预有斯验。余乃先生外孙也，因吊先生寝室，梦先生引余坐，语：《中藏经》真活人法也，子可取之，勿传非人⑨。余觉，惊怖不定，遂讨⑩先生旧物，获石函一具。开之，得书一帙，乃《中藏经》也。予性拙于用，复授次子思，因以志⑪其实。

甲寅秋九月序

此序⑫赵写本所无，似是后人伪作，姑附存之。

---

① 累（lèi）：忧患、祸害。《盐铁论·地广》："烽燧一动，有没身之累。"
② 不务财贿：不追求财物。
③ 惮（dàn）：畏惧、畏难。《说文·心部》："惮，忌难也。"段玉裁注："凡畏难曰惮，以难相恐亦曰惮。"
④ 矜（jīn）：怜悯、同情。《方言》卷一："矜，哀也，齐鲁之间曰矜。"李密《陈情表》："愿陛下矜愍愚诚。"
⑤ 慑怯：胆小害怕。《荀子·不苟》："（君子）与时屈伸，柔从若蒲苇，非慑怯也。"
⑥ 不见：疑"见"上衍"不"字，盖蒙上而误衍，"见"字当连下读。
⑦ 存神：具有神效。
⑧ 果为魏所戮：果然被魏武帝曹操所杀害。魏，指魏武帝曹操。
⑨ 非人：犹言"非其人"，指道德学问不好的人。
⑩ 讨：检寻。
⑪ 志：记。
⑫ 此序：此注当为孙星衍所记。

华氏中藏经卷上

赐进士及第① 授通奉大夫② 署山东布政使③ 督粮道④ 孙星衍校

人法于天地论第一

人者，上禀天，下委地⑤，阳以辅之，阴以佐之。天地顺则人气泰⑥，天地逆则人气否⑦。

是以天地有四时五行、寒暄⑧动静。其变也，喜⑨为雨，怒为风，结为霜，张为虹，此天地之常也。人有四肢五脏，呼吸寤寐。精气流散，行为荣⑩，张为气，发为声，此人之常也。

阳施⑪于形，阴慎⑫于精，天地之同也。失其守则蒸而热发，否而寒生，结作瘿瘤，陷作痈疽，盛⑬而为喘，减⑭而为枯，彰于面部，见⑮于形体。天地通塞，一⑯如此矣。

---

① 进士及第：明清科举制度规定：举人会试后发榜，殿试一甲三名，赐进士及第，二甲赐进士出身，三甲赐同进士出身，通称进士。

② 通奉大夫：官名。金代始设，从三品文散官，元代改为从二品，明、清同。

③ 布政使：官名。明初分全国为十三承宣布政使司，设左右布政使各一人，掌一省之政。后又于布政使之上设总督、督抚、巡按等官，布政使权力渐微，成为它们的属僚。清仿明制，布政使与按察使等均为巡按属僚。

④ 督粮道：官名。简称粮道，掌督运漕粮。明代各省皆置此官，清代置于有漕粮各省，如江安督粮道、山东督粮道等皆是。

⑤ 上禀天，下委地：谓人禀天地自然之气而生存。

⑥ 泰：畅通。按"泰"为六十四卦之一。《易·泰》："象曰：天地交，泰。"

⑦ 否：不通，闭塞。按"否"为六十四卦之一。《易·否》："象曰：天地不交，否。"

⑧ 寒暄：犹言寒热。暄，温暖。《广韵·元韵》："暄，温也。"

⑨ 喜：《旧唐书·孙思邈传》作"和"。

⑩ 荣：通"营"，指营血。

⑪ 施：《旧唐书·孙思邈传》作"用"。按"施"有"用"义。《礼记·礼器》："施则行。"孔颖达疏："施，用也。"

⑫ 慎：成也。《诗经·大雅·桑柔》"考慎其相"毛亨传："慎，成也。"本书共有三处"慎"字未避宋孝宗讳，疑为元人所回改，底本因袭之。又，《旧唐书·孙思邈传》作"用"，可参。

⑬ 盛：《旧唐书·孙思邈传》作"奔"。

⑭ 减：《旧唐书·孙思邈传》作"竭"。

⑮ 见：同"现"，古今字。显现。

⑯ 一：副词。完全，一概。《经传释词》卷三："一，犹皆也。"

故五纬①盈亏，星辰差忒②，日月交蚀③，彗孛④飞走，乃天地之灾怪⑤也；寒暄不时，则天地之蒸否⑥也；土起石立⑦，则天地之痈疽也；暴风疾雨，则天地之喘乏也；江河竭耗，则天地之枯焦也。鉴者决之以药，济之以针，化之以道，佐之以事。⑧故形体有可救之病，天地有可去之灾。

人之危厄死生，禀于天地。阴之病也，来亦缓而去亦缓；阳之病也，来亦速而去亦速。阳生于热，热而⑨舒缓；阴生于寒，寒则拳急⑩。寒邪中⑪于下，热邪中于上，饮食之邪中于中。

人之动止⑫，本乎天地。知人者⑬有验于天，知天者必有验于人。天合于人，人法于天。见天地逆从，则知人衰盛。人有百病，病有百候，候有百变，皆天地阴阳逆从而生。苟能穷究乎此，如其⑭神耳！

阴阳大要调神论第二

天者阳之宗，地者阴之属；⑮阳者生之本，阴者死之基。⑯天地之间，阴阳辅佐者人也。

---

① 五纬：清夏炘《学礼管释》："五纬之名，木曰岁星，火曰荧惑，土曰镇星，金曰太白，水曰辰星。"

② 星辰差忒（tè）：意为星辰运动失于常轨。忒，差错。《旧唐书·孙思邈传》"差忒"作"错行"。

③ 交蚀：俱蚀，都出现亏损。交，俱。

④ 彗孛（bèi）：古人常把慧星称为慧孛或星孛，也有称埽（扫帚）星的。《左传·文公十四年》："秋七月，有星孛入于北斗。"杜预注："孛，慧也。"

⑤ 灾怪：《旧唐书·孙思邈传》作"危诊"。

⑥ 蒸否：蒸腾或否塞。

⑦ 土起石立：《旧唐书·孙思邈传》作"石立土踊"，"踊"字下有"（则）天地之瘤赘也；山崩土陷"字，似当据补。

⑧ 鉴者决之以药，济之以针，化之以道，佐之以事：明智的人以药疏导，以针救治，以道理开导，以事物感化。"化之以道"，《旧唐书·孙思邈传》作"圣人和之以至德"。

⑨ 而：周本作"则"。按作"则"是，与下"寒则拳急"句式一律。

⑩ 拳急：身体收引，曲而拘急。

⑪ 中（zhòng）：侵犯。

⑫ 动止：谓行动起居。

⑬ 者：周本此下有一"必"字。按有"必"字似是，与下"知天者必有验于人"句式一律。

⑭ 如其：至如，至于。

⑮ 天者阳之宗，地者阴之属：按此"宗""属"二字互文见义，即天是阳气之宗属，地是阴气之宗属。宗，指事物的根本。《广雅·释诂三》："宗，本也。"属，指事物的会聚。《广韵·烛韵》："属，会也。"

⑯ 阳者生之本，阴者死之基：按"本""基"二字异文同义，亦相为互文。即阳气为万物生化之本源，阴气是万物死亡之基始。《广雅·释诂一》："本，始也。"《吕氏春秋·无义》："故义者百事之始也，万利之本也。"高诱注："本，原也。"《集韵·之韵》："基，本也。"《尔雅·释诂》："基，始也。"

得其阳者生，得其阴者死。阳中之阳为高真①，阴中之阴为幽鬼②。故钟③于阳者长，钟于阴者短。

多热者阳之主，多寒者阴之根。阳务④其上，阴务其下；阳行也速，阴行也缓；阳之体轻，阴之体重，阴阳平，则天地和而人气宁⑤；阴阳逆，则天地否⑥而人气厥⑦。故天地得其阳则炎炽⑧，得其阴则寒凛⑨。

阳始于子前⑩，末于午后⑪；阴始于午后，末于子前⑫。阴阳盛衰，各在其时，更始更末，无有休息。人能从之亦智也。《金匮》⑬曰：秋首养阳，春首养阴⑭。阳勿外闭，阴勿外侵。火出于木，水生于金⑮，水火通济，上下相寻。⑯人能循此，永不湮沉⑰，此之谓也。

呜呼！凡愚⑱岂知是理⑲？举止失宜，自致其罹⑳。外以风寒暑湿，内以肌饱劳役为败。欺残正体㉑，消亡正神；缚绊其身㉒，死生告陈㉓。

---

① 高真：道家谓得道成仙之人。
② 幽鬼：亦称"幽魂"，谓人死后的阴魂。
③ 钟：集聚，汇聚。《玉篇·金部》："钟，聚也。"
④ 务：指专力从事。《说文·力部》："务，趣也。"徐锴系传："言趣赴此事也。"段玉裁注："趣者，疾走也。务者，言其促于事。"
⑤ 气宁：指气机和顺，血脉畅通。
⑥ 否（pǐ）：指天地不交通，上下隔阂之象。《易·象》曰："天地不交，否。"
⑦ 气厥：指气机不通，血脉阻闭。
⑧ 炎炽：即热盛。《说文·火部》："炽，盛也。从火。"
⑨ 寒凛：即寒冷、严寒。
⑩ 阳始于子前：子，指阴历仲冬十一月。《礼记·月令》"仲冬之月"，郑玄注："仲冬者，日月会于星纪而斗建子之月也。""阳始于子前"即阳气渐长于仲冬十一月的冬至时节。《素问·脉要精微论》："是故冬至四十五日，阳气微上，阴气微下。"即冬至一阳生，四十五日后阳气上升，阴气下降。
⑪ 末于午后：末，终止。《小尔雅·广言》："末，终也。"午，指阴历仲夏五月。《礼记·月令》"仲夏之月"，郑玄注："仲夏者，日月会于鹑首而斗建午之辰也。""末于午后"即阳气到仲夏五月的夏至升到极点，四十五日后开始下降。《素问·脉要精微论》："夏至四十五日，阴气微上，阳气微下。"
⑫ 阴始于午后，末于子前：是说阴气于仲夏五月夏至开始萌生，到仲冬十二月冬至便停止生长。根据《素问》说法，阴气夏至四十五日后开始上升，冬至四十五日后开始下降。
⑬ 金匮：此引《金匮》文不见今本《内经》中，盖古医经也。
⑭ 秋首养阳，春首养阴：秋首，指孟秋七月；春首，指孟春正月。《素问·四气调神大论》："圣人春夏养阳，秋冬养阴。"与此不同。
⑮ 火出于木，水生于金：谓木生火，金生水。
⑯ 水火通济，上下相寻：谓水火既济，心肾交通。相寻，接连不断。
⑰ 湮沉：埋没，沉沦。此引申为病患或死亡。
⑱ 凡愚：平凡之人或愚蠢之人。
⑲ 是理：此理。
⑳ 罹（lí）：忧患，苦难。《尔雅·释诂下》："罹，忧也。"此引申为病患之痛苦。
㉑ 正体：即人体，下"正神"仿此。
㉒ 缚绊其身：谓疾病缠身。
㉓ 死生告陈：谓告诉死亡。"死亡"，复词偏义，即死亡。"告陈"，同义复词，即告诉。

殊不知①脉有五死②，气有五生③。阴家脉重④，阳家脉轻⑤。阳病阴脉则不永，阴病阳脉则不成。⑥阳候多语，阴症无声。多语者易济⑦，无声者难荣⑧。阳病则旦静，阴病则夜宁。阴阳运动，得时而行。⑨阳虚则暮乱，阴虚则朝争。朝暮交错，其气厥横⑩。死生致理⑪，阴阳中明。

阴气下而不上曰断络⑫，阳气上而不下曰绝经⑬。阴中之邪曰浊，阳中之邪曰清。火来坎户，水到离扃。⑭阴阳相应，方乃和平。

---

① 殊不知：犹言竟不知。

② 脉有五死：此具体所指不详。《素问·平人气象论》有五脏之平病死脉，即：心脉累累如连珠，如循琅玕曰平，喘喘连属，其中微曲曰病，前曲后居，如操带钩死；肺脉厌厌聂聂，如落榆荚曰平，不上不下，如循鸡羽曰病，如物之浮，如风吹毛曰死；肝脉软弱招招，如揭长竿末梢曰平，盈实而滑，如循长竿曰病，急而益劲，如新张弓弦曰死；脾脉和柔相离，如鸡践地曰平，实而盈数，如鸡举足曰病，锐坚如鸟之喙，如鸟之距，如屋之漏，如水之流曰死；肾脉喘喘累累如钩，按之而坚曰平，形如引葛，按之益坚曰病，发如夺索，辟辟如弹石曰死。《华佗内照图》中论述有"五不称脉"，即"脉大而息细死，大人脉如小儿脉死，小儿脉如大人脉死，息大而脉小者死，热病而脉沉死"。均可参。

③ 气有五生：此具体所指不详。《素问·五脏生成论》云："五脏之气，故色见青如草兹者死，黄如枳实者死，黑如炲者死，赤如衃血者死，白如枯骨者死，此五色之见死者也。青如翠羽者生，赤如鸡冠者生，黄如蟹腹者生，白如豕膏者生，黑如乌羽者生，此五色之见生者也。"按此"脉有五死，气有五生"二句，疑"死""生"二字互文见义，即"脉有五生五死""气有五生五死"。脉指脉象，气指气色，均为诊病之重要参考内容。

④ 阴家脉重：谓患虚寒病的人脉沉。"脉重"，形容脉沉，重按方得。

⑤ 阳家脉轻：谓患实热病的人脉浮。"脉轻"，形容脉浮，轻取即得。

⑥ 阳病阴脉则不永，阴病阳脉则不成："阳病"指实热病，"阴病"指虚寒病。"阴脉"，指短、涩、沉、迟、伏诸脉，《内照图》指微、沉、缓、涩、迟、伏、濡、弱诸脉；"阳脉"，指滑、数、长、浮、紧诸脉，《内照图》指浮、芤、滑、实、弦、紧、洪诸脉。《脉经》卷一第九则云："凡脉大为阳，浮为阳，数为阳，动为阳，长为阳，滑为阳；沉为阴，涩为阴，弱为阴，弦为阴，短为阴，微为阴。"永，久远、长久。《尔雅·释诂上》："永，长也。"成，完毕、终结。《玉篇·戊部》："成，毕也。"《集韵·质韵》："毕，终也。"不永，指生命不会长久；不成，指生命不会终结。《脉经》云："阴病见于阴脉者反也，主死；阳病见于阳脉者顺也，主生。"

⑦ 易济：谓容易治疗。

⑧ 难荣：谓难以治愈。

⑨ 阴阳运动，得时而行：谓卫气昼行于阳二十五度，当其旺时即自外而入交于营；营气夜行于阴二十五度，当其旺时即自内而出交于卫，阴阳相贯，如环无端。

⑩ 其气厥横：谓阴阳二气逆乱。

⑪ 致理：犹"至理"，最精深的道理。

⑫ 断络：谓阴阳升降失常，阴气下而不上，阳络阻断。

⑬ 绝经：谓阴阳升降失常，阳气上而不下，阴经阻绝。

⑭ 火来坎户，水到离扃（jiǒng）：比喻以火助水，以水济火，水火既济，阴阳相应。坎、离，均为八卦名。坎（☵）代表水，离（☲）代表火。户、扃，同义词，互文，即门户。

阴不足则济之以水母①，阳不足则助之以火精②。阴阳济等③，各有攀陵④，上通三寸，曰阳之神路；⑤下通三寸，曰阴之鬼程。⑥阴常宜损，阳常宜盈。居之中者，阴阳匀停。⑦

是以阳中之阳，天仙赐号；⑧阴中之阴，下鬼持名。⑨顺阴者多消灭，顺阳者多长生。逢斯妙趣⑩，无所不灵。

生成论第三

阴阳者，天地之枢机⑪；五行者，阴阳之终始。⑫非阴阳则不能为天地，非五行则不能为阴阳。故人者，成于天地，败于阴阳⑬也，由五行逆从而生焉。

天地有阴阳五行，人有血脉五脏。五行者，金、木、水、火、土也；五脏者，肺、肝、心、肾、脾也。金生水，水生木，木生火，火生土，土生金，则生成之道，循环无穷；肺生肾，肾生肝，肝生心，心生脾，脾生肺，上下荣养，无有休息。

故《金匮至真要论》⑭云：心生血，血为肉之母；脾生肉，肉为血之舍⑮；肺属气，气为骨之基；肾应骨，骨为筋之本；肝系筋，筋为血之源。五脏五行，相成相生，昼夜流

---

① 水母：本指水神，此喻滋阴之药物。

② 火精：本指火神，此喻补阳之药物。

③ 阴阳济等：即阴阳平衡。济，通"齐"。

④ 各有攀陵：犹言阴阳互相依附。

⑤ 上通三寸，曰阳之神路：道家认为从两眉间上行三寸处为上丹田之所，阳气疏布之路。"神"，喻阳中之阳。

⑥ 下通三寸，曰阴之鬼程：道家认为脐下三寸处为下丹田之所，阴精归聚之道。"鬼"，喻阴中之阴。

⑦ 居之中者，阴阳匀停：道家认为心下绛宫金阙处为中丹田之所，此处阴阳平衡而适中。"匀停"，亦作"匀亭"，即均匀。

⑧ 阳中之阳，天仙赐号：即上文"阳中之阳为高真"。

⑨ 阴中之阴，下鬼持名：即上文"阴中之阴为幽鬼"。

⑩ 逢斯妙趣：谓遇上这样的精微旨趣。"逢"，碰上。"妙趣"，精微的旨趣。

⑪ 阴阳者，天地之枢机："枢机"，谓主制动的机关。《易·系辞上》："言行，君子之枢机，枢机之发，荣辱之主也。"王弼注："枢机，制动之主。"孔颖达疏："枢谓门户，机谓弩牙。"此喻阴阳的升降运动是宇宙天地运动的关键所在。《素问·阴阳应象大论》："天地者，阴阳之道也。"

⑫ 五行者，阴阳之终始："终始"，谓周而复始。《史记·孝文本纪》："鲁人公臣上书陈终始，传五德事。"司马贞索引："五行之德，帝王相承传易，终而复始，故云终始五德之事。"此谓五行生克运动是阴阳升降运动之永恒规律。

⑬ 成于天地，败于阴阳：此天地、阴阳互文，即人生于天地阴阳，亦死于天地阴阳。天地，亦阴阳也。《素问·四气调神大论》："故阴阳四时者，万物之终始也，死生之本也。逆之则灾害生，从之则苛疾不起。"又云："从阴阳则生，逆之则死，从之则治，逆之则乱。"

⑭ 金匮至真要论：古医经名。吉冈玄昌曰："按《内经》无金匮至真要论篇目，而分为两篇者。今考其两篇，无此文，正见《阴阳应象》《五运行大论》两篇。又考此上、下篇，或云金匮，或云金匮大要论，而考《内经》有无其文者，盖上古《内经》有之而今脱乎？又考《素问》旧篇目，亦未见其篇目。"

⑮ 肉为血之舍：循上下文例，此疑当为"肉为气之舍"。

转，无有始终。从之则吉，逆之则凶。

天地阴阳五行之道，中含①于人。人得者②可以出阴阳之数③，夺天地之机④，悦五行之要⑤，无终无始，神仙不死⑥矣。

阳厥论第四

骤风暴热，云物飞飏⑦；晨晦暮晴，夜炎昼冷；应寒不寒，当雨不雨；水竭土壤，时岁⑧大旱；草木枯悴，江河乏涸⑨。此天地之阳厥也。

暴壅塞，忽喘促，四肢不收，二腑⑩不利，耳聋目盲，咽干口焦，舌生疮⑪，鼻流清涕，颊赤心烦，头昏脑重，双睛似火，一身⑫如烧，素⑬不能者乍⑭能，素不欲者乍欲，登高歌笑，弃衣奔走，狂言妄语，不辨亲疏，发躁无度，饮水不休，胸膈膨胀，腹与胁满闷，背疽肉烂，烦溃⑮消中，食不入胃，水不穿肠，骤肿暴满，叫呼昏冒⑯，不省人事，疼痛不知去处⑰。此人之阳厥也。

阳厥之脉，举按有力者生，绝者死。

---

① 含：宽保本、徐本、周本并作"舍"，可参。
② 人得者：指人得天地阴阳五行之道者。
③ 出阴阳之数：谓顺应阴阳运动的规律。数，规律，法则。《荀子·天论》："所志于四时者，已其见数之可以事者矣。"杨倞注："数谓春作、夏长、秋收、冬藏必然之数也。"
④ 夺天地之机：谓掌握自然界运动变化之关键。夺，犹言"取"，引申为掌握。机，关键。
⑤ 悦五行之要：谓服从并把握五行相成相生规律的要点。悦，悦服。要，要点。
⑥ 神仙不死：是说如果人们能够掌握并顺应天地阴阳五行运动变化的规律，便可以长寿。
⑦ 飏（yáng）：即飞扬。《玉篇·风部》："飏，飞扬。"
⑧ 时岁：岁月。
⑨ 乏涸：水少干枯。
⑩ 二腑：此指大肠、膀胱二腑，代指大、小二便。
⑪ 舌生疮：循上下文例，疑当作"唇舌生疮"。
⑫ 一身：全身。
⑬ 素：平常，平时。
⑭ 乍：忽然。
⑮ 烦溃：犹言烦乱。《诗经·大雅·召旻》："无不溃止。"郑玄笺："溃，乱也。"按"烦溃"通"烦愦"。
⑯ 昏冒：头昏目眩。
⑰ 不知去处：犹言"不知何处"。

阴厥论第五

飞霜走雹,朝昏暮霭①;云雨飘飖②,风露寒冷;当热不热,未寒而寒;时气霖霪③,泉生田野;山摧地裂,土坏河溢,月晦日昏。此天地之阴厥也。

暴哑卒④寒,一身拘急,四肢拳挛⑤,唇青面黑,目直口噤,心腹满痛,头颔摇鼓⑥,腰脚沉重,语言謇涩⑦,上吐下泻,左右不仁,大小便濊⑧,吞吐酸渌⑨,悲忧惨戚⑩,喜怒无常者,此人之阴厥也。

阴厥之脉,举指弱,按指大者生⑪,举按俱绝者死。一身悉冷,额汗自出者亦死。阴厥之病,过三日勿治。

阴阳否格论第六

阳气上而不下曰否,阴气下而不上亦曰否。阳气下而不上曰格,阴气上而不下亦曰格。否格者,谓阴阳不相从也。

阳奔于上则燔⑫脾肺,生其疸⑬也,其色黄赤,皆起于阳极也。阴走于下则冰肾肝,生其厥也,其色青黑,皆发于阴极也。疸为黄疸也,厥为寒厥也,由阴阳否格不通而生焉。阳燔则治以水,阴厥则助以火,乃阴阳相济之道耳。

寒热论第七

人之寒热往来者,其病何也?此乃阴阳相胜也。阳不足则先寒后热,阴不足则先热

---

① 朝昏暮霭:早晨昏昏暗暗,傍晚云雾茫茫。霭,云雾气。《古今韵会举要·贿韵》:"雾,氛也。"

② 云雨飘飖:云雨随风飘泻摇动。《字汇·风部》:"飖,飘飖,风动物。"

③ 霖霪(yín):久雨。南朝宋鲍照《山行见孤桐》诗:"奔泉冬激射,雾雨夏霖霪。"

④ 卒:通"猝",突然。

⑤ 四肢拳挛:四肢牵引拘急。

⑥ 头颔摇鼓:即"头摇颔鼓",寒栗貌。"颔",面腮处。《方言》卷十:"颔、颐,颔也。"《素问·疟论》:"阳明虚则寒栗鼓颔也。"王冰注:"气不足则恶寒战栗而颐颔振动也。"

⑦ 语言謇涩:口吃,言语不流利。

⑧ 大小便濊(guō):形容大小便失禁,泄下有声。濊,水流声。《广韵·末韵》:"濊,水流声。"

⑨ 渌(lù):清水。《集韵·烛韵》:"渌,水清。"

⑩ 惨戚:悲伤凄切。汉苏武《答李陵诗》:"忧心常惨戚,晨风为我悲。"

⑪ 举指弱,按指大者生:谓轻按弱,重按有力的脉象可治。

⑫ 燔(fán):焚烧。《汉书·东方朔传》:"推甲乙之帐,燔之于四通之衢。"颜师古注:"燔,焚烧也。"

⑬ 疸:原作"疽",形近致误,据周本改。按"疸""疽"形体相似,往往误刻,二者互误,古书常有之。下凡遇此径改,概不出校。

后寒。又上盛①则发热，下盛②则发寒。皮寒而燥者，阳不足；皮热而燥者，阴不足；皮寒而寒③者，阴盛也；皮热而热④者，阳盛也。

发热⑤于下，则阴中之阳邪也；发热于上，则阳中之阳邪也。寒起于上，则阳中之阴邪也；寒起于下，则阴中之阴邪也。寒而颊赤多言者，阳中之阴邪也；⑥热而面青多言者，阴中之阳邪也；寒而面青多言者，阴中之阴邪也。若不言者，不可治也。

阴中之阴中⑦者，一生九死；阳中之阳中者，九生一死。阴病难治，阳病易医。诊其脉候，数在上⑧，则阳中之阳也；数在下⑨，则阴中之阳也。迟在上，则阳中之阴也；迟在下，则阴中之阴也。数在中⑩，则中热；迟在中，则中寒。寒用热取，热以寒攻。逆顺之法，从乎天地，本乎阴阳也。

天地者，人之父母也；阴阳者，人之根本也。未⑪有不从天地阴阳者也。从者生，逆者死。寒之又寒者死，⑫热之又热者生。《金匮大要论》⑬云：夜发寒者从，夜发热者逆。昼发热者从，昼发寒者逆。从逆之兆，亦在乎审明⑭。

虚实大要论第八

病有脏虚脏实，腑虚腑实，上虚上实，下虚下实，状各不同，宜深消息⑮。

肠鸣气走，足冷手寒，食不入胃，吐逆无时，皮毛憔悴，肌肉皱皱⑯，耳目昏塞⑰，语

---

① 上盛：指阳气盛，阳气在上故也。
② 下盛：指阴气盛，阴气在下故也。
③ 皮寒而寒：谓不但皮肤寒冷，而且体内亦寒冷。
④ 皮热而热：谓不但皮肤发热，而且体内也觉热。
⑤ 发热：吴本、宽保本并作"热发"。按作"热发"是，与下"寒起"句式一律。
⑥ 寒而颊赤多言者，阳中之阴邪也：循上下文例，"寒"上疑脱"热而颊赤多言者，阳中之阳邪也"十三字。
⑦ 中（zhòng）：中伤，伤害。《后汉书·王允传》："而让怀协忿怨，以事中允。"李贤注："中，伤也。"下"阳中"仿此。
⑧ 上：指寸部脉。
⑨ 下：指尺部脉。
⑩ 中：指关部脉。
⑪ 未：原作"末"，形近致误，据吴本、宽保本、周本改。下凡遇此明显刻误者，径改不出校。
⑫ 寒之又寒者死："寒之又寒"下原脱"者死"二字，文义不完整，今据下"热之又热者生"文例拟补。
⑬ 金匮大要论：古医经名，今无考。
⑭ 审明：细察明辨。
⑮ 消息：斟酌。《隋书·礼仪志五》："参用旧典，消息取舍，裁其折中。"
⑯ 皱皱：又作"皱皱"，起皱纹。唐·薛逢《老去也》诗："朝巾暮栉不自省，老皮皱皱文纵横。"
⑰ 耳目昏塞：即"耳昏目塞"，眼花耳聋。

声破散，行步喘促，精神不收①。此五脏之虚也。诊其脉，举指而活②，按之而微，看在何部，以断其脏也。又，按之沉、小、弱、微、短、涩、软、濡，俱为脏虚也。虚则补益，治之常情耳。

饮食过多，大小便难，胸膈满闷，肢节疼痛，身体沉重，头目昏眩，唇舌③肿胀，咽喉闭塞，肠中气急，皮肉不仁，暴生喘乏，偶作寒热，疮痍并起，悲喜时来，或自痿弱，或自高强④，气不舒畅，血不流通，此脏之实也。诊其脉，举按俱盛者，实也。又，长、浮、数、疾、洪、紧、弦、大，俱曰实也。看在何经，而断其脏也。

头疼目赤，皮热骨寒，手足舒缓，血气壅塞，丹瘤更生，咽喉肿痛，轻按之痛，重按之快，食饮如故，曰腑实也。诊其脉，浮而实大者是也。

皮肤搔痒，肌肉䐜胀⑤，食饮不化，大便滑而不止。诊其脉，轻手按之得滑，重手按之得平，此乃腑虚也。看在何经，而正其时⑥也。

胸膈痞满，头目碎痛⑦，食饮不下，脑项昏重，咽喉不利，涕唾稠黏。诊其脉，左右寸口沉结实大者，上实也。

颊赤心忪⑧，举动战栗，语声嘶嗄⑨，唇焦口干，喘乏无力，面少颜色，颐颔肿满。诊其左右寸脉弱而微者，上虚也。

大小便难，饮食如故，腰脚沉重，脐腹疼痛，诊其左右手脉，尺中脉伏而涩者，下实也。

大小便难，饮食进退⑩，腰脚沉重，如坐水中，行步艰难，气上奔冲，梦寐危险。诊其左右尺中脉滑而涩者⑪，下虚也。病人脉微、涩、短、小，俱属下虚也。

上下不宁论第九

脾病者上下不宁，何谓也？脾上有心之母，下有肺之子。心者，血也，属阴；肺者，气也，属阳。脾病则上母不宁，母不宁则为阴不足也。阴不足则发热。

又，脾病则下子不宁，子不宁则为阳不足也。阳不足则发寒。脾病则血气俱不宁，

---

① 精神不收：精神不能收敛，即精神恍惚。
② 举指而活：形容脉往来流利。
③ 唇舌："唇"下原脱"舌"字，据瓒本补。
④ 高强：此与"痿弱"相对，指身体强壮。
⑤ 䐜胀：胀满，肿胀。《说文·肉部》："䐜，起也。"《广韵·真韵》："䐜，肉胀起也。"
⑥ 正其时："时"当作"腑"。"正其腑"与上"断其脏"对文。"正"，决定，判决。
⑦ 碎痛：按"碎痛"二字古医书鲜见，疑当作"卒痛"或"䂵痛"。如从字面解，可释为撕裂痛。
⑧ 心忪（zhōng）：惊悸，心跳。《玉篇·心部》："忪，心动不定。"
⑨ 语声嘶嗄：声音嘶哑。《玉篇·口部》："嗄，声破也。"
⑩ 饮食进退：犹言饮食减少。进退，偏义复词，其义偏于"退"。
⑪ 脉滑而涩者：周学海曰："滑、涩不兼见，当有误。"

血气俱不宁则寒热往来，无有休息，故脾如疟①也。

谓②脾者，土也；心者，火也；肺者，金也。火生土，土生金，故曰上有心母，下有肺子，脾居其中，病则如斯耳。他脏上下，皆法于此也。

脉要论第十

脉者，乃气血之先③也。气血盛则脉盛，气血衰则脉衰；气血热则脉数，气血寒则脉迟；气血微则脉弱，气血平则脉缓。又长人脉长，短人脉短；赵写本起性急则脉急。性急则脉急，性缓则脉缓。反此者逆，顺此者从也。

又诸数为热，诸迟为寒，诸紧为痛，诸浮为风，诸滑为虚，诸伏为聚，诸长为实，诸短为虚。又短、涩、沉、迟、伏皆属阴，数、滑、长、浮、紧皆属阳。阴得阴④者从，阳得阳者顺，违之者逆。

阴阳消息⑤，以经而处之⑥。假令数在左手⑦，得之浮者，热入小肠；得之沉者，热入于心，余皆仿此。

五色一作绝脉论第十一

面青，无右关脉者，脾绝也⑧；面赤，无右寸脉者，肺绝也⑨；面白，无左关脉者，肝绝也⑩；面黄，无左尺脉者，肾绝也⑪；面黑，无左寸脉者，心绝也⑫。五绝者死。

夫五绝当时⑬即死，非其时则半岁死。然五色虽见，而五脉⑭不见，即非病者矣。

---

① 脾如疟："脾"下疑脱"病"字。周本注："脾如当作如脾。"宽保本、徐本眉批："脾当作病。"可参。
② 谓：疑"谓"上脱"所"字。
③ 先：前导。《周礼·夏官·大司马》"右秉钺以先"，郑玄注："先犹道也。"按"道"同"导"。
④ 阴得阴：即"阴病"得"阴脉"。下"阳得阳"仿此。
⑤ 消息：犹言"消长"，即变化。
⑥ 以经而处之：即根据脉象而决断之。处，决断，断定。《汉书·谷永传》"臣愚不能处也"，颜师古注："处，谓决断也。"
⑦ 手：吴本、徐本并作"寸"。
⑧ 脾绝也：吴本、宽保本此下并有"木克土"三字。
⑨ 肺绝也：吴本、宽保本此下并有"火克金"三字。
⑩ 肝绝也：吴本、宽保本此下并有"金克木"三字。
⑪ 肾绝也：吴本、宽保本此下并有"土克水"三字。
⑫ 心绝也：吴本、宽保本此下并有"水克火"三字。
⑬ 五绝当时：谓五种脉绝当其"所不胜"之时。如肺脉绝属肺病，而肺病逢夏时，为"火克金"，即"肺绝当时"，余"四绝"仿此。下"非其时"即"不当时"。
⑭ 五脉：指五绝脉。

脉病外内证决论第十二

病风人,脉紧①、数、浮、沉,有②汗出不止,呼吸有声者死;不然则生。

病气人,一身悉肿,四肢不收③,喘无时,厥逆不温④,脉候沉小者死;浮大者生。

病劳人,脱肛,骨肉相失⑤,声散⑥,呕血,阳事不禁,梦寐交侵⑦,呼吸不相从⑧,昼凉夜热者死;吐脓血者亦死;其脉不数,有根蒂者,及颊不赤者生。

病肠澼者⑨,下脓血,病人脉急,皮热,食不入,腹胀目瞪者死;或一身厥冷,脉沉细而不生⑩者亦死;食如故,脉沉浮有力而不绝者生。

病热人,四肢厥,脉弱,不欲见人,食不入,利下不止者死;食入,四肢温,脉大,语狂,无睡者生。

病寒人,狂言不寐,身冷,脉数,喘息目直者死;脉有力而不喘者生。

阳病人此篇精神颠倒以上赵写本亦缺,精神颠倒,寐而不惺⑪,言语失次⑫,脉候沉浮有力者生;无力及食不入胃,下利不定⑬者死。

久病人⑭,脉大身瘦,食不充肠,言如不病,坐卧困顿⑮者死;若饮食进退,脉小而有力,言语轻嘶,额无黑气,大便结涩者生。

大凡阳病阴证,阴病阳证,身瘦脉大,肥人脉衰,上下交变⑯,阴阳颠倒,冷热相乘⑰,皆属不吉。从者生,逆者死。治疗之法,宜深消息。

---

① 紧:原作"肾",形近致误,据吴本、宽保本改。
② 有:通"又"。
③ 不收:即弛缓不用。
④ 温:原作"湿",形近致误,据文义改。
⑤ 骨肉相失:犹言骨痿肉脱,即萎弱削瘦之义。
⑥ 声散(sǎn):声音低沉无力。
⑦ 阳事不禁,梦寐交侵:性欲亢进,且遗精、滑精。
⑧ 呼吸不相从:气短气促,呼吸不能接续。
⑨ 病肠澼者:循上下文例,疑此当作"病肠澼人",下"病人"二字疑衍。
⑩ 不生:指脉搏动不明显。《易·观卦》:"上九,观其生,君子无咎。"王弼注:"生犹动出也。"
⑪ 寐而不惺:犹言嗜睡而反应迟钝。惺,聪慧、机灵。
⑫ 言语失次:犹语无伦次。
⑬ 定:止。《尔雅·释诂下》:"定,止也。"
⑭ 久病人:疑"久"为"阴"字之误。"阴病人",与上"阳病人"对举。
⑮ 困顿:痛苦乏力,疲惫不堪。
⑯ 交变:相互替变。
⑰ 相乘:相加、交加。乘,加也。《淮南子·汜论训》"强弱相乘"注:"乘,加也。"

生死要论第十三

凡不病而五行绝①者死，不病而性变②者死，不病而暴语妄者死，不病而暴不语者死，不病而暴喘促者死，不病而暴强厥③一作中者死，不病而暴目盲者死，不病而暴耳聋者死，不病而暴痿缓④者死，不病而暴肿满者死，不病而暴大小便结者死，不病而暴无脉者死，不病而暴昏冒⑤如醉者死。此皆内气先尽一作绝故也。逆者即死，顺者二年，无有生者也。

病有灾怪论第十四

病有灾怪⑥，何谓也？病者应寒而反热，应热而反寒，应吐而不吐，应泻而不泻，应汗而不汗，应语而不语，应寐而不寐，应水⑦而不水，皆属灾怪也。此乃五脏之气不相随从⑧而致之矣。四逆者不治，四逆者，谓主客运气俱不得时⑨也。

水法有六论第十五

病起于六腑者，阳之系⑩也。阳之发也，或上或下，或内或外，或畜⑪在中。行之极⑫也，有能歌笑者，有能悲泣者；有能奔走者，有能呻吟者；有自委曲⑬者，有自高贤⑭者；有寤而不寐者，有寐而不寤者；有能食而不便利⑮者，有不能食而便自利者；有能言而声清者，有不能言而声昧者。状各不同，皆生⑯六腑也。

---

① 五行绝：疑指五脏脉绝言。详见本书"五色脉论第十一"。
② 性变：疑指"性急脉缓""性缓脉急"而言。本书"脉要论第十"曰："性急则脉急，性缓则脉缓，反此者逆。"
③ 强厥：吴本、宽保本并作"强中"。
④ 痿缓：四肢痿弱不用。
⑤ 昏冒：头晕目眩。
⑥ 灾怪：此指变异反常的疾病。灾，祸患；怪，奇异的、不常见的。
⑦ 水：活用作动词，意为饮水。
⑧ 五脏之气不相随从：指五脏之气失其传变次序。《素问·玉机真脏论》："五脏相通，移皆有次。五脏有病，则各传其所胜。"
⑨ 主客运气俱不得时：指五运六气中，主运客运、主气客气皆与时令不相符合。
⑩ 阳之系：阳病之属。六腑属阳，故六腑得病多为阳病。下"阳之发"，即指六腑阳病之发病。
⑪ 畜：积聚，积储。后作"蓄"。《易·序卦》"比必有所畜"，陆德明释文："畜，本亦作蓄。"
⑫ 行之极：指疾病发展到严重程度。
⑬ 自委曲：自己感受到不公正的待遇或受到指责而心里难过，有自感卑下之义，病者精神不正常的一种表现。
⑭ 自高贤：认为自己高尚贤良，病者精神障碍的一种表现。
⑮ 便利：指大小便。
⑯ 生：吴本、宽保本此下并有一"于"字，意长。

喜其通者，因以通之；喜其塞者，因以塞之；喜其水者，以水济之；喜其冰者，以冰助之。病者之乐，慎①勿违背，亦不可强抑之也。如此从顺，则十生其十，百生其百，疾无不愈矣。

火法有五论第十六

病起于五脏者，皆阴之②属也。其发也，或偏枯，或痿躄③，或外寒而内热，或外热而内寒，或心腹膨胀④，或手足拳挛，或口眼不正，或皮肤不仁，或行步艰难，或身体强硬，或吐泻不息，或疼痛不宁，或暴无语，或久无音，绵绵默默⑤，状若死人。如斯之候，备⑥出于阴。

阴之盛也，阳必不足；阳之盛也，阴必不盈。故前论云：阳不足则助之以火精，阴不足则济之以水母者是也。故喜其汗者汗之，喜其温者温之，喜其热者热之，喜其火者火之，喜其汤者汤之。温热汤火⑦，亦在其宜，慎⑧勿强之，如是则万全其万。

水火之法⑨，真阴阳也⑩。治救之道，当详明矣。

风中有五生死论第十七

风中有五者，谓肝、心⑪、脾、肺、肾也。五脏之中，其言生死，状各不同。

心风之状一作候，汗自出而好偃⑫，仰卧⑬不可转侧⑭，言语狂妄。若唇正赤者生，宜于心俞灸之；若唇面或青或黄，或白或黑，其色不定，眼瞤⑮动不休者，心绝也，不可救，过五六日即死耳。

---

① 慎：原作"孝宗庙讳"双行小字，今恢复本字。
② 之：赵本、吴本、宽保本"之"下并有"所"字。
③ 痿躄：痿废不能行走。
④ 膨胀：吴本、宽保本并作"胀满"。
⑤ 绵绵默默：虚弱无语之貌。绵绵，体痿弱无气力；默默，表情呆滞无语。
⑥ 备：副词，皆，尽。《广韵·至韵》："备，咸也，皆也。"
⑦ 温热汤火：吴本、宽保本"温"上并有"喜其汗"三字，"汤火"亦作"火汤"。
⑧ 慎：原作"孝宗庙讳"双行小字，今恢复本字。
⑨ 水火之法：即上文阳不足者助火、阴不足者济水之法。
⑩ 真阴阳也：谓真正济助阴阳的办法。
⑪ 肝、心：吴本、宽保本并作"心肝"。
⑫ 偃（yǎn）：仰卧。《说文·人部》："偃，僵也。"段玉裁注："凡仰仆曰偃，引申为凡仰之称。"
⑬ 仰卧：按"仰卧"二字与上"偃"义重，疑是"偃"字注文误入正文。
⑭ 侧：原作"则"，脱偏旁致误，今据赵本、吴本改。
⑮ 瞤（shùn）：眼皮跳动。

肝风之状，青色围目连额上，但坐不得伛偻①者可治；若喘而目直视，唇面俱青者死。肝风宜于肝俞灸之。

脾风之②状，一身通黄，腹大而满，不嗜食，四肢不收持③。若手足未青而面黄者可治，不然即死。脾风宜于脾俞灸之。

肾风之状，但踞坐④，而腰脚重痛也。视其胁下，未生黄点者可治，不然即死矣。肾风宜灸肾俞穴也。

肺风之状，胸中气满，冒昧⑤汗出，鼻不闻香臭，喘而不得卧者可治；若失血及妄语者不可治，七八日死。肺风宜于肺俞灸之。

凡诊其⑥脉，滑而散者风也。缓而大，浮而紧一作虚，软而弱，皆属风也。

中风之病，鼻下赤黑相兼，吐沫而身直者，七日死也。

又，中风之病，口噤筋急，脉迟者生，脉急而数者死。

又，心脾俱中风，则舌强不能言也；肝肾俱中风，则手足不遂也。

风之厥，皆由⑦于四时不从之气，故为病焉。有瘾疹者，有偏枯者，有失音者，有历节者，有癫厥者，有疼痛者，有聋瞽⑧者，有疮癞者，有胀满者，有喘乏者，有赤白者，有青黑者，⑨有瘙痒者，有狂妄者，皆起于风也。

其脉浮虚者，自虚而得之；实大者，自实而得之；弦紧者，汗出而得之；喘乏者，饮酒而得之；癫厥者，自劳而得之；手足不遂⑩者，言语謇涩者，房中而得之；瘾疹者，自痹⑪一作卑湿而得之；历节疼痛者，因醉犯房而得之；聋瞽疮癞者，自五味饮食冒犯禁忌而得之。千端万状，莫离于五脏六腑而生矣。所使之候，配以此耳。

积聚癥瘕杂虫论第十八

积聚癥瘕杂虫者，皆五脏六腑真气失而邪气并，遂乃生焉。久之不除也，或积或聚，或癥或瘕，或变为虫，其状各异。有能害人者，有不能害人者，有为病缓者，有为病速

---

① 伛偻（jǔ lóu）：脊背弯曲。伛，《礼记·乐记》"伛中矩"郑玄注："伛，微曲。"偻，《汉书·蔡义传》"行步俛偻"，颜师古注："偻，曲背也。"

② 之：原脱，据吴本、宽保本及上下文例补。

③ 收持：指屈伸和持物。

④ 但踞坐：谓害怕踞坐。但，用同"惮"，害怕。踞坐，指坐时两脚底和臀部着地，两膝上耸。

⑤ 冒昧：犹言眩冒迷乱，引申有头晕目眩之义。

⑥ 其：吴本、宽保本"其"下并有"风"字。

⑦ 由：吴本、宽保本"由"下并有"中"字。

⑧ 瞽（gǔ）：目盲。

⑨ 有赤白者，有青黑者：此盖统指五脏风而言，望面部颜色，是诊断五脏风所属部位的重要标志，详见《素问·风论》。

⑩ 遂：原误作"中"，据吴本、宽保本改。又周本作"用"。

⑪ 痹：当从小字注文作"卑"。

者，有疼者，有痒者，有生头足者，有如杯①块者，势类不同。盖因内外相感，真邪相犯，气血熏抟②，交合而成也。

积者系于脏也，聚者系于腑也，癥者系于气也，瘕者系于血也③，虫者乃血气食物相感而化也。

故积有五，聚有六，癥有十二，瘕有八，虫有九，其名各不同也。积有心、肝、脾、肺、肾之五名④也；聚有大肠、小肠、胆、胃、膀胱、三焦之六名也；癥有劳、气、冷、热、虚、实、风、湿、食、药、思、忧之十二名也；瘕有青、黄、燥、血、脂、狐、蛇⑤、鳖之八名也；虫有伏、蛇、白、肉、肺、胃、赤、弱、蜣之九名也。

为病之说，出于诸论；治疗之法，皆具⑥于后。

劳伤论第十九

劳者，劳于神气也；伤者，伤于形容也。饥饱无度则伤脾，思虑过度则伤心，色欲过度则伤肾，起居过常⑦则伤肝，喜怒悲愁过度则伤肺。

又，风寒暑湿则伤于外，饥饱劳役则败于内。昼感之则病荣，夜感之则病卫。⑧荣卫经行，内外交运，而各从其昼夜也。⑨

劳于一⑩，一起为二，二传于三，三通于四，四干于五，五复犯一⑪。一至于五，邪乃深藏，真气自失，使人肌肉消，神气弱，饮食减，行步艰难。及其如此⑫，虽司命⑬亦不能生也。

故《调神气论》⑭曰：调神气，慎⑮酒色，节起居，省思虑，薄滋味者，长生之大

---

① 杯：赵本作"抔"。
② 抟（tuán）：结聚成团。《广雅·释诂》："抟，著也。"清王念孙疏证："抟者，聚之着也。"
③ 癥者系于气也，瘕者系于血也：按"气""血"二字误置，当作"癥者系于血也，瘕者系于气也"。
④ 之五名：此三字原脱，据吴本、宽保本补，与下"之六名"句式一律。
⑤ 蛇：吴本作"蚘"似是。"蚘"即"蛔"之异写。
⑥ 具：陈述。
⑦ 常：周本作"度"，与上下句式一律。
⑧ 昼感之则病荣，夜感之则病卫：疑"荣""卫"二字误置，当作"昼感之则病卫，夜感之则病荣"。
⑨ 荣卫经行，内外交运，而各从其昼夜也：《灵枢·营卫生会》："营在脉中，卫在脉外，营周不休，五十而复大会。阴阳相贯，如环无端。卫气行于阴二十五度，行于阳二十五度，分为昼夜，故气至阳而起，至阴而止。"
⑩ 劳于一：赵本、吴本、宽保本"劳"上并有"始"字。按"始劳于一"，即最初只劳伤某一脏器。"一"，最初劳伤之脏的代称，非指某一脏。如最初劳伤于脾，则脾为一。下二、三、四、五各序数仿此。
⑪ 五复犯一：谓病传于第五脏之后，又传于始病之脏。《素问·玉机真脏论》："五脏相通，移皆有次，五脏有病，则各传其所胜。"
⑫ 及其如此：指病情到了如此程度。
⑬ 司命：掌管生命的神。《抱朴子·金丹》："服之百日，肌骨强坚；千日，司命削去死籍。"
⑭ 调神气论：疑古医经名，今无考。
⑮ 慎：原作"孝宗庙讳"双行小字，今恢复本字。又，吴本、宽保本并作"戒"。

端也。

诊其脉，甚数一作数甚，余下仿此、甚急、甚细、甚弱、甚微、甚涩、甚滑、甚短、甚长、甚浮、甚沉、甚紧、甚弦、甚洪、甚实，皆生于劳伤。

传尸论第二十

传尸①者，非一门相染而成也。人之血气衰弱，脏腑虚羸，中于鬼气，因感其邪，遂成其疾也。

其候：或咳嗽不已②，或胸膈妨③闷，或肢体疼痛，或肌肤消瘦，或饮食不入，或吐利不定，或吐脓血，或嗜水浆，或好歌咏，或爱悲愁，或癫风一作狂发歇，或便溺艰难。

或因酒食而遇，或因风雨而来，或问病吊丧而得，或朝走暮游而逢，或因气聚，或因血行，或露卧于田野，或偶会于园林。钟④此病死之气，染而为疾，故曰传尸也。治疗之方，备于篇末。

论五脏六腑虚实寒热生死逆顺之法第二十一

夫人有五脏六腑、虚实寒热、生死逆顺，皆见⑤于形证脉气。若非诊察，无由识也。

虚则补之，实则泻之，寒则温之，热则凉之，不虚不实，以经调⑥之，此乃良医之大法也。其于⑦脉证，具如⑧篇末。

论肝脏虚实寒热生死逆顺脉证之法第二十二

肝者，与胆为表里，足厥阴、少阳是其经也。王⑨于春，春乃万物之始生，其气嫩而软，虚而宽⑩，故其脉弦。软不可发汗，弱则不可下。弦长曰平⑪，反此曰病。

---

① 传尸：劳虫传染之病，为虚劳症中最剧者。多因临尸哭泣，劳虫传染而致。死后尸内之虫，又复传染亲属，愈传愈甚，以致灭门，或再传他宅，贻害无穷，故称"传尸"或"传尸劳"。
② 已：吴本、宽保本并作"止"。
③ 妨：吴本、宽保本并作"胀"。
④ 钟：当，犹言"遇"。《文选·（刘昆）劝进表》"方今钟百王之委"善注："钟，当也。"
⑤ 见：同"现"。
⑥ 调：《灵枢·经脉》《难经·六十九难》并作"取"。
⑦ 于：吴本作"余"，周本作"诸"。
⑧ 如：吴本作"于"。
⑨ 王：通"旺"。
⑩ 嫩而软，虚而宽：《素问·玉机真脏论》作"软弱轻虚而滑，端直以长"。
⑪ 弦长曰平：谓弦长之脉为肝之平脉。《素问·平人气象论》："平肝脉来，软弱招招，如揭长竿末梢。"

脉实①而弦，是谓太过，病在外。太过则令人善忘②，忽忽眩冒③。虚④而微，是谓不及，病在内。不及则令人胸痛⑤，引两胁胀满。

大凡肝实则引两胁下痛引小腹⑥令人本无此五字，喜怒；虚则如人将捕之⑦；其气逆，则头痛、耳聋、颊赤⑧一作肿。

其脉沉之⑨而急，浮之⑩亦然，主胁肋一作支满，小便难，头痛目眩。其脉急甚，恶言⑪；微急，气在胸胁下；⑫缓甚，呕逆；微缓，水瘕⑬大甚，内痈吐血；⑭微大，筋痹；⑮小甚，多饮；微大⑯本作小，消瘅本作痹；滑甚，㿗疝；微滑，遗溺；涩甚，流饮⑰；微涩，疭挛变也⑱本无此二字。

又，肝之积气在胁，久不去⑲，发为咳逆，或为痃疟也。虚则梦花草茸茸⑳，实则梦山林茂盛。肝之病，旦喜㉑一作慧，晚甚，夜静。肝病则头痛，胁痛本无此二字，目眩，肢㉒

---

① 实：原误作"虚"，今据周本改。《素问·玉机真脏论》《千金方》卷十一第一、《医学启源》卷之上并作"实"。

② 善忘：《素问·气交变大论》林校引作"善怒"。

③ 忽忽眩冒：形容神志恍惚，头晕目眩。《素问·玉机真脏论》"眩冒"下有"巅疾"二字。

④ 虚：原误作"实"，今据周本改。《素问·玉机真脏论》《千金方》卷十一第一、《医学启源》卷之上并作"虚"。

⑤ 令人胸痛：《素问·玉机真脏论》"痛"下有"引背"二字，下"引"字作"下"。

⑥ 两胁下痛引小腹：《素问·脏气法时论》"小腹"作"少腹"。《医学启源》卷之上引作"两胁下引痛"。

⑦ 虚则如人将捕之：《素问·脏气法时论》作"虚则目䀮䀮无所见，耳无所闻，善恐，如人将捕"。

⑧ 颊赤：《素问·脏气法时论》作"颊肿"，与小字注合。

⑨ 沉之：即重按之。

⑩ 浮之：即轻按之。

⑪ 恶言：《千金方》卷十一第一此下有宋臣小注云"一作'妄言'"，似是。

⑫ 微急，气在胸胁下：《灵枢·邪气脏腑病形》《千金方》卷十一第一并作"微急为肥气，在胁下如覆杯"。

⑬ 微缓，水瘕：《灵枢·邪气脏腑病形》《千金方》卷十一第一并作"微缓为水瘕痹"。

⑭ 大甚，内痈吐血："甚"原作"急"，据周本改。《灵枢·邪气脏腑病形》《千金方》卷十一第一并作"大甚为内痈，善呕衄"。

⑮ 微大，筋痹：《灵枢·邪气脏腑病形》《千金方》卷十一第一并作"微大为肝痹"，"痹"下有"阴缩，咳引小腹"六字。

⑯ 大：吴本、《灵枢·邪气脏腑病形》《千金方》卷十一第一并作"小"。按循上下文义文例，作"小"似是，应据改。

⑰ 流饮：《灵枢·邪气脏腑病形》作"溢饮"，《千金方》卷十一第一作"淡饮"。

⑱ 疭挛变也：《脉经》卷三第一、《千金方》卷十一第一并作"瘛疭筋挛"。

⑲ 去：原脱，据吴本、宽保本补。《医学启源》卷之上所引亦有"去"字。

⑳ 茸茸：纤细浓密貌。

㉑ 喜：疑当作"慧"，应据小字注文改。《素问·脏气法时论》云："肝病者，平旦慧，下晡甚，夜半静。"

㉒ 肢：当作"腹"。

满，囊缩，小便不通一作利，十日死。

又，身热恶寒，四肢不举，其脉当弦长而急，反短而涩，乃金克①木也，十死不治。

又，肝中寒，则两臂痛不能举，舌本燥，多太息②，胸中痛，不能转侧，其脉左关上迟而涩者是也。

肝中热，则喘满而多怒，目疼，腹胀满，不嗜食，所作不定，睡中惊悸③，眼赤视不明，其脉左关阴实者是也。

肝虚冷，则胁下坚痛，目盲，臂痛，发寒热如疟状，不欲食，妇人则月水不来而气急，其脉左关上沉而弱者是也。

论胆虚实寒热生死逆顺脉证之法第二十三

胆者，中正④之腑也，号曰将军，决断出焉，言能喜怒刚柔也。与肝为表里，足少阳是其经也。

虚则伤寒，寒则恐畏，头眩不能独卧；实则伤热，热则惊悸⑤，精神不守，卧起不宁。

又，玄水⑥发，则其根在于胆，先从头面起，肿至足也。

又，肝咳久不已，则传邪入于胆，呕清⑦苦汁也。

又，胆病则喜太息，口苦，呕清汁一作宿汁，心中澹澹⑧恐，如人将捕之，咽中介介然⑨数唾。

又，胆胀则舌一作胁下痛，口苦，太息也。邪气客⑩于胆，则梦斗讼⑪。其脉诊在左手关上，浮而得之者，是其部也。

胆实热，则精神不守。

又，胆热则多唾，胆冷则无眠。

又，左关上脉阳微者，胆虚也；阳数者，胆实也；阳虚者，胆绝也。

---

① 克：原作"刻"，音误，据文义改。
② 太息：长出气，即长叹息。
③ 悸：吴本、宽保本并作"怖"。
④ 中正：刚正，正直。《素问·灵兰秘典论》："胆者，中正之官，决断出焉。"
⑤ 悸：吴本、宽保本并作"怖"。
⑥ 玄水：《诸病源候论》卷二十《十水候》作"悬水"。
⑦ 清：吴本、宽保本、《灵枢·邪气脏腑病形》并作"宿"。又，《医学启源》卷之上引作"青"。
⑧ 澹澹：丹波元简云："澹与憺同，为跳动貌。"又，《医学启源》卷之上引作"戚戚"。
⑨ 介介然：《灵枢·邪气脏腑病形》作"吤吤然"，丹波元简曰："《素问·咳论》云：'喉中吤吤如梗状'，介、芥古通，乃芥蒂之芥，喉间有物，有妨碍之谓。介字从口者，非必有声之义。"
⑩ 客：侵袭。《国语·越语下》："天时不作，弗为人客。"韦昭注："攻者为客。"
⑪ 斗讼：争斗诉讼。

论心脏虚实寒热生死逆顺脉证之法第二十四

心者，五脏之尊号，帝王之称也。① 与小肠为表里，神之所舍。又主于血，属于火，王于夏，手少阴是其经也。

凡夏脉钩，来盛去衰，故曰钩。反此者病。来盛去亦盛，此为太过，病在外；来衰去盛②，此为不及，病在内。太过则令人身热而骨痛，口疮，舌焦，引水；不及则令人烦躁一作心，上为咳唾，下为气泄。其脉来累累③如连珠，如循琅玕④，曰平。脉来累累⑤一本无此四字，却作喘喘连属，其中微曲⑥，曰病。来前曲后倨⑦，如操带钩，曰死。

又，思虑过多则忕惕⑧，忕惕伤心，心伤则神失，神失则恐惧。

又，真心痛，手足寒，过节⑨五寸，则旦得夕死，夕得旦死。

又，心有水气则痹⑩，气滞身肿，不得卧，烦而躁，其阴肿也。

又，心中风则翕翕⑪一作吸发热，不能行立，心中饥而不能食，食则吐呕。

夏，心王。左手寸口脉洪，浮大而散，曰平，反此则病。若沉而滑者，水来克火，十死不治；弦而长者，木来归子，其病自愈；缓而大者，土来入火，为微邪相干，无所害。

又，心病则胸中痛，四一作胁肢满胀，肩背臂膊皆痛。虚则多惊悸，惕惕然⑫无眠，胸腹及腰背引痛，喜一作善悲，时眩仆。心积气久不去，则苦忧烦，心中痛。实则喜笑不息，梦火发。心气盛，则梦喜笑及恐畏。邪气客于心，则梦山丘⑬烟火。心胀，则心烦短气，夜卧不宁。心腹痛，懊憹⑭，肿，气来往上下行⑮，痛有时休作⑯，心腹中热，喜水，涎

---

① 心者，五脏之尊号，帝王之称也：谓心为五脏之主，君主之官。《素问·灵兰秘典论》："心者，君主之官，神明出焉。"

② 盛：《医学启源》卷之上引作"亦衰"。按《素问·玉机真脏论》《千金方》卷十三第一并作"盛"。

③ 累累：连续不断的意思。

④ 琅玕（láng gān）：《尚书·禹贡》孔颖达疏："琅玕，石而似玉。"此喻脉的圆滑。

⑤ 累累：《素问·平人气象论》作"喘喘"。

⑥ 其中微曲：谓脉象似钩。

⑦ 前曲后倨：《素问·平人气象论》《太素》卷十五"倨"并作"居"。杨上善曰："心脉来时，指下觉初曲后直，如操带勾，前曲后直，曰死心脉。居，直也。"

⑧ 忕惕：《广雅·释训》："忕惕，恐惧也。"

⑨ 过节：指超过肘、膝关节。

⑩ 痹：赵本作"脾"，下"气滞"二字属上读。

⑪ 翕翕：发热貌。《伤寒论·大阳病》篇"翕翕发热"成无己注："翕翕者，熇然而热也，若合羽所覆。"

⑫ 惕惕然：惊惧貌。

⑬ 丘：原作"邱"，清刻避孔子名讳改，今改用本字。下仿此。

⑭ 懊憹：烦闷不安。

⑮ 肿，气来往上下行：《灵枢·厥病》《千金方》卷十三第一并作"发作肿聚，往来上下行"。

⑯ 有时休作：时发时止。

出，是蚘蛟①蚘，恐是蚘字；蛟，恐是咬字心也。心病则日中慧②，夜半③甚，平旦④静。

又，左手寸口脉大甚，则手内热赤一作服，肿太甚，则胸中满而烦，澹澹⑤，面赤目黄也。

又，心病则先心痛，而咳嗽不止，关膈⑥一作格不通，身重不已，三日死。心虚则畏人，瞑目欲眠，精神不倚⑦，魂魄妄乱。

心脉沉小而紧，浮主气喘⑧。若⑨心下气坚实不下⑩，喜咽干⑪，手热⑫，烦满，多忘⑬，太息⑭，此得之思虑太过也。其脉急甚则发狂笑⑮，微缓则吐血⑯，太甚则喉闭⑰一作痹，微大则心痛⑱引背、善泪出，小甚则哕，微小则笑⑲，消瘅一作痹，滑甚则为渴，微滑则心疝引脐，腹一作肠鸣，涩甚则瘖不能言，微涩则血溢、手足⑳厥、耳鸣、癫疾。

又，心脉搏坚而长，主舌强不能语一作言；软而散，当慑怯不食也㉑。又，急甚则心疝，脐下有病形，烦闷少气，大热上煎。

又，心病狂言，汗出如珠，身厥冷，其脉当浮而大，反沉濡而滑，其㉒色当赤，今反黑者，水克火，十死不治。

---

① 蚘蛟：《灵枢·厥病》作"蛟蛕"，《千金方》卷十三第一作"蚘（蛔）咬"。
② 日中慧：日中，古时段名，即午时，相当于现代计时法的11～13时。慧，病轻而觉神清气爽。
③ 夜半：古时段名，即子时，相当于现代计时法的23～1时。
④ 平旦：古时段名，即寅时，相当于现代计时法的3～5时。
⑤ 澹澹：荡漾貌。
⑥ 关膈：亦称"关格"。《素问·脉要精微论》云："阴阳不相应，病名曰关格。"吴昆注："关格者，阴阳相绝，不得交通也。"
⑦ 精神不倚：谓精神无所依附。《说文·人部》："倚，依也。"
⑧ 浮主气喘：《千金方》卷十三第一作"浮之气喘"。
⑨ 若：周本作"苦"，与《千金方》卷十三第一合。
⑩ 心下气坚实不下：周本"实"作"食"。《千金方》卷十三第一作"苦心下聚气而痛，食不下"。
⑪ 干：吴本、宽保本并作"唾"，与《千金方》卷十三第一合。
⑫ 手热：《千金方》卷十三第一作"时手足热"。
⑬ 多忘：《千金方》卷十三第一作"时忘不乐"。
⑭ 太息：以呼气为主的深呼吸，即叹气样呼吸。如偶尔出现属生理现象，如频频出现则属病证。
⑮ 其脉急甚则发狂笑：周本"急"作"缓"。宽保本此句作"其脉急甚则瘛疭，微急心中痛引腰背痛，不下食，太缓则发狂笑"。《灵枢·邪气脏腑病形》《脉经》卷三第二、《甲乙经》卷四第二下、《千金方》卷十三第一并与宽保本略同，似当据补。
⑯ 微缓则吐血：《灵枢·邪气脏腑病形》作"微缓为伏梁，在心下，上下行，时唾血"。《脉经》《甲乙经》《千金方》并略同。
⑰ 喉闭：《灵枢·邪气脏腑病形》《脉经》卷三第二、《千金方》卷十三第一并作"喉介"。
⑱ 心痛：《灵枢·邪气脏腑病形》《脉经》卷三第二、《千金方》卷十三第一并作"心痹"。
⑲ 则笑：周本"则"下无"笑"字，"则"连下读。按《灵枢》《脉经》《千金方》并无"笑"字。
⑳ 手足：《灵枢·邪气脏腑病形》《脉经》卷三第二、《千金方》卷十三第一并作"维"。
㉑ 当慑怯不食也：《素问·脉要精微论》作"当消环自已"。
㉒ 其：原误作"甚"，据吴本、宽保本改。

又，心之积，沉之而空空然，①时上下往来无常处，病胸满、悸，腰腹中热，颊一作面赤，咽干，心烦，掌中热，甚则呕血②，夏差③本作春差冬甚。宜急疗之，止于旬日也。

又，赤黑色入口必死也，面黄目赤者亦④一作不死，赤如衃血⑤亦死。

又，忧恚⑥思虑太过，心气内索⑦，其色反和而盛者，不出十日死。扁鹊曰：心绝则一日死。色见⑧凶多，而人虽健敏，名为行尸，一岁之中，祸必至矣。

又，其人语声前宽而后急，后声不接前声，其声浊恶，其口不正，冒昧喜笑，此风入心也。

又，心伤则心坏，为水所乘⑨，身体手足不遂，骨节解⑩，舒缓不自由，下利无休息⑪，此疾急宜治之，不过十日而亡也。

又，笑不待呻而复忧⑫，此水乘火也，阴击于阳，阴起阳伏，伏则生热，热则生狂，冒昧妄乱，言语错误，不可采问⑬一作闻，心已损矣。扁鹊曰：其人唇口赤即可治，青黑即死。

又，心疟则先烦一作颤而后渴，翕翕发热也，其脉浮紧而大者是也。

心气实则小便不利，腹满，身热而重，温温⑭欲吐，吐而不出，喘息急，不安卧，其脉左寸口与人迎皆实大者是也。

心虚则恐惧多惊，忧思不乐，胸腹中苦痛，言语战栗，恶寒，恍惚，面赤目黄，喜衄血，诊其脉，左、右寸口两虚而微者是也。

论小肠虚实寒热生死逆顺脉证之法第二十五

小肠者，受盛之腑也，与心为表里，手太阳是其经也。

心与一本无此二字小肠绝者，六日死。绝则发直如麻，汗出不已，不得屈伸者是也。

---

① 沉之而空空然：吴本、宽保本、周本"沉"下并无"之"字。《千金方》卷十三第一作"沉而芤"。
② 甚则呕血：《千金方》卷十三第一"血"下有"身瘛疭，主血厥"六字。
③ 夏差：吴本、宽保本并作"春差"，与小字注合。
④ 亦：《千金方》卷十三第一作"不"，与小字注文合。
⑤ 衃（pēi）血：凝聚之血。《素问·五脏生成论》："赤如衃血者死。"王冰注："衃血，谓败恶凝聚之血，色赤黑也。"
⑥ 恚：吴本、宽保本并作"喜"。
⑦ 索：尽，完结。《广雅·释诂一》："索，尽也。"又，吴本、宽保本并作"去"。
⑧ 见：同"现"，显现。
⑨ 乘：侵袭。
⑩ 解：通"懈"，懈怠、松弛。《诗经·大雅·烝民》"夙夜匪解"，孔颖达疏："又能早起夜卧，非有懈怠之时。"
⑪ 息：止。
⑫ 笑不待呻而复忧：谓还没等笑出声即转而忧愁。"呻"，吟诵，引申为声音。
⑬ 不可采问：犹言不能问答。
⑭ 温温：通"愠愠"，郁闷不舒。

又，心咳本作病久不已本无此二字则传小肠，小肠咳则气咳俱出也。

小肠实则伤热，热则口生疮。虚则寒生①，寒则泄脓血，或泄黑水，其根在小肠也。

又，小肠寒则下肿重，有热久不出，则渐生痔疾。有积则当暮发热，明旦而止也。病气发则令人腰下重，食则窘迫而便难，是其候也。

小肠胀则小腹䐜胀，引腹而痛也。

厥邪入小肠，则梦聚井邑中②，或咽痛颔肿，不可回首，肩如杖③一作拔，脚如折也。

又，黄帝曰：心者，主也，神之舍也，其脏周密④而不伤。伤则⑤神去，神去则身亡矣。故人心多不病，病即死，不可治也，惟小肠受病多矣。

又，左手寸口阳绝者，无小肠脉也，六日死。病脐痹⑥，小腹中有疝瘕也。左手寸口脉实大者，小肠实也。有热邪则小便赤涩。

又，实热则口生疮，身热去来，心中烦满⑦，体重。

又，小肠主于舌之官也，和则能言，而机关⑧利健，善别其味也。虚则左手寸口脉浮而微软弱，不禁按，病为惊狂无所守，下空空然⑨，不能语者是也。

论脾脏虚实寒热生死逆顺脉证之法第二十六

脾者，土也，谏议之官，主意与智，消磨五谷，寄在其中，养于四旁，王⑩于四季⑪，正王长夏，与胃为表里，足太阴是其经也。

扁鹊曰：脾病则面色萎黄。实则舌强直，不嗜食，呕逆，四肢缓；虚则精不胜⑫，元气乏，失溺不能自持。其脉来似水之流，曰太过，病在外；其脉来如鸟之距，曰不及，病在内。太过，则令人四肢沉重，语言謇涩；不及，令⑬人中满不食，乏力，手足缓弱不遂。涎引口中一作出，四肢肿胀，溏泻一作泄不时，梦中饮食。

---

① 生：吴本、宽保本并作"伤"，与《医学启源》卷之上所引同。
② 聚井邑中：《灵枢·淫邪发梦》作"聚邑冲衢"。井邑，人口聚居之处。《周礼·地官·小司徒》云："九夫为井，四井为邑。"
③ 肩如杖：谓肩背如杖击。
④ 周密：《灵枢·邪客》作"坚固"。又，宽保本、徐本眉批云："周当作固。"《医学启源》卷之上所引亦作"固"。
⑤ 伤则：原"伤"下脱"则"字，据吴本、宽保本、周本补。
⑥ 痹：宽保本、徐本眉批云："痹当作腹。"
⑦ 烦满：烦闷。"满"同"懑"。
⑧ 机关：指口舌，《鬼谷子·权篇》："故口者，机关也。"
⑨ 下空空然：《医学启源》卷之上引作"心下空空然"，意长。
⑩ 王：通"旺"。
⑪ 四季：此专指春、夏、秋、冬四个季节的后18天。
⑫ 胜：犹言盛也。《素问·逆调论》"独胜而止耳"王冰注："胜，盛也。"
⑬ 令：吴本、宽保本"令"上有一"则"字，意长。

脾脉来而和柔，去似鸡距①践地，曰平。脉来实而满，稍数，如鸡举足，曰病。又如乌一作雀之啄，如鸟之距，如屋之漏②，曰死。

中风则翕翕发热，状若醉人，腹中烦满，皮肉瞤瞤③，短气者是也。

王时，其脉阿阿然④缓？曰平。反弦急⑤者，肝来克脾，真鬼相遇⑥，大凶之兆；反微涩而短者，肺来乘脾，不治而自愈；反沉而滑者，肾来从脾，亦为不妨；反浮而洪，心来生脾，不为疾耳。

脾病，面黄体重，失便，目直视，唇反张，手足爪甲青，四肢逆⑦，吐食，百筋疼痛不能举，其脉当浮大而缓。今反弦急，其色当黄而反青，此十死不治也。

又，脾病其色黄，饮食不消，心腹胀满，身体重，肢⑧节痛，大便硬，小便不利，其脉微缓而长者，可治。

脾气虚则大便滑⑨，小便利，汗出不止，五液注下为五色。注，利下也此四字疑是注文。

又，积聚⑩，久不愈，则四肢不收，黄疸，饮食不为肌肤，气满胀而喘不定也。

又，脾实则梦筑垣墙、盖屋，⑪脾盛则梦歌乐⑫，虚则梦饮食不足。厥邪⑬客于脾，则梦大泽丘陵，风雨坏屋。

脾胀则善哕，四肢急⑭，体重，不食，善噫⑮。

脾病则日昳⑯慧，平旦甚，日中持⑰，下晡⑱静。

① 鸡距：鸡爪。
② 如屋之漏：《素问·平人气象论》此下有"如水之流"四字。
③ 瞤瞤：肉动貌。《素问·气交变大论》"肉瞤瘈"王冰注："瞤瘈，动掣也。"
④ 阿（ē）阿然：形容脉象柔缓。阿，柔和状，与"猗"同。《集韵·哿韵》："猗，柔貌。《诗》'猗傩其枝'，或作'阿'。"
⑤ 弦急：《千金方》卷十五第一作"弦而长"。
⑥ 真鬼相遇：《千金方》卷十五第一作"为贼邪"。
⑦ 四肢逆：吴本、宽保本并作"四逆"。《医学启源》卷之上引作"四肢沉"。
⑧ 肢：吴本、宽保本并作"骨"。
⑨ 滑：吴本、宽保本并作"活"。
⑩ 积聚："聚"字原缺，作"□□"两缺文号，今据赵本拟补。吴本、宽保本并作"积在中"，周本作"积气"，《千金方》卷十五第一作"脾之积"。
⑪ 脾实则梦筑垣墙、盖屋：《千金方》卷十五第一作"（脾）得其时则梦筑垣盖屋"。
⑫ 歌乐：《千金方》卷十五第一"歌乐"下有"体重手足不举"六字。
⑬ 邪：《千金方》卷十五第一作"气"。
⑭ 急：拘急。
⑮ 不食，善噫：《千金方》卷十五第一作"不能衣"，宋臣注云："一作收。"
⑯ 日昳（dié）：古时段名，即未时，又称"日昃（zé）"，相当于现代计时法的13～15时。
⑰ 持：均衡不能相害。《左传·昭公元年》"子与子家持之"孔颖达疏："持其两端，无所取与，奕棋谓不能相害为持。"
⑱ 下晡：古时段名，即申时，又称"晡时"，相当于现代计时法的15～17时。

脉急甚则瘛疭；微急则胸膈中不利，食入而还出①。脉缓甚②则痿厥；微缓则风痿，四肢不收③。大甚则击仆④；微大则痹，疝气⑤，裹⑥大脓血在胃肠之外。小甚则寒热作；微小则消瘅。滑甚则癫疝⑦；微滑则虫毒，肠鸣中热⑧。涩甚则肠癫⑨；微涩则内溃，下脓血。

脾脉之至也，大而虚，则有积气在腹中，有厥气，名曰厥疝。女子同法，得之四肢汗出当风也。

脾绝，则十日死。又脐出一作凸者，亦死。唇焦枯，无纹理而青黑者，脾先绝也。

脾病，面黄目赤者，可治；青黑色入口，则半岁死；色如枳实者，一一作半月死。吉凶休否⑩一作咎，皆见其色出于部分⑪也。

又，口噤唇黑，四肢重如山，不能自收持，大小便利无休歇，食饮不入，七日死。

又，唇虽痿黄，语声啭啭⑫者可治。

脾病疟气久不去，腹中痛鸣，徐徐热汗出，其人本意宽缓，今忽反常而嗔怒，正言而鼻笑，不能答人者，此不过一月，祸必至矣。

又，脾中寒热，则皆使人腹中痛，不下食。

又，脾病则舌强语涩，转筋卵缩，牵阴股⑬，引髀痛，身重，不思食，鼓胀，变则水泄不能卧者，死不治也。

脾正热，则面黄目赤，季胁痛满也。寒则吐涎沫而不食，四肢痛，滑泄不已，手足厥，甚则战栗如疟也。

临病之时，要在明证详脉，然后投汤丸，求其痊损⑭耳。

---

① 食入而还出：吴本、宽保本"食入"并作"食不入"。《灵枢·邪气脏腑病形》《脉经》卷三第三、《千金方》卷十五第一"出"下并有"后沃沫"三字。

② 甚：原作"盛"，据吴本、宽保本、周本改。《灵枢·邪气脏腑病形》《脉经》卷三第三、《千金方》卷十五第一、《医学启源》卷之上引并作"甚"。

③ 四肢不收：《灵枢·邪气脏腑病形》《脉经》卷三第三、《千金方》卷十五第一"收"并作"用"，"用"下有"心慧然若无病"六字。

④ 击仆：《医学启源》卷之上引作"暴仆"。

⑤ 痹，疝气：赵本、《千金方》卷十五第三"痹"并作"脾"。《脉经》卷三第三"痹疝气"作"痞气"。按"脾之积曰痞气"，此作"痞气"似是。

⑥ 裹：原作"里"，繁体字形近致误，据吴本、宽保本改。

⑦ 癫疝：《灵枢·邪气脏腑病形》作"㿉癃"，《脉经》卷三第三、《千金方》卷十五第一并作"癫癃"。

⑧ 肠鸣中热：《灵枢·邪气脏腑病形》作"蛕蝎腹热"，《脉经》卷三第三、《千金方》卷十五第一并作"蚘肠鸣热"。

⑨ 肠癫：《灵枢·邪气脏腑病形》作"肠㿗"。

⑩ 休否：与上"吉凶"义同，即吉祥和凶险。

⑪ 部分：疑当作"分部"，即五色在面部的特定部位的反映。

⑫ 啭啭（zhuàn zhuàn）：形容声音婉转动听。《玉篇·口部》："啭，鸟鸣也。"《广韵·线韵》："啭，韵也。"

⑬ 阴股：吴本、宽保本"股"下并有"中"字。

⑭ 痊损：病势减轻。"痊"，痊愈；"损"，病损。

论胃虚实寒热生死逆顺脉证之法第二十七

胃者，腑也，又名水谷之海，与脾为表里。胃者，人之根本也，胃气壮则五脏六腑皆壮，足阳明是其经也。

胃气绝则五日死。实则中胀便难，肢节疼痛，不下食，呕吐不已；虚则肠鸣胀满，引水①，滑泄；寒则腹中痛，不能食冷物；热则面赤如醉人，四肢不收持，不得安卧，语狂，目乱，便硬者是也。病甚则腹胁胀满，吐逆不入食，当心痛，上下不通，恶闻食臭②，嫌人语，振寒，喜伸欠。

胃中热则唇黑，热甚则登高而歌，弃衣而走，癫狂不定，汗出额上，衄衊③不止。虚极则四肢肿满，胸中短气，谷不化，中消④也。

胃中风，则溏泄不已。胃不足，则多饥不消食。病人鼻下平，则胃中病，渴者不可治。一本无上十三字，作微燥而渴者，可治。

胃脉搏坚而长，其色黄赤者，当病折腰⑤一作髀。其脉软而散者，病食痹。

右关上脉⑥浮而大者，虚也；浮而短涩者，实也；浮而微滑者，亦实⑦也；浮而迟者，寒也；浮而数者，实⑧也。虚实寒热生死之法，察而端谨⑨，则成神妙也。

论肺脏虚实寒热生死逆顺脉证之法第二十八

肺者，魄之舍，生气之源。号为上将军⑩，乃五脏之华盖也。外养皮毛，内荣肠胃，与大肠为表里，手太阴是其经也。

肺气通于鼻，和则能知香臭矣。有寒则善咳本作有病则喜咳，实则鼻流清涕。凡虚实寒热，则皆使人喘嗽。实则梦刀兵恐惧，肩息⑪，胸中满；虚则寒生一作热，咳一作喘息，利下，少气力，多悲感。

---

① 引水：周本注云："按'引水'当作'汗出'"。
② 食臭（xiù）：食物的气味。
③ 衄（qiú）衊：《素问·金匮真言论》"春不衄衊"王冰注："衄，谓鼻中水出；衊，谓鼻中血出。"
④ 中消：宽保本批云："中当作而"。按上胃虚诸证，多属脾胃虚寒，即云"谷不化"，不当云"中消"，疑当作"中满"。
⑤ 腰：《素问·脉要精微论》作"髀"，与小字注合。
⑥ 右关上脉："右"原误作"左"，据赵本、吴本改。按右手关脉以候脾胃，故当作"右"是。
⑦ 实：原作"虚"，据周本改。
⑧ 实：吴本、宽保本并作"热"，《医学启源》卷上引亦作"热"。按作"热"似是，与上"浮而迟者，寒也"对文。
⑨ 端谨：端正谨饬。
⑩ 上将军：武官名。多为军队中的最高统帅。始置于汉代；三国时魏、吴各置上将军及上大将军，北周、隋代变为武散官，唐代上大将军改为上将军，宋因其制，金元为武散官，明代废除。
⑪ 肩息：形容呼吸时张口抬肩状。

王于秋，其脉浮而毛①，曰平。又，浮而短涩②者，肺脉也。其脉来毛而中央坚，两头③一作傍虚，曰太过，病在外；其脉来毛而微，曰不及，病在内。太过则令人气逆，胸满，背痛；不及则令人喘呼而咳④一作嗽，上气见血，下闻病音⑤。

又，肺脉厌厌聂聂⑥，如落榆荚⑦，曰平；来不上不下⑧，如循鸡羽⑨，曰病。来如物之浮，如风吹鸟背上毛者死。

真肺脉⑩至，大而虚，又如以毛羽中人皮肤，其色赤⑪，其毛折⑫者死。

又，微毛曰平，毛多曰病。毛而弦者曰春病，弦⑬甚曰即病⑭。

又，肺病吐衄血，皮热、脉数、颊赤者，死也。又，久咳而见血，身热而短气，脉当涩今反浮大，色当白今反赤者，火克金，十死不治也。肺病喘咳，身但寒无热，脉迟微者，可治。

秋王于肺⑮，其脉当浮⑯涩而短，曰平。而反洪大而长⑰，是火刑金，亦不可治。又，得软⑱而滑者，肾来乘肺，不治自愈。反浮大⑲而缓者，是脾来生肺，不治而差⑳。反弦㉑而长者，是肺被肝从㉒，为微邪，虽病不妨。

---

① 毛：为轻而浮滑之脉，乃秋平之象。
② 浮而短涩：《千金方》卷十七第一作"微涩而短"。
③ 头：吴本、宽保本并作"傍"。按《素问·玉机真脏论》《脉经》卷三第四、《千金方》卷十七第一亦作"傍"，应据改。
④ 令人喘呼而咳：《素问·玉机真脏论》《脉经》卷三第四、《千金方》卷十七第一并作"令人喘，呼吸少气而咳"。
⑤ 下闻病音：谓喘息喉间有声。《太素》卷十四《四时脉形》杨上善注："下闻胸中喘呼气声也。"
⑥ 厌厌聂聂：莫文泉曰："厌厌聂聂，依意当作枨枨橐橐。《广韵》：'枨，叶动貌；橐，树叶动貌'。"
⑦ 如落榆荚：《难经·十五难》《甲乙经》卷四第一并作"如循榆叶"，按《难经》吕注、《素问》林校"循"并作"吹"，似是，与上文义相贯。
⑧ 不上不下：《病源》卷十五《肺病候》作"上下"，连下读。
⑨ 如循鸡羽：《汉书·李陵传》颜注"循，谓摩循"。肺气清轻，如摩鸡羽，则毛中含有刚劲之意，故为病脉。
⑩ 真肺脉：指肺的真脏脉。
⑪ 色赤：《素问·玉机真脏论》《千金方》卷十七第一并作"色白赤不泽"。
⑫ 毛折：毛发断落。
⑬ 弦：原作"眩"，形声并似而误，据赵本、吴本改。
⑭ 即病：《素问·平人气象论》《脉经》卷三第四、《千金方》卷十七第一并作"今病"。
⑮ 秋王于肺：疑"秋""肺"二字误置，应据宽保本、徐本眉批改。"王"通"旺"。
⑯ 浮：《千金方》卷十七第一作"微"。
⑰ 反洪大而长：《千金方》卷十七第一作"反得浮大而洪"，《脉经》卷三第四作"反得洪大而散"。
⑱ 软：《脉经》卷三第四、《千金方》卷十七第一并作"沉濡"。
⑲ 浮大：《脉经》卷三第四、《千金方》卷十七第一"大"上并无"浮"字。
⑳ 差：同"瘥"。病愈。
㉑ 弦：《脉经》卷三第四、《千金方》卷十七第一"弦"下并有"细"字。
㉒ 从：疑为"乘"之误。《脉经》卷二第四云："反得弦细而长者，是肝之乘肺。"又，周本作"横"。

虚则不能息，耳重①，嗌干，喘咳上气，胸背痛，有积则胁下胀满。

中风则口燥而喘，身运而重②，汗出而冒闷。其脉按之虚弱如葱叶，下无根者死。

中热则唾血。其脉细、紧、浮、数、芤、滑，皆失血病。此由燥③扰、嗔怒、劳伤得之，气壅结所为也。

肺胀则其人喘咳而目如脱，其脉浮大者是也。

又，肺痿则吐涎沫而咽干。欲饮者为愈，不饮则未差。

又，咳而遗溺者，上虚不能制下也。其脉沉浊者，病在内；浮清④者，病在外。

肺死则鼻孔开而黑枯，喘而目直视也。

又，肺绝则十二⑤日死，其状足满、泻痢不觉出也，面白目青者，此谓乱经。此虽天命，亦不可治⑥。

又，饮酒当风，中于肺，则⑦咳嗽喘闷。见血者，不可治；无血者，可治；面黄目白者，可治。肺病颊赤者死。

又，言音喘急、短气、好唾⑧一作睡，此为真鬼相害，十死十，百死百，大逆之兆也。

又，阳气上而不降，燔于肺，肺自结邪，胀满，喘急，狂言，瞑目⑨，非常所说而口鼻张，大小便头俱胀，饮水无度，此因热伤于肺，肺化为血，不可治，则半岁死。

又，肺疟使人心寒，寒甚则发热，寒热往来，休作不定，多惊，咳喘，如有所见者是也。其脉浮而紧，又滑而数，又迟涩而小，皆为肺疟之脉也。

又，其人素⑩声清而雄者，暴⑪不响亮而拖气用力，言语难出，视不转睛，虽未为病，其人不久。

又，肺病，实则上气喘急，咳嗽，身热，脉大也。虚则乏力、喘促、右胁胀、语言气短一作促者是也。

又，乍寒乍热⑫，鼻塞，颐赤，面白，皆肺病之候也。

---

① 耳重：即"重耳"，听觉迟钝。周本"耳"作"身"。
② 身运而重：犹言"头晕身重"，即身体晕转而沉重。
③ 燥：赵本、吴本并作"躁"。
④ 清：赵本作"滑"。
⑤ 十二：吴本、宽保本并作"十三"。
⑥ 治：赵本作"活"。
⑦ 则：吴本、宽保本"则"下并有"肺发"二字。
⑧ 好唾：吴本、宽保本并作"而睡"。
⑨ 瞑目：吴本、宽保本并作"目瞑"。
⑩ 素：平常。
⑪ 暴：突然。
⑫ 乍寒乍热：忽寒忽热。

论大肠虚实寒热生死逆顺脉证之法第二十九

大肠者，肺之腑也，为传送之司，号监仓之官。肺病久不已，则传入大肠。手阳明是其经也。

寒则泄，热则结，绝则泄利无度，利绝而死也。热极则便血。又，风中大肠则下血。又，实热则胀满而大便不通，虚寒则滑泄不定。

大肠①乍虚乍实，乍来乍去。寒则溏泄，热则垢重，有积物则寒栗而发热，有如疟状②也。积冷不去则当脐而痛，不能久立，痛已则泄白物是也。虚则喜满，喘咳而喉咽中如核妨③矣。

华氏中藏经卷上终

---

① 大肠：周本"肠"下有"者"字。
② 发热，有如疟状：《医学启源》卷之上引作"热则发渴如疟状"。
③ 妨：妨碍。

华氏中藏经卷中

赐进士及第授通奉大夫署山东布政使督粮道孙星衍校

论肾脏虚实寒热生死逆顺脉证之法第三十

肾者，精神之舍，性命之根，外通于耳，男以闭①一作库精，女以包②血，与膀胱为表里，足少阴太阳③是其经也。肾气绝，则不尽其天命④而死也。

王⑤于冬。其脉沉濡曰平，反此者病。其脉⑥弹石，名曰太过，病在外；其去如数者，为不及，病在内。太过则令人解㑊⑦，脊脉痛而少气⑧本作令人体瘁而少气不欲言；不及则令人心悬如饥，䏚中清⑨，脊中痛，少肠⑩腹满，小便滑⑪本云心如悬，少腹痛，小便滑，变赤黄色也。

又，肾脉来喘喘累累⑫如钩，按之而坚，曰平。又，来如引葛⑬，按之益坚，曰病；来如转索⑭，辟辟⑮如弹石，曰死。又，肾脉但石⑯，无胃气⑰亦死。

肾有水则腹大脐肿，腰重痛，不得溺，阴下湿如牛鼻头汗出，是为逆寒。大便难，

---

① 闭：藏。唐释慧琳《一切经音义》卷二十六引《考声》："闭，藏也。"
② 包：亦藏也。《汉书·外戚传上·孝武李夫人》"包红颜而弗明"，颜师古注引晋灼曰："包，藏也。"
③ 太阳：按"太阳"二字疑衍，循以上文例当删。
④ 天命：自然寿命。
⑤ 王：通"旺"。
⑥ 脉：瓒本此下有"来如"二字。按《素问·玉机真脏论》《脉经》卷三第三、《千金方》卷十九第一、《医学启源》卷之上所引并有"来如"二字，当据补。
⑦ 解㑊（xiè yì）：四肢懈怠，懒于行动。
⑧ 少气：吴本、宽保本"气"下并有"不欲言"三字，与《素问·玉机真脏论》《脉经》卷三第三、《千金方》卷十九第一合。
⑨ 䏚（miǎo）中清：季胁下空软处清冷。䏚，原作"眇"，形误，据赵本、周本改。
⑩ 肠："肠"字疑衍。《素问·玉机真脏论》《脉经》卷三第三、《千金方》卷十九第一并无"肠"字。
⑪ 小便滑：《千金方》卷十九第一"便"下无"滑"字，与下连读。
⑫ 喘喘累累：形容脉象圆滑连贯。
⑬ 引葛：喻脉象坚而牢连。
⑭ 转索：《素问·平人气象论》《千金方》卷十九第一并作"夺索"。
⑮ 辟辟：象声词。弹石之声。
⑯ 但石：只有沉脉。
⑰ 无胃气：指脉象无柔和之象。

其面反瘦也。

肾病,手足逆冷,面赤目黄,小便不禁,骨节烦痛①,小腹结痛,气上冲心,脉当沉细而滑,今反浮大而缓,其色当黑,其今反者②,是土来克水,为大逆,十死不治也。

又,肾病面色黑,其气虚弱,翕翕③少气,两耳若聋,精自出,饮食少,小便清,漆下冷,其脉沉滑而迟,为可治。

又,冬脉沉濡而滑曰平④,反浮⑤涩而短,肺来乘肾,虽病易治。反弦细而长者,肝来乘肾,不治自愈。反浮大而洪,心来乘肾,不为害。

肾病,腹大胫肿,喘咳,身重,寝汗出,憎风。虚则胸中痛,大腹小腹痛,清厥⑥,意不乐也。

阴邪入肾则骨痛,腰⑦上引项脊背疼,此皆举重用力及遇房汗出,当风浴水,或久立则伤肾也。

又,其脉急甚则肾痿瘕疾⑧;微急则沉厥,奔豚⑨,足不收。缓甚则折脊⑩;微缓则洞泄,食不化,入咽还出。大甚则阴痿;微大则石水起脐下至小腹,其肿,埵埵然⑪而上至胃脘⑫者,死不治。小甚则洞泄;微小则消瘅⑬。滑甚则癃㿉⑭;微滑则骨痿,坐弗能起,目视见花⑮。涩甚则大壅塞⑯,微涩则不月⑰,疾痔⑱。

---

① 烦痛:谓痛之剧。烦,剧也。《周礼·秋官·司隶》"则役其烦辱之事",郑玄注:"烦,犹剧也。"
② 其今反者:疑当作"今反黄者"。
③ 翕翕:犹言"吸吸",呼吸急促貌。
④ 曰平:吴本、宽保本此下并有"反大而缓者,是土来克水,不可治"十三字。
⑤ 浮:《千金方》卷十九第一作"微"。
⑥ 清厥:《素问·气交变大论》王冰注:"清厥,谓足逆冷也。"
⑦ 腰:吴本、宽保本"腰"下并有"痛"字,与《医学启源》卷之上所引合。
⑧ 瘕疾:《灵枢·邪气脏腑病形》《脉经》卷三第五、《千金方》卷十九第一并作"癫疾"。
⑨ 奔豚:即奔豚气。症见有气从少腹上冲胸,乃至咽喉。
⑩ 折脊:谓脊背疼痛如折。
⑪ 埵埵然:《太素》卷十五《五脏脉诊》《甲乙经》卷四第二、《诸病源候论》卷十三《奔豚气候》并作"垂垂然"。隆起貌。唐释慧琳《一切经音义》卷七十四引《考声》:"垂,高也。"
⑫ 脘:原作"腕",形声近似致误,据周本改。《脉经》卷三第五、《千金方》卷十九第一并作"管",义同。
⑬ 消瘅:即热中。阴虚内热,肌肉消瘦。
⑭ 癃㿉:癃闭和㿉疝,即小便不利,阴囊肿大。《灵枢·邪气脏腑病形》作"癃㿗",《甲乙经》卷四第二作"痈㿗"。
⑮ 目视见花:《脉经》卷三第五、《千金方》卷十九第一并作"目无所见,视见黑花"。
⑯ 壅塞:《灵枢·邪气脏腑病形》《脉经》卷三第五、《千金方》卷十九第一并作"痈"。
⑰ 不月:月经不来潮。《脉经》卷三第五、《千金方》卷十九第一"月"下并有"水"字。
⑱ 疾痔:《灵枢·邪气脏腑病形》《太素》卷十五《五脏脉诊》《脉经》卷三第五、《千金方》卷十九第一并作"沉痔",杨上善曰:"沉,内也。"

又，其脉之至也，上坚而大，有积气在阴中及腹内，①名曰肾痹，得之因浴冷水而卧。脉来沉而大坚，浮而紧，苦手足骨肿，厥，阴痿不起，腰背疼，小腹肿，心下②水气，时胀满而洞泄③，此皆浴水中，身未干而合房得之也。

虚则梦舟溺人，得④其时，梦伏水中，若有所畏。盛实则梦腰脊离解⑤不相属，厥邪客于肾，则梦临深投水中。

肾胀则腹痛满引背，怏怏然⑥，腰髀痛。肾病，夜半慧⑦，四季⑧甚，下晡静。

肾生病则口热舌干，咽肿，上气，嗌干及⑨心烦而痛，黄疸，肠澼，痿厥，腰脊背急痛，嗜卧，足下热而痛，胻⑩酸；病久不已则腿筋痛，小便闭而两胁胀，支满⑪，目盲者死。

肾之积，苦腰脊相引而疼，饥见饱减，此肾中寒结在脐下也。诸积大法，其脉来细软而附骨者是也。

又，面黑目白，肾已内伤，八日死。又，阴缩，小便不出，出而不快者，亦死。又，其色青黄，连耳左右，其人年三十许⑫，百日死。若偏在一边，一月⑬死。

实则烦闷，脐下重；热则口舌干焦而小便涩黄；寒则阴中与腰脊俱疼，面黑耳干，哕而不食，或呕血者是也。

又，喉中鸣，坐而喘咳，唾血出，亦为肾虚寒，气欲绝也。

寒热虚实既明，详细⑭调救，即十可十全之道也。

论膀胱虚实寒热生死逆顺脉证之法第三十一

膀胱者，津液之腑，与肾为表里，号曰水曹掾⑮，又名玉海⑯，足太阳是其经也。总通

---

① 有积气在阴中及腹内："积"原作"脓"，文义不顺，今据周本改。《素问·五脏生成篇》此句作"有积气在小腹与阴"。《千金方》卷十九第一"小腹"作"少腹"。

② 心下：吴本、宽保本"下"下并有"有"字，与《千金方》卷十九第一合。

③ 时胀满而洞泄：《千金方》卷十九第一作"时胀闭时泄"。

④ 得：遇到。

⑤ 离解：分离。"解"同"懈"。

⑥ 怏怏然：周本作"快快然"，郁闷不乐貌。《灵枢·胀论》《千金方》卷十九第一并作"央央然"。

⑦ 慧：原误作"患"，据周本改。又《素问·脏气法时论》《千金方》卷十九第一并作"慧"。

⑧ 四季：宽保本眉批云："'四季'当作'日中'。"

⑨ 嗌干及：《灵枢·经脉》"及"下有"痛"字。

⑩ 胻（héng）：同"骱"，膝以下的足胫部分。

⑪ 支满：两胁胀满。

⑫ 许：左右。

⑬ 月：吴本、宽保本并作"日"，又《医学启源》卷之上引作"年"。

⑭ 详细：周密完备。

⑮ 水曹掾：司水之官。

⑯ 玉海：本为酒器名，医家以其形比拟膀胱，故称之为"玉海"。

于五腑，所以五腑有疾，即应膀胱；膀胱有疾，即应胞囊①也。

伤热则小便不利；热入膀胱，则其气急②，而苦小便黄涩也；膀胱寒则小便数而清③也。

又，石水发，则其根在膀胱，四肢瘦小，其腹胀④大者是也。

又，膀胱咳久不已则传入三焦，肠⑤满而不欲饮食也。然上焦主心肺之病，人有热则食不入胃；寒则精神不守，泄利不止，语声不出也；实则上绝于心，气不行也；虚则引起气之于肺也。⑥其三焦之气和，则五脏六腑皆和，逆则皆逆。膀胱中有厥阴⑦气，则梦行不快；满胀则小便不下，脐下重闷或肩⑧痛也。绝则三日死，死时鸡鸣⑨也。其三焦之论，备云于后。

论三焦虚实寒热生死逆顺脉证之法第三十二

三焦者，人之三元之气⑩也，号曰中清之腑，总领五脏六腑、荣卫经络、内外左右上下之气也。三焦通则内外左右上下皆通也。其于周身灌⑪体，和内调外，荣左养右，导上宣下，莫大于此也。又名玉海、水道。上则曰三管⑫，中则名霍乱，下则曰走哺。名虽三而归一，有其名而无⑬形者也，亦号曰孤独之腑。

而卫出于上，荣出于中。⑭上者，络脉之系也；中者，经络⑮之系也；下者，水道之系也，亦又属膀胱之宗始。⑯主⑰通阴阳，调虚实。呼吸有病，则苦腹胀气满，小腹坚⑱，

---

① 胞囊：胞指女子胞宫，囊指男子肾囊。
② 其气急：《千金方》卷二十第一作"膀胱急"。
③ 清：吴本、宽保本"清"下并有"白"字，与《千金方》卷二十第一、《医学启源》卷之上所引合。
④ 胀：瓒本注云："一作独。"与《千金方》卷二十第一合。
⑤ 肠：瓒本作"腹"，与《素问·咳论》合。
⑥ 起气之于肺也：瓒本"气"上无"起"字，周本"之"作"乏"。《医学启源》卷之上引作"热气于肺"。
⑦ 阴：宽保本、徐本眉批云："阴字疑衍。"
⑧ 肩：瓒本注云："一作肾。"
⑨ 鸡鸣：古时段名，即丑时，相当于现代计时法深夜1~3时。
⑩ 三元之气：指上、中、下三焦之气。
⑪ 灌：《千金方》卷二十第四作"贯"。
⑫ 三管：《千金方》卷二十第四作"三管反射"。
⑬ 无：瓒本"无"下有"其"字，与《医学启源》卷之上所引合。
⑭ 卫出于上，荣出于中：即卫气出上焦，荣气出中焦。按：循上下文例似脱"某出于下"，即宗精之气出于下焦。
⑮ 络：《千金方》卷十二第四作"脉"。
⑯ 宗始：本始。
⑰ 主：瓒本注云："一作宣。"
⑱ 坚：瓒本"坚"上有"尤"字，与《千金方》卷二十第四合。

溺而不得，便而窘迫也。溢则作水，留则为胀。足太阳①是其经也。

又，上焦实热，则额汗出而身无汗，能食而气不利②，舌干口焦咽闭之类，腹胀，时时胁肋痛也。寒则不入食，吐③酸水，胸背引痛，嗌干，津不纳也。实则食已④还出，膨膨然⑤不乐；虚则不能制下，遗便溺而头面肿也。

中焦实热，则上下不通，腹胀而喘咳，下气不上⑥，上气不下，关格而不通也。寒则下痢不止，食饮⑦不消而中满也，虚则腹鸣鼓⑧胀也。

下焦实热，则小便不通而大便难，苦重痛也，虚寒则大小便泄下而不止。

三焦之气，和则内外和，逆则内外逆。故云：三焦者，人之三元之气也，宜修养矣。

论痹第三十三

痹者，风寒暑湿之气中于人⑨脏腑之为⑩也。入腑则病浅易治，入脏则病深难治。而有风痹，有寒痹，有湿痹，有热痹，有气痹，而又有筋、骨、血、肉、气之五痹也。

大凡风寒暑湿之邪，入于肝则名筋痹，入于肾则名骨痹，入于心则名血痹，入于脾则名肉痹，入于肺则名气痹。感病则⑪同，其治乃异。

痹者，闭也，五脏六腑，感于邪气，乱于真气，闭而不仁，故曰痹⑫。

病或痛或痒，或淋⑬或急，或缓而不能收持，或拳而不能舒张，或行立艰难，或言语謇涩，或半身不遂，或四肢拳缩，或口眼偏邪，或手足敧侧⑭，或能行步而不能言语，或能言语而⑮不能行步，或左偏枯，或右壅滞，或上不通于下，或下不通于上，或大腑闭塞一作小便秘涩，或左右手疼痛，或得疾而即死，或感邪而未亡，或喘满而不寐，或昏冒而不醒。种种诸症，皆出于痹也。

痹者，风寒暑湿之气中于人则使之然也。其于脉候形证、治疗之法，亦各不同焉。

---

① 足太阳：宽保本眉批云："足太阳当作手少阳。"又，《灵枢·邪气脏腑病形》《千金方》卷二十第五云："候在足太阳之外大络，在太阳、少阳之间，亦见于脉。"
② 利：瓒本注云："一作通。"
③ 吐：瓒本"吐"下有"呕"字。
④ 食已：吴本、宽保本"已"下有"虚，虚则"三字。
⑤ 膨膨然：胀满貌。
⑥ 上：原作"止"，形近致误，据吴本、宽保本、周本改。
⑦ 饮：瓒本注云："一作物。"
⑧ 鼓：吴本、宽本并作"膨"。
⑨ 人：吴本、宽保本并无"人"字，疑衍。
⑩ 为：成也。《庄子·逍遥游》："北冥有鱼……化而为鸟。"
⑪ 则：虽然，尽管。
⑫ 曰痹：吴本、宽保本"曰"下有"闭也。又"三字，"又痹"二字连下读。
⑬ 淋：瓒本作"麻"。
⑭ 敧（qī）侧：倾侧不正。
⑮ 而：原作"或"，据吴本、宽保本、周本改，与上文例一律。

论气痹第三十四

气痹者，愁忧思喜怒过多，则气结于上，久而不消则伤肺，肺伤则生气渐衰，则①邪气愈胜。

留于上则胸腹痹而不能食，注于下则腰脚重而不能行；攻于左则左不遂，冲于右则右不仁；贯于舌则不能言，遗于肠中则不能溺；壅而不散则痛，流而不聚则麻。

真经既损，难以医治。邪气不胜，易为痊愈。其脉，右手寸口沉而迟涩者是也。宜节忧思以养气，慎②一作绝喜怒以全真，此最为良法也。

论血痹第三十五

血痹者，饮酒过多，怀③热太盛，或寒折④于经络，或湿犯于荣卫，因而血抟⑤，遂成其咎⑥，故使人血不能荣于外，气不能养于内，内外已失，渐渐消削⑦。

左先枯则右不能举，右先枯则左不能伸；上先枯则上不能制于下，下先枯则下不能克于上；中先枯则不能通疏。百证千状，皆失血也。其脉，左手寸口脉结而不流利，或如断绝者是也。

论肉痹第三十六

肉痹者，饮食不节，膏粱肥美之所为也。脾者，肉之本，脾气已失则肉不荣，肉不荣则肌肤不滑泽，肌肉⑧不滑泽则腠理疏，则⑨风寒暑湿之邪易为入，故久不治则为肉痹也。

肉痹之状，其先能食而不能充悦⑩，四肢缓而不收持⑪者是也。其右关脉举按皆无力，而往来涩者是也。宜节饮食以调其脏，常起居以安其脾，然后依经补泻，以求其愈尔。

---

① 则：吴本、宽保本、周本并作"而"。
② 慎：原作"孝宗庙讳"小字，今改用本字。瓒本作"绝"，与小字注合。
③ 怀：伤也。《诗经·邶风·终风》"愿言则怀"毛亨传："怀，伤也。"
④ 折：通"窒"，堵塞。引申为侵袭。
⑤ 抟（tuán）：结聚。
⑥ 咎：疾病。《尔雅·释诂上》："咎，病也。"
⑦ 消削：同义复词，形容人体消瘦。宋张实《流红记》："子何清削如此。"
⑧ 肉：周本作"肤"，与上文相贯。
⑨ 则：瓒本"则"上有"腠理疏"三字，循文例当补。
⑩ 充悦：肥胖可喜貌。《方言》卷十三："充，养也。"《周礼·地官·序官》，"充人"郑玄注："充犹肥也，养牲而肥之。"
⑪ 收持：指屈伸和持物。

论筋痹第三十七

筋痹者，由怒叫无时，行步奔急，淫邪伤肝，肝失其气，因而寒热所客，久而不去，流入筋会①，则使人筋急而不能行步②舒缓也，故曰筋痹。

宜活血以补肝，温气以养肾，然后服饵汤丸。治得其宜，即疾瘳已，不然则害人矣。其脉，左关中弦急而数，浮沉有力者是也。

论骨痹第三十八

骨痹者，乃嗜欲不节伤于肾也。肾气内消，则不能关禁③；不能关禁，则中上俱乱；中上俱乱，则三焦之气痞而不通；三焦痞而④饮食不糟粕⑤；饮食不糟粕，则精气日衰；精气日衰，则邪气妄入，邪气妄入，则上冲心舌；上冲心舌，则为不语；中犯脾胃，则为不充⑥；下流腰膝，则为不遂；旁攻四肢，则为不仁。

寒在中则脉迟，热在中则脉数，风在中则脉浮，湿在中则脉濡，虚在中则脉滑。

其证不一，要在详明。治疗之⑦法，列于后章。

论治中风偏枯之法第三十九

人病中风偏枯，其脉数⑧而面干黑黧，手足不遂，语言謇涩，治之奈何？在上则吐之，在中则泻之，在下则补之，在外则发之，在内则温之，按之熨之也。

吐，谓吐出其涎也；泻，谓通其塞也；补，谓益其不足也；发，谓发其汗也；温，谓驱⑨其湿也；按，谓散其气也；熨，谓助其阳也。治之各合其宜，安⑩可一揆⑪？在求其本。

脉浮则发之，脉滑则吐之，脉伏而涩则泻之，脉紧则温之，脉迟则熨之，脉闭则按之。要察其可否，故不可一揆而治者也。

---

① 筋会：八会之一。《难经·四十五难》云："筋会阳陵泉。"
② 行步：吴本、宽保本并无"行步"二字。
③ 关禁：指闭藏。
④ 而：吴本、宽保本并作"则"，与上下文例一律。
⑤ 不糟粕：犹言不能化为糟粕，即不能消化吸收。
⑥ 充：充养。
⑦ 之："之"字原脱，据吴本、宽保本补。
⑧ 数：瓒本作"浮数"。
⑨ 驱：瓒本作"祛"。
⑩ 安：怎么。
⑪ 一揆（kuí）：犹言一法。《说文·手部》："揆，度也。"一度，即一种法度。

论五丁状候第四十

五丁①者，皆由喜怒忧思、冲寒冒热、恣饮醇酒、多嗜甘肥毒鱼醋酱、色欲过度之所为也。畜②其毒邪，浸渍脏腑，久不摅散③，始变为丁。其名有五：一曰白丁，二曰赤丁，三曰黄丁，四曰黑丁，五曰青丁。

白丁者，起于右鼻下，初起如粟米，根赤头白。或顽麻，或痛痒，使人憎寒、头重，状若伤寒。不欲食，胸膈闷满。喘促昏冒者死，未者可治。此疾不过五日，祸必至矣，宜急治之。

赤丁在舌下，根头俱赤。发痛，舌本硬，不能言④，多惊，烦闷，恍惚，多渴，引一作饮水不休，小便不通。发狂者死，未者可治。此疾不过七日，祸必至也，不可治矣，大人、小儿皆能患也。

黄丁者，起于唇齿龈边，其色黄，中有黄水。发则令人多一作能食而还一作复出，手足麻木，涎出不止，腹胀而烦。多睡不寐⑤者死，未者可治。

黑丁者，起于耳前，状如瘢痕，其色黑，长减不定⑥。使人牙关急，腰脊脚膝不仁，不然即痛。亦不出三岁，祸必至矣，不可治也。此由肾气渐绝故也，宜慎⑦欲事。

青丁者，起于目下，始如瘤瘢，其色青，硬如石。使人目昏昏然无所见，多恐，悸惕，睡不安宁。久不已则令人目盲或脱精。有此则不出一年，祸必至矣。

白丁者，其根在肺；赤丁者，其根在心；黄丁者，其根在脾；黑丁者，其根在肾；青丁者，其根在肝。五丁之候一作疾，最为巨疾一作病，不可不察也。治疗之法，一一如左⑧陆本有方八道在此后，印本无之，今附下卷之末。

论痈疽疮肿第四十一

夫痈疽疮肿之所作也，皆五脏六腑畜毒不流则生本作皆有矣，非独因荣卫壅塞而发者也。

其行也有处，其主也有归。假令发于喉舌者，心之毒也；发于皮毛者，肺之毒也⑨，发于肌肉者，脾之毒也；发于骨髓者，肾之毒也。阙肝毒。发于下者，阴中之毒也；发于

---

① 丁：吴本、宽保本并作"疔"。按"丁"通"疔"。下同。
② 畜：同"蓄"，积蓄。
③ 摅（shū）散：同义复词。布散。《汉书·扬雄传上》"奋六经以摅颂"师古注："摅，散也。"
④ 言：吴本、宽保本"言"上有"多"字。
⑤ 寐：瓒本作"瘖"。
⑥ 长减不定：谓时长时消。
⑦ 慎：此字未避孝宗名讳。
⑧ 如左：即"如下"，古书竖排，从右至左。
⑨ 肺之毒也：原脱，据吴本、宽保本、周本补。

上者，阳中之毒也；发于外者，六腑之毒也；发于内者，五脏之毒也。

故内曰坏，外曰溃，上曰从，下曰逆。发于上者得之速，发于下者得之缓，感于六腑则易治，感于五脏则难瘳也。

又，近骨者多冷，近虚①者多热。近骨者，久不愈则化血成蛊②；近虚者，久不愈则传气成漏。成蛊则多痒而少痛，或先痒后痛；成漏则多痛而少痒，或不痛，或不痒。内虚外实者，多痒而少痛；外虚内实者，多痛而少痒。血不止者则多死，脓疾溃者则多生。或吐逆无度，饮食不时，皆痈疽之使然也。

种候万一——作多，端要凭详③，治疗之法，列在后篇。

论脚弱状候不同第四十二

人之病脚气与气脚之为异，何也？谓人之喜怒忧思、寒热邪毒之气，自内而注于脚，则名气脚也；风寒暑湿邪毒之气，从外而入于脚膝，渐传于内，则名脚气也。然内外皆以邪夺正，故使人病形颇相类例④。其于治疗，亦有上下先后也。故分别其目。若一揆⑤而不察其由，则无理致⑥其瘳也。

夫喜怒忧思、寒热邪毒之气，流于肢节，或注于脚膝，其状类诸风、历节、偏枯、痈肿之证，但入于脚膝，则谓之气脚也。若从外而入于足，从足而入脏者，乃谓之脚气也。

气脚者，先治内而次治外；脚气者，先治外而次治内。实者利之，虚者益之。

又，人之病脚气多者何也？谓人之心、肺二经起⑦于手，脾、肾、肝三经起于足。手则清邪⑧中之，足则浊邪⑨中之。人身之苦者，手足耳，而足则最重艰苦，故风寒暑湿之气多中于足，以此脚气之病多也。然而得之病者，从渐而生疾，但始萌而不悟，悟亦不晓。医家不为⑩脚气，将为别疾。治疗不明，因循⑪至大。身居危地，本从微起，浸成巨候⑫，流入脏腑，伤于四肢、头项、腹背也，而疾未甚，终不能知觉也。特⑬因他而作，或如伤寒，或如中暑，或腹背疼痛，或肢节不仁，或语言错乱，或精神昏昧，或时喘乏，

---

① 虚：疑当作"肤"，繁体字形体近似而误，下"近虚者"仿此。
② 化血成蛊：吴本、宽保本并作"化成血蛊"。瓒本"蛊"作"虫"，下仿此。
③ 种候万一，端要凭详：吴本、宽保本并作"种候万端，要在凭详"。
④ 类例：同义复词，犹言类似。
⑤ 一揆：一个模样，一个尺度，同一道理。
⑥ 致：取得。
⑦ 起：疑当作"止"。
⑧ 清邪：指风热等轻清之邪。本书《阴阳大要调神第二》云："阳中之邪曰清。"
⑨ 浊邪：指寒湿等重浊之邪。本书《阴阳大要调神第二》云："阴中之邪曰浊。"
⑩ 为：认为。
⑪ 因循：拖延。
⑫ 浸成巨候：逐渐发展成严重的证候。
⑬ 特：吴本、宽保本并作"时"。

或暴盲聋，或饮食不入，或脏腑不通，或挛急不遂，或舒缓不收，或口眼牵搐，或手足颤掉①。种种多状，莫有达者②。故使愚俗束手受病，死无告陈③。仁者见之，岂不伤哉！今述始末，略示后学，请深消息④。

至于醉入房中，饱眠露下，当风取凉，对月贪欢⑤，沐浴未干而熟睡，房室才罢而冲轩⑥，久立于低湿，久仆于水涯，冒雨而行，渎⑦寒而寝，劳伤汗出，食饮悲生，犯诸禁忌，因成疾矣。其于不正之气，中于上则害于头目，害于中则蛊⑧于心腹，形于下则灾于腰脚，及于旁则妨于肢节。千状万证，皆属于气脚。但起于脚膝，乃谓脚气也。形候脉证⑨，亦在详明。

其脉浮而弦者，起于风；濡而弱者，起于湿；洪而数者，起于热；迟而涩者，起于寒；滑而微者，起于虚；牢而坚者，起于实。在于上则由于上，在于下则由于下，在于中则生于中。结而⑩因气，散而因忧，紧则因怒，细则因悲。

风者，汗之而愈；湿者，温之而愈；热者，解之而愈；寒者，熨之而愈。虚者补之，实者泻之，气者流之⑪，忧者宽之，怒者悦之，悲者和之。能通此者，乃谓之良医。

又，脚气之病，传于心、肾则十死不治。入心则恍惚妄谬，呕吐，食不入，眠不安宁，口眼不定，左手寸口上⑫脉乍大乍小、乍有乍无者是也。入肾则腰脚俱肿，小便不通，呻吟不绝，目额皆见黑色，气时上冲胸腹而喘，其左手尺中脉绝者是也。切宜详审矣。

论水肿脉证生死候第四十三

人中百病，难疗者莫过于水也。水者，肾之制也；肾者，人之本也。肾气壮则水还于海⑬，肾气虚则水散于皮。又，三焦壅塞，荣卫闭格，血气不从，虚实交变，水随气流，故为水病，有肿于头目⑭者，有肿于腰脚者，有肿于四肢者，有肿于双目者。有因嗽而发者，有因劳而生者，有因凝滞而起者，有因虚乏而成者，有因五脏而出者，有因六腑而

---

① 颤掉：谓手足振颤摇动。《说文·手部》："掉，摇也。"
② 莫有达者：没有明白的人。
③ 陈：吴本、宽保本并作"疗"。
④ 消息：斟酌。
⑤ 对月贪欢：指饮酒过度。
⑥ 冲轩：犹言面冲开着的窗户而受风寒。
⑦ 渎：通"黩"，贪求。清朱骏声《说文通训定声·需部》："渎，假借为黩。"
⑧ 蛊：《说文·虫部》："蛊，腹中虫也。"段玉裁注："谓腹内中虫食之病也。"此引申为伤害。
⑨ 证：吴本、宽保本并作"理"。
⑩ 结而：吴本、宽保本"而"并作"则"，下句"散而"仿此。
⑪ 气者流之：谓气滞者疏导之。
⑫ 上：原误作"手"，据周本改。
⑬ 海：指"玉海"膀胱。
⑭ 目：周本作"面"。

来者。类目多种，而状各不同。所以难治者，由此百状，人难晓达，纵晓其端，则又苦人以娇①恣不循理法，触冒禁忌，弗能备矣，故人中水疾死者多矣。

水有十名，具②于篇末：一曰青水，二曰赤水，三曰黄水，四曰白水，五曰黑水，六曰玄水③，七曰风水，八曰石水，九曰里水④，十曰气水。

青水者，其根起于肝，其状先从面肿，而渐行一身也。赤水者，其根起于心，其状先从胸肿起也。黄水者，其根起于脾，其状先从腹肿也。白水者，其根起于肺，其状先从脚肿而上气喘嗽也。黑水者，其根起于肾，其状先从足跗⑤肿。玄水者，其根起于胆，其状先从头面起，肿而至足者是也。风水者，其根起于胃，其状先从四肢起，腹满大而通身肿⑥也。石水者，其根在膀胱，其状起脐下而腹独大⑦是也。里水者，其根在小肠，其状先从小腹胀而不肿，渐渐而肿也。⑧又注云：一作小腹胀而暴肿也。气水者，其根在大肠，其状乍来乍去，乍盛乍衰者是也。此良⑨由上下不通，关窍不利，气血痞格⑩，阴阳不调而致之也。其脉洪大者可治，微细者不可治也。

又，消渴之疾久不愈，令⑪人患水气。其水临时发散，归于五脏六腑，则生为病也。消渴者，因冒风冲热，饥饱失节，饮酒过量，嗜欲伤频，或饵金石⑫，久而积成，使之然也。

论诸淋及小便不利第四十四

诸淋与小便不利者，皆由五脏不通，六腑不和，三焦痞涩，荣卫耗失，冒热饮酒，过⑬醉入房，竭散精神，劳伤气血，或因女色兴⑭而败精不出，或因迷宠⑮不已而真髓多

---

① 娇：同"骄"，骄横。《汉书·西域传》："有求则卑辞，无欲则娇嫚。"王先谦补注："娇，骄之借字。"
② 具：陈述。
③ 玄水：《诸病源候论》卷二十一《十水候》作"悬水"，下同。
④ 里水：《诸病源候论》卷二十一《十水候》作"暴水"，下同。
⑤ 跗：同"跗"，脚背。唐释慧琳《一切经音义》卷六："跗，《古今正字》云：'足上也。'"
⑥ 通身肿：《诸病源候论》卷二十一《十水候》作"目尽肿"。
⑦ 起脐下而腹独大：吴本、宽保本并作"小腹肿"；《诸病源候论》卷二十一《十水候》作"先从四肢，小腹肿独大"。
⑧ 从小腹胀……渐渐而肿也：《诸病源候论》卷二十一《十水候》作"先腹满，其根在小肠"。
⑨ 良：副词。的确。
⑩ 痞格：亦作"痞鬲""痞隔"，郁结，阻滞不通。
⑪ 令：瓒本"令"上有"亦"字。
⑫ 或饵金石：指服五石散之类药物。
⑬ 过：瓒本作"遇"。
⑭ 兴：指阴茎勃起。
⑮ 迷宠：迷恋所宠爱的女子。

输①，或惊惶不次②，或思虑未宁，或饥饱过时，或奔驰才③定，或隐忍大小便，或发泄久兴，或寒入膀胱，或暑中胞囊。伤兹不慎④，致起斯疾。状候变异，名亦不同，则有冷、热、气、劳、膏、砂、虚、实之八耳。

冷淋者，小便数，色白如泔也。热淋者，小便涩而色赤如血也。气淋者，脐腹满闷，小便不通利而痛也。劳淋者，小便淋沥不绝，如水之滴漏而不断绝也。膏淋者。小便中出物如脂膏也。砂淋者，脐腹中隐痛，小便难，其痛不可忍，须臾从小便中下如砂石之类，有大者如皂子，或赤或白一作黄，色泽不定。此由肾气弱而贪于女色，房⑤而不泄，泄而不止，虚伤真气，邪热渐强，结聚而成砂。又如以火煮盐，火大水少，盐渐成石之类。谓肾者水也，咸归于肾，水消⑥于下，虚热日甚⑦，煎结而成。此非一时而作也。盖远久乃发，成即五岁，败即三年，壮人五载，祸必至矣，宜乎急攻。八淋之中，惟此最危。其脉盛大而实者可治，虚小而涩者不可治。虚者谓肾与膀胱俱虚而精滑梦泄、小便不禁者也。实则谓经络闭涩⑧，水道不利，而茎痛腿酸者也。

又，诸淋⑨之病，与淋相从者活⑩，反者死凶⑪。治疗之际⑫，亦在详酌耳。

论⑬服饵得失第四十五

石之与金⑭，有服饵得失者，盖以其宜与不宜也。或草或木，或金或石，或单方得力，或群队获功，或金石毒发而致毙，或草木势助而能全。其验不一者何也？基⑮本实者，得宣通之性，必延其寿；基本虚者，得补益之情，必长其年。虚而过泻，实乃更增，千死其千，万殁其万，则决然也。

又有年少之辈，富贵⑯之人，恃其药力，恣其酒欲，夸弄其术，暗使精神内损，药力

---

① 输：倾泄。《文雅·释言》："输，泻也。"
② 次：吴本、宽保本并作"定"，意长。
③ 才：吴本、宽保本作"不"，意长。
④ 慎：此字未避孝宗庙讳。
⑤ 房：用如动词。谓行房事。又，吴本、宽保本并作"闭"。
⑥ 消：宽保本作"流"。
⑦ 甚：瓒本作"盛"。
⑧ 涩：瓒本作"塞"。
⑨ 淋：吴本、宽保本并作"脉"。
⑩ 活：瓒本作"治"。
⑪ 死凶：瓒本"凶"上无"死"字，疑衍。
⑫ 际：瓒本作"法"。
⑬ 论：吴本、宽保本"论"下有"古之与今有"五字。
⑭ 石之与金：吴本、宽保本并作"古之与今"。
⑮ 基：周本作"其"，下"基本虚者"仿此。
⑯ 贵：吴本、宽保本并作"盛"。

扶持，忽然疾作，何能救疗？如是之者，岂知①灾从内发，但恐药饵无功②，实可叹哉。

其于久服方药，在审其宜。人药相合，效岂妄邪？假如脏不足则补其脏，腑有余则泻其腑；外实则理外，内虚则养内；上塞则引上，下塞则通下，中涩一作结则解中；左病则治左，右病则治右。上、下、左、右、内、外、虚、实，各称其法，安有横夭③者也？故药无不效，病无不愈者，切务于谨察矣。

辨三痞论并方第四十六

金石草木，单服皆可以不死者，有验无验，在乎有志无志也。虽④能久服，而有其药热壅塞不散，或上或下，或痞或涩⑤，各有其候，请速详明。用其⑥此法，免败其志，皆于寿矣。谨候论并方，具在后篇。

辨上痞候并方

上痞者，头眩目昏，面赤心悸，肢节痛，前后不仁⑦，多痰，短气，惧火，喜寒⑧，又状若中风之类者是也。宜用后方：

桑白皮阔一寸，长一尺　槟榔一枚　木通一尺，去皮，一本作一两　大黄三分，湿纸⑨煨　黄芩一分　泽泻二两

右剉为粗末，水五升，熬取三升，取清汁，分二一本作三服。食后，临卧服。

辨中痞候⑩并方

中痞者，肠满⑪，四肢倦，行立艰难，食已呕吐，冒昧，减食或渴者是也。宜用后方：

大黄一两，湿纸十重包裹，煨令香熟，切作片子　槟榔一枚⑫　木香一分

右为末，生蜜为圆，如桐子大。每服三十圆，生姜汤下。食后、日午，日进二服。未减，加之。效，即勿再服。附方：

桂五钱，不见火⑬　槟榔一个　黑牵牛四两，生为末二两

---

① 知：吴本、宽保本并作"止"。
② 功：原"功"上衍"征"字，据吴本、宽保本、周本删。
③ 横夭：意外早亡。
④ 虽：瓒本此上有"志士"二字。
⑤ 或涩：瓒本作"在中"。
⑥ 其：周本作"具"。
⑦ 不仁：吴本"仁"下有"不仁谓痛麻痹满者也"小字注文。
⑧ 喜寒：吴本"寒"下有"一云恶寒"小字注文。
⑨ 纸：瓒本"纸"下有"裹"字。
⑩ 候："候"字原脱，据吴本、宽保本、周本补。
⑪ 肠满：瓒本"肠"作"腹"。吴本、宽保本"满"下有"胀"字。
⑫ 一枚：吴本作"二枚"。
⑬ 不见火：吴本、宽保本作"不焙"。

右为末，蜜酒调①二钱，以利为度。

辨下痞候并方

下痞者，小便不利，脐下满硬，语言謇滞，腰背疼痛，脚重不能行立者是也。宜用后方：

瞿麦头子一两 官桂一分 甘遂三分 车前子一两，炒

右件为末，以豮猪②肾一个，去筋膜，薄批开，入药末二钱，匀糁③，湿纸裹，慢火煨熟，空心细嚼，温酒送下，以大利为度。小便未利，脐腹未软，更服附④方：

葱白一寸，去心，入硇砂末一钱，安葱心中，两头以线子系之。湿纸包煨熟，用冷醇酒送下。空心服，以效为度。

论诸病治疗⑤交错致于死候第四十七

夫病者，有宜汤者，有宜圆⑥者，有宜散者，有宜下者，有宜吐者，有宜汗者，有宜灸者，有宜针者，有宜补者，有宜按摩者，有宜导引者，有宜蒸熨者，有宜澡洗者，有宜悦愉者，有宜和缓者，有宜水者，有宜火者。种种之法，岂能⑦一也？若非良善精博，难为取愈。其庸下识浅，乱投汤圆，下、汗、补、吐，动⑧使交错，轻者令重，重者令死，举世皆然。

且汤可以荡涤脏腑，开通经络，调品⑨阴阳，祛分邪恶，润泽枯朽，悦养皮肤，益充气力，扶助困竭，莫离于汤也。圆，可以逐风冷，破坚癥，消积聚，进饮食，舒荣卫，开关窍，缓缓然参合⑩，无出于圆也。散者，能祛风寒暑湿之气，摅寒湿秽毒之邪，发扬⑪四肢之壅滞，除剪五脏之结伏，开肠和胃，行脉通经，莫过于散也。下则疏豁闭塞，补则益助虚乏，灸则起阴通阳，针则行荣引卫，导引则可以逐客邪于关节，按摩则可以驱浮淫于肌肉。蒸熨辟冷，暖⑫洗生阳，悦愉爽神，和缓安气。

若实而不下，则使人心腹胀满，烦乱，鼓肿。若虚而不补，则使人气血消散，精神

---

① 调：瓒本"调"下有"下"字。
② 豮（fén）猪：阉割之猪。《说文·豕部》："豮，羠豕也。"段玉裁注："皆去势之谓也。"
③ 匀糁（sǎn）：犹言匀撒。糁，散开、撒落。
④ 附：吴本、宽保本并作"后"。
⑤ 治疗：吴本、宽保本"疗"下并有"有汗下吐补"五字。
⑥ 圆：即"丸"。讳宋钦宗赵桓，改"丸"为"圆"。
⑦ 能：吴本、宽保本并作"惟"。
⑧ 动：往往，常常。
⑨ 调品：犹言调埋、调和。
⑩ 缓缓然参合：谓慢慢地与疾病相合，即一点一点的治疗。
⑪ 发扬：宣散。
⑫ 暖：瓒本作"澡"，下同。

耗亡，肌肉脱失，志意昏迷。可汗而不汗，则使人毛孔关①塞，闷绝而终。合②吐而不吐，则使人结胸上喘，水食不入而死。当灸而不灸，则使人冷气重凝，阴毒内聚，厥气上冲，分逐③不散，以致消减。当针而不针，则使人荣卫不行，经络不利，邪渐胜真，冒昧而昏。宜导引而不导引，则使人邪侵关节，固结难通。宜按摩而不按摩，则使人淫随肌肉，久留不消。宜蒸熨而不蒸熨，则使人冷气潜伏，渐成痹厥。宜澡洗而不澡洗，则使人阳气上④行，阴邪相害。

不当下而下，则使人开肠荡胃，洞泄不禁。不当汗而汗，则使人肌肉消绝，津液枯耗。不当吐而吐，则使人心神烦乱，脏腑奔冲。不当灸而灸，则使人重伤经络，内蓄炎⑤毒，反害中和，致于不可救。不当针而针，则使人气血散失，关机⑥细缩。不当导引而导引，则使人真气劳败，邪气妄行。不当按摩而按摩，则使人肌肉䐜胀，筋骨舒张。不当蒸熨而蒸熨，则使人阳气遍⑦行，阴气内聚。不当淋渫⑧而淋渫，则使人湿侵皮肤，热生肌体。不当悦愉而悦愉，则使人神失气消，精神不快。不当和缓而和缓，则使人气停意此下赵写本俱缺折，健忘伤志。

大凡治疗，要合其宜，脉状病候，少陈于后。凡脉不紧数，则勿发其汗。脉不疾数，不可以下。心胸不闭，尺脉微弱，不可以吐。关节不急，荣卫不壅，不可以针。阴气不盛，阳气不衰，勿灸。内无客邪，勿导引。外无淫气，勿按摩。皮肤不痹，勿蒸熨。肌内⑨不寒，勿暖洗。神不凝迷，勿悦愉。气不急奔，勿和缓。顺此者生，逆此者死耳。脉病之法，备说在前。

论诊杂病必死候第四十八

夫人生气健壮者，外色光华，内脉平调。五脏六腑之气消耗，则脉无所依，色无所泽，如是者百无一生。虽能饮食行立，而端然不悟，不知死之逼⑩矣，实为痛也⑪。其大法列之于后。

病瞪目引水⑫，心下牢满，其脉濡而微⑬者死。

---

① 关：吴本、宽保本并作"闭"。
② 合：应该。
③ 逐：原作"遂"，形误，据瓒本改。
④ 上：吴本、宽保本并作"不"。
⑤ 炎：吴本、宽保本并作"痰"。
⑥ 关机：吴本、宽保本并作"机关"。
⑦ 遍：宽保本眉批云："遍当作偏。"
⑧ 淋渫：吴本、宽保本并作"暖洗"；又瓒本眉批云："按淋渫据上文当作澡洗。"下同。
⑨ 内：吴本、宽保本并作"肉"。
⑩ 逼：接近。
⑪ 也：原为缺文号，吴本、宽保本并作"少"，亦不安，今据文义拟补。
⑫ 引水：引饮。
⑬ 濡而微：《脉经》卷五第五、《千金方》卷二十八第十四并作"沉滑而微"。

病①吐衄，泻血，其脉浮大牢数者死。

病妄言，身热，手足冷，其脉细微②者死。

病大泄不止，其脉紧大而滑者死。

病头目痛，其脉涩短者死。

病腹中痛，其脉浮大而长者死。

病腹痛而喘，其脉滑而利，数而紧者死③。

病四逆者，其脉浮大而短者死。

病耳无闻，其脉浮大而涩者死。

病脑痛④，其脉缓而大者死。

左病⑤右痛，上病下痛者死。

下痛⑥而脉病者死。

病厥逆，呼之不应，脉绝者死。

病人脉宜大，反小者死。⑦

肥人脉细欲绝者死。

瘦人脉躁者死。

人脉本滑利，而反涩者死。⑧

人脉本长，而反短者死。⑨

人尺脉上应寸口太迟者死。⑩

温病，三四日未汗，脉太疾者死。⑪

---

① 病：原作"论"，据周本改，与上下文例一律。

② 细微：《脉经》卷五第五、《千金方》卷二十八第十四并作"沉细微"。

③ 病腹痛而喘……数而紧者死：《脉经》卷五第五、《千金方》卷二十八第十四并作"病腹满而喘，脉反滑利而沉者死"。

④ 脑痛：《脉经》卷五第五、《千金方》卷二十八第十四并作"目眪眪"。

⑤ 左病：原"病"作"痛"，据周本改，下"上病"仿此。按《脉经》卷五第五、《千金方》卷二十八第十四并云："左有病而右痛，右有病而左痛，下有病而上痛，上有病而下痛，此为逆，逆者死，不可治。"疑此有脱误或为省文。

⑥ 下痛：周本作"人不病"。按《脉经》卷五第五、《千金方》卷二十八第十四并云："人病脉不病者生，脉病人不病者死。"疑此有脱误。

⑦ 病人脉宜大，反小者死：《脉经》卷五第五、《千金方》卷二十八第十四并云："人身小而脉来往大者死；人身大而脉来往小者死。"疑此有脱误。

⑧ 人脉本滑利，而反涩者死：《脉经》卷五第五、《千金方》卷二十八第十四并云："人身涩而脉来往滑者死；人身滑而脉来往涩者死。"疑此有脱误。

⑨ 人脉本长，而反短者死：《脉经》卷五第五、《千金方》卷二十八第十四并云："人身短而脉来往长者死；人身长而脉来往短者死。"

⑩ 人尺脉上应寸口太迟者死：《脉经》卷五第五作"尺脉不应寸，时如驰，半日死"。

⑪ 脉太疾者死：《脉经》卷四第七、《千金方》卷二十八第十五并作"脉大疾者生，脉细小难得者死不治"。

温病，脉细微而往来不快，胸中闭者死。

温病，发热甚，脉反小①者死。

病甚，脉往来不调者死。

温病，腹中痛，下痢者死。

温病，汗不出，出不至足者死。

病疟，腰脊强急，瘛疭者死。

病心腹胀满，痛不止，脉坚大洪者死。

痢血不止，身热，脉数者死。

病腹满，四逆，脉长者死。

热病七八日，汗当出反不出，脉绝者死。

热病七八日，不汗，躁狂，口舌焦黑，脉反细弱者死。

热病，未汗出，而脉大盛者死。②

热病，汗出而脉未尽，往来转大者死。③

病咳嗽，脉数身瘦者死。④

暴咳嗽，脉散者死。

病咳，形肥，脉急甚者死。

病嗽而呕，便滑不禁⑤，脉弦欲绝者死。

病诸嗽喘，脉沉而浮者死。⑥

病上气，脉数者死。

病肌热，形瘦，脱肛，热不去，脉甚紧急者死。⑦

病肠澼，转筋，脉极数者死。

病中风，痿疾⑧不仁，脉紧急者死。

---

① 小：原"小"下衍"死"字，据吴本、宽保本删。《脉经》卷四第七、《千金方》卷二十八第十五"小"上并有"细"字。

② 而脉大盛者死：周本"大"作"太"。《脉经》卷四第七、《千金方》卷二十八第十五并作"脉盛躁疾，得汗者生，不得汗者难差"。

③ 热病，汗出而脉未尽，往来转大者死：周本"尽"作"静"，义显。《脉经》卷四第七、《千金方》卷二十八第十五并云："热病已得汗，脉静安者生，脉躁者难治。"可参。

④ 病咳嗽，脉数身瘦者死：《脉经》卷四第七、《千金方》卷二十八第十五并云："咳嗽羸瘦，脉形坚大者死。"

⑤ 便滑不禁：《脉经》卷四第七、《千金方》卷二十八第十五并作"腹胀且泄"。

⑥ 脉沉而浮者死：按"沉""浮"二脉不能兼见，疑"浮"当作"伏"。《脉经》卷四第七、《千金方》卷二十八第十五并云："脉沉紧者死，浮直者生，浮软者生，小沉伏匿者死。"可参。

⑦ 病肌热……脉甚紧急者死：《脉经》卷四第七、《千金方》卷二十八第十五并作"咳脱形发热，脉小坚急者死；肌瘦下脱形，热不去者死"。

⑧ 疾：吴本、宽保本并作"瘚"，周本作"躄"。《脉经》卷四第七、《千金方》卷二十八第十五并云："诊人被风，不仁痿躄，其脉虚者生，紧急疾者死。"

病上喘气急，四肢寒①，脉涩者死。

病寒热，瘈疭，脉大②者死。

病金疮血不止，脉大者死。③

病坠损内伤，脉小弱者死。

病伤寒，身热甚，脉反小者死。④

病厥逆，汗出，脉虚而缓者死。

病洞泄，不下食，脉急者死。⑤

病肠澼，下白脓者死。⑥

病肠澼，下脓血，脉悬绝者死。

病肠澼，下脓血，身有寒，脉绝者死。

病咳嗽，脉沉坚⑦者死。

病肠中有积聚，脉虚弱者死。

病水气，脉微而小者死。

病水胀如鼓，脉虚小涩者死。

病泄注，脉浮大而滑⑧者死。

病内外俱虚，卧不得安，身冷，脉细微，呕而不入食者死。

病冷气上攻，脉逆而涩⑨者死。

卒⑩死，脉坚而细微者死。

热病三五日⑪，头痛身热⑫，食如故，脉直而疾者，八日死。

久病脉实者死；又虚缓、虚微、虚滑、弦急者死。

卒病，脉弦而数者死。

凡此凶脉，十死十，百死百，不可治也。

---

① 四肢寒：原作"四匝"，据周本改。《脉经》卷四第七、《千金方》卷二十八第十五并云："上气喘息低昂，其脉滑，手足温者生；脉涩、四肢寒者死。"

② 脉大：《脉经》卷四第七、《千金方》卷二十八第十五并作"脉代绝"。

③ 病金疮血不止，脉大者死：《脉经》卷四第七、《千金方》卷二十八第十五并云："金疮出血太多，其脉虚细者生，数实大者死。"又云："金疮出血，脉沉小者生，浮大者死。"可参。

④ 病伤寒……脉反小者死：《脉经》卷四第七、《千金方》卷二十八第十五并云："伤寒热盛，脉浮大者生，沉小者死；伤寒已得汗，脉沉小者生，浮大者死。"可参。

⑤ 病洞泄，不下食，脉急者死：《脉经》卷四第七、《千金方》卷二十八第十五并云："洞泄，食不化，不得留，下脓血，脉微小连者生，紧急者死。"可参。

⑥ 下白脓者死：《脉经》卷四第七、《千金方》卷二十八第十五并作"下白沫，脉沉则生，浮则死"。

⑦ 坚：《脉经》卷四第七、《千金方》卷二十八第十五并作"紧"。

⑧ 滑：《脉经》卷四第七、《千金方》卷二十八第十五并作"数"。

⑨ 逆而涩：《脉经》卷四第七、《千金方》卷二十八第十五并作"实而逆涩"。

⑩ 卒：通"猝"，下仿此。

⑪ 三五日：《脉经》卷四第七、《千金方》卷二十八第十五并作"二三日"。

⑫ 头痛身热：《脉经》卷四第七、《千金方》卷二十八第十五并作"身体热，腹满头痛"。

察声色形证决死法第四十九

凡人五脏六腑、荣卫关窍，宜平生气血顺度循环无终，是为不病之本。若有缺绝，则祸必来矣。要在临病之时，存神内想，息气内观，心不妄视，著意精察，方能通神明，探幽微，断死决生，千无一误。死之征兆，具之于后：

黑色起于耳目鼻上，渐入于口者死。

赤色见①于耳目额②者，五日死。

黑白色入口鼻目中者，五日死。

黑③或如马肝色，望之如青，近则如黑者死。

张口如鱼，出气不反④者死。

循摸衣缝⑤者死。

妄语错乱及不能语者死；热病即不死。

尸臭不可近者死。

面目直视者死。⑥

肩息者⑦，一日死。

面⑧青人中反者，三日死。

面无光，牙齿黑者死。

面青目黑者死。

面白目黑者，十日死。

面赤眼黄，即时死。

面黑目白者，八⑨日死。

面青目黄者，五日死。

眉系倾者，七日死。

齿忽黑色者，三十日⑩死。

发直者，十五日死。

---

① 见（xiàn）：同"现"。古今字。

② 额：《脉经》卷五第四、《千金方》卷二十八第十并作"颧颊"。

③ 黑：按"黑"字疑误，《脉经》卷五第四、《千金方》卷二十八第十并作"面"。

④ 反：同"返"。古今字。

⑤ 缝：《脉经》卷五第四、《千金方》卷二十八第十"缝"下并有"谵言"二字。

⑥ 面目直视者死：《脉经》卷五第四、《千金方》卷二十八第十并作"面黑目直视恶风者死。"

⑦ 肩息者：《脉经》卷五第四、《千金方》卷二十八第十此上有"目回回直视"五字。

⑧ 面：《脉经》卷五第四、《千金方》卷二十八第十并作"唇"。

⑨ 八：周本作"十"。

⑩ 三十日：《脉经》卷五第四、《千金方》卷二十八第十并作"十三日"。

遗尿①不觉者，五六日死。

唇口乍干黑者死。

爪甲青黑色死。

头目久痛，卒视不明者死。

舌卷卵缩者死。

面黑直视者死。

面青目白者死。

面黄目白者死。②

面目俱白者死。

面目青黑者死。

面青唇黑者死。

发如麻，喜怒不调者死。③

发眉④如冲起者死。

面色黑，胁满不能反侧者死。

面色苍黑，卒肿者死。

掌肿无纹⑤，脐肿出⑥，囊茎俱肿者死。

手足爪甲肉黑色者死。⑦

汗出不流⑧者死。

唇反⑨人中满者死。

阴阳俱绝，目匡⑩陷者死。

五脏内外⑪绝，神气不守，其声嘶者死。

阳绝阴结，精神恍惚，撮空裂衣者死。⑫

---

① 尿：《脉经》卷五第四、《千金方》卷二十八第十并作"屎"。

② 面黄目白者死：《脉经》卷五第四、《千金方》卷二十八第十"死"作"不死"，"死"下有"白如枯骨死"五字。

③ 发如麻，喜怒不调者死：《脉经》卷五第四、《千金方》卷二十八第十并作"发如干麻，善怒者死"。

④ 眉：原作"肩"，形误，据周本改。《脉经》卷五第四、《千金方》卷二十八第十并云："发与眉冲起者死。"

⑤ 纹：《脉经》卷五第四、《千金方》卷二十八第十"纹"下有"死"字。

⑥ 出：《脉经》卷五第四、《千金方》卷二十八第十"出"下有"死"字。

⑦ 死：《脉经》卷五第四、《千金方》卷二十八第十作"八日死"。

⑧ 流：《脉经》卷五第四、《千金方》卷二十八第十"流"下有"舌卷黑"三字。

⑨ 反：翻。

⑩ 匡：通"眶"。

⑪ 外：周本无。《脉经》卷五第四、《千金方》卷二十八第十云："病人五脏已夺，神明不守，声嘶者死。"可参。

⑫ 阳绝阴结……撮空裂衣者死：《脉经》卷五第四、《千金方》卷二十八第十并云："阴阳俱绝，掣衣撮空，妄言者死。"可参。

阴阳俱闭，失音者死①。

荣②卫耗散，面目浮肿者死。

心绝于肾③，肩息，回眄④，目直者，一日死。

肺绝则气去⑤不反，口如鱼口者，三日死。

骨绝⑥，腰脊痛，肾中重，不可反侧，足膝后平者，五日死。

肾绝⑦，大便赤涩，下血，耳干，脚浮，舌重者，六日死；又曰足肿者，九日死。

脾绝，口冷，足肿，胀泄不觉者，十二日死。

筋绝，魂惊，虚恐，手足爪甲青，呼骂不休者，八九日死。

肝绝，汗出如水，恐惧不安，伏卧，目直面青者，八日死；又曰即时死。

胃绝⑧，齿落，面黄者，七日死；又曰十日死。

凡此，察听之，更须详酌者矣。

华氏中藏经卷中终

---

① 阴阳俱闭，失音者死：《脉经》卷五第四、《千金方》卷二十八第十并云："阴阳俱绝，失音不能言者，三日半死。"可参。

② 荣：通"营"。

③ 于肾：此二字疑衍，应据《千金方》卷二十八第十一删。

④ 回眄：即回视。《广雅·释诂一》："眄，回视也。"《千金方》卷二十八第十一即作"回视"，欲称翻白眼。

⑤ 去：周本作"出"，与《千金方》卷二十八第十一合。

⑥ 骨绝：《脉经》卷四第三、《千金方》卷二十八第十一并云："胃绝，五日死。脊痛，腰中重，不可反覆。"

⑦ 肾绝：《脉经》卷四第三、《千金方》卷二十八第十一并云："肉绝，六日死。耳干，舌皆肿，溺血，大便赤泄。"又云："肾绝，四日死。齿为暴枯，面为正黑，目中黄色，腰中欲折，白汗出如流水。"

⑧ 胃绝：此下十五字《脉经》卷四第三、《千金方》卷二十八第十一并作"骨绝，齿黄落，十日死。"

华氏中藏经卷下

赐进士及第授通奉大夫署山东布政使督粮道孙星衍校

疗诸病药方六十八道①

万应圆②

甘遂三两 芫花三两③ 大戟三两④ 大黄三两⑤ 三棱三两 巴豆二两⑥，和皮⑦ 干漆二两，炒 蓬术⑧二两 当归五两⑨ 桑皮二两 硼砂⑩三两⑪ 泽泻八两⑫ 山栀仁二两 槟榔一两⑬ 木通一两 雷丸一两 诃子一两⑭ 黑牵牛五两⑮ 五灵脂五两 皂角七定，去皮弦

右件二十味，剉碎，洗净。入米醋二斗⑯，浸三日。入银器或石器⑰内慢火熬，令醋尽。焙干焦，再炒为黄色⑱，存性。入后药：

---

① 六十八道：原作"六十道"，据本卷实有方剂数改。按，据楼钥小字注文，治丁八方原在中卷《论五丁状候第四十》中，楼氏始将其移至本卷末，合原有六十道方，实有方剂六十八道。
② 万应圆：吴本、宽保本、徐本并作"曼应圆"。
③ 三两：赵本作"二两"。
④ 三两：赵本、吴本、宽保本并作"二两"。
⑤ 三两：吴本、宽保本"两"下并有"煨"字。
⑥ 二两：周本作"三两"。
⑦ 和皮：吴本、宽保本并作"去皮"。
⑧ 蓬术：吴本、宽保本并作"逢莪茂"。
⑨ 五两：赵本作"三两"。
⑩ 硼砂：赵本、吴本、宽保本并作"砌砂"。宽保本眉批云："砌当作硇"。
⑪ 三两：赵本作"二两"。
⑫ 八两：赵本、吴本、宽保本并作"二两"。
⑬ 一两：赵本作"二两"。
⑭ 一两：吴本"两"下有"面裹煨熟去皮"六字，宽保本"两"下有"面裹煨熟去面"六字。
⑮ 五两：赵本作"三两"。
⑯ 斗：吴本、宽保本并作"升"。
⑰ 入银器或石器：赵本作"入金器银器"。
⑱ 黄色：吴本、宽保本并作"黄黑色"。

木香一两 丁香一两 肉桂一两，去皮 肉豆蔻①一两 白术一两② 黄芪一两③ 没药一两 附子一两，炮④去皮脐 茯苓一两⑤ 赤芍药一两⑥ 川芎二两 牡丹皮二两⑦ 白牵牛二两 干姜二两⑧ 陈皮二两⑨ 芸苔⑩二两，炒 地黄⑪三两⑫ 鳖甲三两，醋炙⑬ 青皮三两⑭ 南星二两，浆水煮软，切，焙

右二十味，通前共四十味，同杵，罗为末，醋煮，面糊为圆，如绿豆大。用度谨具如左。合时须在一净室中，先严洁斋心，涤虑焚香，精诚恳诸方圣者以助药力，尤效速也。

结胸伤寒，用油浆水下七圆，当逐下恶物。如人行二十里，未动再服⑮。

多年积结、淹食、癥块，临卧水下三圆至五圆。每夜服之，病即止。

如记得因伤物作积，即随所伤物下七圆。小儿、妊妇、老人勿服。

水气，通身肿黄者，茯苓汤下五圆，日二服，水消为度。

如要消酒、进食，生姜汤下一圆。

食后腹中一切痛，醋汤下七圆。

膈气噎病，丁香汤下三圆。夜一服。

因伤⑯成⑰劳，鳖甲汤下七圆⑱。日三服。渐安，减服。

小肠疝癖气，茴香汤下三圆。

大小便不通，蜜汤下五圆。未通，加至七圆。

九种心通，茱萸汤下五圆。立止。

尸注走痛，木瓜汤下三圆。

脚气，石楠汤下五圆。每日食前服。

---

① 蔻："蔻"字原脱，据吴本、宽保本补。
② 一两：赵本作"二两"。
③ 一两：赵本作"四两"。
④ 炮：吴本、宽保本"炮"下并有"裂"字。
⑤ 茯苓一两：赵本作"人参三两"。
⑥ 一两：赵本作"二两"。
⑦ 二两：赵本作"一两"。
⑧ 二两：吴本、宽保本"两"下并有"炮裂去皮"四字。
⑨ 二两：吴本、宽保本"两"下并有"去白"二字。
⑩ 芸苔：吴本、宽保本并作"芸苔子"。
⑪ 地黄：吴本、宽保本并作"熟地黄"。
⑫ 三两：吴本、宽保本"两"下并有"酒浸一宿"四字。
⑬ 醋炙：吴本、宽保本并作"醋制浸令黄"。
⑭ 三两：吴本、宽保本"两"下并有"去白"二字。
⑮ 再服："再服"二字原误为小字注文，今据文义改作大字正文。
⑯ 伤：吴本、宽保本并作"积"。
⑰ 成：原作"盛"，据赵本、吴本改。
⑱ 七圆：赵本、吴本并作"二圆"。

卒死，气未绝，小便化七圆，灌之立活。

产后血不行，当归酒下三圆。

血晕、血迷、血蛊、血痢、血胀、血刺、血块、血积、血癥、血瘕，并用当归酒下二圆。逐日服。

难产、横倒，榆白皮汤下二圆。

胞衣不下，烧秤锤通红，以酒淬之，带热下二圆。惟孕妇患不可服；产急难，方可服之。

脾泻血痢，干姜汤下一圆。

赤白痢，甘草干姜汤下一圆。

赤痢，甘草汤下一圆。

白痢，干姜汤下一圆。

胃冷吐逆，并反胃吐食，丁香汤下二圆。

卒心腹痛不可忍者，热醋盐汤下三丸。

如常，服一圆。临卧，茶清下。

五烂①疾，牛乳下一圆。每日二服。

如发疟时，童子小便、酒下十圆。化开灌之，吐利即愈，其效如神。

疗万病，六神丹。

雄黄一两，研 矾②石一两，烧 巴豆一两，去皮 附子一两，炮 藜芦三两 朱砂二两③，一两别研，一两为衣④

右为末，炼蜜为圆，如小豆大，一等作黍米大。男子百疾，以饮服二圆。小儿量度与小者服。得利即差。

安息香圆 治传尸、肺痿、骨蒸、鬼疰、卒心腹疼、霍乱吐泻、时气、瘴疟、五利、血闭、痃癖、丁肿、惊邪诸疾。

安息香 木香 麝⑤香 犀角 沉香 丁香 檀香 香附子 诃子 朱砂 白术 荜茇已上各一两 乳香 龙脑 苏合香已上各半两

右为末，炼蜜成剂，杵一千下，圆如桐子大，新汲水化下四圆。老幼皆一圆。以绛囊子盛一圆，弹子大，悬衣，辟邪毒魍魉⑥甚妙。合时忌鸡、犬、妇人见之。

明月丹 治传尸劳。

---

① 烂：赵本作"瘤"。
② 矾：赵本作"礜"。
③ 二两：赵本作"二斤"，疑非是。
④ 一两别研，一两为衣：赵本作"以砂铺器底，将药隔开，微火炙之，三日配药为末，带黄即换"。
⑤ 麝：原借作"射"，今改用本字，下皆仿此。
⑥ 魍魉：传说中的山川精怪，此泛指邪魅。

雄黄半两 兔粪二两 轻粉一两① 木香半两 天灵盖一两，炙 鳖甲一个，大者，去裙襕，醋炙焦黄

右为末。醇酒一大升，大黄一两②熬膏，入前药末，为圆如弹子大，朱砂为衣。如是传尸劳，肌瘦面黄、呕吐血、咳嗽不定者是也。先烧安息香，令烟起③，吸之不嗽者，非传尸也，不可用此药。若吸烟入口，咳嗽不能禁止者，乃传尸也，宜用此药。五更初，勿令人知，以童子小便与醇酒共一盏，化一圆服之。如人行二十里，上④吐出虫，其状若灯芯而细，长及寸，或如烂李，又如虾蟆，状各不同。如未效，次日再服，以应为度。仍须初得，血气未尽、精神未乱者可用之。

地黄煎 解劳，生肌肉，进食，活血养气⑤。

生地黄汁五升 生杏仁⑥汁一升⑦ 薄荷汁一升⑧ 生藕汁一升⑨ 鹅梨汁一升 法酒二升 白蜜四两 生姜汁一升⑩

已上同于银、石器中，慢火熬成膏，却入后药：

柴胡四两⑪去芦，焙 木香四两⑫ 人参⑬二两 白茯苓二两⑭ 山药二两 柏子仁二两⑮ 远志二两，去心 白术二两 桔梗二两 枳实二两，麸炒⑯ 秦艽三两⑰，去芦 麝香二钱⑱，另研 熟地黄四两⑲

右末，入前药膏中和，再入臼中，杵二、三千下，圆如桐子大。每服食⑳药，用甘草汤下二十圆。食后，日三服。安，即住服。

---

① 一两：赵本作"一分"。
② 一两：吴本、宽保本并作"半两"。
③ 起：吴本、宽保本并作"尽"。
④ 上：吴本、宽保本并作"止"。宽保本眉批云："止当作当"。按作"当"似是。
⑤ 气：吴本、宽保本并作"心"。
⑥ 杏仁：赵本作"人参"。
⑦ 一升：吴本、宽保本并作"五升"。
⑧ 一升：吴本、宽保本并作"五升"。
⑨ 一升：吴本、宽保本并作"五升"。
⑩ 一升：吴本、宽保本并作"五升"。
⑪ 四两：吴本、宽保本并作"三两"。
⑫ 四两：赵本作"三两"，吴本、宽保本并作"一两"。
⑬ 人参：赵本作"沙参"。
⑭ 二两：吴本、宽保本并作"一两"。
⑮ 二两：吴本、宽保本此下并有"微炒另研"四字。
⑯ 枳实二两，麸炒：吴本、宽保本并作"枳壳各一两，浸去穰，切面（炒）黄"。
⑰ 三两：吴本、宽保本并作"二两"。
⑱ 二钱：吴本、宽保本并作"半两"。
⑲ 四两：此下吴本、宽保本并有"酒浸一宿，切焙"六字。
⑳ 食：周本作"此"。意长。

起蒸中央汤

黄连五两

右㕮咀，以醇酒二斗，同熬成膏。每夜以好酒化下弹子大一圆，汗出为度。仍服补药麝脐圆。

补药麝脐圆

麝脐①一枚，烧灰 地黄洗 地骨皮 山药 柴胡各一两 白术二两② 活鳖一个，重二斤者佳③

右将鳖入醇酒一方④，煮令烂熟，研细；入汁，再熬膏；入末，圆如桐子大。酒服二十圆，日二夜一。蒸，谓骨蒸也。气血相抟，久而瘦弱，遂成劳伤、肉消、毛落、妄⑤血、喘咳者是也。宜以前法治之。

太上延年万胜追魂散⑥

人参去芦 柴胡去苗 杏仁去皮尖 天灵盖炙，各一两⑦ 蜀椒一分⑧ 桃柳心一小握

右为末。童子小便一升，末一两，坭⑨瓶中煎令熟。空心、日午各进一服，经五日效。

醉仙丹　主偏枯不遂，皮肤不仁。

麻黄一升⑩，去节，水煮，去沫，焙干，作末 南星七个，大者⑪大⑫附子三个，黑者⑬地龙七条，去土

右除麻黄外，先末之。次将麻黄末，用醇酒一方⑭熬成膏，入末，圆如弹子大。每服⑮食后、临睡，酒化一圆，汗出为度。偏枯不遂，皮肤不仁者⑯，皆由五脏气虚，风寒暑湿之邪蓄积于中，久而不散，乃成疾焉。以前法主之。

---

① 脐："脐"字原脱，据方名补。
② 二两：原为缺文号"□□"，据赵本补。
③ 佳：赵本此下有"人参二两"四字。
④ 方：疑为"升"字之误。
⑤ 妄：疑为"亡"字之误。
⑥ 追魂散：吴本、宽保本此下并有"治劳瘦垂死方"六字。
⑦ 各一两：此上四药，赵本"人参"用"四两"，"柴胡"用"二两"。
⑧ 一分：赵本作"二分"。吴本、宽保本"分"下并有"去目，微炒出汗"六字。
⑨ 坭（jì）：陶器。《六书故·地理一》："坭，今人以名陶器。"
⑩ 升：赵本作"斤"，吴本、宽保本并作"两"。
⑪ 大者：吴本、宽保本并作"炮"。
⑫ 大：吴本、宽保本并作"黑"。
⑬ 黑者：吴本、宽保本并作"炮去皮"。
⑭ 方：吴本、宽保本并作"升"。
⑮ 服：吴本、宽保本并作"日"。
⑯ 者："者"字原脱，据吴本、宽保本补。

灵乌丹　治一切冷疾、疼痛、麻痹、风气。

川乌一斤，河水浸七日，换水浸。去皮尖，切片，干之　牛膝二两，酒浸，焙　何首乌四两，制如川乌法

右为末，炼蜜圆如桐子大，朱砂为衣。空心，酒下七圆，渐加至十圆。病已即止。

扁鹊玉壶丹　驻颜补暖，祛万痛①。

硫黄一斤。以桑灰淋浓汁五斗，煮硫黄令伏，以火煅之，研如粉。掘一地坑子，深二寸许，投水在里，候水清，取调硫黄末，稀稠得所。磁器中煎干。用鳖一个，上傅以砂，砂上铺纸，鳖下以火煅热，即取硫黄滴其上，自然色如玉矣。②

右以新炊饮为圆，如麻子大。空心、食前，酒下十圆。

葛玄真人百补构③精圆

熟地黄四两④　山药二两　五味子六两　苁蓉三两⑤，酒浸一宿⑥　牛膝二两⑦，酒浸⑧　山茱萸一两　泽泻一两　茯苓一两⑨，去皮　远志一两，去心　巴戟天一两，去心　赤石脂一两　石膏一两⑩　柏子仁一两，炒⑪　杜仲三两，去皮，剉碎，慢火炒，令丝断

右为末，炼蜜圆如桐子大。空心，温酒下二十圆。男子、妇人皆可服。

涩精金锁丹

韭子一升，酒浸三宿，滤出焙干，杵为末⑫

右用酒糊为圆，如桐子大，朱砂为衣。空心，酒下二十圆。

---

① 痛：疑当作"病"。
② 硫黄一斤……自然色如玉矣：赵本作"硫黄一斤，桑灰三石五斗，淋汁煮七次，汁尽为度。人参一斤去芦，煎汁，制黄，候黄如粉白，再入参汁。朱砂五斤碾细，入鳖内。上铺纸，下以微火炙之。候热，将黄和水，不干不湿，滴纸上，半煮。香即白如粉。将参汁煮黄，以汁尽为度，晒干为末"。
③ 构：原作"高宗庙讳"双行小字，今恢复本字。吴本、宽保本、徐本并作"交"。
④ 四两：吴本、宽保本"两"下并有"酒浸一宿，切，焙干，称"八字。
⑤ 三两：吴本、宽保本并作"二两"。
⑥ 酒浸一宿：吴本、宽保本"宿"下并有"焙干，称"三字。
⑦ 二两：赵本作"三两"，吴本、宽保本"两"下并有"去芦剉寸"四字。
⑧ 酒浸：吴本、宽保本并作"酒浸一宿，焙干称"七字。
⑨ 一两：赵本作"二两"。
⑩ 一两：吴本、宽保本"两"下并有"火烧令赤，出火毒"七字。
⑪ 炒：吴本、宽保本并作"微炒另研"。
⑫ 末：赵本"末"下有"料豆半斗酒浸"六字。

疗百疾，延寿酒。
黄精四斤① 天冬三斤 松叶六斤 苍术四斤② 枸杞子五升
右以水三硕③，煮一日，取汁，如酿法成④，空心任意饮之。

交藤圆 驻颜长算⑤，祛百疾。
交藤根一斤，紫色者。河水浸七日，竹刀刮去皮，晒干⑥ 茯苓五两 牛膝二两⑦
右为末，炼蜜，搜成剂，杵一万下，圆如桐子大，纸袋盛之。酒下三十圆，空心服。久服延寿，忌⑧猪、羊肉⑨。

天仙圆 补男子、妇人虚乏。
天仙子 五灵脂各五两⑩
右炒令焦黑色，杵末，以酒糊为圆，如绿豆人。食前，酒服十五圆。

左慈真人陆本无此上四字，作善养**千金地黄煎**
生地黄一秤，取汁，于石器中熬成膏，入熟地黄末，看硬软剂，杵千下
右圆如桐子大，每服二十圆，空心服，久服断欲，神仙不死。

取积聚方。
轻粉 粉霜 朱砂各半两 巴豆霜二钱半⑪
右同研匀，炼蜜作剂，旋圆如麻子大。生姜汤下三圆。量虚实加减⑫。

治癥瘕方。
大黄湿纸裹，煨 三棱湿纸裹，煨热，剉 硼砂⑬研 干膝炒令烟尽 巴豆去皮出油
已上各一两，为末，醋一方⑭，熬成膏，入后药：

---

① 黄精四斤：赵本无此四字。
② 苍术四斤：赵本无此四字。
③ 硕：假借为"石"。《文选·（阮禹）为曹公作书与孙权书》"明弃硕交"善注："硕与石古字通。"
④ 如酿法成：吴本、宽保本并作"如酿酒法"。
⑤ 长算：犹言长寿。算，年龄。《文选·（颜延之）赭白马赋》："齿算延长，声价隆振。"
⑥ 交藤根……晒干：吴本、宽保本并作"何首乌即交藤根也，用一斤赤白者"。
⑦ 牛膝二两：赵本无此四字。
⑧ 忌：吴本、宽保本"忌"下并有"食"字。
⑨ 肉：吴本、宽保本并作"血"。
⑩ 五灵脂各五两：赵本"天仙子"用"十两"，无"五灵脂"，疑非是。
⑪ 巴豆霜二钱半：赵本无此六字。
⑫ 量虚实加减：赵本"减"下有"服之"二字，且七字均为小字。
⑬ 硼砂：赵本、吴本、宽保本并作"砌砂"。宽保本眉批："砌当作硇。"
⑭ 方：吴本、宽保本并作"升"。

木香　丁香　枳实①麸炒，去穰②　桂心各一两③

右为末，入前项膏子和成剂，杵千下，为圆如绿豆大。饮服三五圆。食后服④。

通气阿魏圆　治诸气不通，胸背痛，结塞闷乱者，悉主之。

阿魏二两　沉香一两　桂心半两　牵牛末二两⑤

右先用醇酒一升，熬阿魏成膏，入药末为圆樱桃大，朱砂为衣。酒化一圆⑥。

治尸厥卒痛方　尸厥者，谓忽如醉状，肢厥而不省人事也。卒痛者，谓心腹之间，或左右胁下，痛不可忍，俗称鬼箭者是。

雄黄二两，研　朱砂二两，研

右二味再同研匀，用大蒜一头，湿纸裹煨，去纸，杵为圆，樱桃大。每服一圆，热酒化下。

鬼哭丹　主腹中诸痛，气血凝滞，饮食未消，阴阳痞膈，寒热相乘，搏而为痛。宜以此方主之。

川乌十四个，生　朱砂一两　乳香一分

右为末，以醋一盏，五灵脂末一两，煮糊和圆，如桐子大，朱砂为衣。酒下七圆，男子温酒下，女人醋汤下。

治心痛⑦不可忍者。

木香　蓬术各一两　干漆一分，炒⑧

右为末，每服一钱，热醋汤调下，入口立止。

取长虫兼治心痛方。

大枣廿一个，去核　绿矾一两，作二十一块子，填枣中，面裹烧红，去面　雷丸七个　轻粉一钱⑨　木香一钱　丁香一钱　水银半两。入铅半两，溶成砂子⑩

右为末。取牛肉二两，车脂一两，与肉同剉令烂。米醋一升，煮肉令成膏。入药同

---

① 枳实：吴本、宽保本并作"枳壳"。
② 麸炒，去穰：吴本、宽保本并作"切，面炒黄"。
③ 桂心各一两：赵本无此五字，吴本、宽保本并作"官桂半两"。
④ 饮服三、五圆，食后服：吴本、宽保本并作"米汤下三丸"。
⑤ 牵牛末二两：吴本、宽保本并作"黑牵牛一两炒"。
⑥ 酒化一圆：吴本、宽保本并作"一圆酒化下"。
⑦ 心痛：吴本、宽保本并作"心脾卒痛"。
⑧ 炒：吴本、宽保本并作"炒至烟尽"。
⑨ 轻粉一钱：赵本"钱"下有"雄黄一分"四字。
⑩ 水银……溶成砂子：赵本无此十二字。

熬，硬软得所，入臼中杵三二千下。圆如酸枣大。圆时先以绯线一条圆在药中，留二尺许作系。如有长虫者，五更初，油浆水吞下一圆，存线头勿令吞尽。候少顷，心中痛，线动，即急拽线，令药出则和虫出。若心气痛不可忍者，热醋汤化下一圆，立止。

治虫毒方。
水银 蜜陀僧 黄丹 轻粉 大黄 丁香 诃子 雄雀粪各一两
右为末。每服二钱，用面半两，共水和成油饼食之。又法：作棋子，入浆水煮热①食之。

破棺丹 治阴厥，面目俱青，心下硬，四肢冷，脉细欲绝者。
硫黄一两，无灰酒煮三日三夜，如耗，旋添暖酒。日足取出，研为末 丹砂一两，研匀细
右以酒煮糊为圆，如鸡头大。有此病者，先于净室中，勿令人知，度病人长短②，掘一地坑子，深一尺以来③，用苫蓇④火烧，令坑子极热，以醋五升沃，令气出，内铺衣被盖坑，以酒化下一圆，与病人服之。后令病人卧坑内，盖覆，少时汗出，即扶病者，令出无风处，盖覆。令病人四肢温，心下软，即渐去衣被，令通风，然后看虚实调补。

再生圆 起厥死犹暖者。
巴豆一两，去皮，研 朱砂一两，细研 麝香半两，研 川乌尖十四个，为末 大黄一两，炒，取末⑤
右件再同研匀，炼蜜和圆，如桐子大。每服三圆，水化下，折齿灌之，立活。亦疗关膈结胸，极效。

救生圆 治卒死⑥。
大黄四两⑦ 轻粉半两⑧ 朱砂一两 雄黄一分 巴豆七个，去皮，细研，取霜⑨
右为末。以鲲⑩胆汁和圆，如鸡头大。童子小便化开一圆，斡⑪开口灌之。内大葱一

---

① 热：赵本作"熟"。
② 度病人长短：吴本、宽保本并作"同病人身长"。
③ 以来：犹言左右。
④ 用苫蓇：吴本、宽保本并作"入粟秆"。
⑤ 川乌尖……取末：赵本无"川乌尖""大黄"二味。
⑥ 救生圆治卒死：吴本、宽保本并作"治卒死救生丹"。"丹"下有"此方不可服"五字。宽保本眉批云："服上疑脱久字。"
⑦ 四两：吴本、宽保本并作"半两"。
⑧ 半两：吴本、宽保本并作"半分"。
⑨ 巴豆……细研，取霜：赵本无此十字。又"细研取霜"四字吴本、宽保本并作"出油"。
⑩ 鲲：吴本、宽保本并作"鳡"，宽保本眉批云："鳡当作鲫"。
⑪ 斡：吴本、宽保本并作"撑"。

寸许入鼻中，如人行五、七里，当吐出涎，即活。

治脾厥吐泻霍乱。

黑附子炮，去皮脐，八破　干姜①炮　甘草炙　肉豆各一两。印本无此一味，有豉等分②

右为末。水半升，末四钱③印本作二钱，枣七个，姜一分④印⑤本作一钱。同煎去半⑥，温服，连进三服。

三生散　起卒死，兼治阴盛四逆，吐泻不止。

草乌七个　厚朴一尺　甘草三寸，并生用

右为末。水一中盏，末一钱，枣七个，煎七分服。重者灌之。

起卒死。

蘘根二两　瓜蒂二分　丁香十四粒

右为末，吹一字入鼻中，男左女右，须臾自活。身冷强厥者，勿活。

浴肠汤　治阳厥发狂，将成疸。

大黄四两，湿纸裹煨　大青叶　栀子仁　甘草各一两⑦，炙

右为末，水五升，末四两，煎减二升，内朴消五合，再熬去一升，取汁二升，分四服。量虚实与之，大泻为度。如喜水，即以水浇之；畏水者，勿与吃，大忌。

破黄七神丹

朴消二斤　朱砂五两　大黄七两⑧　甘遂二两　山栀二两　轻粉一两　豉半斤⑨，以绢袋盛之

右七味，以水二斗，熬令水尽，除去甘遂、豉、栀子、大黄，只取朴消、朱砂、轻粉为末。以水浸豉汁，研匀后，入末三味同和。煮糯米糊为圆，如弹子大。新水⑩化一圆。吐泻为度。

---

① 干姜：吴本、宽保本并作"生姜"。
② 肉豆……等分：赵本无此十四字；吴本、宽保本并作"豆豉等分"。
③ 四钱：吴本、宽保本并作"二钱"。
④ 姜一分：吴本、宽保本并作"生姜一片"。
⑤ 印：赵本作"库"。
⑥ 去半：吴本、宽保本并作"至一戗"，又周本注："去半当是去滓。"可参。
⑦ 各一两：吴本、宽保本"栀子"并用"二两"。
⑧ 七两：吴本、宽保本"两"下并有"湿纸裹煨"四字。
⑨ 豉半斤：吴本、宽保本并作"豆豉半升"。
⑩ 新水：周本作"新汲水"。

三黄圆　治三痟、吐血、诸黄症①。

黄连三两　黄芩二两　大黄一两

右为末，炼蜜为圆，如桐子大。食后，温水下十五圆，量虚实加减服②。

通中延命玄冥煮朱砂法　治③尿血，开拥④塞，解毒，治一切热病、风气、脚毒、蛊毒。

朱砂五两　朴消半秤，水煮七遍。每遍用水三升⑤，水尽为度，取霜，再入水二升　苏木二两　大黄五两　郁金三两　山栀二两　人参二两　桑皮二两　甘草五两⑥

右件同熬，水尽为度。只用朱砂，去余药，杵末，炼蜜圆桐子大。每服二十圆，饮下。可疏诸毒，尤妙。

治暴热毒，心肺烦而呕血方。

大黄二两，为末，以地黄汁拌匀，湿即焙干。

右为末。每服二钱，地黄汁调下，以利为度，甘草汤亦得。

治吐血方。

蛤粉四两　朱砂一两

右为末，新汲水调下五钱。未⑦已⑧再服，止即已。

治中暍死，心下犹暖，起死方。

右令病者仰面卧，取温水，不住手浇淋脐中。次以童子小便，合生地黄汁灌之，自活。禁与冷水，只与温熟水饮之。

玉霜膏　治一切热毒喉闭。⑨

朴消一斤⑩　牙消半斤　硼砂四两　矾石三两⑪

---

① 诸黄症：吴本、宽保本并作"黄疸"。
② 量虚实加减服：吴本、宽保本并作"食后服，临卧"。
③ 治：原作"活"，形误，据赵本改。
④ 拥：通"壅"。
⑤ 三升：赵本作"五升"。
⑥ 甘草五两：赵本无此四字。
⑦ 未：原误作"末"，据赵本、周本改。
⑧ 已：周本作"止"。
⑨ 玉霜膏……喉闭：吴本、宽保本并作"解一切毒玉霜丸"。
⑩ 一斤：吴本、宽保本并作"半斤"。
⑪ 矾石三两：吴本、宽保本并作"白矾二两"。

右为末，火镕成汁。筑一地坑子，令实，倾入，盆覆一夕，取，杵为末。入龙脑二两，研匀。新汲水半盏，合生蜜调一钱。小儿量与服①。

百生方　救百物入咽喉，鲠欲死者。
茯苓去皮　贯众　甘草
右件，各等分为末。每服一钱，米饮调一分②，立效。

治喉闭、闷气欲死者。
右取干漆，烧③令烟出，竹筒子吸烟吞之。立效。

治漏胎胎损方。
川芎　艾叶各一两，炒　阿胶炒　白茯苓口口④
右末之，糯米饮调下二钱匕，日七服。仍食糯米粥养之。

治妇人血崩方。
枳壳一钱⑤，面炒　地⑥黄二钱，烧醋淬十四次
右为末，醋汤调下一钱匕，连三服，效。

治妇人血闭方。
干漆二两，烧　生地黄汁五升
右熬成膏，酒化枣大许，空心服。

三不鸣散　治小便不通及五淋。
取水边、灯下、道边蝼蛄各一个。三处取三个，令相咬，取活者一个，如后法，麝香酒，食空下。
右内于瓶中，封之，令相噬。取活者焙干，余皆⑦为末。每服一钱匕，温酒调服，立通。余皆二字恐误。

甘草汤　解方药毒。
甘草一十二两

---

① 量与服：吴本、宽保本并作"量虚实服"。
② 一分：吴本、宽保本作"一钱"。
③ 烧：吴本、宽保本并作"炒"。
④ 阿胶炒、白茯苓口口：赵本无此八字。
⑤ 一钱：赵本作"二钱"。
⑥ 地：原误作"蚍"，据周本改。
⑦ 余皆：疑衍。

右件剉碎，水二斗，煎至一斗，取清，温冷得所服，仍尽量服。

治溺死方。

取石灰三石，露首培之，令厚一尺五寸。候气出后，以苦葫芦穰作末。如无，用瓜蒂。

右用热茶调一钱，吐为度。省事后，以糜粥自调之。

治缢死方。

先令人抱起解绳，不得用刀断。扶于通风处，高首卧。取憨葱根末，吹入两鼻中，更令亲人吹气入口，候喷出涎，即以矾石末，取丁香煎汤，调一钱匕灌之。

槐子散 治久下血，亦治尿血。

槐角①中黑子一升，合槐花二升②，同炒焦。

右件为末，每服二钱，用水调下。空心、食前各一服。病已，止。

治肠风下血。

荆芥穗 地黄各二两 甘草半两

右为末。每服一钱，温酒调下。食后，日三夜一。

治暴喘欲死方。

大黄一两③ 牵牛子二两，炒

右件为细末，每服二钱，蜜水调下，立愈。治上热痰喘极效。若虚人肺虚冷者，不可用。

大圣通神乳香膏 贴诸毒、疮肿、发背、痈疽。

乳香一两④ 没药一两 血竭一两 黄蜡一两 黄丹二两 木鳖二两，去壳 乌鱼骨二两 海桐皮二两 不灰木四两 历青四两 五灵脂二两⑤ 麝香二钱⑥ 腻粉五十个子⑦。此必有误

右并为末，用好油四两⑧，熬令热，下药末熬，不住手搅之，令黑色，滴水成珠，即止。

---

① 角：原误作"用"，据赵本改。
② 二升：赵本作"三升"。
③ 一两：吴本、宽保本"两"下并有"湿纸裹煨"四字。
④ 一两：赵本作"二两"。
⑤ 五灵脂二两：赵本无此五字。
⑥ 麝香二钱：赵本、吴本、宽保本并无此四字。
⑦ 五十个子：吴本、宽保本并作"三钱"，疑是。
⑧ 四两：吴本、宽保本并作"八两"。

水澄膏　治病同前。

井泉石　白及各一两　龙骨　黄柏　郁金各半两　黄蜀葵花一分①

右六②味并为末③，每服二钱，新汲水一盏调药，打令匀，伺清澄，去浮水，摊在纸花上贴之，肿毒、发背皆治。

更④**苏膏**　治一切不测恶疮欲垂垂字恐误⑤。

南星一个　半夏七个　巴豆五个，去壳　麝香半钱⑥

右为细末，取腊月猪脂就膏。令如不痛疮，先以针刺破，候忍痛处，使以儿乳汁同调，贴之。

千金膏　贴一切恶疮、瘫疖。

定粉　南粉　腻粉　黄丹各一分

右为末，入麝香一钱，研匀，油调得所，成膏，贴。

定命圆　治远年、日近一切恶候漏疮。此药为末，熔开蜡，就汤内为条，如布针大，内入⑦云母膏贴之。

雄黄　乳香各一分　巴豆二十一粒，去皮不去油

右研如粉，入白面三钱，水和圆如小豆或小麦粒大，两头尖。量病浅深，内疮中，上用乳香膏贴之，效。服云母膏尤佳。

麝香圆　治一切气漏疮。

麝香一分⑧　乳香一分　巴豆十四粒，去皮⑨

右为末，入枣肉和成剂，圆作铤子。看疮远近任药，以乳香膏贴之，以效为度。

香鼠散　治漏疮。

香鼠皮四十九个，河中花背者是　龙骨半两　蝙蝠二个，用心肝　黄丹一分　麝香一钱　乳香一

---

① 黄蜀葵花一分：赵本无此六字。
② 六：赵本作"五"。
③ 并为末：按"末"下诸字赵本作"治同前，油减二两"七字，据此参上方可知，"末"下疑当有"用好油四两，熬令热，下药末熬，不止手搅之，令黑色，滴水成珠即止"诸字。
④ 更：赵本作"再"。
⑤ 欲垂垂字恐误：赵本无此六字。
⑥ 麝香半钱：赵本无此四字。
⑦ 内入：原"内入"二字误倒，据周本乙正。内，通"纳"。
⑧ 一分：吴本、宽保本并作"一钱"。
⑨ 去皮：吴本、宽保本此下并有"出油"二字。

钱 没心草一两,烧灰

右入坩合中,泥固济。炭三斤,煅。火终,放冷,为末。用葱浆水洗净,以药贴之,立效。

定痛生肌肉方。
胭脂一分 血竭一两 乳香一分 寒水石三两,烧

右为末,先以温浆水洗过,拭干,傅疮,甚妙。

又定痛生肌肉方。
南星一个 乳香二钱① 定粉半两 龙骨半两 不灰木一两,烧过

右为末。先以温浆水洗疮口,以软帛拭干,傅之。

治白丁憎②寒、喘急昏冒方。
葶苈 大黄各一两 桑白皮 茯苓各二两 槟榔七个 郁李仁 汉防己各三分

右件为末。每服三钱,蜜水调下。以疏下恶物为度。

又取白丁方。
铅霜一分 胆矾 粉霜各一钱 蜈蚣一条

右件为末。先刺令血出,内药米心大,以醋面饼封口,立愈。

治赤丁方。
黄连 大黄各一两

右件为末,以生蜜和圆,如桐子大。每服三十圆,温水下,以利为度。

又取赤丁方。
杏仁七个,生用

右件嚼烂,漱之,令津满口,吐出,绵滤汁。入轻粉少许调匀,以鸡羽扫之。

治黄丁方。
巴豆七个,去心膜③ 青州枣七个,去核,安巴豆在枣内,以面裹,煨通赤④

右件为末,以硼砂、醋作面糊为圆,如绿豆大。每服五圆至十圆,米饮下,以利为度。

---

① 二钱:吴本、宽保本并作"一钱"。
② 憎:原作"增",形误,据周本改。
③ 去心膜:赵本无此三字。
④ 去核……煨通赤:赵本无此十四字。

又取黄丁方。 陆本元控①一行

黄柏一两② 郁金半两

右件为细末,以鸡子清调,鸡羽扫上。

治黑丁方。

菟丝子 菖蒲

右二味等分为末,酒浸,取汁扫丁上,更服肾气圆补之。

治青丁方。

谷精草 蝉壳各一两 苍术五两

右为末。每服一钱,水调服,食前。仍以针刺丁出,用桑柴灰汁洗之,立效。

已上八方,陆本在中卷四十论后,印③本无此方,今附下卷之末。

华氏中藏经卷下终

---

① 控:通"空"。
② 一两:赵本作"二两"。
③ 印:赵本作"库"。

附录一

《中藏经》八卷本目录

应灵洞主探微真人少室山邓处中序

第一卷
人法于天地论第一
阴阳大要调神论第二
生成论第三
阳厥论第四
阴厥论第五
阴阳否格第六
寒热论第七
虚实大论第八
上下不宁第九
脉要论第十
五色脉论第十一
脉病内外证诀第十二
生死要论第十三
病有灾怪第十四
水法有六第十五
火法有六第十六

第二卷
风中有五生五死[①]第十七
积聚癥瘕杂虫第十八
劳伤论第十九
传尸第二十
论五脏六腑寒热虚实死生逆顺之法第二十一
论肝脏虚实寒热生死逆从脉证之法第二十二
论胆虚实寒热生死脉证之法第二十三

---

① 五死：正文"死"上无"五"字。

论心脏虚实寒热生死逆顺脉证之法第二十四
论小肠虚实寒热生死逆顺脉证之法第二十五
论脾虚实寒热生死逆顺脉证之法第二十六

第三卷
论胃虚实寒热生死逆顺之法第二十七
论肺脏虚实寒热生死逆顺①之法第二十八
论大肠虚实寒热生死逆顺之法第二十九
论肾脏虚实寒热逆顺生死之法第三十
论膀胱虚实寒热逆顺生死之法第三十一
论三焦虚实寒热逆顺生死之法第三十二
论痹第三十三
论气痹第三十四
论血痹第三十五
论肉痹第三十六
论筋痹第三十七
论骨痹第三十八
论治中风偏枯之法第三十九
论五疗状候第四十
痈疽论第四十一

第四卷
论脚弱状候不同第四十二
论水肿脉证生死疾第四十三
论淋沥小便不利第四十四
古之与今有饵得失②者第四十五
论三痞并方第四十六
　　辨上痞候并方
　　辨中痞候并方
　　辨下痞候并方
论疗治有下汗吐补交错致于死候第四十七
论诊杂病必死候第四十八

---

① 逆顺：据正文，"顺"下当有"脉证"二字。
② 失：原误作"火"，据正文改。

第五卷

察声色形证诀死法第四十九
药方：

曼应圆

大灵传尸明月丹

解牢生肌，进食，活①血养心　地黄煎

癥瘕

通气阿魏丸方　诸气不通，胸背痛，结塞闷乱，宜服。

醉仙丹　治偏枯不遂，皮肤不仁。

破黄七神丹

暴喘欲死方。

暴咽喉闭气欲绝。

驻颜长算、百补病　交藤丸

疮方　通神乳香膏

一切气漏②　麝香圆

治厥阴面目俱青，心下硬，四肢冷，脉③细而欲绝　破棺散

治阳厥发狂将成疸④　浴⑤肠汤

起卒死　救生丹

脾厥吐泻霍乱

治心脾卒痛不可忍

左慈真人千金地黄煎

太上延年万胜追魂散　治劳瘦垂死方。

葛玄真人百补交精圆

扁鹊玉壶丸

疗百病　延寿酒

解一切毒　玉霜圆

三痔吐血黄疸　三黄丸

救百物入咽喉鲠欲死方

第六卷

三茱圆　治小肠气痛。

---

① 活：原误作"治"，据正文改。
② 漏：正文作"满"。
③ 脉：原脱，据正文补。
④ 疸：原误作"疽"，据正文改。
⑤ 浴：原误作"俗"，据正文改。

金铃圆　治小肠气，一服立愈。

烧肝散　治久年不差，心劳口疮。

补心丹　治因惊失心，或因思虑过当，心气不宁，狂言妄语，叫呼奔走。

椒红圆　治嗽不止及补中益气，进食。

缩砂圆　消积、温中、顺气，治风痰，利胸膈，尤治伤生冷，呕逆泄泻。

强中圆　治气消食，益脾胃，进饮食。

养胃丹　治脾胃不和，全不思饮食，中脘停寒，呕逆恶心，脏寒泄痢，腹痛肠鸣。常服温中养胃散，思饮食。

五皮散　大治男子、妇人脾胃停滞，头面四肢悉肿，心腹胀满，上气促急，胸膈烦闷，痰涎上壅，饮食不下，行步气奔，状如水病。先服此药，能疏理脾气，消退虚肿。切不可乱服泻水等药，以致脾元虚损，所患愈甚。此药平，良无毒，多服不妨。

立效散　治腰痛。

香芎散　治一切头风。

古乡古败散　治头风、血风，又名荆芥散。

再苏丹　治骨节疼痛，语言不正，行步艰难，手足战[1]掉搐拽。

沉香饮子　治痞气，升降阴阳。

礞石圆　治脾积滞气，酒食所伤，饮食不化，恶心呕逆，胸膈不快，不思饮食，胸腹胀满，脐胁有块，心脾冷痛，口吐酸水，停饮冷痰，痃癖癥瘕，发痛无度，翻胃转食，面黄瘦乏，四肢、头面浮肿，脏腑不调，里急后重及十膈气虚，中有积，妇人血气块硬，悉皆主之。

紫沉消积丸

五胜散　四时伤寒冒风，身热，头痛昏倦，寒痰咳嗽及中满伤寒，三日以前服，无不效。

治伤寒咳逆噎汗，寻常亦可服。

如胜散　治一切无异色疮肿消毒，并闪肭折伤，接骨定痛，活养血脉。已破者，不可用。

第七卷

治恶疮发背

神效乳香膏　治一切疮肿，生肌止痛，名金露。

金屑丸，亦名黄圆子　治伤风寒[2]，头痛肌热，大效。

白散子　治发背，候取下毒无，次用清凉膏贴之。

清凉膏　治发背等，先用白散子取之，次用此药贴之。

妙应膏　治疥癣。

---

[1] 战：原脱，据正文补。
[2] 寒：原脱，据正文补。

治恶疮、金疮、刀斧伤见血方。

治嵌甲累效。

治恶疮疥癣。

佛手膏　治脓窠疮神效。

治发背、一切痈疽、金石药毒发。

贴疮白膏药

接骨散　治折伤。

治金疮妙方。

治内损吐血。

越桃散　治下血及血利。

炙肝散　逐胃中风邪，益脾进食。凡人虚弱，用补药日久，渐至瘦损，食少倦怠，大便频数、泄漏，服此药无不取效，妙。

地黄散　牢牙，去齿病。

治牙痛神验。

治牙痛及走马疳。

治风气攻注，牙齿肿痛。

治喉闭及肿痛。

绛雪　治喉闭。

碧云　治口疮，如咽喉痛肿即含化。

乌龙散　治骨槽风、牙龈①肿，有奇功。

治口疮。

治喉闭牙并不开者。

白龙散　治风毒赤烂，眼眶倒睫，冷热泪不止。滴水和为鸡头大圆子亦得。

清中汤　治暑气中暍②。

皂角散　治五种肠风：泻血下痢，粪前有血，号外痔；粪后有血，号内痔；大肠不收，号脱肛；谷道四面有努肉如奶，号举痔；头上有孔，号漏，并治之。

白龙散　治消渴。

神验柴胡散　治大人、小儿骨热，夜间如蒸。甚者，不过十数日见效。

圣饼子　治咯血。

治产后恶心。

艾煎圆　治妇人经脉③不止。

治血山崩甚者。

治产后发热　无忧散。

---

① 龈：原作"垠"，据周本正文改。

② 暍：原误作"渴"，据周本正文改。

③ 脉：周本正文作"水"，意长。

治肿毒。

治大人、小儿偏坠。服讫以食①压之。

神应乌玉丹　治丈夫、妇人久新肠风，痔瘘着床，头痛不可忍者，服此药不过三四次便见功效。初得此疾，发痒或疼，谷道周回多生硬核。此是痔，如破是瘘，只下血是风，皆因酒、色、气、风、食五事过度，即成此疾。人多以外医涂治。病在肠内有虫，若不去根本，其病不除。此药的有神效，不可细述。

治小儿奶癖。

第八卷

常山汤　治妊娠患疟。

常山汤　治同前。

铁罩散　安胎如神。

失笑膏　治妇人产后血不快、刺痛等症。

催生，治危急神效。

白术圆　治小儿白泻。

木香圆　治小儿吃食大②早，遂成疳疾，腹胀疳泻及酿肚等病。

玉柱杖散　治小儿疳瘦。

沉香养脾丸。

佛手膏　治眼生翳膜，并努肉赤脉攀睛，翳晕，冷热泪下及眼眶赤烂等方。

治小儿乳癖、胸腹高喘急吐乳方。

神术散　治伤风，头痛声重。

理大肠一切下血。

治妇人怀妊多坠方。

花红散　治恶疮大效方。

治喉闭。

治肠风下血。

治一切痈疽地黄膏，兼治毒虫所伤。

万全金花散　理发背疽疮，疼痛不可忍者。凡肿在脊骨边，根株如碗盏大，上面有细头子如粟米粒，白色其间，亦有如石榴子者，即疽疮也。

治阴疮。

治吹奶。

治风痰眩晕　二乌丸。

治风痫。

治风虫牙。

---

① 食：原误作"石"，据正文改。

② 大：周本正文作"太"。

木香饼子。

治瘰疬。

贴已破者。

二虎丹　治疟[①]。

金疮药。

神仙眼药并种空青法。

种空青法。

治胞损小便不禁。

治喘嗽上气。

蒲颓叶　治一切肺喘剧甚者，效如神。

治蛇伤。

换骨丹　治一切卒中，手足顽麻，腰膝沉重，左瘫右痪截，四时伤寒，妇人血刺。产前、产后每一粒，酒一盏，碎捶，浸至夜，温动化散，临睡和滓服。小儿惊搐，米饮化半丸。

作膏法。

治痢疾神效　香粟饮子。

治烂眶风眼。

[①]　二虎丹治疟：原脱，据正文补。

附录二

《中藏经》八卷本比三卷本多出方剂

华先生中藏经卷第六

三茱圆 治小肠气痛。
山、石①吴茱萸各一两 金铃子取肉并皮，一两 青皮去瓤 舶上茴香 马兰三味各一两

右七味，逐味于银铫内炒令香，为末，酒糊圆如梧桐子大。每疾作，盐酒下三五十圆。久年不差，五七服可除根本。

金铃圆 治小肠气，一服立愈。
牵牛子炒 青皮去白 良姜各等分 川楝子 舶上茴香各半两 玄胡索一两

右为细末，生姜自然汁煮面糊圆，如梧桐子大，朱砂为衣，每服三十圆，烧绵为灰，浸酒下，不计时候。

烧肝散 治久年不差，心劳口疮。
银川柴胡去芦 白术 红芍药 牡丹皮 苍术已上五味各一两 人参 黑附子炮去脐皮 石斛去浮膜，三味各半两

右同为细末，用猲猪肝薄批去血水，掺药在上，匀遍，以荷叶裹定，湿纸包之，慢火煨令过熟。空心、食前米饮下。此药有奇功。

补心丹 治因惊失心，或因思虑过当，心气不宁，狂言妄语，叫呼奔走。
朱砂一分 雄黄一分，并研 白附子一钱，为末

右拌匀，以猪心血圆如梧桐子大，更别以朱砂为衣。每服二圆，临卧用人参菖蒲汤下。常服一粒，能安魂魄、补心气、镇神宁。

椒红圆 治嗽不止及补中益气，进食。
小椒拣净，二两，去目，炒过出汗用 干山药一两 川附子一两，炮去皮脐

右同为细末，以好酒煮淡木瓜和之，再入臼中杵三、五百下，圆如桐子大。每服

---

① 石：周本作"食"。

十五、二十圆，空心、食前，盐汤、温酒任下。泄泻，米饮下。如喉中痰涎如水鸡声，晓夕不止者，一两服见效。

缩砂圆　消积、温中、顺气，治风痰，利胸膈，尤治伤生冷，呕逆泄泻。

天南星四两，汤浸洗七遍，切，焙干，秤　良姜四两　缩砂仁一两①

右为细末，生姜自然汁煮面糊圆，如梧桐子大。每服十五圆或二十圆。擦生姜浸汤下，不计时服。

强中圆　治气消食，益脾胃，进饮食。

白术或苍术　陈皮去穰　干姜炮　良姜油炒　青皮去穰

右等分，同为细末，汤浸蒸饼，搦去水，和圆如梧子大，每服三五十圆。

养胃丹　治脾胃不和，全不思食，中脘停寒，呕逆恶心，脏寒泄痢，腹痛肠鸣，常服温中养胃散，思饮食。

丁香一两半　白豆蔻仁半两　人参三分　甘草半两，炙　干姜三两，炮，用干②生姜尤佳　半夏曲半两

右同为细末，炼蜜为圆，每两作十圆。每服一圆，温汤化下，空心、食前服之，或细嚼汤下亦可。造曲法：半夏不以多少，汤浸洗七遍，焙干，捣罗为末，用生姜汁和作饼子，焙干用之。

五皮散　大治男子、妇人脾胃停滞，头面四肢悉肿，心腹胀满，上气促急，胸膈烦闷，痰涎上壅，饮食不下，行步气奔，状如水病，先服此药，能疏理脾气，消退虚肿，切不可乱服泻水等药，以致脾元虚损，所患愈甚。此药干，良无毒，多服不妨。

生姜皮　桑白皮　陈橘皮　大腹皮　茯苓皮各等分

右为粗末，每服三钱，水一盏半，煎到八分，去滓，计时候温服。忌生冷、油腻、硬物。

立效散　治腰痛。

玄胡索　当归　官桂

右等分，酒调细末二钱匕服。

香芎散　治一切头风。

香附子半斤，炒去毛　川芎三两③　甘草一两，炙　石膏一两，研

---

① 一两：周本作"二两"。
② 干：周本无。
③ 三两：宽保本、周本作"二两"。

右为细末,每服一钱,腊茶荆芥汤点服,食后。

古乡古败散 治头风、血风,又名**荆芥散**。
荆芥穗一斤 干菊花半斤 川芎四两 白术二两
右同为细末,食后茶调二钱。此药明目去风。

再苏丹 治骨节疼痛,语言不正,行步艰难,手足战掉搐拽。
川乌头二两 草乌头一两 五灵脂四两
右为末,滴水为圆,如鸡头大。每服一丸,研碎入酒一盏,生姜三片,地黄三条,乳香少许,同煎至七分,临卧通口服。吃了须摩擦患处,令热彻以助药力。如合时入乳香末一、二钱,即煎时更不须入。

沉香饮子 治痞气,升降阴阳。
沉香 木香 羌活 独活 人参 桑白皮微炙黄 白茯苓 紫苏叶已上各等分
右咬咀为粗末,每服三大钱,水一盏,半大枣二个,姜五片,煎至七分,去滓,食前温服。二滓又作一服。

礞石圆 治脾积滞气,酒食所伤,饮食不化,恶心呕逆,胸膈不快,不思饮食,胸腹胀满,脐胁有块,心脾冷痛,口吐酸水,停饮冷痰,痃癖癥瘕,发痛无度,翻胃转食,面黄瘦乏,四肢头面浮肿,脏腑不调,里急后重及十膈[①]气虚,中有积,妇人血气块硬,悉皆主之。

硇砂一两,用米醋三升化开 巴豆霜二两半,二味同入醋煮两食久 青礞石半两,研 京三棱一两,醋浸一宿,煨,二味次入半食久[②],入前醋中煮 白面二两,酒半升化,右一味次入煮半食久 大黄一两半,分三分:一生、一炒、一煨,右次入半食久 木香以下并为细末 槟榔 肉豆蔻 肉桂 猪牙皂角去皮,炙 干姜炮 丁香 蓬莪术 芫花醋浸一宿,炒,微令有烟,右九味各一两 青皮 白豆蔻 好墨烧令八分过,右三味各半两 胡椒一分 粉霜一分,研

右次第煮了,次入木香等一十四味,熬成膏,圆如绿豆大。每服三圆,酒饮姜汤杂下。

紫沉消积丸
沉香一两,为末 阿魏一分,研 没药一两,研 巴霜四钱 硇砂一两。已上药,用酒蜜约度多少,一处熬成膏子,然后搜药 朱砂 丁香 干姜已上各半两 硫黄 青皮 高良姜 槟榔 木香 人参 胡椒 官桂已上各一两
右为末,将熬下膏子搜药匀和为圆,如梧桐子大。每服五圆至七圆,橘皮汤下,食

---
① 十膈:周本作"五种"。
② 半食久:周本此三字在下句"入前醋中煮"下。

后、临卧常用一两圆,更看虚实加减。

五胜散 治四时伤寒冒风,身热,头痛昏倦,寒痰咳嗽及中满,伤寒。三日以前服,无不效。

甘草炙 石膏 白术 五味子各一两 干姜三分,炮

右五味,同为细末,每服二大钱,水一盏,入生姜二片、枣子一个,同煎至七八分,去滓,温服。中满,以盐煎;伤风头痛,加荆芥煎。不计时候服。

治伤寒咳逆噎汗 寻常亦可服。

丁香 柿蒂各一钱 甘草 良姜各半钱

右为末,用热汤猛点,乘热一服,效。

如圣散 治一切无异色[①]疮肿,消毒,并闪肭折伤,接骨定痛,活养血脉。已破者,不可用。

赤小豆一升 川乌头一两,炮 草乌头一两,炮 乳香半两 芸苔子一两

右件同为细末,每用一钱,入白面一钱。疮肿用水调稀,煮一两沸,放温,摊纸花上贴患处。伤折用醋调,骨损用黄米粥调。依患处大小贴之,上用帛子缠系,或以沙[②]木篦夹。五日一换,六十日当差。

华先生中藏经卷第七

治恶疮发背。

烧车螯 芦壳无有竹根代[③] 黄柏 甘草

右等分为末,先以青盐、薄荷、园荽、楼葱煮浆水汤洗疮,男子以妇人、妇人以男子唾调前药涂之,以赤水出为度。

神效乳香膏 治一切疮肿,生肌止痛,名金露。

芝麻油四两 黄丹一两半 乳香一分[④] 羊骨髓四两 麝香少许。一方用没药一分代乳香

右件药一处入磁器内,用文武火熬之成膏,用绵滤过,入磁合收之,入黄蜡半两。

金屑丸,亦名**黄圆子** 治伤风寒,头痛肌热,大效。

---

① 异色:周本作"名"。
② 沙:周本作"杉"。
③ 代:原误作"伐",据周本改。
④ 一分:周本作"二分"。

大天南星五个 半夏二两，洗七遍 石膏二两 甘草半两 郁金一两

右为末，以生姜自然汁为圆，如鸡头大，每服二圆。伤寒头痛，荆芥茶下；四肢厥冷，灯焰上烧存四分性服；大便不通，大戟汤下；小便不通，大黄汤下；破伤风，豆淋酒下；常服，茶清下。并嚼咽。

白散子 治发背，候取下毒无①，次用清凉膏贴之。

白附子 大香附子各半两 半夏一分，姜制 黑牵牛二两，半生、半炒令熟 大甘遂一分，以大麦炒，候麦黄赤色，去麦不用，须极慢火炒之

右为末，量患人虚实加减，每服二钱，以蜜酒调下，续饮温酒一两盏，候所苦处刺痛为度，微利三、五行，泻出恶物即差。次用膏药贴之。气盛者，一服二钱，余更裁度。

清凉膏 治发背等，先用白散子取之，次用此药贴之。

川当归二两 香白芷 木鳖子肉 白及 芍药 黄柏 白蔹各一两 乳香别研 腻粉各少许 白胶少许 黄丹五两

右用清麻油十两，煎前七②味，候紫色去之，入槐、柳枝各七寸，再煎少顷，又去之，入黄丹五两熬成，入乳香等，重绵滤，入罐子内贮之，用如常贴使。

妙应膏 治疥癣。

茼茹 藜芦

右等分为粗末，油煎焦黑去滓，入黄蜡就成膏，涂擦之。

治恶疮金疮、刀斧伤见血方。

右降真香为末贴之，入水并无妨，绝妙。

治嵌甲累效。

硇砂一钱 乳香一钱 腻粉半钱 橄榄核三个，烧灰存性 黄丹一字

右为末，入生油调，先以盐汤洗净揩干，傅之两上效。

治恶疮疥癣。

巴豆一十一粒，油煎令沸，去巴豆不用 蛇床 茼茹

右后二味等分为细末，入轻粉少许，用巴豆油调傅之，及揩痒处。

佛手膏 治脓窠疮神效。

大戟 细辛 蛇床子各一两 雄黄 白胶香 青州蝎 黄柏 黄丹各半两 白矾一钱

---

① 无：宽保本眉批云："无字疑衍。"
② 七：原误作"六"，据周本及实有药味数改。

右为末，以清油八两熬烟出，次下去皮巴豆四、七粒，槐枝二七截，候焦，取去不用，次下黄蜡一两、松脂二两，次下前九味末，以槐枝不住搅成膏，磁合内贮，又名**紫霜膏**。

治发背、一切痈疽、金石药毒发。

右以紫背车螯大者，盐涂固，济火煅通红，放冷取出，研为极细末，地上出火毒一宿，以甘草膏子圆如梧桐子。每服三五十圆，甘草汤下。日进三服，第三日取下恶物，用后药贴之。

贴疮白膏药。

右以寒水石，不以①多少，火煅通红，入磁药器中封口令密，沉井中一宿取出，研极细，以腊月猪脂和如膏，稀稠得所，自疮赤尽处涂之，阔一指许，上以薄纸为花了，中心留一孔贴定，渐次赤退即迤逦移近，裹至愈，纸花孔子外所留纸，令与所涂药阔狭等。

接骨散 治折伤。

黄狗头骨一个，以汤去毛，便以汤连皮去之②，炭火煅过，去泥为细末　官桂末　牡蛎赤泥固煅

右三味，各为细末，每用狗骨末五钱，入牡蛎末三钱、官桂末二钱并炒，以糯米粥铺绢帛上，方掺药在粥上，裹损伤处。大段折伤者，上更以竹片夹之。少时即痒，不可抓之，轻以手拍，三两日效。

治金疮妙方。

右以石灰，不以③多少，和人血作饼，厚两指许，风干，旋切傅之。

治内损吐血。

右以飞罗面微炒，以浓磨墨一茶脚④二钱许，服立效。

越桃散 治下血及血利。

越桃栀子也　槐花　青州枣　干姜

右等分，烧存性，为末，陈米饮调下二钱。

炙肝散 逐胃中风邪，益脾进食。凡人虚弱，用补药日久，渐至瘦损，食少倦怠，大便频数泄漏，服此药无不取效，妙。

---

① 以：周本作"拘"。
② 去之：周本作"煮去皮，取骨泥固"。
③ 以：周本作"拘"。
④ 茶脚：周本作"茶匙调"。

白术　白芍　山白芷　桔梗各四两

右各生为细末。用不入水獖猪肝五两，作小片子或块子，拌药十五钱，细切葱白二寸，盐一钱同拌肝令匀，以竹签子作串，慢火炙香熟啖之，米饮送下。空心、食前各一服，渴勿吃冷水，半月必安。

地黄散　牢牙，去齿病。出僧文莹《湘江野录》。
歌曰：
猪牙皂角及生姜，西国升麻熟地黄，
木律旱连槐角子，细辛荷叶要相当荷叶取心用，
青盐等分同烧煅，研杀将来使最良，
擦齿牢牙髭鬓黑，谁知人世有仙方。

治牙痛神验。
旱莲芨　木鳖子去壳
右先研木鳖子令细，入莲芨同研令匀，随左右鼻内搐之，每用一豆许。

治牙痛及走马疳。
右用头发饦餕，用剃面刀子细切，铫内慢火烧存性，为细末，掺患处。

治风气攻注，牙齿肿痛。
藁本　剪草　细辛
右等分为粗末，每服三钱，水二大盏，煎至一盏半以下，乘热漱之。过微觉痛，少顷自止。

治喉闭及肿痛。
白梅二十五个，取肉　白矾一钱　甘草一钱　生蓖麻四十九粒，去皮
右同研匀，和圆如鸡头大，以绵裹含化。

绛雪　治喉闭。
硇砂皂大一块　白矾同上　马牙硝一分，秤　消石四两　黄丹半两　新巴豆六枚
右用粗磁小碗儿一个，先煨令热，下前四味，次下丹，次下巴豆，仍将巴豆先打破，逐个旋下，候焰尽，又下一个，入蛇退皮一条，自然烧化，以砂、矾成汁，候结硬末成，每用少许，以笔管吹在患处。

碧雪　治口疮，如咽喉痛肿，即含化。
焰消二两　甘草二两，不炙生用　青黛半两　僵蚕半两
右为细末，取黄牛胆汁和之令匀，却入胆内当风吊，腊月合，过百日中用。

乌龙散 治骨槽风、牙龈①肿，有奇功。

右用不蛀皂角，不得捶破，只剜取去皂子，却入和皮尖杏仁一个，在皂子处烧存性，研细，每一两入青盐一分，令匀，不计时揩牙用。

治口疮。

用五倍子为末，掺疮上。

治喉闭，牙关不开者。

右以白僵蚕微炒为末，生姜自然汁调下一钱，如神效。

白龙散 治风毒赤烂，眼眶倒睫，冷热泪不止。滴水和为鸡头大圆子亦得。

白鳝粉一两 铜绿一钱，别研入

右同再研匀，每用半钱，百沸汤化开，以手指洗眼。

清中汤 治暑气中暍②。

陈皮二两 甘草一两，蜜炙焦黄，脆可折 干姜③半两，湿纸裹煨

右为末，每服二钱，水一盏，煎至八分，温冷吃汤、点水调皆可。

皂角散 治五种肠风，泻血下痢，粪前有血，号外痔；粪后有血，号内痔，大肠不收，号脱肛；谷道四面有努肉如奶，号举痔；头上有孔，号漏，并皆治之。

黄牛角䚡一个，剉 蛇蜕一条 猪牙皂角五枚，剉 穿山甲

右四味，同入瓷瓶内，黄泥封固候干，先以小火烧令烟出，方用大火煅令通红为度，取出摊冷，杵罗为末，患者先用胡桃肉一个，分作四分，取一分临困时研细如糊，温酒调下便睡，先引虫出，至五更时温酒调下药末二钱，至辰时更进一服。取下恶物，永除根本。

白龙散 治消渴。

寒水石生 甘草半生、半炙 葛粉各等分

右件为细末，每服二钱，浓煎麦门冬苗汤调下，服立止。

神验柴胡散 治大人、小儿骨热，夜间如蒸。甚者，不过十数日见效。

土柴胡不以多少，去芦，洗净，炙黄色，不令太焦，亦不须银州者

---

① 龈：原作"垠"，据周本改。
② 暍：原误作"渴"，据周本改。
③ 干姜：周本注云："当是生姜。"

右为末。每服二钱，水一盏，入地骨皮指面大二片子，同煎至七分，食后温服。如虚瘦，但空心服补药，食后煎下数服，时时如水饮之。

圣①饼子 治咯血。
青黛一钱② 杏仁四十粒③，去皮尖，以黄明蜡煎黄色，取出研细
右二件再同研匀，却以所煎蜡少许溶开和之，捏作钱大饼子。每服用干柿一个，中破开，入药一饼令④定，以湿纸裹，慢火煨熟，取出，以糯米粥嚼下。

治产后恶心。
白术一分 生姜减半
右并㕮咀，水一盏，煎至七分，温服，如神。

艾煎圆 治妇人经脉⑤不止。
金毛狗脊一两，去黄毛 威灵仙一两 良姜一两 熟艾二两，糯米糊和，日干为末。一法用醋煮，焙干，亦可为末 赤芍药一两 附子半两，炮
右为末，以药一半同醋煮面糊，和余一半药末为圆，桐子大。每服十圆，温酒下，食前、空心服。

治血山崩甚。
右以凌霄花焙干，为末，酒下三钱，立止。昼夜不定者，一服效。

治产后发热 无忧散。
琥珀⑥一两，研 生地黄半斤，切
右将地黄于银器中炒烟尽，合地上出火毒，乳钵内研为末，每一两琥珀末二钱匀合，用童子小便与酒中半调下一钱，日三服。

治肿毒。
天南星生为末 白矾研细
右等分，新汲水调涂，干再扫之。

---

① 圣：《本草纲目》卷十六引作"青"。
② 一钱：《本草纲目》卷十三引作"一两"。
③ 杏仁四十粒：《本草纲目》卷十六引作"杏仁以牡蛎粉炒过一两"。
④ 令：周本作"合"。
⑤ 脉：周本作"水"。
⑥ 珀：原借作"魄"，今改用本字。

治大人、小儿偏坠，服讫以食压之。

防风　官桂研细，辛辣者

右等分为末，调酒二钱。

神应乌玉丹　治丈夫、妇人久新肠风，痔瘘着床，头痛不可忍者，服此药不过三四次便见功效。初得此疾，发痒或疼，谷道周回多生硬核。此是痔，如破是瘘，只下血是风，皆因酒、色、气、风、食五事过度，即成此疾。人多以外医涂治。病在肠内有虫，若不去根本，其病不除。此药的有神效，不可细述。

樱茼　乳发各二两　猬皮四两　猪蹄甲一十四个，须后脚者　牛角䚡三两　苦楝①树根二两半，洗净　槐角一两半　雷圆　芝麻各一两，拣净　真麝香二钱　滴乳香半两

右除乳、麝二香别研细外，并细剉，入藏瓶，或沙合子不固济周回，用熟炭火煅烟才尽，便去火，全在体度煅，未有则杀纳，不细煅，过则药无力。入二香同研匀，无灰醇酒打面糊为圆，如梧桐子大。每服八粒，先细嚼胡桃一枚，以温酒吞下。空心、晚食前，日二服。如病甚，日三服。切忌服别药，不过三两日，永除根本。

治小儿奶癣②。

右以白芥子，不以③多少，研成膏，摊纸花子上，贴疼硬处坐中效。

华先生中藏经卷第八

常山汤　治妊娠患疟。

常山二两　甘草一两　黄芩三两　乌梅十四个　石膏八两，并研

右以酒一升二合，渍药一宿，煮三四沸，去滓。初服六合，次服四合，又次服二合，发前次第服之。今但抄五大钱渍酒一盏。

常山汤　治同前。

常山三两　竹叶三两　石膏八两　杭米④一百粒

右以水六升，煮取二升半分。三服：第一服，未发前，待食久服之；次，临发时服；余药一服，以涂头额及胸前五心，药滓置头边。当日勿近水及进饮食，过发乃饮粥。此二方皆大汤剂，今但抄五大钱，水一盏半，煎至七分服。

铁罩散　安胎如神。

---

① 楝：原借作"练"，今改用本字。
② 癣：周本作"痔"。
③ 以：周本作"拘"。
④ 杭米：周本作"秔米"，即粳米。

右以香附子炒去毛，令净，为细末，浓煎紫苏汤调下一钱①。

失笑膏　治妇人产后血不快、刺痛等症。
五灵脂　蒲黄
右等分为细末，每服二钱。米醋半盏，同熬成膏，再入水一盏，煎至七分热服，痛如失。

催生，治危急神效。
朱砂半两　乳香一两
右为末，端午日猪心血圆梧子大，乳香汤下一粒。并治小儿斑痘不出。

白术圆　治小儿白泻。
白术　当归　芍药　木香减半
右等分为末，炼蜜圆如绿豆大。每服十圆、十五圆，不拘时候，米饮下。

木香圆　治小儿吃食大②早，遂成疳疾，腹胀疳泻及酿肚等病。
木香　沉香　青皮去白，各一钱　肉豆蔻一个，面裹煨　牵牛二钱，炒
右为细末，醋面糊圆如麻子大，二三岁儿服三粒，五六岁服五七粒，浓煎萝葡③汤下。

玉柱杖散　治小儿疳瘦。
黄芪　人参　白茯苓
右等分为末，每服一钱，水一盏，煎至六分呷之，不拘时。

沉香养脾丸
人参　白术　川面姜炮　甘草炙　木香　丁香　肉豆蔻面裹煨　缩砂八味各半两　沉香一分
右为细末，炼蜜圆，一两作十粒。每服一粒，嚼下，食前服，化下亦得。

佛手膏　治眼生翳膜，并努肉赤脉攀睛，翳晕，冷热泪下及眼眶赤烂等方。
乳香真者，研，半字　硇砂半字，研　麝香一字，研　当归半钱，剉细　黄连一钱，去须，称，剉细　白矾半字，飞过，研细　白砂蜜四两，须白砂者佳　青盐一字，光明者，研
右除蜜先将上七件于乳钵内研烂，同蜜一处拌匀，入新竹筒内，用油纸两三重以线系扎定口，勿致水入，放净锅内，添水煮竹筒，自早至午时，破竹筒倾药，以新绵或重绢滤过，入药于瓷瓶子内，牢封埋地坑内，经宿取出点之，用钢柱点，每点了合眼少顷，

---

① 一钱：《本草纲目》卷十四引作"一二钱"，"钱"下有"一加砂仁"四字。
② 大：周本作"太"。
③ 萝葡：即萝卜。

复以温净水洗之。翳膜嫩者，是近年生者，当五七次随药退下；翳老者频点，旬日退下即效。胬肉、瘀肉，不过两三日，随药以铜柱刮落胬肉，自然绽断。此方不谬，累验也。

治小儿乳癖，胸腹高、喘急吐乳方。

右以不入仓黑豆七粒，去皮，研极细，滴水七遍，和成作七丸，以青黛末滚之令遍，更用白面和作皮裹药，慢火煨熟去面，再研细，别入腻粉、生脑子、麝香各少许，再滴水丸作七丸。每服一丸，临卧温水送下，儿子小嚼破无妨，极效。

神术散 治伤风，头痛声重。

苍术四两 川芎一两 藁本二两 炙甘草一两

右㕮咀，每服二钱，水一盏，生姜二片，同煎至七分。通口服，不拘时候。

理大肠一切下血。

取雄黑豆紧小长者是，不以多少，微以皂角汤浸发动，炒熟，去皮，为细末，炼猪脂为丸，如梧桐子大。每服三十丸，陈米饮、熟水皆得服，甚妙。

治妇人怀妊多坠方。

熟艾五斤 米醋三斤，煮，炒干焙为末① 木鳖子五个，研细 大赭石二两，醋淬七遍

同为末，煮枣肉为丸梧子大。每服三十圆，米饮下。

花红散 治恶疮大效方。

龙骨雪白真者一两 乳香半皂子大 粉霜半钱 光粉二钱 轻粉以小平钱抄半钱 麝香少许 脑子②少许 黄丹逐旋入，看颜色粉红即止

右合了，如患疮，先用温浆水洗净，次用好油涂疮口上了，方可将药掺在疮上，用膏药贴，日三、四次易之。赵允蹈赴温倅过诸暨，传此方，云亲自得效，渠患一漏疮，以药用纸捻填疮中，上以膏药贴之，日生肉，旧不痛遂渐觉痛有血，是好肉生也。

治喉闭。

白僵蚕 天南星并生用

右等分为末，以生姜自然汁调一字许，用笔管灌在喉中，立效。仍咬干姜一皂子大，引涎出。

---

① 米醋……为末：周本注："米醋当是熟艾细注，且三斤当作三升。"
② 脑子：指龙脑香。

治肠风下血。

樗藤子二个^①，如当三钱大者。如更大只用一个。取穰，别研极细 不虫皂角子四十九粒，烧存性，别研细

右拌匀每服二钱，温酒调下，如人行五里，再以温酒一盏趁之，日一服，极效。

治一切痈疽，地黄膏 兼治毒虫所伤。

石膏火煅 藿香叶 蚌粉 香白芷 雄黄研

右等分，同为细末，以生地黄自然汁调，稀稠得所，涂疮上。四围留疮头，已破者，亦留疮口勿涂，干即再傅之，药厚以新水润之。其效如神，极妙。

万全金花散 理发背疽疮，疼痛不可忍者。凡肿在脊骨，边根株如碗盏大，上面有细头子如粟米粒，白色其间，亦有如石榴子者，即疽疮也。

车螯紫色者出海际，用火煅赤，地上出火毒气了，为细末 生黄柏为末 生甘草为末 干芦皮自东边面西芦篱障上取皮，为末

右各为末了，旋抄车螯末、黄柏末各一钱，甘草末半钱已上，芦皮末一钱半已上，拌匀，用津唾调，以竹篦子傅肿上，须盖遍疮根。未穴者自穴，已穴者恶物自出，凡十上取效。每傅疮时，须先用赤根葱三两、茎薄荷少许、盐少许一处煎汤，放冷淋洗，旋旋用帛子拭干，方可上药，应系恶疮疖并傅之。无头者即消，有头者即脓出。神效。

治阴疮。

蜡茶 五倍子等分 腻粉少许

右傅之^②。

治吹奶。

水苴角不以^③多少，新瓦上煿^④干

右为细末，临卧酒调服二钱匕，次日即愈。已破者，略出黄水，亦效。水苴角状如鬼腰带，作小窠子生，三四月开小黄花，叶如夜合叶，六七月采。两浙呼为合萌。

治风痰眩晕，二乌丸。

川乌头 草乌头各四两 青盐四两 黑豆半升^⑤

右用水二升，同煮四味，水耗即以温水添之，候川乌头半软，四破之，更煮，以透

---

① 二个：《本草纲目》卷十六引作"四个"。
② 右傅之：周本作"右研细，津唾调傅"。
③ 以：周本作"拘"。
④ 煿：周本作"焙"。
⑤ 升：周本作"斤"。

烂为度，去皮，同煎乌头并黑豆，于石臼或木臼内捣令极烂，不见白星即就圆，干即以煮药水添湿同捣，煮时留一盏以下水，以备添，勿令煮干也，圆如梧子大。每服三二十圆，盐酒、盐汤任下，食前。

治风痫。
右九蒸九爆天南星为末，姜汁糊圆梧子大，煎人参菖蒲汤或麦冬汤下二十圆。

治风虫牙。
右用大北枣一枚，擘开去核，入和皮巴豆一粒，却捏合，于慢火上炙，令焦黑如干浮炭样，取放地上，良久碾为细末，以纸捻尖，撚少许入虫牙窍内。不过五七次，永绝根本。

木香饼子
木香半两　丁香皮二两　益智仁一两　香附子四两，去粗皮，炒　甘草二两，炒　缩砂仁一两，面裹煨，面熟为度　蓬莪茂二两，炮

右件七味，为细末，水糊为圆梧子大，捏作饼子，每服一二十饼，温熟水嚼下，食后。

治瘰疬。
瞿麦　海藻　凌霄花　北边背阴土别研　皂角刺新者
右并等分，每服三钱，米饮调下，食后，日二服。

贴已破者。
右用铅炒，取灰滓研细，以温盐浆水洗净贴之。

二虎丹　治疟。
辰砂　硫黄
右热多加辰砂，寒多加硫黄，并研细枣肉为圆，如龙眼大，当发日新水七分一盏化下。

金疮药。
右用上等风化石灰罗过，以紫刺芥心韭一般多少，捣灰成块，阴干，旋为末，用付之，五月五日合。

神仙眼药并种空青法。
秦皮三钱，去粗皮，剉细　乳香一块，如枣大　胡黄连三钱　灯心一握，七寸长　枣子三个　斑猫一个，去翅、头、足　古老钱七文，不剉

右都为粗末,入无油去声器中,砂器尤佳。用井花水一大碗,熬去半碗,用绵绢挤过。再将滓以水半磁碗煎取一盏,入挤过汁。同煎汁入新碗中熬似稠粥样,入小瓷合中或角合中盛。将空青并鹏砂一块如两豆大,飞过,熬干,空青不熬,再研入脑子,多不妨,麝香少许,四味同入药膏内搅匀,每点一粟米许在眼眦头,将手挪匀,仰面候药微涩过,将沸盐汤用软帛片蘸洗,快则已之。

种空青法。
朴消半钱 白蒺藜一分 龙胆草一分 仙灵脾一钱 旋覆花一钱

右为末,用黄泥一块拳大,同药和匀,水调如软饭相似,作土饼一个。用太[①]平钱五文,按五方排定,于光面墨书金、木、水、火、土五字,所写字向下,钱字向上,随五方安用硇砂如豆大,每钱安四块在四字孔罅中,须要干黄土上顿着土饼,将新砂盆一个盖之,又将燥黄土盖盆,冬月十日、夏月五日取出,于钱上摘取下细研入药。此为种空青法,不可嫩,亦不可老,须得中也。

治胞损小便不禁。 牡丹须细花者,不然无效。
白牡丹根皮,为末,一钱 白及为末,一钱 生绢一尺

右同以水煎如饧,每服半盏。

治喘嗽上气。
蒲颓[②]叶

治一切肺喘剧甚者,效如神。焙碾为细末,米饮调服二钱上并服取差。气味清香,其实酸涩夏红,可食,核如枣核,类[③]山茱萸,拣叶背白者用。江西谓之芦都子。

治蛇伤。
香白芷

右为末,浓煎麦冬汤调下二钱,神效。

换骨丹 治一切卒中,手足顽麻,腰膝沉重,左瘫右痪截,四时伤寒,妇人血刺。产前、产后每一粒,酒一盏,碎捶浸至夜,温动化散,临睡和滓服。小儿惊搐,米饮化半圆。

桑白皮 川芎 吴白术 紫河车 威灵仙 蔓荆子各二两 人参 防风 何首乌各二两 地骨皮二两 五味子 木香 苦参各一两 犀角半两 麝香 龙脑各半钱

---

① 太:原作"大",据周本改。
② 颓:原作"颓",据目录及周本改。
③ 类:原作"颣",据周本改。

右为细末，用膏和①。

作膏法。

地黄②三斤，去根不去节，剉细　苍术半斤　槐角半斤

右用河水一斗八升，井水亦得，同熬至三四升，去滓留清者，再熬成膏，和前药，每两作八圆，朱砂为衣。

治痢疾，神效香粟饮子。

丁香五枚　罂③粟壳五个，炙黄　甘草一寸，炙　白豆蔻仁一枚　乳香一皂子大

右㕮咀，以水一碗，煎至半碗，温服。

治烂眩风眼。

宣黄连半两，去须　大肉枣三七个，去核　杏仁五十粒，不去皮尖　脑子一字

右一处，用雪水一升，砂锅内文武火煮留一盏许，窨三七日，以钢筋点。食后、临卧，日可三四次点之。杏仁去尖④。

---

① 和：周本"和"下有"圆"字。
② 地黄：周本作"麻黄"。
③ 罂：原借作"罂"，今改用本字。
④ 杏仁去尖：宽保本眉批云："四字疑衍"。

附录三

《中藏经》序跋题记简录

一、楼钥跋（《攻媿文集》）

余少读华佗传，骇其医之神奇，而惜其书之火于狱。使之尚存，若刳腹断臂之妙，又非纸上语所能道也。古汴陆从老，近世之良医也，尝与之论脉，曰"无如华佗之论最切"，曰"性急者脉亦急，性缓者脉亦缓""长人脉长，短人脉短"，究其说未暇也。一日得闽中仓司所刊《中藏经》读之，其说具在，盖贰卿姜公说为使者时所刊，凡三十余年而余始得之。序引之说，颇涉神怪，难于尽信，然其议论卓然，精深高远，视脉察色，以决死生。虽不敢以为真是元化之书，若行于世，使医者得以习读之，所济多矣。惜乎差舛难据，遂携至姚江，以叩从老。从老笑曰："此吾家所秘，不谓版行已久。"因出其书见假。取而校之，乃知闽中之本未善，至一版或改定数十百字。前有目录，后有后序，药方增三之二。闽本间亦有佳处，可证陆本之失，其不同而不可轻改者，两存焉，始得为善本。老不能缮写，俾从子溉手录之。蕲春王使君成父，闻之欣然，欲于治所大书锓木，以惠后学，且以成余之志。溉所录，面授而记其始末于左。药方凡六十道，亦有今世所用者。其间难晓者有之，恐非凡识所及。佗传称处剂不过数种，又未知此为是否。好事者能以闽本校之，始知此本为可传也。

二、陈振孙《直斋书录解题》

《中藏经》一卷，汉谯郡华佗元化撰，其序称应灵洞主少室山邓处中自言为华佗先生外孙，莫可考也。

三、吕复题（转录自《医籍考》）

《中藏经》八卷，少室山邓处中云：华先生佗，游公宜山古洞，值二老人，授以疗病之法。得石床上书一函，用以施试，甚验。余乃先生外孙，因吊先生寝室，梦有所授，获是书于石函中。其托为荒诞如此，竟不考《传》狱吏焚书之实，其伪不攻自破。按《唐志》有吴普集华氏药方，别无"中藏"之名。普其弟子，宜有所集，窃意诸论非普辈不能作，邓氏特别附方，而更今名耳。盖其方有用太平钱并山药者，盖太平乃宋熙陵初年号，山药以避厚陵偏讳而始名山药，其余可以类推。然脉要及察声色形证等说，必出元化遗意，览者细为审谛，当自知之。

四、俞弁《续医说》

《中藏经》八卷，相传华元化撰，按《唐书·艺文志》有吴普集元化药方，别无"中藏"之名。普广陵人，亲授业于元化之门，以术艺知名，今集中所论，非普不能作。灵洞道士邓处中自序元化外孙，因吊寝室，得此书于梦中。余窃疑其妄诞。论后附方，意者皆邓生增入之耳。如地黄煎丸内有山药，古方名"山药"，为避宋英宗讳故易名山药；烧肝散内有白术、苍术，《本草》及古方书止云"术"，不分苍、白二种；牢牙地黄散细注云此方见"僧文莹《湘野山录》"，文莹宋僧。三者可证其出于邓生之手，览者当自知之。

五、冯梦祯跋（《快雪堂集》）

此赵魏国晚岁养闲书也。录《华氏中藏经》四十七条，首尾俱不完，为二卷，而后附秘方六十道，别为一卷，分而复合，喜为润卿所有。笔法萧散，闲肆无意，意多弇州先生王百谷、董玄宰跋之详矣，而润卿复乞余一转语。余观古人以文章书画名后世者，类不肯虚其暇日，至于晚岁，娱老养闲，此意不废。相传魏公日课万字，佛道圣典、人间秘书，随意挥洒，不径而走天下。况此三卷二万余言，为秘论名方，是活人寿世而希传者耶。晴窗雨轩，随拈一卷，焚香披阅，便可永日，慎卿其宝之。

六、周锡瓒跋

世传医书，莫古于《素问》，王冰谓即《汉·艺文志》"黄帝内经"，然已不合于十八卷之数，况后出之书耶？惟求其是者信之而已。《华氏中藏经》，陈直斋《书录解题》云一卷，《宋史·艺文志》同。然《魏志·佗传》：佗出一卷书与狱吏，吏不敢受，索火焚之。则佗之书久绝矣。何以至宋世而忽出耶？《传》又称：其弟子吴普、樊阿从佗学，普准佗治，多所全济，阿善针术，普年九十余，阿寿百余岁。则佗书虽不传，而弟子习其业者，亦可以著书传后。《隋书·经籍志》载：吴普撰《华佗方》十卷、《华佗内事》五卷、《观形察色并三部脉经》一卷、《枕中灸刺经》一卷。普集《华佗药方》，新、旧《唐书》皆载于《经籍》《艺文志》；而《宋·艺文志》亦有《华佗药方》一卷。其书想北宋时尚有流播，或多残缺，故其时名医缀辑而成此书，别立名目，以托于华氏。且宋自建隆以来，甚重医学，乾德初，考校医官艺术，太平兴国间访求医书，其时王怀隐成《太平圣惠方》，李昉详定《唐本草》，仁宗时许希亦著《神应针经要诀》。宋重医学，几与唐之明法明算等，疑其书或出于此时，虽非元化之书，要其说之精者，必有所自也。书一刻于宋之闽中，为仓司本，一为楼攻媿钥所校本。余得旧钞本，前后多缺，无序文目录并楼公跋，且避高、孝两朝讳，疑即攻媿所校本。因取新安吴氏刻本补其缺，而用一"按"字注于下，以别于原注，并从《攻媿集》中录跋附于后，始得为完书。后附药方，吴本倍于此本，其相同者仅二十方，余皆后人以意增入，非原书也。今悉依旧本，虽未得宋刊校补，然已与吴本迥别矣。书之可传，攻媿跋之已详。兹述其书之由来，而使世之学者，勿以《魏志》有火于狱之说而疑之也。书凡一卷，后附方六十道，因为上、下二卷云。乾隆五十七年秋九月，茂苑周锡瓒识于枫桥之香严书屋。

七、《四库未收书目题要》

《中藏经》三卷，汉华佗撰，分上、中、下三卷。《隋书·经籍志》载华佗方十卷，《唐·艺文志》并载华佗药方一卷，注云灵宝洞主探微真人撰，与此别为一书无疑矣。是编今吴中有赵孟頫手写本，分上、中、下三卷。《隋志》列有华佗观形察色并三部脉经，盖即是书之中卷也。其书文义古奥，似是六朝人手笔，非后世所能假托。

八、孙星衍《廉石居藏书记》

《华氏中藏经》二卷。右《华氏中藏经》二卷，见《书录解题》，称《中藏经》一卷，汉谯郡华佗元化撰，其序称应灵洞主少室山邓处中自言为华先生外孙，莫可考也。宋《艺文志》"华"字讹作"黄"。予在都门见赵氏孟頫手录一本，前缺才数百字，大胜俗本。内方药有改易分量、删落全条者，知明代刻书之不可恃矣。《旧唐书·经籍志》有华氏药方十卷，注云《华佗方》，吴普集，别是一书。

九、孙星衍《平津馆藏书记》

《华氏中藏经》三卷，前有应灵洞主探微真人少室山邓中处序。《宋史·艺文志》误作《黄氏中藏经》一卷，灵宝洞主探微真人撰，陈氏《书录解题》有此书，亦作一卷。此本卷上第十篇性急则脉急以下及下卷，为赵孟頫手书。第十篇以上及中卷，余以明江澄中刻本补写成之。

十、李筠嘉《慈云楼藏书志》

《中藏经》二卷（扫叶山房本），旧题汉华佗撰，隋唐《志》具不著录，《书录解题》始载之，作一卷。《宋志》作《黄氏中藏经》一卷，"黄氏"二字疑衍也。前有序题应灵洞主探微真人少室山邓处中撰，殆道流也。序末题"甲寅秋九月"，不表时代。处中自为元化外孙，梦授此书，其言怪诞无稽。又其书称元化撰，而所载之方有称左慈真人、葛元真人者。左尚同时，葛则晋人矣。殆出于宋代方士所托名，然其书文义古奥，方论亦极有精理，其源非无自也。宋刻有闽中仓司本、楼攻媿钥校本，今皆罕见。明吴勉学《医统正脉》中所收者，窜改不足据。扫叶山房本中有避高孝两庙讳者，疑即从攻媿校本录出。惜间有残缺，乃补以吴本，校注于下。凡为论四十九篇，方六十道。吴本所载之方几倍之，固改作七卷，然其不相同者仅二十方，余皆后人以意增入，非原书也。

十一、重刊中藏经自叙（徐沛）

尝观范文正曰：不为良相，当为良医。而陆宣公在忠州，亦惟手校方书，每叹古人济世之心，先后同揆。仆身不习医，而济世一念耿耿于中。每见海内方书，则购而藏之，方之效者，珍而录之，以为庶司济人之急。然而古今奇方，尤以不及见为恨。且自愧不能为良医，虽藏之多而何所取择乎？近游沪上，偶得华祖师《中藏经》一帙，阅之实为《内经》羽翼、《本草》津梁，司命之家，岂可一日缺乎？夫医之为术，临病之际，变化百端，非惟以文字传难，以言语传亦不易矣。故古圣人之为书也，寓意于不偏之经，求义于不倚之理，将令达者神而明之，存乎其人，况祖师名重当时，其术载在史传。扁、华之书，为医者岂可废乎？仆恐其年久湮没，致同青囊之憾，是以即付手民，重为校刊，并附《内照法》于后，公诸海内，聊以志私洲前贤济人之心于万一云尔。光绪六年岁在庚辰仲夏，兰皋山樵舜山徐沛自书于沪上之客次。

十二、重刊中藏经叙（朴弇居士）

荆山之璧由卞和传，丰城之剑以雷焕闻，盖物隐显，虽自有时，亦俟其人焉耳。如华佗祖师《中藏经》，其然哉。传云受诸异人，遂以神医。游其门者，吴普、樊阿辈，亦能究心元妙，深入奥旨。迨祖师之遭祸也，外孙邓氏藏其书，惜性非所嗜，术无施焉。它若户枢、五禽等之说，世多传之，至今不替，独是书，人疑其怪奇，几湮没无闻矣。上虞徐君舜山，嗜古好奇，兼喜方书，尝游海上，偶得此书善本，还秘青囊，既而谓："与其私于一人也，何若公于众人。"于是校其错讹，补其阙漏，标明考证，重付剞劂，俾流传海内，元化之法复显于世，宜与《难经》并行焉。时维光绪六年岁次庚辰嘉平月，上澣朴弇居士书于海上之寄鹤巢。

十三、新刊中藏经序（周学海）

三代以后，医学之盛，莫如汉，前有阳庆、淳于意，后有仲景、元化，盖四百余年而得四医圣焉。阳庆、淳于意无遗书。仲景方论自西晋已散失，叔和搜辑成编，绵绵延延，至于今日，若存若亡。独华氏书晚出而最完，顾或以晚出伪之。观其书，多详脉证，莫非《内经》之精义要旨，而又时时补其所未备，不但文章手笔非后人所能托，其论脉论证，至确且显，繁而不泛，简而不略，是熟于轩岐诸书，而洞见阴阳血气升降虚实之微者，非知之真，孰能言之凿凿如此。世俗好谈其剖肠涤髓，而不知其学术之正大而精到也。且往往摘其"诸迟为寒，诸数为热""寒者温之，热者凉之"等语，以为浅陋，不当出于华氏。不知热脉不止于数，不得谓数非热；寒脉不止于迟，不得谓迟非寒。至于真寒假热，真热假寒，此后世辨证不明，曲为此说，岂所以议古之圣于医者耶？其方甚简，巢元方所谓佗之精微、方类单省是也。又，巢氏谓华佗有太乙决疑双丸方，云治八瘕、五疝、积聚、伏热、留饮、往来寒热，此经不载，则华氏书已不无散佚矣。夫古医经之传于世者，尚有几卷？而好生异义，以矜博洽者，必欲旁称曲引，反复以斥其伪，是将古籍渐灭，至无一存而后快也，吾不知其所用意矣。初得坊本，讹脱难读，继得孙氏平津馆本，略胜坊本，究未完全，独下卷方孙本较全，而坊本乃更有方三卷，若荆芥散、五皮散久重于世，孙本不载而坊本有之。又有《内照法》一卷，云出于华氏，此必有所据，《脉经》曾引用之，但不言出自佗耳。今于前三卷，悉遵孙本，其间字句错落，为检《内经》《脉经》，略加补注于各篇之末。其高宗、孝宗庙讳字样，悉改用本字，以从其实。坊本方三卷，题为附方，并《内照法》附刻于后，以别于孙本焉。辛卯夏五周学海谨记。

十四、姚振宋《后汉书·艺文志》

按华元化一卷书已自焚于狱中，《隋志》所载四种及《五禽戏诀》，大抵皆其弟子吴普、樊阿、李当之等所撰录，《中藏经》则又似后人综录其书为一裹者，《御览》八百六十七引《华佗食论》曰：苦荼之食，益意思。不知在何书中。

十五、曾朴《补后汉书艺文志考》

按《隋志》所载华佗诸书，今俱亡佚，外间所传，惟有赵孟頫手写本《中藏经》上、中、下三卷。然此书隋、唐、宋《艺文志》均不著录，至郑樵《通志·艺文略》及陈振孙《书录解题》始载之。其卷端有应灵洞主探微真人少室山邓处中序一篇。处中自序为佗外孙，谓此书因梦得于石函，其言皆怪诞，不可究诘，序末题"甲寅秋九月"，古人无以干支纪岁，伪迹显然。今绎其书，上篇《生成论》及《寒热论》两引《金匮要论》，盖即仲景《金匮要略》中语。仲景之书皆系晋王叔和所题，至《金匮要略》之名，隋、唐《志》皆无之，始见于《直斋书录解题》，云是书得于馆阁蠹简中，本名《金匮玉函要略》，自后《文献通考》《宋史·艺文志》始皆载之，则是书当是唐以后人题，并非叔和原本也。佗在汉时，安能知唐以后书名乎？又下卷疗诸药方中，引葛元真人百补构精丸，案《御览》六百六十三引《列仙传》云葛元师于左慈，《神仙传》云葛元字孝先，从左慈受《九丹金液经》，则元盖左慈弟子，左慈、华佗同事曹操辈等，元为慈弟子。其辈行明后于佗，而此书称之为真人，其乖甚矣。又巢元方《病源候论》二十引范汪所录华佗太一决疑双丸方，治八瘕、五疝、积聚、伏热、留饮、往来寒热而不的显，如此大方而此书阙如，亦一破绽也。故阮云台、孙星衍皆疑为六朝人手笔，良是。惟方伎之书，每多真伪杂揉，去古未遥，坠简斯在，其中如中卷《诸病治疗交错致于死候》《论诊杂病必死候》《察声色形证决死》三篇王叔和《脉经》五十、《千金方》三十八脉法皆引，上卷《论肝脏虚实寒热生死逆顺脉证之法》以下十一篇，不但文义古奥，即论脉论证，皆洞见阴阳升降虚实之微，显于余卷不同，非后人所能伪托。疑三篇即《隋志》《观形察色经》，十一篇即《三部脉经》也。又陶氏《说郛》及钱塘胡氏《百名家书》《格致丛书》中载有《华佗内照图》《内照经》各一卷，其书隋、唐、宋《志》皆不著录，惟王叔和《脉经》曾引之。叔和晋人，去佗未远，既经引据，其非后人伪造可知。愚疑《隋志》所载《内事》五卷即此，盖"内照"与"内事"意同，"视""事"又因音近而讹也。至卷数多寡不符，则亦不完之本耳。

十六、《续修四库全书总目提要》

《华氏中藏经》三卷，《平津馆丛书》本。汉华佗撰，佗事迹见《后汉书》《三国志》。是书著录于郑樵《通志·艺文略》、陈振孙《书录解题》《宋史·艺文志》，并作一卷（《宋史·艺文志》作《黄氏中藏经》，黄乃华之讹。其注云应灵洞主探微真人撰者，乃邓处中之号，因处中作序，遂视以为撰书之人），明吴勉学刊入《医统正脉》，作八卷。清孙星衍见元赵孟𫖯手写本，卷上自第十篇起，至第二十九篇为一卷。卷下自万应圆起，至末为一卷。又见周氏所藏元人写本，亦称赵书，其上中下三卷，而缺第四十八、第四十九两篇。星衍以两本合为足本，凡论四十九篇，分为上下二卷，药方六十道，列为下卷，定为三卷，于嘉庆戊辰年刊入丛书。同时又有嘉庆庚申年间周锡瓒刊本，作二卷。后有宋楼钥跋。其锡瓒跋略云：是书一刊于宋之闽中，为仓司本；一为楼攻媿钥所校本，今得旧抄本，前后多缺，无序跋目录，避宋高、孝两朝讳，疑即攻媿校本。因取新安吴氏刻本补其缺，并从攻媿集中录跋附后，始得为完书。又云：书凡十卷（疑十为一之讹），后附方六十道，因为上下二卷，日本涩江令善等《经籍访古志补遗》二本并载，谓本二卷，而孙氏所藏具上中下三卷，语似牴牾。然检孙上下文意，不过言全帙具存，盖周所藏实一卷，恣臆分二卷者，原为失之，其说允当。按《隋书·经籍志》所载华氏之书，有《华佗方》十卷，注吴普撰；梁有《华佗内事》五卷；又《华佗观形察色并三部脉经》一卷，又《华佗枕中灸刺经》一卷，自唐以后，皆无传本传世。孙氏谓《观形察色并三部脉经》，即是书中卷论诊杂病候已下二篇，其说近是。古书流传既久，往往篇卷更易。吴勉学所刻诸书，粗疏不加考订，孙氏谓其脱落舛误，每篇皆有，而药名次序分量俱有删易，此本悉为校正，自较可据，故以之著录焉。吴本药方分为三卷，不特脱落舛误，所增药方亦不少。其地黄散一方注云出僧文莹《湘江野录》，又附有方歌，与全书体例不符，意为窜乱显然可见。

十七、丹波元胤《医籍考》

按是书名"中藏"者，取宝而藏之之义，《后汉书·百官志》曰"中宫私府令一人，六百石"，注："官者主中藏币帛诸物。"又《盖勋传》曰"多出中藏财物以饵士"，注："中藏犹内藏也。"孙星衍谓卷第分合之异后人所改，然考楼跋，宋时已有两本，盖吴勉学所辑，据闽中仓司刊本者，与楼氏所谓"一版或改定数百字，药方增三之二"者相符。

赵文敏所书，则以蕲春王成父刊本为祖者，其详记楼氏校语，并避两朝庙讳，则可以为证焉。特周刻合为二卷，殆不可解。孙氏序称周本具有上、中、下三卷，而周刻卷未有"已上八方，陆本在中卷四十论后"语，则原又为三卷。孙又称中卷《论诊杂病必死》已下二篇，以为《隋志》所载佗书遗文，因查叔和《脉经》，有《扁鹊华佗察声色要诀》，其论要略相类，则知其出于佗书，孙说可谓详确矣。

十八、新校正中藏经叙（十街信敏）

　　荆山之璧由卞和传，丰城之剑以雷焕闻，盖物隐显，虽自有时，亦俟其人焉耳。如华佗《中藏经》，是其然矣哉。传云佗受诸异人，遂以神医矣。游其门者，吴普、樊阿辈，亦能究其技。佗之遭戮也，外孙邓氏藏其书家，而非其人术无施焉。若夫户枢、五禽等之说，世多传之，至今不衰，而独此书，人疑其怪奇，泯泯几乎亡矣。医官仁庵者，好古之士也，尝游京师，得此书善本，还秘青囊，既而谓与私于一人也，宁公于众人。于是乎访求四方，校纷订漏，且以上木。其用心也可不谓勤乎？书成请叙，余素昧乎医，庸何能为之轻重哉。虽然，求之弗息，妄题一言曰：《中藏经》之隐也久矣，由斯举后显于世，岂非一奇事乎？仁庵姓吉冈，名玄昌也，仕本藩在伯米府。宽保改元之春，因州十街信敏撰。

十九、新校正中藏经序（三宅玄甫）

　　古往今来神医术者，华先生在焉。因革由范，祖述当器，幸有此书传矣，宜与《难经》并行也，实《内经》之羽翼，《本草》之舟楫也。司命之家，其可一日缺乎？惜哉传者设为奇梦异人，以神其授受，而坐令读者茫然，可谓此书之不幸、斯道之大厄也。夫医之为术，临病之际，变化百端，非啻以文字传之难，以言语亦不易矣。故古人之为书也，寓意于不偏之经，求意于不倚之理，将令达者神而明之，则攻守精当，活死起废，莫不应效若神迹，故自非详敏高迈之徒，未若标月指之动树，喻之明且尽焉，是以好古者其鲜矣。局者且曰：华先生者，神医也，其术载在史传，其神奇非常人之所可企及，奚高远之是务，嗟吁盍思之甚乎。《易》曰：精义入神，以致用也。此为其途辙者，扁、华之书也，为医者不学而可乎？同志吉冈君，有所深见于此，而憾书肆所藏极少，不易得，将今发其藏本，新校正之，镂诸梓，以惠厥同胞而告诸先生。先生曰："善哉此举，盍加标考，以见古人用意之端绪，敢为后学进步之阶梯，吾子识之。"吉冈君曰："敬哉。"于是购得数本，补其漫灭，订其误字，申明理致之源委，揭出据径之标的，靡不殚精极微，阅月成书，请鉴定诸先生。伏惟恭遇本朝雍熙之世，文物滋盛，而吾堀先生出，上自轩岐，下至百家，莫所不研穷焉。发先哲未发之秘，解后贤多歧之疑，以医术大鸣于当世，故天下谭医者，俯首而出其下，称为斯道之大成矣。亲炙其门，浴其泽者，荣幸又何加焉。想此刻一出，元化之法，粲然无遗漏，盖于与《难经》并行乎，何有不佞？喜吉冈君与斯世共也，而喜其简端有余地，故不揣樗散之才，遂为一言，而称其善焉。

吉冈君为伯州之杰士，若夫生之履历，已载提翁全书序中，兹不赘。元文纪元之初岁集丙辰七月之吉，武陵后学三宅玄甫撰。

二十、新校正中藏经序（吉冈玄昌）

夫医不敢不学，苟欲强恕，奚不读古贤之书，《素》《难》《伤寒》者最是古矣。若夫《中藏经》，亦华先生之秘典，而探微真人以传之。其为书也，尽钓阴阳之幽，明致《素》《难》之玄，而治法之变化，至诊脉之微妙，一无不出于期矣。呜呼！此以为活人之书不诬焉。由是观之，先生临戮与狱吏，吏不肯受之，忽所焚烧之书，岂得非此经也乎哉！惟怨汉、魏、唐《志》已不载其目，后世使孙俞之党，为不合圣经之说、真伪未决之论，纷纭于今焉。虽然，请以史言之。古曰：长袖善舞，多钱善贾，信哉言乎。范睢厄丁齐，折胁摺齿；蔡泽困于赵，被逐弊鬲。及二人羁旅入秦，继踵取卿相，垂功于天下矣。如此二子者，非愚乎彼而贤乎期，由其君之明不明也。故君人者不可不明，知人能使之焉。学者之于书也，其犹人君之于人乎？明知而能使，则一言而终焉，况《中藏经》也乎？惜哉往昔浪华大回禄，而书亦婴池鱼之灾，遂为乌有矣。（昌）遨游京师之日，偶得此书，阅之字句差缪，而将使视者为怀疑之忧，于是不愧愚之不才，窃有志为之校正而未成，敬告于堀先生。先生曰："善哉！何有让师？"手出一书授之。（昌）拜读之，则《中藏》之善本也。盖先生之于学也，天机秀发，而丹溪之再见，复起于紧也。尝审其教生徒也，户外履满，则不问布衣缙绅，讲习切磋，无射寒暑。其立言著书也，孜孜不倦，积盈卷轴，实为后学之模范，可谓医道之根基，当代之豪英也。（昌）幸从学先生有年所于兹，其间所得，字外之口授者亦不少。今据其善本，正文字，分句读，加训点，增标考，质诸先生，先生从而然之，改题为新校正，付寿剞劂，公于天下，足以使学者染指知味，免逆天之罪焉耳矣。时元文丙辰夏六月望，伯州医官仁庵吉冈玄昌丰乡贪书于技孤堂。

二十一、新校定中藏经后序（伊藤玄乘）

予术虽非中行之事，而因阴阳之大顺，采儒墨之善，赞英地之生道也。其为学也，于吾堀先生以观之，声名流冈极，海内殊俗，重迹款门，来请谒见者，不可胜道。有同志鸡群之为孤鹤者，姓吉冈，字玄昌，深究《素》《灵》之真诠，以晰和、扁之妙绪，独识华先生《中藏》之一经，为与《内经》《素》《难》为表里之书，而俯焉质于《内经》，考诸群籍，考核是非，解释文句，其见亦卓乎哉。然犹未为自足，尚之以先生之润色，信足以称大成焉，而锓之于梓，以令致天涯海隅之远，为与穷乡晚进同乐。然则君之意旨，于呼伟乎哉！诚在于千岁之后，而昭于千岁之前。天下之医，岂容杜撰之訾哉。不佞欣跃余，忘于业师，漫书滥竽云尔。元文丙辰秋，东奥后学伊藤玄乘书于雒之芸窗。

二十二、《经籍访古志》（涩江全善）

《华氏中藏经》嘉庆十三年孙星衍校刊本。按，孙星衍序略曰：《华氏中藏经》，今世传本有八卷，吴勉学刊在《古今医统》中（《古今医统》一作《医统正脉》，原注云：《古今医统》，恐《医统正脉》，盖孙氏偶误耳）。余以乾隆丁未年入翰林，在都见赵文敏手写本。卷上自第十篇"性忌则脉急"已下起，至第二十九篇为一卷；卷下自万应圆药方至末为一卷；失其中卷。审是真迹。又在吴门见周氏所藏元人写本，亦称赵书，具有上、中、下三卷，而缺《论诊杂病必死候第四十八》及《察声色形证决死法第四十九》两篇。合前后二本，校刊明本，每篇脱落舛误，凡有数百字，其方药名件、次序、分量，俱经后人改易，或有删去其方者。今以赵写两本为定。赵写本旁注有高宗、孝宗庙讳而不更其字，可见古人审慎阙疑之意。据孙此说，则是书实以此本为最善。然点校文字，则觉周本转优，且孙本不附楼跋，此宜相参而订补也。

二十三、《经籍访古志补遗》（涩江全善）

《华氏中藏经》二卷，嘉庆庚申刊本，聿修堂藏。首有邓处中序，末有楼钥跋、乾隆五十七年周锡瓒跋。按，考楼氏跋文，当时既有闽中仓司所刊，而此本得之古汴陆从老，且曰：取而校之，乃知闽中之本未善，至一版或改定数十百字。前有目录，后有后序，药方增三之二。闽本间亦有佳处，可证陆本之失，其不同而不可轻改者，两存焉，始得为善本。锡瓒跋曰：书一刊于宋之闽中，为仓司本，一为楼攻媿钥所校本。余得旧钞本，前后多缺，无序文目录并楼公跋，且避高、孝两朝讳，疑即攻媿所校本。因取新安吴氏刻本补其缺，而用一"按"字注于下，以别于原注，并从《攻媿集》中录跋附于后，始得为完书。后附药方，吴本倍于此本，其相同者仅二十方，余皆后人以意增入，非原书也。今悉依旧本，虽未得宋刊校补，然已与吴本迥别矣。观此二跋，足以知是书之源流矣。又按，锡瓒又称书凡十卷，后附方六十道，因为上、下二卷云，而孙星衍序称周氏所藏具有上、中、下三卷，语似牴牾。然检孙上文，其意不过言全帙具存，盖周藏本实合为一卷，而其凭臆分二卷者失矣。

二十四、《中国医学书目》（黑田源次）

《华佗中藏经》八卷五册，九行二十四字，框横一四、七，纵二二、三。堀元厚鉴定，吉冈仁庵（玄昌）训注，宽保二年大阪吉文字屋市兵卫、河内屋茂兵卫刊。新校正中藏经序（十街信敏，宽保元年）、新校正中藏经序（三宅玄甫，元文元年）、新校正中藏经序（吉冈玄昌，元文元年）、新校定中藏经后序（伊藤玄乘，元文元年）、序（邓处中）、目录。

又《华氏中藏经》三卷二册，十一行二十一字，框横一二、一，纵一五、五，华佗著，附方一卷，《内照法》一卷。《周氏医学丛书》（丛五一）之内，光绪十七年周学海校刊。新刻《中藏经》序（周学海）、孙刻《中藏经》序（孙星衍，嘉庆十三年）、《四库未收书提要》《中藏经》序（邓处中，甲寅）。

二十五、《续中国医学书目》（黑田源次）

华先生《中藏经》，八卷二册，十行二十字，框横一三、六，纵一九、六。魏华佗著，明吴勉学、鲍士奇同校，明万历版（胁坂安元、奈须恒德、森立之、柯逢时手泽本）。华先生《中藏经》序（邓处中，甲寅）、华先生《中藏经》目录。

华先生《中藏经》，八卷一册，十行二十字，框横十三、八，纵一九、四。明吴勉学、鲍士奇同校，《医统正脉全书》（丛三）之内，万历二十九年刊。应灵洞主探微真人少室山邓处中序（甲寅秋）、华先生《中藏经》目录。注：第八卷末有木记曰"青莲山人江中澄重校师古斋。"

华佗先生玄门脉诀内照图

目　录

华佗先生内照图序 …………… 126
玄门脉诀内照图卷上 …………… 128
　第一　明画图之象 …………… 129
　　十二经脉图 …………… 129
　　　经脉气血 …………… 129
　　　经脉滋育 …………… 130
　　　四时经脉病 …………… 130
　　阴海阳海二图 …………… 131
　　　肾虚论兼补法 …………… 132
　　人脏正面背面二图 …………… 132
　　　喉咙 …………… 133
　　　肺手太阴经 …………… 134
　　　心手少阴经 …………… 134
　　　心包手厥阴经 …………… 134
　　　脾足太阴经 …………… 135
　　　肝足厥阴经 …………… 135
　　　肾足少阴经 …………… 135
　　　咽门 …………… 135
　　　胃足阳明经 …………… 135
　　　胆足少阳经 …………… 136
　　　小肠手太阳经 …………… 136
　　　大肠手阳明经 …………… 136
　　　膀胱足太阳经 …………… 136
　　　三焦手少阳经 …………… 136
　　肺侧图 …………… 137
　　心气图 …………… 138
　　气海膈膜图 …………… 139
　　脾胃包系图 …………… 140
　　分水阑门图 …………… 141
　　命门大小肠膀胱系图 …………… 142
　　　命门 …………… 142

　　　大小肠膀胱系 …………… 142
　　　髓 …………… 143
玄门脉诀内照图卷下 …………… 144
　　十二经络直诀 …………… 144
　　七表八里 …………… 145
　　四时平脉 …………… 146
　第二　明当脏之病 …………… 147
　　从心起 …………… 147
　　从肝起 …………… 147
　　从肺起 …………… 147
　　从脾起 …………… 148
　　从肾起 …………… 148
　第三　明五脏相入 …………… 148
　　肝病入心 …………… 148
　　肺病入心 …………… 149
　　心病入肺 …………… 149
　　肾病入心 …………… 149
　　心病入肾 …………… 149
　　脾病入心 …………… 150
　　心病入脾 …………… 150
　　肾病入脾 …………… 150
　　肝病入脾 …………… 150
　　肾病入肺 …………… 151
　　肺病入肝 …………… 151
　　脾病入肺 …………… 151
　第四　明脏腑相入 …………… 151
　　脾病入胃 …………… 151
　　肾病入膀胱 …………… 152
　　心病入小肠 …………… 152
　　肺病入大肠 …………… 152
　　肝病入胆 …………… 152

第五　明脏腑应五脏药名 …………… 153
　　心风宜服疏冷药 …………… 153
　　心气宜服疏热药 …………… 153
　　心热宜服君冷药 …………… 153
　　心冷宜服使疏药 …………… 153
　　心虚宜服君药 ……………… 154
　　肝风宜服臣药 ……………… 154
　　肝气宜服使药 ……………… 154
　　肝热宜服冷药 ……………… 154
　　肝冷宜服热药 ……………… 154
　　肝虚宜服温补药 …………… 154
　　肺风宜服疏冷药 …………… 154
　　肺气宜服疏药 ……………… 155
　　肺热宜服疏药 ……………… 155
　　肺冷宜服平药 ……………… 155
　　肺虚宜服温冷药 …………… 155
　　脾风宜服疏药 ……………… 155
　　脾气宜服使药 ……………… 155
　　脾热宜服疏冷药 …………… 155
　　脾冷宜服疏热药 …………… 155
　　脾虚宜服温补药 …………… 156
　　肾风宜服热药 ……………… 156
　　肾气宜服咸热药 …………… 156
　　肾热宜服疏冷药 …………… 156
　　肾冷宜服毒热药 …………… 156
　　肾虚宜服热补药 …………… 156
　　论药性味无毒合炮炙制度 …… 157
　　论药性有毒炮制者 ………… 158
　　汤液煎造 …………………… 159
　　服药有法 …………………… 159
第六　明脏腑成败 ………………… 159
　　五脏死 ……………………… 159
　　五体死 ……………………… 159
　　五证死 ……………………… 160
　　五色死 ……………………… 160
　　五声死 ……………………… 160
　　五体死 ……………………… 160

　　五竭 ………………………… 160
　　五伤死 ……………………… 161
　　五伤脉不疗 ………………… 161
　　五不称脉 …………………… 161
　　五视死 ……………………… 161
宋刻《内照图》跋 ………………… 162
玄门脉诀内照图附方 ……………… 163
　妇人产育名方 …………………… 163
　　增损地黄丸 ………………… 163
　　调经汤 ……………………… 163
　　使君子汤 …………………… 163
　　通经丸 ……………………… 163
　　广茂汤 ……………………… 164
　　生地黄汤 …………………… 164
　　验胎散 ……………………… 164
　　安胚丸 ……………………… 164
　　琥珀汤 ……………………… 164
　　黄龙汤 ……………………… 165
　　人参散 ……………………… 165
　　当归散 ……………………… 165
　　保安散 ……………………… 165
　　立圣散 ……………………… 165
　　赤茯苓汤 …………………… 165
　　犀角散 ……………………… 165
　　太宁散 ……………………… 166
　　火龙散 ……………………… 166
　　圣酒方 ……………………… 166
　　独圣散 ……………………… 166
　　万应丸 ……………………… 166
　　产后并难产 ………………… 166
　　葵根汤 ……………………… 167
　　阿胶散 ……………………… 167
　　独胜方 ……………………… 167
　　红花汤 ……………………… 167
　　芎䕅汤 ……………………… 168
　　梅师方 ……………………… 168
　　枳壳丸 ……………………… 168

凉血汤	168	丹砂丸	170
犀角饮子	168	天麻散	170
通和汤	168	玉液散	170
加减补中汤	169	无价散	170
缩砂仁汤	169	经验方	171
增损柴胡汤	169	猪尾膏	171
遇仙散	169	镇肝丸	171
小儿诸疾名方	169	运气节要	171
三棱煎丸	169	**附录：华佗先生内照图序跋**	174

按：此目录明刻本、陈抄本并无，汪抄本、南离子抄本目录较此简略，并互有差异，今据此两本旧目并检文中实际内容补正。

华佗先生内照图序①

夫医药之书，起于神农②，而胤于三代③大盛乎战国之世，绵历数千载。神巧之士，继踵系兴。逮乎沛国华佗，疗病处法，尤为神异，至有解肌剖腹者，寿余百龄。曹瞒④令治头风，元化嫉之，不除其源，瞒怒，遂死狱中！所以灵机伟范，倘然殄灭，无以彰示来世耳！今仅存《内照图》一编，自重楼绛台⑤，至于阑门⑥上下营叠之曲折，五内六龊⑦之络绎，三焦六脉⑧十二经之源委，与夫水谷分行之派，精血运输之路，粲然可究。然累代藏于秘府⑨，故世罕得见焉。初长葛禹益之⑩，避兵汉上，得此书于包洪道⑪家。一日复见宋人杨介《存真图》⑫，曰：此华佗作也。佗虽立图，而解注颇简，因取介图左注，说参附其中。固陵王君达之⑬，又取晋阳郭之才《产育》⑭及《小儿秘方》⑮，并益之《运气要诀》⑯，节要绪之尾卷，共成一书，几二万言。仍请医学教授许公信之、袁公振之⑰校定。遂命工

---

① 此序南离子抄本无，今据陈抄本移录。
② 神农：传说中上古帝王（部落酋长），我国农业和医药的创始人。
③ 胤于三代：胤，相承、接续。《说文·肉部》："胤，子孙相承续也。"《尔雅·释诂上》："胤，继也。"三代，指夏、商、周三个历史朝代。
④ 曹瞒：即曹操（155—220），东汉末政治家、军事家、文学家，字孟德，小名阿瞒，沛国谯县（今安徽亳州）人，与华佗同乡。
⑤ 重楼绛台：重楼指咽喉部位，绛台指膈肌以上部位。
⑥ 阑门：《难经·四十四难》："大肠小肠会为阑门。"
⑦ 五内六龊：即五脏六腑。
⑧ 三焦六脉：此指上中下三焦及三阴三阳六脉。
⑨ 秘府：指朝庭藏书之处所。《汉书·艺文志》："于是建藏书之宫，下及诸子传说，皆充秘府。"
⑩ 长葛禹益之：长葛，地名，属河南省。禹益之，未见其他史料记载，从上下文义推测，其元代河南长葛县人，医家或儒而知医者，今《内照图》基本内容为禹氏在流传版本的基础上，参照杨介《存真图》整理而成。
⑪ 包洪道：元代汉上人，行事无考。
⑫ 杨介《存真图》：杨介，字吉老，宋代泗州（江苏盱眙县）人。出身世医家庭，曾任州太医生。崇宁间（1102—1106）著有《存真环中图》一卷，简称《存真图》，今佚。
⑬ 固陵王君达之：固陵，地名，治所在今河南太康县南。王达之，史料无考，从上下文义推测，王氏乃元代固陵人，与本序作者大都路儒学教授孙奂相交往，想必亦官宦人物。此序疑即王氏请孙奂所写。
⑭ 晋阳郭之才《产育》：晋阳，古地名，治所在今山西太原市西南营西古城。郭之才《产育》，无考。宋人郭稽中曾编有《产育保庆集》一卷，未知与此何关，待考。
⑮ 《小儿秘方》：未见。
⑯ 《运气要诀》：未见。
⑰ 许公信之、袁公振之：许信之、袁振之均无详考，从上下文义分析，疑为王达之属下或相友善。

板行于世，庶令明慧者，披此图，读此论，考其经隧，详其运化，他日少起荧疑之悔矣。呜呼！百世之下，不闻夭横沦胥之音者，庸知非由吾达之也耶？且观是书，似非止为医学设也，学者审之。

至元癸酉①重午后一日②大都路③儒学教授孙奂④书。

---

① 至元癸酉：元代曾有两帝年号为"至元"，即元世祖和元惠宗，然"至元"中有"癸酉"岁的只有元世祖忽必烈至元十年，即1273年。

② 重午后一日：重午，即重五，农历五月初五，端午节。重午后一日，即五月初六。

③ 大都路：元行政区名。至元二十一年（1284）改大兴府置。按此至元二十一年与上"至元癸酉"不协，二者或有一误，俟考。

④ 孙奂：不见史料所载。

玄门脉诀内照图卷上

汉·华佗元化编集

夫医者非今而置之，药者自旷然天地有也，即万物而皆有之。只缘劫石变融，人物变化，神龙有腾没之象，日月有谪蚀之灾，所以四生易质而陶形，贤圣示之而隐显，故递世相习，遥远依行，时人为之相师，彼祖师之传训古，我今日成习彼言，达要者，非翰墨而载之，未晤①者，亦难为详悉耳。

又妙非从文，以述其源，方脉幽深，究寻颇极，用之图记，达望思之。聊序六章，明伸管见：

第一明画图之象

第二明当脏之病

第三明五脏相入

第四明脏腑相入

第五明脏腑应药

第六明脏腑成败

凡欲知五脏之病，先须识脉。若能知脉虚实，即知病源。知②病源即不错疗。可药即药，可针即针，可灸即灸，随病设法，如弩应机；病有重、轻、上、中、下也。针灸之道，及以行药，达彼③老少、壮年、肥瘦、枯槁，应此施行，悟即无病不愈。过此已往，除不堪医者，即不得医人会此，不陷于令名④。

---

① 晤：受启发而明白。《说文·日部》："晤，明也。"段玉裁注："晤者，启之明也。"

② 知：汪抄本、陈抄本"知"上并有"欲"字。

③ 达彼：汪抄本、陈抄本"彼"下并有"后等"二字。

④ 不陷于令名：《孝经》云："不离于令名，不陷于不义。"疑"陷"乃"离"字之误。

第一　明画图之象

十二经脉图

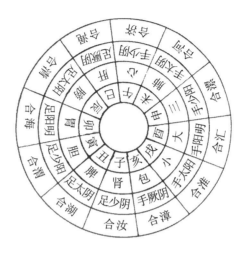

经脉气血

厥阴，多血少气。肝①

少阴，少血多气。心、肾

太阴，多血少气②。肺、脾

少阳，少血多气。三焦③

阳明，多血多气。大肠、胃

太阳，多血少气。小肠、膀胱

按：关于六经气血多少，古人所述不尽相同，兹将《素问·血气形志》《灵枢·五音五味》《灵枢·九针论》三篇所载，列表对照如下，以供参考。

六经	太阳	少阳	阳明	太阴	少阴	厥阴
血气形志	多血少气	少血多气	多血多气	少血多气	少血多气	多血少气
五音五味	多血少气	少血多气	多血多气	多血少气	少血多气	多血少气
九针论	多血少气	少血多气	多血多气	多血少气	少血多气	多血少气
内照图	多血少气	少血多气	多血多气	多血少气	少血多气	多血少气

---

① 肝：循下文例，"肝"下疑脱"心包"二字。

② 多血少气：明刻本作"少血多气"。

③ 三焦：明刻本"三焦"下有"肝"字。按循上下文例，"胆"字当补。

经脉滋育

十二月，经之养，始于肝。故妇人妊娠十月，自肝经始。肝木也。

一月肝，足厥阴经。肝配胆

二月胆，足少阳经。木生火

三月包络，手厥阴经。包络配三焦

四月三焦，手少阳经。火生土

五月脾，足太阴经。脾配胃

六月胃，足阳明经。土生金

七月肺，手太阴经。肺配大肠

八月大肠，手阳明经。金生水

九月肾，足少阴经。肾配膀胱

十月膀胱，足太阳经。水生木

自厥阴次之，至于太阳。自一月积之，至于十月。五行相生之气，天地相合之数，举在于是。然手少阴心太阳小肠之经，无所专养者，以君主之官，无为而已。

按：关于胎养学说，在汉魏以前就有论著问世。仅《隋书·经籍志》著录就有《黄帝养胎经》一卷、《黄帝素问女胎》一卷、《妇人胎藏经》一卷。然而这些著作均已亡佚。南北朝著名医家徐之才有"逐月养胎方"，盖是继承前人学说而成。今检《千金方》卷二第三载有徐氏"养胎"佚文，较《内照图》为详，可参。

四时经脉病

逆春气，则少阳不生，肝气内变。少阳胆经

逆夏气，则太阳不长，心气内动①。太阳小肠经

逆秋气，则太阴②不收，肺气焦满③。太阴肺经

逆冬气，则少阴④不藏，肾气独沉⑤。少阴肾经

窍以女子不月，血滞之病也，原其本则心气不得下通，不治其血，而通其心可也。劳极、惊悸、暴忧、思虑者，过伤之病也，本于心气之不足，使心气内和，顺四时之气，则精神、气血莫得而逆也。

---

① 动：汪抄本、陈抄本并作"洞"，与《素问·四气调神大论》合。按作"动"不误，《太平圣惠方》卷二十六《治心劳诸方》引作"动"。"动"引申有"痛"义。

② 太阴：按此言肝、心、肺、肾四脏应四时，与十二经太少无关，故"太阴"当作"少阴"。沈祖绵《素问臆断》云："此文少阴、太阴当互易。《汉书·律历志》：'太阴者北方，于时为冬；太阳者南方，于时为夏；少阴者西方，于时为秋；少阳者东方，于时为春。'此证明也。"

③ 焦满："焦"有"烦"义。"满"与"懑""闷"义通。"焦满"即"躁闷"。

④ 少阴：疑当作"太阴"，说见注①。又《素问·六节脏象论》林校云："肺在十二经虽为太阴，然在阳分之中当为少阴也；肾在十二经虽为少阴，然在阴分之中当为太阴。"

⑤ 独沉：按"独"有"乃"义。"独沉"即"乃沉"。

凡妇人妊娠至八月，大忌饮酒、叫怒及房事，产时必然心神昏乱也。

按："逆春气""逆夏气""逆秋气""逆冬气"四句乃《素问·四气调神大论》之文，主要强调顺应四时调摄神志及身体的重要性，故下文云："夫四时阴阳者，万物之根本也，所以圣人春夏养阳，秋冬养阴，以从其根。"

阴海阳海二图

坎卦 ☵ 外昏内明　离卦 ☲ 外明内昏

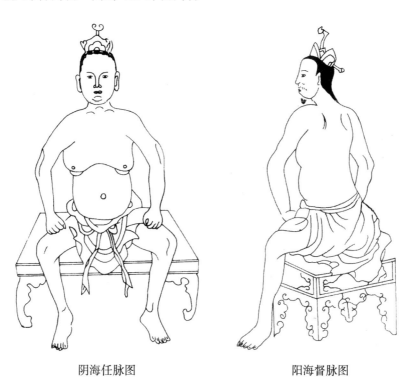

阴海任脉图　　　　　　　阳海督脉图

《内丹要诀》①云：任督二脉，为一身阴阳之海，五气真元②，此为机会③。而断交二穴④，在唇内齿上缝，为任督二脉之会，一身之要，世人罕知之。至人漱炼，惟服此药。《仙经》⑤云："一物含五彩，永作仙人禄。"言其备五行之英华，总二脉之交会，自古真人，秘此一穴，诀在于口，不传文字。《仙经》曰："若恒人但腹空平心，闭目握固，澄神啄

---

① 内丹要诀：道家著作，未见。
② 五气真元：指五脏真元之气。
③ 机会：关键、要害。
④ 断交二穴：断交穴在唇内齿上缝中央，共一穴，此言二穴，盖总括断基言。《素问·气府论》："任脉之气所发者二十八穴……断交一。"罗树仁《素问灵枢针灸合纂》曰："下齿中央之穴名断基，属任脉；上齿中央名断交，属督脉。今于任脉所在之穴，不言断基，而言断交者，其意盖以为两断相交言，言一穴而两穴俱在矣。"
⑤ 仙经：道家著作，未见。

齿，漱炼口中玉液，满口咽之，令人耳聪目明，延年益寿也。"

任脉者，起于中极之下①，以上毛际，循腹里，上关元，至咽喉②，属阴脉之海也。任者，妊也，此人生养之本。故曰任脉中极之下，长强之上，此奇经一脉③也。

督脉者，起于下极之腧④，并于脊里，上至风府，入脑上颠，循额至鼻柱，属阳脉之海也。督之言都也，是人阳脉之都纲也。人脉比于水，故云阳之海⑤，此奇经之一脉也。

肾虚论兼补法

夫肾藏天一⑥，以悭为事⑦，心意内治，则精全而涩出；思想外淫，房室⑧太甚，则固者摇矣。是以男子精气滑而走失，盖由肾气虚损，不能禁固，精气自溢；或因梦寐而泄也。然当服补肾固元之剂，亦不必专用热药。治法曰：阳剂刚强，则天癸竭而荣涸。盖谓是也。大法速宜灸气海、肾俞、关元穴。佗云：疗五劳羸瘦，七伤虚乏，胸中瘀血，乳痈。《外台》明堂⑨：人年三十已上，若不灸三里，令气上冲目⑩。可灸三壮，针入五分。妇人乳痈、肿痛不忍欲死者，三里穴下针，其痛立止。

人脏正面背面二图

天地相去八万四千；人心去肾八尺四分。——出于《灵宝秘法》⑪。

喉咙已下言六脏⑫，为手足三阴。咽门已下言六府⑬，为手足三阳。盖诸脏属阴为里，诸府属阳为表。以脏者藏也，藏诸神而精神流通也。府者库府，主出纳水谷糟粕转输之谓也。

---

① 任脉者，起于中极之下：中极穴在脐下四寸，少腹聚毛处之上毛际。此言中极之下，实指曲骨之下会阴部位。

② 至咽喉：《素问·骨空论》"喉"下有"上颐循面入目"六字。

③ 一脉：《难经·二十八难》杨玄操注作"二脉"。按杨注"督脉"为"一脉"，故注此为"二脉"。

④ 下极之腧：指长强穴或会阴穴。详见《难经·二十八难》杨玄操注及张介宾《类经图翼》。《素问·骨空论》曰："督脉者，起于少腹以下骨中央。"

⑤ 阳之海：《难经·二十八难》杨玄操注引吕氏作"阳脉之海"。

⑥ 天一：北极神之别名。此喻天癸之水。肾藏天一，即肾藏精之义。

⑦ 以悭为事：悭，吝啬。《玉篇·心部》："悭，悭吝也。"《广韵·山韵》："悭，吝也。"此指肾应以吝精为本。

⑧ 房室：即房事，指男女交媾之事。

⑨ 《外台》明堂：指《外台秘要方》卷三十九"明堂灸法"部分。

⑩ 令气上冲目：《外台》作"令人气上眼阁"。

⑪ 灵宝秘法：道教典籍名。"灵宝"乃道教派别之一。

⑫ 六脏：指肝、心、脾、肺、肾五脏阴经，又加心包经而言。

⑬ 六府：指胃、大肠、小肠、胆、膀胱、三焦六腑阳经而言。

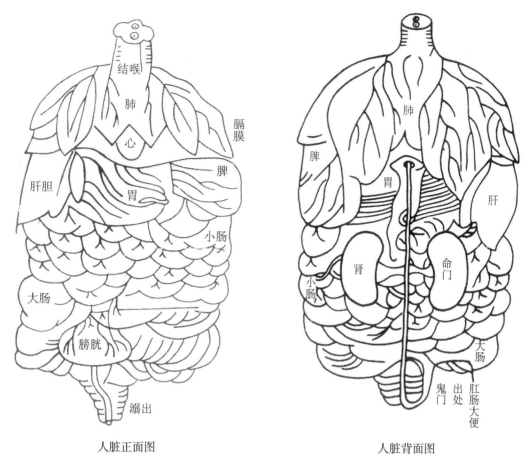

人脏正面图　　　　　　　人脏背面图

喉　咙

自喉咙已下六脏，喉应天气，乃肺之系也。以肺属金，乾为天，乾金也，故天气通天肺，而肺应天。上连会厌，会厌者，五脏音声之门户。肺属金，音声应金石也。《九墟》[①]云：喉咙喘息之道，其中空长，可以通气息。杨玄操[②]云：喉咙与咽并行，其实两[③]异，而人多感之。盖喉中为息道，咽中下水谷，其喉咙下接肺两叶之间，与今所绘者同。

---

① 九墟：亦作"九虚"，宋代以前《灵枢经》有此别名，盖道家所改者。《宋史·艺文志》记有《黄帝九虚内经》一书疑即指此。但此《九墟》所引文字，不见今本《灵枢》中，是属《灵枢》佚文，还是别为一书？俟考。

② 杨玄操：唐代医家，史书无传，生平不详。据《黄帝八十一难经注》杨序署曰"前歙州县尉杨玄操序"和张守节《史记正义》曾引录杨序和杨说，则知杨氏为初唐人，曾官歙县县尉。此引出自《难经·八十二难》杨注。

③ 两：《难经·四十二难》作"无"。

若吴简①序宋景所画希范喉中三窍者，非果喉中具三窍，则水谷与气各从一窍而俱下，肺下无窍，何由传道水谷入于下焦。

肺手太阴经

黄帝书②云：肺为诸脏之上盖，藏真高于肺，以行荣卫阴阳也③。肺之形似人肩，二布叶④，中有二十四空行列，以分布诸脏清浊之气，而为气管。乃相辅之官也，在喉咙气系之下。

心手少阴经

黄帝书云：心形如未敷莲花，中有九孔，以道⑤天真之气，神之宇也。其藏真通于心，心藏血脉之气也，而为身之君。以肺为上盖，故心在肺之下。

心包手厥阴经

《灵枢经》曰：手心主脉⑥，起于胸中，出属心包，下膈。《九枢》⑦云：十二原以太陵为心之原，即心包穴也。明真心不受邪，故手心主则心包也。《类纂》⑧曰：手厥阴心包之经，所谓一阴也。一名手心主，其经与手少阳三焦为表里。今以藏象校之，在心下横膈膜之上，坚斜⑨膈膜之下，与横膜相粘，其处黄脂浸⑩包者心也，其漫脂之外，有细筋膜如丝，与心肺相连者，此包络也。

---

① 吴简：宋代人，史书无传，生平居里不详。庆历间（1041—1048）任宣州推官。时广西儒生欧希范聚众起义，事败被戮，其党凡五十六人被剖腹，并命画工宋景就其尸画下了所见的人体内脏图，名《欧希范五脏图》，但由于观察疏忽，错误地认为喉中有三窍，即食、气、水三管。

② 黄帝书：此引"黄帝书"内容，多出自《黄帝内经素问》，然亦有不见于今本《素问》者，故疑为节引或意引，但也不能完全排除出自它书或《内经》早期佚文之可能性。

③ 藏真高于肺，以行荣卫阴阳也：出《素问·平人气象论》。"藏真"，诸家解释非一。姚止庵《素问经注节解》云："五脏既以胃气为本，是胃者五脏之真气也，故曰藏真。无病之人，胃本和平，其气随五脏而转。"丹波元坚《素问绍识》云："藏真即言五脏真元之气，各应五时而见脉象也""以行荣卫阴阳也"，律以"肝藏筋膜之气""心藏血脉之气""脾藏肌肉之气""肾藏骨髓之气"文例，此句似当作"肺藏皮毛之气"。

④ 二布叶：布，舒布、展开。二布叶，指左右肺叶言。

⑤ 道："道"有"通"义。见《左传·襄公三十一年》杜预注。按"心形如未敷莲花"至"神之宇也"诸句，不见今本《素问》，疑为道家注文，所出俟考。下所引黄帝书云云亦有类此者。

⑥ 手心主脉：《灵枢·经脉》作"心主手厥阴心包络之脉"，此为节引。

⑦ 九枢：古医籍，不见历代史志书目著录，俟考。

⑧ 类纂：古医籍，未见。

⑨ 坚斜：疑当作"竖斜"。

⑩ 浸：明刻本、汪抄本并作"漫"。

脾足太阴经

黄帝书云：脾形似马蹄，内包胃脘，象土①形也。经络之气，交归于中，以营运真灵之气，意之舍也。又云：脾为阴脏，位处中焦，主养四脏，故呼吸以受谷气。以其上有心肺，下有肾肝，故曰在中，而藏真濡于脾，脾藏肌肉之气，为谏议大夫，又曰仓禀之官。

肝足厥阴经

黄帝书云：肝有二布叶，一小叶，如木甲拆之象，各有支络血脉于中，以宣发阳和之气，魄之宫也②。故藏真散于肝，肝藏筋膜之气也，为将军之官，其治在左③，然以今之脏象校之，则肝在右胁，右肾之前，并胃，而胃与小肠之右外。

肾足少阴经

黄帝书云：肾脏有二，形如豇豆，相并而曲附于膂筋。其外有脂裹，里白外黑，主藏精，故藏真下于肾，肾藏骨髓之气也。肾者作强之官，伎巧出焉。其位下连于胁。今以见图脏象校之，则在膈下，贴脊膂脂膜中，有系二道，上则系心，下则连二肾之系相通，已上六脏也。

咽　门

自咽门已下六府，咽应地气，为胃之系也。以胃属土，坤为地，坤土也，故应地。咽之下者，胃脘水谷之道，凡咽门承受水谷，自胃脘而入于胃中。咽，嚥也，言可嚥物也。又谓之嗌，言阨要之处。黄帝书曰：地气通于嗌，嗌，咽也，以今脏象，咽在喉之后，合古书为是，于欧本④则非。

胃足阳明经

黄帝书云：胃者仓禀之官，布养四脏，故五脏皆禀气于胃。胃者五脏之本。故食气入胃，散精于肝，淫气于筋；食气入胃，浊气归心，淫精于脉，脉气流经，经气归肺；肺朝百脉，输精于皮毛，毛脉合精，气行于府，府精神明，留于四脏，气归权衡，以平气口成寸⑤，以决死生。又：饮入于胃，游溢精气，上输于脾，脾气散精，上归于肺，通调水道，下输膀胱。水精四布，五经并行，合于四时⑥五脏阴阳，揆度以为常也。此水谷气味奉生之理也。

---

① 土：原作"上"，形误，据明刻本、汪抄本改。
② 魄之宫也："肝藏魂""肺藏魄"，此"魄"盖为"魂"字之形误。
③ 其治在左："肝治在左"为中医传统说法，是指肝气升发于左。
④ 欧本：疑指《欧希范五脏图》。
⑤ 以平气口成寸：《素问·经脉别论》作"权衡以平，气口成寸"。
⑥ 四时：原作"四府"，据明刻本、汪抄本改，与《素问·经脉别论》合。

胆足少阳经

黄帝书云：胆者中正之官，决断出焉，而为清净之府。

小肠手太阳经

黄帝书云：小肠者受盛之官，化物出焉。凡胃中腐熟水谷，其滓秽自胃之下口传入于小肠上口，自小肠下口泌别，而水入膀胱上口，其滓秽传入大肠上口。与今所绘藏象同。①

大肠手阳明经

一名回肠，以其回屈②而受小肠之谷，因以名之也。乃肺之府也。黄帝书曰：大肠者，传导之官，变化出焉。

广肠又曰肛门。言其处似车釭形，故曰肛门。即广肠也。一名直肠，一名魄门。黄帝书曰：朘肠者，广肠也。一名洞肠，受大肠之谷而道出焉。故魄门亦为五脏使，水谷不得久藏。

膀胱足太阳经

又名胞。胞鞄③也；鞄虚空也。以虚④承水液焉，而为津液之府。《类纂》云：膀胱者，胞之室也。黄帝书云：膀胱为州都之官，津液藏焉，气化则能出矣。位当孤府，故膀胱不利为癃，不约为遗溺。又水泉不止，膀胱不藏，得守者生，失守者死。

三焦手少阳经

扁鹊⑤曰：焦原也，为水谷之道路，气之所终始也。上焦者，在心下，下膈，在胃上口，主内而不出。其始⑥在膻中，玉堂下一寸六分，直两乳间陷者是也。中焦者，在胃中脘，不上不下，主腐熟水谷。下焦者，在脐下，当膀胱上口，主分别清浊，出而不内，以传道也。故上焦主出阳气，温于皮肤分肉之间，若雾露之溉焉。中焦主变化水谷之味，出血以荣五脏六腑及身体也。又下焦主通利溲便，以时传下，故曰出而不内。凡脏府俱五者，手心主非脏，三焦非府也。以脏府俱六者，合手心主及三焦也。又云：脏唯有五，

---

① 与今所绘脏象同：疑指杨介所绘《五脏图》。
② 屈：明刻本作"曲"。按"屈""曲"同义，《玉篇·出部》："屈，曲也。"即弯曲回转之义。
③ 鞄：同"鞭"，又同"包"。
④ 虚：《难经·四十二难》杨注作"需"。
⑤ 扁鹊：疑指秦越人。杨玄操曰："《黄帝八十一难经》者，斯乃勃海秦越人之所作也。越人受桑君之秘术，遂洞明医道，至能彻视脏腑，刳肠剔心，以其与轩辕时扁鹊相类，乃号之扁鹊。"此所引"扁鹊"文，出自《难经》，但有所增删。
⑥ 始：《难经·三十一难》作"治"，应据改。

府一^①独有六者何也。所以府有六者,谓三焦也,有原气之所别焉,主持诸气,有名而无形,其经属手少阳,此外府也,故言府有六焉。黄帝书曰:上焦如雾,中焦如沤,下焦如渎,而为决渎之官,水道出焉。《九墟》云:中焦亦并于胃口^②出上焦之后,此所受气,泌别糟粕,承津液^③,化其精微,上注于肺脉,乃化而为血,以奉生身,故得独行于经隧^④,命曰荣气,故言中焦如沤也。仲景^⑤曰:下焦不和,清溲重下,大便数难,脐腹筑痛。故三焦者,寄于胸膈。

肺 侧 图

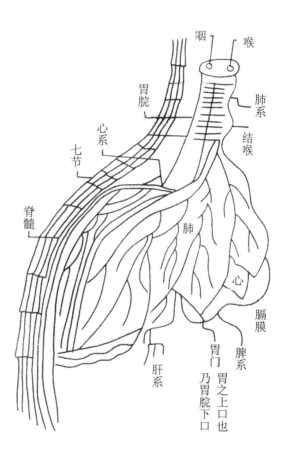

肺已下,右侧可见心系,系于脊髓,下通于肾。其心之系有二,一则上与肺相通,一

---

① 一:《难经·三十八难》无"一"字。
② 胃口:《灵枢·营卫生会》作"胃中"。
③ 承津液:《灵枢·营卫生会》作"蒸津液"。按作"承"不误,《太素》卷十二亦作"承",杨上善曰:"承津液之汁。"承,受也。
④ 经隧:经脉之道。《广雅·释室》:"隧,道也。"
⑤ 仲景:此引张仲景语,不见今本《伤寒论》和《金匮要略》中,未知所出,或是《伤寒杂病论》佚文,待考。

则自心入于肺两大叶之间，曲折向后，并脊膂细络相连，贯通脊髓，而与肾系相通。其下则见于第四图中。其系从肺两大叶穿向后，附脊处，正当七节之间。黄帝所谓"七节之旁，中有小心"[①]也。

心气图

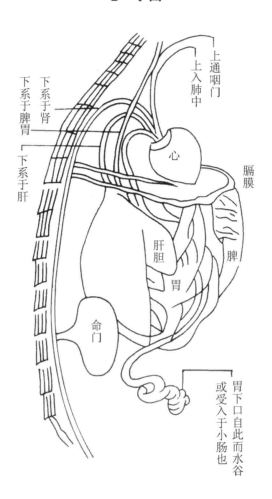

五脏系通于心，心通五脏系。心之系，与五脏之系相连，输其血气，渗灌骨髓。故五脏有病，先干[②]于心。其系上系于肺。其别者，自肺两叶之中，向后通脊者肾，自肾而之于膀胱，与膀胱膜络并行，而之于溲溺处也。肺之系者，上通喉咙，其中与心系相通。脾之系者，自膈正中，微近左胁，居胃之上，并胃胞络及胃脘相连，贯膈，与心肺相通，膈膜相缀也。肝之系者，自膈下着右胁肋，上贯膈，入肺中，与膈膜相连也。肾之系者，

---

① 七节之旁，中有小心：此语出自《素问·刺禁论》。王冰注曰："小心，谓真心神灵之宫室。"《甲乙经》卷五第四"小心"作"志心"。与《太素》合。杨上善云："脊有三七二十一节，肾在下七节之旁，肾神曰志，五脏之灵，皆名为神，神之所以任物得名为心，故志心者，肾之神也。"

② 干：触犯。《说文·干部》："干，犯也。"

贴脊膂脂膜中，两肾二系，相通而下行，其上则与心系通为一。

气海膈膜图

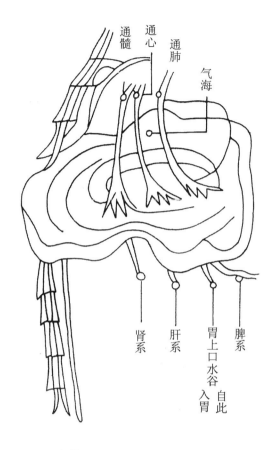

黄帝云：膻中者，神使之官①，喜乐出焉。膻中在两乳间，为气之海也。以气布阴阳，气和志达，则喜乐由生。又云：膈肓之上，中有父母。膈肓之上者，气海居焉。气者生之原，乃命之主，故气海为人之父母。膈肓谓心肺之间也，其膈膜自心肺之下，与脊胁腹周回相著，如幕不漏，以遮蔽浊气，不上熏于心肺也。

---

① 神使之官：《素问·灵兰秘典论》作"臣使之官"。

脾胃包系图

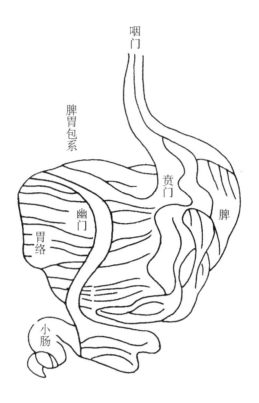

黄帝云：脾之脏，其府胃也。脾与胃膈①相连，而脾处胃之上。又云：胃之大络，名曰虚里，贯膜②络肺，出于左乳之下，其动应衣，宗气也。故胃为之市，水谷所归，五味所入，如市之杂也。《太素》云：胃者太仓也；胃之五窍，闾里门户也。咽、胃、大肠、小肠、膀胱，为五窍。脾之有大络，其系自膈下正中，微着左胁，于胃之上，与胃包络相附矣。其胃之包，在脾之上，与胃相并，结络周回，漫脂遍布，上下有二系。上者贯膈入肺中，与肺系相并，而在肺系之后，其上即咽门也。咽下胃脘也，胃脘下即胃上口也，其处谓之贲门者也。水谷自此而入胃，以胃出谷气，传之于肺，肺在膈上，因曰贲门。其门膈膜相贴之间，亦漫脂相包也。若胃中水谷腐熟，则自幽门而传入于小肠。故言太仓之下口为幽门，其位幽隐，因名曰幽门。

---

① 膈：《素问·太阴阳明论》作"膜"。
② 膜：《素问·平人气象论》作"膈"。按此处"膜"字与上"膈"字误窜。

分水阑门图

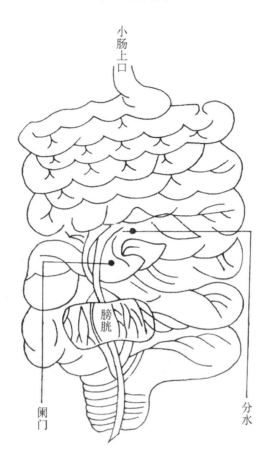

扁鹊曰：大肠小肠会门燕为阑处隔，① 言阑约水谷从其泌别也。其水谷自小肠承受，于阑门以分别也。其水则渗灌入于膀胱上口而为溲便，若谷之滓秽，则自阑门而传道于大肠。故曰：下焦者，在膀胱上口②，主分别清浊也。

---

① 大肠小肠会门燕为阑处隔：《难经·四十四难》作"大肠小肠会为阑门。"
② 在膀胱上口：《史记·扁鹊仓公列传》正义引《八十一难》作"在脐下，当膀胱上口"。

命门大小肠膀胱系图

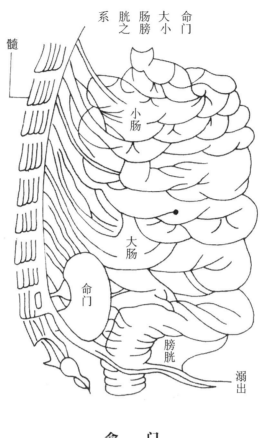

命　门

　　脏各有一，肾独有两。左者为肾，属水；右者为命门，属火。亦犹北方之虫，则有龟、有蛇，龟阴物也，蛇微阳也。所谓阳生于子，火实藏之。命门者，原气之所系，男子以藏精，女子以系胞，其气与肾通。《脉经》云：左手尺①中为肾脉，右手尺中为神门脉。又曰：右肾为命门，其府则胞门子户。女子胞者，地气之所生也。藏于阴而象地，名曰奇恒之府。今视脏象，则所谓男子藏精，女子系胞者，其原始自心之下系，贯七节之傍者，其系曲屈下行，接两肾之系，下尾闾附腨肠之右，通二阴之间，前与膀胱下口，于溲溺之处相并而出，乃是精气所泄之道也。若女子则子户胞门，亦自直肠之右，膀胱下口，相并而受胎，故气、精、血、脉、脑，皆五脏之真。以是当知精血来有自矣。

大小肠膀胱系

　　《甲乙经》：凡手少阴心之经，络小肠。手太阳小肠之经，属小肠。手太阴肺之经，下络大肠。手阳明大肠之经，属大肠。足少阴之经，络膀胱。足太阳经，属膀胱。其大、

---

① 尺：原作"赤"，据明刻本、汪抄本改。按陈抄本亦作"赤"，"赤"通"尺"，字亦不误。

小肠之系，则自膈之下，与脊膂连心、肾、膀胱相系，脂膜筋络，散布包裹。然各分纹理，罗络大、小肠与膀胱，其细脉之中，气血津液流走之道。

髓

黄帝云：诸髓皆属于脑。又云：肾生髓，髓生肝。《九墟》云：人有四海[①]，脑为髓之海。足太阳经，入络于脑，故五谷之精津，和合而为膏者，内渗入于骨孔，补益于脑髓。今视脏象，其脊骨中髓，上至于脑，下至于尾骶，其两旁附肋骨，每节两向，皆有细络一道，内连腹中与心肺系及五脏相通。

---

① 人有四海："四海"指髓海、血海、气海、水谷之海。此说见《灵枢·海论》。

玄门脉诀内照图卷下

十二经络直诀

呼为阳而应天^{呼出心与肺}，吸为阴而应地^{吸入肾与肝}

立相^①六千七百五十息是阴，六千七百五十息是阳。呼为阳，吸为阴也。荣卫相随，各行二十五度，六千七百五十周于身，漏水下百刻。凡人一昼夜，一万三千五百息。扁鹊云：人受天地之中以生，所谓冲气也。其天五之气，始自中原，播于诸脉。

三焦经手少阳，起于小指次指之端，循手表腕^②，至目锐眦。子时注胆。

胆经足少阳，起于目锐眦，入大指歧骨内出于端。丑时注肝。

肝经足厥阴，起于大指聚毛之际，上循足跗上廉，上入肺中。寅时注肺。

肺经手太阴，起于中焦，下络大肠。其支者，从腕后直出次指内廉出其端。卯时注大肠。

大肠经手阳明，起于大指次指之端内侧，循指上廉。其支者，从缺盆上颈贯颊，入下齿中，上于^③鼻孔。辰时注胃。

胃经足阳明，起于鼻交頞中，下循鼻外，入上齿中。其交者，入大指间出其端。巳时注脾。

脾经足太阴，起于大指之端，循指内侧白肉际。其支者，从胃别上膈。午时注心。

心经手少阴，起于心中，入掌内，循小指出其端。未时注小肠。

小肠经手太阳，起于小指之端，循手外侧上腕。其支者，入耳中，别颊，上抵鼻，至目内眦，斜络于颧。申时注膀胱。

膀胱经足太阳，起于目内眦，上额交巅上。其支者，从髆内，左右别下，循京骨至小指外侧。酉时注肾。

肾经足少阴，起于小指之下，斜趋足心。其支者，从肾上贯肝膈，入肺注胸中。戌时注心包。

心包络经^④手厥阴，起于胸中，出属心包，下膈，循小指次指出其端。亥时注三焦。复注于手太阴肺经。上合鸡鸣，下应潮水，其气与天地同流，加一至则热，减一至则寒，古人处百病，决死生，候此也。

---

① 立相：疑当作"立象"，即取法万物形象之意。
② 循手表腕：原误作"循乎表脘"，据明刻本、陈抄本改。
③ 于：明刻本作"挟"，陈抄本作"抉"。按作"挟"是，"抉"为"挟"字之形误。
④ 经："经"字原脱，据明刻本、陈抄本补。

脾、胃、膀胱，并属阳道，非但三焦及大、小肠，五脏之源气。治行于阳，凡三焦者，有名无形。尺主下焦、小肠，至足阳明。

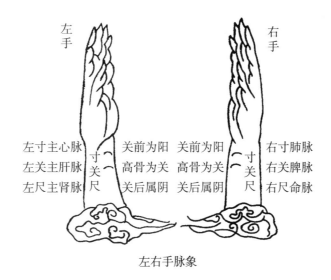

左右手脉象

关主中焦，及腰背脊一寸上。寸主上焦、头皮及毛、尽手阳明。

脏喻山，腑喻道，收阴阳之道，合于道，五脏之气候。是以黄帝论气之行著，必分勇怯。故扁鹊治病，忌神明之失守。叔和论脉，辨性气之缓急。欲疗病人，先察其源，五脏未虚，六府未竭，血脉未乱，精神未散，服药必活。然用芳草石药，必察缓和。看外证，得神者昌，失神者亡。外证面尘，色脱也；脉诊得沉细而微，难治也。

黄帝曰：医家之用功①者，以专持毒药，不察病之浅深，而不问其情。则精神不进，志意不治，故病不可愈。《内经》所以闭户塞牖，数问其情。夫用大毒之药，必善药不能取效。不得已而用之可也。

七表八里

浮芤滑实弦紧洪七表也，微沉缓涩迟伏濡弱八里也。

七表为阳象易少阳之数也②。

浮脉者，轻手乃得，重手不见。脉见诸阳为表热，诸阴为表寒。浮，动在肌肉之上，浮属阳，病在表也。

芤脉者，浮大软，而按之中央空，两边实也。脉中间空虚，芤主热甚。

滑脉者，不涩也。多与实数相兼，为病热。或滑兼迟者，病寒也。

实脉者，大而长。沉浮皆得而数，阳热甚也。

弦脉者，耎虚而滑，端直以长也。弦如张弓，如琴弦也。弦主风。

---

① 功：陈抄本作"攻"。
② 也：疑当作"七"，"七""也"形近易误。下"少阴之数八"可证。

紧脉者，不缓也。或如转索，或如切绳者。紧脉主痛。

洪脉者，极大而数，举按满指，实热之极甚也。

八里为防 象易少阴之数八

微脉者，若有若无，极细而软也。多兼于迟，主于阴寒。微、沉、缓、涩、迟、伏、濡、弱见诸阴脉也。不可便言为寒，当以标本明之。

沉脉者，轻手不见，重手乃得，动在肌肉之下也。沉属阴，病在里。

缓脉者，纵缓而不紧，似迟而少疾也。缓而迟，为寒；缓大而长，又为热。

涩脉者，涩而不滑也。或如刀刮竹，或涩而止住者。涩主心痛。

迟脉者，一息四至已下也。气液虚损，故脉迟病寒，迟而不能数也。

伏脉者，脉附于骨，附，亲近也，沉之甚也。伏主水畜于内，积饮不散也。

濡脉者，按之似无，而举指无力也。有似微弱，主极冷，多兼于迟。

弱脉者，软虚而无力也。弱主虚冷，必兼微而迟也。

四时平脉

春弦① 夏洪一云数，一云钩 秋毛一云涩，一云浮 冬石一云沉②

按：此述四季平脉之象，亦本于《内经》。《素问·平人气象论》曰："平人之常气禀于胃，胃者，平人之常气也，人无胃气曰逆，逆者死。春胃微弦曰平。弦多胃少曰肝病，但弦无胃曰死……夏胃微钩曰平，钩多胃少曰心病，但钩无胃曰死……秋胃微毛曰平，毛多胃少曰肺病，但毛无胃曰死……冬胃微石曰平，石多胃少曰肾病，但石无胃曰死……"又《素问·玉机真脏论》曰："春脉者肝也，东方木也，万物之所以始生也，故其气来耎弱轻虚而滑，端直以长，故曰弦，反此者病……夏脉者心也，南方火也，万物之所以盛长也，故其气来盛去衰，故曰钩，反此者病……秋脉者肺也，西方金也，万物之所以收成也，故其气来轻虚以浮，来急去散，故曰浮，反此者病……冬脉者肾也，北方水也，万物之所以合藏也，故其气来沉以搏，故曰营，反此者病。"《素问》中所云夏脉"钩"，指脉举指来盛，去势似衰，隆盛而圆滑，其象如曲钩，与"洪"脉同义。所云秋脉"浮"，并非浮脉，是指秋季脉象应轻虚而不盛不沉，即所谓"秋脉中衡""秋脉下肤"，与"毛"义同。所谓冬脉"营"，"营"乃"莹"之借字，"莹"亦"石"之属，喻脉象沉伏。总之，春弦、夏洪、秋毛、冬石是四季的正象脉象，是与四季气候变化相适应的。"四时之升降动静，发敛伸缩，相为对侍"，故四时脉象亦应动态地观察。

---

① 春弦：明刻本"弦"下有"一曰长"三字。
② 沉：明刻本"沉"下有"一云伏"三字。

第①二　明当脏之病

从心起②

其液汗。心风嗜忘，心风寸浮数，心风成癫痫。
其声言。心气痛甚，心气寸紧，心气成伏梁。
其味苦。心热狂走，心热寸焦数③，心热风狂走。
其臭焦。心冷死矣，心冷寸沉涩，心冷成痰，真心痛，手足冷。
其色赤。心虚嗜惊，心虚寸濡弱，心虚成恐惧。

右上五般之病，除虚不灸，余四种并灸心俞，第七椎相去二寸二分。量病轻重，上至□百，下至三壮、□七。若从起处灸之亦差，余并仿此也，不须更叙。

从肝起

其液泣。肝风筋脉酸痛，肝风关浮数，肝风瘰疬、颈筋急。
其声叫。肝气左胁痛，肝气关紧强，肝气风癖气，左胁妨。
其味酸。肝热骨节痛，肝热关洪盛，肝热成精目赤，骨节烦。
其臭臊。肝冷不食菜吐水，肝冷关沉细，肝冷有痰饮青风。
其色青。肝虚多恐惧，肝虚关芤濡，肝虚恐惧无力。

右上五般病，当灸肝俞，从大椎下行至第九椎，夹椎相去二寸三分。候本脏脉，或从余脉来，当灸余脏。还量老少，病若重或轻，量事而制之，除虚不灸也。

从肺起

其液涕。肺风皮肤生疮，肺风寸浮数，肺风鼻塞疮疥。
其声哭。肺气成上气噎，肺气寸紧数，肺气上喘气膈。
其味辛。肺热成瘕嗽病，肺热寸洪涩④，肺热头面生疱疮。
其臭腥。肺冷成⑤面墨悲，肺冷寸沉细，肺冷右胁生癖气。
其色白。肺虚饶涕皮痒，肺虚寸芤濡，肺虚鼻中肉结生。

右上五般病，除虚不灸，余并灸之。从大椎下行至第五椎，夹椎相去二寸三分。若从余脏来，候当脏⑥脉，量老少轻重制之。

---

① 第："第"字原无，据目录补。下皆仿此。
② 从心起：此三字原脱，据文例补。
③ 焦数：即"躁数"，"焦"有"躁"义。《内照法》作"洪数"。
④ 涩：疑当作"数"。
⑤ 成：原作"或"，形近致误，据文义文例改。
⑥ 当脏：题叶天士眉批曰："'当脏'盖'余藏'之讹。"

从 脾 起

其液涎。脾风旋重,脾风关浮数,脾风瘫缓,右边多重。
其声歌。脾气皆妨①,脾气关缓实,脾气皆痛,久成瘦病。
其味甜。脾热饶睡,脾热关洪数,脾热成黄,亦为三消。
其臭香。脾冷吐水,脾冷关细涩。脾冷风入尺,胃②痰饮胀满。
其色黄。脾虚来欠,脾虚关浮芤,脾虚心热嗜饥呕。

右上诸病,除虚不灸,余并须灸第十一椎,两边相去四寸半,季肋尽处即是。随病轻重而灸之。若从余脏来,当候脉而灸之,量老少。不妨药治。

从 肾 起

其液唾。肾风旋吐酸,肾风尺浮数,肾风酸挛急。
其声呻。肾气胁脊疼,肾气尺浮紧,肾气背脊疼痛。
其味咸。肾热骨烦痛,肾热尺洪数,肾热阴毒时行。
其臭腐。肾冷腰脚疼,肾冷尺沉细,肾冷腰冷痹。
其色墨③。肾虚头足酸,肾虚尺浮弱,肾虚多风耳聋。

右上诸病,除虚不灸,余病并灸肾俞。大椎下行至第十四椎,两边相去四寸是内肾俞,又夹此椎相去七寸八分,斜下是外肾俞,亦主膀胱俞也。不妨药治之。恐不审细,仍为图记之后人背面。

第三　明五脏相入

肝病入心

肝风入心,为痫。亦成瘰疬,项筋急,头痛,舌缩,壮热。
肝气入心,为疟癖气痛,其难忍。左胁下痛。
肝热入心,项筋急,目赤舌干,少睡,嗜惊恐。
肝冷入心,为吐酸水,饮食不下。手足冷如铁④,名心痛。
肝虚入心,嗜惊,恶骂躁暴,不欲闻人语声,则⑤叫呼。

右此五般之病,除虚不灸,余并灸之。当候之⑥脉从何生,灸之即不错也。兼须服药。大段灸之,当候之脉,穴同上。心病入,亦准上。子不合传母之逆也,病即难差。

---

① 皆妨:《内照法》"皆"上有"两胁"二字。
② 尺,胃:题叶天士眉批曰:"'尺胃'字误,或'尺'字衍尔。"
③ 墨:题叶天士眉批曰:"墨,疑当作'黑',然'墨'字亦通。"
④ 手足冷如铁:汪抄本作"足冷,冷如铁"。
⑤ 则:《内照法》"则"上有"甚"字。
⑥ 之:《内照法》作"其"。按"之"为代词,有"其"义。

肺病入心

肺风入心，咳嗽唾血，身体战掉，飒飒不安，皮肤搔痒，疮疥。
肺气入心，胸中病痛取气短[①]，卧不安，胸背痛闷不已。
肺热入心，嗽逆吐血，皮肤生疮，喘息粗短，面赤。
肺冷入心，目中多泪，悲思不已，面目青黑，色不常[②]。
肺虚入心，悲啼思慕，嗜惊怕怖，皮肤白色。
右此五般病状，除虚不灸。量病轻重，观其老少斟酌之，不妨服饵。

心病入肺

心风入肺，皮肤生疮，白屑白癜，反花疥癞，肉中生结子。
心气入肺，胸背热闷，胸前及背上热结子。
心热入肺，皮肤热蒸，手足烦闷，胸中及口生疮。
心冷入肺，鸡皮白肤，面无血色，尪弱怯惧。无色。
心虚入肺，啼泣悲哀，目中冷泪，鼻塞口干，悲思。
右五般病，除虚不灸，其余并灸。当候其脉，轻重老少，药性临时制之。

肾病入心

肾风入心，为痫，拂然而死。轻则眼旋，目眩生花。
肾气入心，为痃癖，气动而改变，为气病，面黄。
肾热入心，为狂颠之病，轻则骨烦，名阴毒时行。
肾冷入心，手足冷如铁，是名真心痛，甚则死。
肾虚入心，四体昏昏，喜汗出，足无力，困闷昏昏。
右此五般病，亦候其脉，除虚不灸。视老少患状斟酌，不得不依[③]。

心病入肾

心风入肾，脚心热，吸吸无力，手足骨节酸痛，头痛。
心气入肾，连脐酸疼，兼膀胱及腰脚，痛不可忍。
心热入肾，困不知痛处。心意躁烦怨，不耐痛。
心冷入肾，手足冷如铁，痛甚即死，名真心痛。
心虚入肾，背吸吸，耳聋目昏，健忘，嗜旋，无力。
右上诸病，除虚不灸，余并灸之。服药，量病老少衰弱斟酌，候本俞。

[①] 胸中病痛取气短：《内照法》作"胸中满，痛胀，气短。"
[②] 色不常：汪抄本"不常"作"下带"，"色"字属上读。
[③] 不得不依：《内照法》作"不妨药制"。

脾病入心

脾风入心，嗜呕吐，头重眼前昏昏，往往见黄光黑花。
脾气入心，背膊妨，心中闷闷，妨满不饮食，两胁妨。
脾热入心，饶唾涕，目黄疸，身热恶心，变吐昏闷。
脾冷入心，脾中痰饮，时时吐水胃脉胀①，不欲食饮。
脾虚入心，食了旋饥，心中往往多热，来嗜欠卧。
右上诸病，除虚不灸，余并任灸。量老少衰弱斟酌之，不妨药治。

心病入脾

心风入脾，生热结子在肉中，极则成疱疮、癞病。
心气入脾，胃脾中痛，自脐上至心，难忍则死。
心热入脾，身热，皮肤黄②，极风，消渴，消中，消肾。
心冷入脾，饮食不消，背膊妨闷。胃中结气。
心虚入脾，好嗜卧，四体昏昏，不知痛处，无力。
右上诸病，除虚不灸，余并灸。量老少衰弱，临时制之，不妨药治。

肾病入脾

肾风入脾，手足战掉，四体不安，习习昏困，无力。
肾气入脾，腰脚背疼，及胸两胁妨，痛甚隔气。
肾热入脾，饶睡困重，不知痛处所在，面肿浮也。
肾冷入脾，腰背疼及痹，脚气疼，白虫，蛔虫。
肾虚入脾，腰脚无力，虚吸吸，四体困闷，顽痹。
右件除虚不灸，余并任灸，但且灸肾俞、脾俞，自差。

肝病入脾

肝风入脾，肉中生结子，瘰疬，疱疔疮，反花等疮。
肝气入脾，左右胁下妨，痛甚则为颗块痛矣。
肝热入脾，背脊上热，肿成热痈，极则成脓。
肝冷入脾，好吐醋水，不欲吃菜，及水亦不欲也。
肝虚入脾，喜太息，来欠、咨嗟、叹烦、闷扰也。
右诸病，除虚不灸，肝合脾，量老少、衰弱，以意消息，脾病入肝无异。

---

① 胃脉胀：题叶天士眉批曰："'胃脉'当为'脾胃'之讹。"
② 身热，皮肤黄：原作"及热皮肤量"，形误，据《内照法》改。

肾病入肺

肾风入肺，头旋，鼻塞，鼻梁疼，头重，脚酸。
肾气入肺，肺胸脊欲得捶，嗽逆无气力。
肾热入肺，皮肤热痛，嗽逆战掉，久差，风上气①。
肾冷入肺，悲泣涕哭，面无血色，力微少。
肾虚入肺，耳聋塞，口干，腰膝酸疼无力。
右此五般病，除虚不灸，余并灸。量其老少、衰弱、轻重制之。

肺病入肝

肺风入肝，嗜卧，疔疮，反花，结筋，一聚②生恶疮。
肺气入肝，百脉胀，口鼻青色，行卧不得。
肺热入肝，骨节粗，肉生结子，复为疮也。
肺冷入肝，鼻目多水，出泪涓涓不绝，肉带青色。
肺虚入肝，常惊怕，状似怯人、筋中疼痛也。
右上五般病，除虚不灸，余并灸。仍服药，勿使不慎口。当候其脉，勿使粗心，量病轻重而制之。肾病入肺，无异前也。

脾病入肺

脾风入肺，瘦嗽，生疮，在胸及头面，疥癞疮等。
脾气入肺，或噎病，膈气上喘，瘦病，背膊中妨。
脾热入肺，恶肿，多患脓血疥癞是也。
脾冷入肺，反胃呕吐，胸中疼，心饶，吐稀唾③等。
脾虚入肺，皮肤白色，搔痒，欠呕等是也。
右件诸病，当候其脉，量病轻重制之，除虚不灸。从名四反④，不妨用药治。

第四　明脏腑相入

脾病入胃

脾风入胃，胃中热，恶心，吃饭无味，鼻中觉香气，变吐甜水。⑤
脾气入胃，胃中妨闷，吃食即胀满，勿食白面，发之。

---

① 风上气：《内照法》无此三字。
② 一聚：《内照法》作"皮肤"，义顺。
③ 唾：明刻本作"痰"。
④ 四反：明刻本作"四支"。
⑤ 变吐甜水：明刻本"吐"上无"变"字，陈抄本"吐"下无"甜"字。

脾热入胃，吃水多，心热，面目黄，久不差，成三消之病。

脾热入胃，胃好吐酸水，不欲食，来欠多。

脾虚入胃，胃好呵噫，时时心闷，欲食不食，来欠多。

右上诸病，除虚不灸，余灸。灸四支，须灸脾俞差。但依病，当量之胃俞第十二椎，两边二寸三分是也。

肾病入膀胱

肾风入膀胱，小便无度，头旋恶心，眼昏，脚酸痛。

肾气入膀胱，膀胱夹脐，及背脊两胁妨，痛极成结气。

肾热入膀胱，小便难赤，目精痛，皮肤寒热，头痛。

肾冷入膀胱，遗溺气，腰痛，白虫，蛸，带下。

肾虚入膀胱，令人无力，房事不兴，脑转耳鸣。

右上诸病，当灸肾俞及膀胱俞，在第十九椎两边二寸三分是。量老少衰弱兼治之，临时而制。

心病入小肠

心风入小肠，肠鸣作声，或时激痛，小便秘涩，头项痛。

心气入小肠，令人脐下疹痛，赤白痢下，秘涩难痛。

心热入小肠，令人渴，血热闷烦痛，肠中如汤，不安。

心冷入小肠，令人泄，水谷不化，脐中疹痛，不知为计。

心虚入小肠，令人神魂狂乱，妄①见恍惚，多语陶搅。

右上诸病，当灸小肠俞，第十七椎两面二寸二分。并灸心俞，第五椎。兼治之无妨，量老少衰弱临时制之。胃中之病亦相透得，病因种种不同，述难尽矣。

肺病入大肠

肺风入大肠，肠中宛转闻，不欲食，食即吐，吐清冷水。

肺气入大肠，肠中痛不已，成妨闷作声，胀满不食。

肺热入大肠，令人粪色赤②。稀无度，而不堪近。

肺冷入大肠，令人肠中水谷不化，名为水利泻。

肺虚入大肠，令人面色白，胞内枯瘦，鸡皮有鳞。

右上诸病，当灸大肠俞，夹第十六椎两边二寸三分，亦须服药。

肝病入胆

肝风入胆，常吐黄水，爪甲及面并带青色，项痛。

---

① 妄：原误作"忌"，据《内照法》改。

② 赤：明刻本作"黄"。

肝气入胆，胆胀满，左胁下痛，并髀胁中痛者也。

肝热入胆，目赤痛，嗜惊叫呼，面色恶，骂无度。

肝冷入胆，不欲食菜，如吐酸水①，左胁中第五肋中妨闷。

肝虚入胆，嗜怕惧不安，饶泪哭泣，面色青。

右诸病，当灸胆俞，夹第十椎两面二寸三分。老少衰弱斟酌之。病有风气相和，冷热相和，风冷相和，热气相并，虚而得也。因虚而风热气，展转通入脏腑相熏成，久而不医，遂重难差，轻而易差，便为良医。有重者而难痊，谓之小手。此盖为自不识病源，养之成重。非医之过也。针有一月之功，灸有终身之效，药通于六府，丹石通骨；大而言之，药治六府之病，灸治五脏之病，五脏主皮、筋、骨、血。其方内有药重处，用药一件为治，应药脉流行，无非灸道，而贯之，达者思之。

第五　明脏腑应五脏药名

古人处方立法，本自不同，药不执方，旋为加减，量老少虚实，斟酌服之，无不痊除。

心风宜服疏冷药论药性炮炙制度，各名开具在后。

地骨皮　龙骨　青黛　升麻　牛黄　栀子　大黄　知母　瓜蒌　黄连　人参　空青　生地　犀角　黄芩

为细末，蜜水②调，食远服。

心气宜服疏热药

黄芪　当归　芍药　桂心　吴茱萸　苍术　陈皮　前胡　柴胡　远志　人参　茯苓　大黄　石盐一作食盐　戎盐

为粗末，生姜煎，去滓，温服，无时。

心热宜服君冷药

铁粉　黄连　升麻　牛黄　龙齿　秦艽　苦参　石蜜　白鲜皮　丹皮　龙胆草　银屑　雷丸　熊耳　犀角

为细末，炼蜜丸梧子大，四十丸，温水下，食远。

心冷宜服使疏药

吴茱萸　当归　桂心　厚朴　芎䓖　藁本　川乌头　川椒　干姜　戎盐　白术　荜茇　山茱萸　橘皮　前胡

---

① 不欲食菜，如吐酸水：汪抄本眉批曰："'菜'当衍文，'如'当为'加'字之误也。"

② 蜜水：汪抄本、陈抄本"蜜"上并有"温"字。

为细末，炼蜜丸梧子大，三十丸，温酒下，食前服。

心虚宜服君药

茯苓 山药 百合 麦冬 柏叶 菟丝子 甘草 人参 熟地 苁蓉 天冬 狗脊 草薢 远志 菖蒲 钟乳粉

为细末，酒糊丸，梧子大，三十丸，淡酒下，食前。

右已上临时候脉，知病本末，方通用之，量老少、衰弱、轻重而制之，不可玄制方分之矣。修合炮制，请细详审之，此药任服无毒①。

肝风宜服臣药

地肤子 白鲜皮 玄参 黄芩 苦参 秦艽 生地黄 大黄 升麻 大兰皮 栀子 地骨皮 羚羊角

为粗末，水煎去滓，食后温服。

肝气宜服使药

京三棱 鳖甲 吴茱萸 郁李仁 青木香 防葵 蜀椒 陈皮 芫荑 大黄 诃子 荜茇

为细末，炼蜜丸梧子大，三十丸，热水下，食后。

肝热宜服冷药

秦皮 石决明 山药 百合 黄芩 生地 黄连 天冬 葳蕤 桔梗 芍药 芒硝

为细末，炼蜜丸，梧子大，三十丸，温茶清下，食后。

肝冷宜服热药

大腹槟榔 肉豆蔻 吴茱萸 桂心 橘皮 柴胡 前胡 鳖甲 荜茇 姜屑

为细末，蜜丸，梧子大，三十丸，米饮汤下，腹空服。

肝虚宜服温补药

芍药 枳壳 黄芪 吴茱萸 五加皮 人参 五味子 赤茯苓 芎须② 远志

为粗末，生姜煎，去滓温服，不拘时候。

右上诸药，并量病轻重制之，余准上，肝虚不叙耳。

肺风宜服疏冷药

桔梗 款冬花 升麻 黄芩 栀子 芍药 葳蕤 百合 麦冬 茯苓 瓜蒌 山药 黄芪

为粗末，生姜煎，去滓，温服，食远。

---

① 无毒：明刻本作"无妨"。

② 芎须：明刻本作"木通"。

肺气宜服疏药

知母 茯苓 人参 丹参 杏仁 皂荚 贝母 藁本 黄芪 百合 大枣 葶苈 防己
为细末，蜜①丸梧子大，二十丸，热水下，食远。

肺热宜服疏药

山药 犀角 通草 枣根皮 百合 黄连 栀子 茯神 款冬花 桔梗 杏仁 麦冬 秦艽
为粗②末，水煎，去滓，温服，食远。

肺冷宜服平药

黄芪 人参 茯神 五味子 山茱萸 芒硝 汉防己 槟榔 柴胡 泽泻 射干 百合
为粗末，生姜煎，去滓温服，食远。

肺虚宜服温冷药

贝母 款冬花 升麻 百合 桔梗 五味子 麦冬 五加皮 地骨皮 黄连 人参 茯苓 苁蓉 大黄
为末③，蜜丸，梧子大，十丸④，热水下，食远。
右上诸药，临时候脉处其方，随时消息。

脾风宜服疏药

前胡 橘皮 人参 姜屑 升麻 黄芩 犀角 仙灵脾 五粒松 羚羊角 桂心
为细末，热水与酒各半调服，食前。

脾气宜服使药

前胡 大黄 荆三棱 鳖甲 枳壳 橘皮 桔梗 吴茱萸 苍术 蜀椒
为细末，炼蜜丸梧子大，三十丸，生姜汤下，食远。

脾热宜服疏冷药

升麻 黄芩 桔梗 通草 桑白皮 百合 麦冬 芍药 葳蕤 款冬花 秦艽
为粗末，水煎去滓，温服，食前。

脾冷宜服疏热药

姜屑 附子 桂心 吴茱萸 白术 干姜 茯苓 大黄 泽泻 橘皮 赤芍 防葵

---

① 蜜：汪抄本、陈抄本"蜜"上并有"炼"字。
② 粗：明刻本作"细"。
③ 为末：明刻本作"为细末"。
④ 十丸：明刻本作"三十丸"。

为细末，酒糊丸，梧子大，三十丸①，温酒下，食前。

脾虚宜服温补药

人参 茯苓 菖蒲 远志 五味子 山茱萸 犀角 茯神 黄芪 芍药 百合 紫菀 泽泻

为末②，炼蜜丸梧子大，二、三十丸，米汤下，食前。

右件诸药，病制、药性、方分随时制之，无不量事。

肾风宜服热药

黄芪 地骨皮 茵陈 石楠 石斛 菟丝子 附子 鹿茸 萆薢 戎盐 姜屑 桂心

为细末，炼蜜加酒和丸，梧子大，每三十丸，温酒下，食前。

肾气宜服咸热药

吴茱萸 桂心 戎盐 鹿茸 苁蓉 磁石 石盐 禹余粮 钟乳粉 硇砂少许 夜明砂

为细末，酒糊丸梧子大，二十丸，盐汤下，食前。

肾热宜服疏冷药

栀子 大黄 石膏 硝石 甘草 葛根 麻黄 黄连 麦冬 瓜蒌 芍药 滑石

为粗末，水煎去滓，微热服，食远。

肾冷宜服毒热药

附子 干姜 牛膝 杜仲 天雄 萆薢 磁石 荜茇 吴茱萸 黄芪 骨碎补 鹿茸

为细末，煮糊丸梧子大，三十丸，淡酒下，空心。

肾虚宜服热补药

天雄 鹿茸 菟丝子 苁蓉 甘草 芎䓖 当归 枳壳 芍药 萆薢 茱萸

为细末，水酒煮糊丸梧子大，三十丸，盐汤下，空心。

右件诸药，以意应五脏六府，风冷热气，虚损，量病应药，修合炮制，请细详审，旋为加减，用之如神。

夫良医处治，用药变应时，无以为定，病与药令得复行，随其宜制之，无旋不克。方分等差，亦时制之。但禀药性，并识病源，而不错也。凡药有州土，采取皆有时节，用有新、陈、炒、捣、炼、合、和服。一切知之，名为良医也。又识会阴阳之体，行年本命，王相生气，祸害绝命，福德天医，病之浅深，量而制之，是良医知病与药也。

---

① 三十丸：明刻本作"二十丸"。
② 为末：汪抄本、陈抄本并作"为细末"。

论药性味无毒合炮炙制度

熟地黄　酒浸洗，焙干。

陈皮　去白，晒干。

苍术　去皮毛净，切碎，米泔浸一宿，晒干，再凉一宿。

远志　去心。

厚朴　去粗皮，剉，用生姜制，焙干。

骨碎补　去毛，剉，用酒拌，蒸一日，晒干。

甘草　炙黄色，或生用。

杜仲　去粗皮，剉，用姜汁①拌，炒干。

干姜　炮裂。

天冬　用汤微润，抽心晒干。

麦冬　同上。

狗脊　去毛剉，酒浸一宿，炒干。

石决明　研细末。

鳖甲　去裙，醋蘸，慢火反覆炙黄色。

诃子　灰中煨，去核，酒浸，蒸，焙干。

槟榔　平坐端正者，勿令见火。

肉豆蔻　剉，酒浸一宿，焙干。

大腹皮　用大豆汁与酒相和，洗过，剉，焙。

枳壳　麸炒去穰。

猪牙皂角　去皮，涂酥炙焦黄色。

杏仁　麸炒，去皮尖。

茯苓　去皮。

葶苈　用纸上摊开，微炒。

仙灵脾　用羊脂拌炒，脂尽为度。

石斛　去根，剉，酒浸一宿，晒，焙干。

鹿茸　火焙②去毛，酒浸一宿，用酥涂，漫火炙黄。

陈麻黄　去根节。

大黄　去皮，煨，或生用。

秦艽　去芦头③。

瓜蒌　去皮，炒黄。

当归　破血宜用头，取血止痛用尾。

---

① 用姜汁：明刻本、汪抄本并作"生姜汁"。

② 焙：陈抄本作"燎"。

③ 去芦头：此三字原脱，据汪抄本、陈抄本补。下"藁本""桔梗"仿此。

黄连　去须，剉，用蜜拌，少炒①。

藁本　去芦头。

龙齿　研细水飞过，晒干。

龙骨　粘舌者佳，用酒煮，焙干。

龙胆草　去芦，剉，甘草水浸一宿，晒干。

桔梗　去芦头。

茯神　去皮，并中心所抱木。

荆三棱　火煨熟，剉碎。

前胡、柴胡、紫菀　去土，三味各令去芦头。

人参　不去芦，令人呕吐。

犀角　镑

羚羊角　镑

黄芪　去黑心，擘开，涂蜜炙微赤。

黄芩　去黑心。

牛膝　去芦。

苁蓉、菟丝子　各令酒浸二日，切，晒干。

贝母　去心。

山茱萸、桑白皮、石盐、地肤子、夜明砂②　各令微炒。

禹余粮、磁乌石　二味各用炭火烧通赤，醹醋蘸七遍，各令研细，水飞过用。

论药性有毒炮制者

附子　大热大毒，灰火中炮裂，去皮脐，剉，焙干。

天雄　大温大毒。

川乌头　大热大毒，制俱同附子。

半夏　生寒，熟温，小毒，汤洗七遍，生姜制，焙干。

吴茱萸　热，小毒，汤浸七次，焙干。

川椒　小热，小毒，去目，微炒汗出。

砺砂　辛温有毒，用少许。

牛黄　平，小毒，主小儿风热。

其余诸药，性皆平温，微寒而无毒，不在制度之数也。

右一法。

---

① 少炒：陈抄本作"慢火炒"。

② 夜明砂：此药原脱，据汪抄本、陈抄本补。

汤液煎造

病人择医，治必择药，煎熬制度，令亲信恭诚[①]，至意煎药，铫器除油垢腥秽，必用新净甜水为上，量水大小斟酌，以慢火煎熬分数，用纱绢滤去滓，取清汁服之，无不效也。

古人服治法曰：

在上不厌频而少；

在下不厌频而多；

少服则滋荣于上；

多服则峻补于下。

服药有法

病在心上者，先食而后药。

病在心下者，先药而后食。

病在四肢者，须服药于旦。

病在骨髓者，须服药于夜。

第六　明脏腑成败

五 脏 死

心绝一日死。何以知之？台眉喘，回视迟，口如鱼口。

肝绝八日死。何以知之？面青，但伏视而不见，泣出如水不止。

肺绝三日死。何以知之？但口张，气出而短，鼻色黑。

脾绝十二日死。何以知之？脐满，泄痢不觉出，足肿。

肾绝四日死。何以知之？齿面黑，目中黄，腰中欲折，自汗流水。

五 体 死[②]

骨绝五日死。何以知之？脊痛，腰中重，不能翻覆耳。

肉绝六日死。何以知之？舌肿，溺血，人[③]便赤然也。

筋绝九日死。何以知之？手足爪甲青，叫呼骂而不休。

脉绝三日死。何以知之？口鼻张，气但出而短者死。

肠绝六日死。何以知之？发直如麻干，曲身不得者死。

[①] 恭诚："恭诚"下疑脱"之人"二字。

[②] 死：汪抄本、陈抄本并作"败"。

[③] 人：陈抄本作"大"。

五 证 死

肉及足卒肿一证。面肿苍黑，肝败不堪治，一日死。
眼枯陷二证。手掌并缺盆骨满败，一日死。
声散鼻张三证。唇反无理，肺败不治，五日死。
唇蹇齿露四证。脐肿满者，脾败不治，十二日死。
气喘语迟五证。阴阳肿不起，肾败三日死。

五 色 死

面赤目青死。
面青目黄死。
面黄目黑死。
面白目黑死。
面黑目青死。

五 声 死

气声绝，腹胀如铁，脾绝死。
妄语错乱，神去死。
语声散，魄去身，无肺死。
语声高，魂去身，无肝死。
长呻吟，志去身，无肾死。

五 体 死

头重呕吐，一体死。
足重心肿，二体死。
手爪甲青，三体死。
脚爪甲黑，四体死。
膝大如斗，五体死。

五 竭

发直如麻，是血竭。
足爪甲青，筋竭。
齿燥如热小豆，骨竭。
鼻张，气但出①，气竭。
耳、鼻、唇焦黑，肉竭。

---

① 气但出：明刻本、汪抄本作"气促出"。

五 伤 死

房事无度，伤肾。
食饱醉卧，伤脾。
言无多忧，伤心。
嗜食咸热，伤肺。
用力无度，伤肝。

五伤脉不疗[①]

伤肾，左尺脉如屋漏、解索、雀啄、弹石。
伤脾，右关如虾游，鸡足践地，鱼翔。
伤心，左寸如断索、雀啄、屋漏。
伤肺，右寸如梦雨之状，亦如弹弦[②]之状。
伤肝，左关如击弦之状。

五不称脉

脉大而息细，死。
大人脉如小儿脉，死。
息大而脉小，死。
小儿脉如大人脉，死。
热病而脉沉，死。

五 视 死

病人，目上看人者死。
病人，目看斜者死。
病人，目直视者死。
病人，下看人者死。
病人，目无睛光者死。
凡辨生死之法，但人改常者，即死矣。
色声心序（此系脱简）

[①] 五伤脉不疗：此节内容原与上节混为一体，今据汪抄本析出。
[②] 弦：汪抄本作"石"。

宋刻《内照图》跋

夫人者禀之法者，吐纳之气是也。以阴阳气造化之内而运者，即手足是也。兴动吹变，须会逆顺。若逆则五气相反，若顺则五气相生。然以五气之中，则主五脏之内禀五气。非但人身，草木瓦砾，悉同于此；药性方术，亦复如是。然知之鲜矣！以图之于象，合物会之。刻心思惟，深理于皮骨之内，露五脏焉。

绍圣二年三月日秘阁秘书省正字臣沈铢校书

玄门脉诀内照图附方

内新添长葛禹讲师益之,晋阳郭教授之才,二先生经验妇人产痛名方,并小儿名方。

妇人产育名方[1]

增损地黄丸

治妇人月经不调以致久而无子,是冲任伏热也。

当归全,二两 真熟地黄半斤 黄连净,一两

三味共酒浸一宿,焙干,为细末,炼蜜为丸如桐子大,每服五十丸至百丸。经少温酒下,经多,米饮下。

调经汤

治妇人经水不调,或产后脐、腹、腰、脊疼痛不忍,或临经涩[2]。

广茂一钱半,煨熟 延胡索 苦楝子炒,各钱半[3] 川芎 当归全 芍药各二钱半 熟地黄半两 槟榔一钱

右为粗末,每服半两。水一茶[4]钟,煎取七分,去滓,稍热,食前服之。

使君子汤

治妇人月经断绝不行者。

甜瓜蔓阴干 使君子各半两 甘草末,六钱

右为细末,每服二钱,温酒一盏调下,空心服之。

通经丸

治妇人月信凝结,久而不通,渐瘦成劳。

川大黄去皮刬,一两。用酽醋小半盏,煮大黄,醋尽,以文武火焙干。

---

[1] 此标题原缺,据文义拟补。
[2] 涩:明刻本"涩"下有"者"字。
[3] 各钱半:明刻本作"各二钱半"。
[4] 茶:原作"菜",形误,据明刻本改。

右为细末，酽醋为丸，如桐子大，都作一服①，煎红花汤下。如经过多，煎木香汤送下，然虚实加减服。

广茂汤

治妇人月经不调。虽有之，其色或青或紫，变生诸疾欲死者。

木香　广茂温纸裹，火煨，切，燥炒，各一两　桃仁一两半②，刬，炒，去皮尖双仁　胡桃二两，汤浸去皮

右木香、广茂二味，先为细末。另将胡桃穰、桃仁二物同研为膏，如泥烂，贮瓷器内。每服抄膏一匙，温酒一小盏，抄前药末三钱匕，调服，空心日进二服，取效甚多。

生地黄汤

治妇人月经不调，热闭断绝，往来寒热，发热昏闷，四支怠惰，不美饮食。

拣参　白术　白芍　桔梗　黄芪梢　甘草梢　黄连酒浸、洗、晒干，各二钱　当归三钱　升麻四钱　柴胡　子芩炒　黄柏炒，各一钱半　生地黄　熟地黄　红花半钱　五味子四十个　桂去皮，一钱

右㕮咀，每服一两，水一茶钟半浸三时，煎取一钟，去滓温服，食前。

验胎散

治妇人经络注滞三个月间。

正川芎二两

右为细末，空心③浓煎新艾汤一盏半，调一匙头服之，腹内微动者，是有妊也。

安胚丸

治妊娠妇人，经水适来，素不坚固，遂成殒坠。觉有孕时，便可服之，而不致损，妊妇可以常服。

子芩去心皮，二两　白术七钱半　缩砂仁半两　枳壳麸炒去瓤，二钱半

右为细末，烧饭和丸如桐子大，每服三五十丸，空心温米汤下。

琥珀汤

治妊娠，或因筑磕著，或胎死腹中，恶露已下，疼痛难忍，口噤欲绝。若胎不损，则痛止，子母俱安。若胎已损，立便逐下，神妙。

当归全，三两　川芎二两

右为粗末，每服半两。水酒各一盏，煎至一盏二分，去滓温服，食前。

---

① 一服：明刻本作"三服"。
② 一两半：明刻本作"三两半"。
③ 空心：明刻本无"空心"二字。

黄龙汤

治妊娠头痛，不欲食，胁下痛，呕逆痰气，产后伤风，热入血室，寒热如疟，经水适来，病后劳复，余热不解。

柴胡二两　子芩　人参　甘草炙，各一两

右㕮咀，每服五钱，水一盏半，生姜三片，枣一枚，煎取七分，去滓温服。若腹痛，去子芩加芍药三分。

人参散

治妊娠热气乘于心脾，津液枯少，烦燥热，口舌干燥，烦渴。

青竹茹一两　麦冬去心，半两　子芩一钱半　地骨皮一钱　甘草口口①

右为末，水一升，煎至六合，去滓，分三服，无时服。

当归散

治妊娠，忽暴下血数升，胎躁不动②。

生地黄一两　当归　干榆白皮各半两　葵子二两

右为粗末，每服五钱，生姜五片，水二大盏，煎取八分，去滓温服，食前。

保安散

治妊娠，因有所伤，胎动疼不忍③，及血山崩不止。

带皮缩砂一两，炒黑色，去皮为末，每服二钱。清温酒一盏调下，觉腹中热，则胎已安也。

立圣散

治妊娠下血不止。

鸡肝细剉，酒一升煮，共食之，大效。

赤茯苓汤

治妊娠小便不利，及水肿，洒洒恶寒，动转疼痛。

赤茯苓去皮　葵子各半两

右为细末，每服二钱，新汲水调下。

犀角散

治妊娠妇人，产前后，诸风热困倦，时发昏眩等证。

---

① 口口：此二字原缺，无据可补。
② 动：疑当作"安"。
③ 不忍：疑当作"不可忍"。

拣参 犀角 山栀子 黄连 正青黛 川芎 川羌活 吴白芷 甘草炒 茯苓各半两

右为粗末，每服五钱，水一盏半，生姜二片，竹叶十片，煎取一盏，去滓，食远温服。

太宁散

治妊娠下痢赤白，及泄泻疼痛垂死者。

黑豆六十粒 甘草二寸半，半生半熟 御米壳六个，去穰蒂，半生半炒

右为粗末，生姜二片，水一盏半，煎至七分，去滓温服，食前服，神效。

火龙散

治妊娠，心气痛。

艾叶末，半两，盐炒一半 茴香半两，炒 川楝子炒，半两

右为散，每服二钱，水一盏，煎至七分，去滓温服，无时。

圣酒方

治妊娠腰痛如折。

大豆二合，炒熟

以清酒一大盏，煎取七分，去滓，食前温服。

独圣散

治妊娠小便不通。

蔓荆子一两

右为细末，每服二钱，浓煎葱白根汤一大盏调下。食前服之，日进三服。

万应丸

治妊娠胎动不安，及产后小户痛不忍者。

知母去皮，一两，炒

右为细末，炼蜜为丸如弹子大，每服一丸，清酒一盏化开，食前服之。

产后并难产

治妇人临产之时，当先脱寻常所着衣，笼灶头及灶口，令至密，即易产也。切不可令旁人喧扰，若产时直至连腰引痛，眼中生花，此是儿转，方可服葵根汤一二服，切勿太早服之，须待其时。旁人不可逼迫，大小仓卒，恐有所伤。凡欲产时，抱腰之人，不得倾斜，则儿得顺，自然易产。直待儿出讫，一切人及母，莫问是男是女，方可语[①]诸砒石话。欲产时，先取新汲水半盏，儿始落地，便顿饮之，血不上抢也。产后大忌食热汤，勿令母见血秽污，勿服热暖药，及热面等物，饮食当如人肌体温乃可也。

---

① 语：疑当作"与"。

葵根汤

治滑胎易产，妊娠因漏胎，或临产惊动太早，产时未至，秽露先下，致使胎胞干燥，临产艰难。

葵根　瞿麦　榆根白皮各半两　牛膝去苗，二钱半，酒浸一宿，焙干　木通二钱半，剉　大麻仁三钱半①，另研

右为粗末，每服半两，水一茶②钟半，煎取一钟，去滓温服，不拘时候。

阿胶散

治横倒生，手足先出。

黄明胶一两，炙　滑石末，一两，细腻者　葵子二合　当归二钱半

右为粗末，水二盏半，煎至七分，去滓，分作二服。

独胜方

治产肠先出，儿即随产。

用蓖麻子四十九粒，研烂，涂产母顶上，自然收上也。

又方

若久，风吹肠干，其肠不能上者，以磨刀水少许，温润盘肠，煎好磁乌石汤一杯，令产母温服，自然收上也。

又方

产门子道干涩，必致难产，务要产妇惜力。或心中热闷，取白蜜一匙，新汲水一盏调下如神。

又方

若未解，取生鸡子一个，去皮吞之。待儿欲生，头面端正，逼近产门，然后上草，令人抱腰也。

又方

经日不生者，用秤锤或铁杵或斧头皆可，烧通赤。用无灰清酒二升，盛在木器中，投至三次，每服一杯，自然易顺也。

红花汤

治妇人产后，恶物冲心，四肢冰冷，唇青腹胀，饮令不下，发昏迷者，急服之。

头红花一钱　红药子一两

右为粗末，每服五钱，水二盏，用妇人油头钗儿二只同煎，至一盏，去滓温服。大小便俱利，血自下也。

---

① 三钱半：明刻本作"二钱半"。
② 茶：原作"菜"，形误，据文义改。

芎须汤

治产后，或伤胎，去血过多，或血山崩，或金疮去血过多，昏晕不省人事，心烦晕闷，举头目暗欲倒者。

芎须　当归尾，各一两

右为粗末，每服五钱，水一盏半，煎取一盏，去滓稍热无时。

梅师方

治妇人小户①痛不忍者。

肥牛膝去芦，五两

右剉，酒三升，煮取一升半，去滓，分为三服，大效。

枳壳丸

治产后，大、小便涩滞。

枳壳去穰，一两，麸炒　大黄一两　木香三钱　麻仁炒黄，一两

右为细末，炼蜜和丸如桐子大，每服三五十丸，食后温水送下。如饮食不化亦得服之。

凉血汤

治妇人血山崩不止，肾水阴虚，不能镇守包络相火，故血走而崩也。

生地黄　当归尾，各半钱　黄连　黄柏　知母　藁本　川芎　升麻各二分　川羌活　柴胡　防风去芦②，各三分　甘草　细辛　荆芥穗　蔓荆子各一分　红花少许

右㕮咀，都作一服，水三盏，煎取一盏，去滓，空心稍热服之。

犀角饮子

治产后亡液虚损，时自汗出，发热困倦，唇口干燥。

犀角　白术　麦冬去心，各半两　柴胡一两　商枳壳去穰，麸内炒　地骨皮　生地黄　甘草炒　当归　拣参　茯苓去皮　黄芩各三钱　黄芪七钱

右为粗末，每服五钱，水一盏半，入浮麦七十粒，生姜三片，煎取七分，去滓温服，食远，日二服。

通和汤

治妇人乳痈，疼痛不忍者。

穿山甲一两，炮，炒黄　川木通剉，一两　自然铜半两，火烧通赤入醋内蘸三次

右为细末，每服二钱，热酒调下，食远服之。

又方

---

① 小户：明刻本作"子户"。
② 去芦：明刻本"芦"作"皮"。

专治乳痈肿痛，诸药不能止痛者。

三里一穴，针入五分，其痛立止，如神也。三里穴在膝下三寸，骱外廉两筋间，举足取之。

加减补中汤

治产后伤血动气，腹中疞痛，少腹拘急，时有自汗，不思饮食。

熟地黄一两① 当归尾，二两 黄芪二两 白芍二两 桂三钱，去皮 甘草□□②

右哎咀，每服五钱，水一盏半，生姜三片，煎取一盏，去滓温服，食前空心服之。

缩砂仁汤

治胎前产后，血崩不止，脐下急痛。

黄芪半两 白术四钱 了芩半两 川芎三钱 川楝子三钱，炒 黄连 芍药二钱 生地黄半两 缩砂仁半两

右为散，每服半两，水一茶钟，煎至七分，去滓温服，食前服之。

增损柴胡汤

治崩中不止，及产后经过多，身体如冰，自汗如浴，发热口干。先止自汗，以四物汤内加白虎汤，汗止，次止其热，以小柴胡汤内加四物汤各五钱，水一大茶③钟，生姜二片，煎取七分，去滓稍热，食远服之。

遇仙散

治产后诸般恶痢，或赤白五色相兼，里急后重，脐腹绞痛，日夜无度，口噤不食。不问大人小儿，虚弱老幼，并宜服之。

御米壳择净，炒黄色 当归尾 甘草各二两 赤芍药 酸石榴皮 地榆各一钱半

右为粗末，每服三钱，水一盏半，煎至一盏，去滓温服，空心。小儿旋加减服之。

小儿诸疾名方

三棱煎丸

治小儿食饮过多，痞闷疼痛，宿食不化，久而成癖也。此药专能破妇人血积血滞。

三棱 大黄④

右将大黄为末，于锻石器内，或砂石器中，以好醋渍令平，用缓火熬，可以与二味

---

① 一两：明刻本作"二两"。
② □□：此二字原缺，无据可补。
③ 茶：原作"菜"，形误，据文义改。
④ 三棱、大黄：此二味原脱，据上下文义补。

和丸如麻子大，或绿豆大，每服十丸，至二三十丸，食远温水下，虚实加减，大小如桐子大，每服四十丸。

丹砂丸
治小儿五疳八痢。
好朱砂研 青黛各一分 丁香 肉豆蔻一枚 麝香一钱，研 没食子一枚 大干虾蟆一个，去头足，酥涂炙黄

右为细末，面糊丸如绿豆大，每服三十或五十丸，空心温米汤下。

又方
专治小儿癖气，久而不差者。
中脘一穴，章门一穴，在大横外直脐季肋端，侧卧，屈上足，伸下足，举臂取之。
右中脘、章门二处，各灸七壮，脐后脊中灸二七壮。取中脘穴，从髑骭下取。病儿四指缝灸之，无不效也。禹讲师经验。

天麻散
治小儿急、慢惊风，其效如神。及大人中风，涎盛，半身不遂，语言难，不省人事。
半夏半钱 天麻二钱半 甘草炙 白茯苓去皮 白术 老生姜各二钱

右件一处，用水一盏，入瓷器内，煮令水干，将数味药焙干为细末，每服一钱半，煎生姜、枣儿汤半盏调下，无时，大人三钱。

玉液散
治小儿呕逆吐泻，霍乱不安，烦躁不得睡，及腹胀，小便赤涩，烦渴闷乱或伤寒、疟病皆效。
府① 滑石四两烧过 丁香一钱 藿香叶半两

右为细末，每服一钱，清泔水半盏调下，或冷服之。大人霍乱吐泻，水打腊，茶清调下三钱，立效。

无价散
专治小儿实热，喘急不止欲死者。
辰砂二钱半 轻粉半钱 甘遂一钱半，面裹微煮、切、晒干

右为细末，每服一字②，用温浆水少许，上滴小油一点，抄药在上，沉下去，却浆水灌之，立效如神。

---

① 府：明刻本"府"上有"桂"字。
② 字：明刻本作"钱"。

经验方

治疹豆疮后，眼内生翳膜者。

白菊花　绿豆皮　谷精草去根，各半两

右为细末，每服抄一大钱，干柿一个，生粟米泔一盏。熬米泔尽，将柿去核食之，一日可食三枚，无时。病浅者，二十日，远者一月，必效。

猪尾膏

治疮子倒靥黑陷。

小猪尾刺血三点，入生脑子少许，同研，新汲水调服，立效。

镇肝丸

治小儿急慢惊风，目直上视，掉搐昏乱，不省人事，是肝经风热也。

天竺黄研　生地黄　竹叶　当归　草龙胆去芦　川芎　山栀子　川大黄　川羌活　防风去义芦，各三钱半①

右为末，炼蜜和丸如鸡豆大，每服二丸，沙糖水化开，服之，无时。大人三、五丸。先服镇肝丸，次服天麻散。

治初生小儿，脐风撮口，诸药不效者。

取然谷二穴，在足内踝前，起大骨下陷中，可灸三壮，针入三分，不宜见血，立效。

治②大人小儿，口噤、牙关不开者，诸药不下。

生天南星细末一匕，脑子少许，相和研匀，用指头蘸生姜汁，蘸药末于左右大牙外根边擦之，立开。

运气节要

五运以土为尊，故为君，而南面，谓之南政。

丹天之气，经于奎壁，牛女戊分，戊与癸合，丹火气也，故戊癸为火运。

黅天之气，经于心尾己分，己与甲合，黅土气也，故甲己为土运。

苍天之气，经于危室，柳鬼，危室壬位，柳鬼丁位，苍木气也，故丁壬为木运。

素天之气，经于亢氐、昴毕，亢氐乙位，昴毕庚位，素金气也，故乙庚为金运。

玄天之气，经于张翼、娄胃，张翼丙位，娄胃辛位，玄水气也，故丙辛为水运。

---

① 各三钱半：明刻本作"各二两"。

② 治：原脱，据文义补。

五运之始

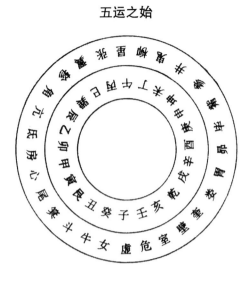

六气之纪

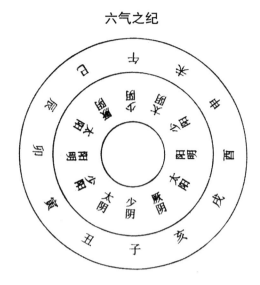

甲胆乙肝丙小肠,
丁心戊胃己脾乡,
庚属大肠辛是肺,
壬是膀胱癸肾堂。

又

岁之本位月司天,
顺数前三见在泉,
前四便是初之气,
二三四五六排连。

五运

甲己岁土运,乙庚岁金运,
丁壬岁木运,丙辛岁水运,
戊癸岁火运。

六气

厥阴风木,少阴君火,
太阴湿土,少阳相火,
阳明燥金,太阳寒水。

十干

甲、丙、戊、庚、壬,五者皆阳干。
乙、辛、己、丁、癸,五者皆阴干。

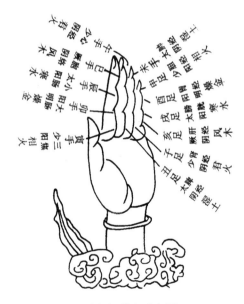

五运六气歌上手之图

十二支

申、子、辰、寅、午、戌，六者皆阳支。

巳、酉、丑、亥、卯、未，六者皆阴支。

阳支配阳干，二阳用事，其气常盛，故运行为太过。

阴支本阴干，二防用事，其气常衰，故运行为不及。

太过 有余

土运甲岁　水运丙岁

火运戊岁　金运庚岁

木运壬岁

不及 不足

土运己岁　水运辛岁

火运癸岁　金运乙岁

木运丁岁

岁会 谓运与岁相会

木运临卯，丁卯是也。

火运临午，戊午是也。

土运临四季，甲辰、甲戌、己丑、己未是也。

金运临酉，乙酉是也。

水运临子，丙子是也。

每岁天之六气 客

司天为三，后二气为初，后一气为二；前一气为四，前二气为五，在泉为六。

每岁地之六气 主

厥阴初，少阴二，少阳三，太阴四，阳明五，太阳终。

子午年以少阴位居司天，丑未年以太阴位居上。余依此转。

每岁交六气之期 每气司六十日零八十七刻半。

每岁交五运之期 每运司七十三日零五刻。

三十六年为一合，十一合为一运，即三百九十六年也。自大定戊申，交入火运。

每岁司天在泉主客气之图

附录：华佗先生内照图序跋

一、华佗先生内照图序

医术之传也，以人传，亦以书传。自轩岐三代而下，迄于近今工斯术者，无虑数百家，要皆著书自见，独汉华佗无闻焉。考之史传，佗有活人书一卷，临死与狱吏，吏畏法不敢受，引火焚之。嗟嗟！佗遂无书矣。今世传《中藏经》八卷，乃其外孙邓处中所造，非佗书也。余尝思佗之为术有异于古今之为医者，其治病或刳破腹背，或湔洗肠胃，较之隔垣之视为已奇矣，岂其出圣入神如此而书顾不传乎？及观医统书目，佗有《内照图》一编曾行于世，而知佗自有书在也。夫人之一身五脏六腑三焦四海十二经脉，其部位曲折幽隐之处，返观可以自省，故图以"内照"名意。当日佗以此图自照，遂以此照人，故虽剖腹涤肠而病情皆奇中尔。但其书累代藏之内府，世罕见闻。嘉靖间太医院判周与国抄得，又秘于家不传，余得之其孙道州先生，剥落漶漫殆不可读。因为正其亥豕，公之于世，亦使世知佗有书，且裨于后之学斯术者不浅也。书凡四卷，其后二卷乃郭、禹二氏所撰，余故不存，独存佗书。

康熙戊申阳生日吴中后学汪琥苓友氏序

二、华佗内照图题跋

《内照图》二卷，相传为汉华佗元化撰。前有至元癸酉孙奂序，癸酉乃元世祖十年，宋度宗咸淳九年也。序云：佗死狱中，仅存内照图一编，累代藏于秘府，故世罕得见焉。长葛禹益之，得于包洪道家，复取宋人杨介注说，参附其中。后有晋阳郭之才，产婴诸方，及益之《运气节要》。乃固陵王达之并为一书，仍请医学教授许信之等校定，命工版行。按《魏志·佗传》：佗出一卷书与狱吏，吏不敢受，索火焚之。则佗之书久绝矣。何意越千年而忽出耶。傅又称其弟子，吴普、樊阿，从佗学。普准佗治，多所全济。阿善针术。普年九十余，阿寿百余岁。则佗书虽不传，而弟子习业者，亦著书传后。《隋经籍志》载：吴普撰《华佗方》十卷，《华佗内视》五卷。《观形察色并三部脉经》一卷，《枕中灸刺经》一卷，此《内照图》殆即《内视》转写之异。而《直斋书录解题》及《宋史艺文志》有华氏《中藏经》一卷，今亦尚有流传。想亦名医缀辑，而托于华氏欤。余偶获此抄本于吴中，似从元刻录出，图写极精。复于友人处见一刻本，系成化二十三年，仲兰所梓。跋云：阁老彭文宪于秘籍中抄得。则元刻在明时已少。又胡文焕《格致丛书》亦尝汇刊，面目已改，脱误百出。此外不多见，则是本洵可宝也。

嘉庆十六年七月晦日海宁陈鳣题

华佗遗方辑存

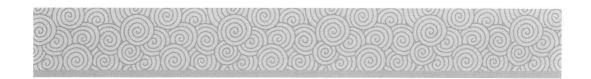

目 录

《华佗方》辑存 …………………………………………………………………… 178

《华佗录帙》辑存 ………………………………………………………………… 189

《华佗危病方》辑存 ……………………………………………………………… 190

《华佗救卒病方》辑存 …………………………………………………………… 191

《华佗观形察色并三部脉经》辑存 ……………………………………………… 192

《华佗脉诀》辑存 ………………………………………………………………… 195

《华佗枕中灸刺经》辑存 ………………………………………………………… 196

《华佗食论》辑存 ………………………………………………………………… 198

《华佗九候》辑存 ………………………………………………………………… 199

《华佗方》辑存

论伤寒传变及治法

华佗曰：夫伤寒始得一日在皮，当摩膏火灸①即愈。若不解者，至二日在肤，可法针，服解肌散发汗，汗出即愈。若不解者，至三日在肌，复一发汗则愈。若不解者，止，勿复发汗也。到四日在胸，宜服藜芦丸，微吐则愈。若病困，藜芦丸不能吐者，服小豆瓜蒂散，吐之则愈。视病尚未醒，醒者复一法针之。五日在腹，六日入胃，入胃则可下也。若热毒在胃外，未入于胃，而先下之者，其热乘虚便入胃，则烂胃也。然热入胃病，要当须复下去之，不得留于胃中也。胃若实热致此为病，三死一生，此辈皆多不愈。胃虚热入，烂胃也。其热微者，赤斑出；剧者黑斑出。赤斑出者，五死一生。黑斑出者，十死一生。但论人有强弱，病有难易，攻效②相倍耳。病者过日，不以时下之，热不得泄，亦胃烂斑出矣。

若得病无热，但狂言烦躁不安，精采言语与人不相主当者，勿以火迫之，但以五苓散一方寸匕，水和服之。当以新汲井水，强饮一升许，若一升半，可至二升益佳。令以指刺喉中，吐之，病随手愈。不即吐者，此病辈多不善，勿强与水，水停即结心下也。当更以余药吐之，皆令相主当者，不尔必危。若此病不急以猪苓散吐解之者，其死殆速耳。亦可先以③去毒物，及法针之尤佳。

春夏无大吐下，秋冬无大发汗。发汗法，冬及始春天寒，宜服神丹丸，亦可摩膏火灸。若末春、夏月、病秋，凡此热月，不宜火灸，又不宜厚覆，宜服六物青散。赵青散，在杂疗中，《范汪方》六物者是也。若崔文行度障④散，雪煎亦善。若无散及煎，但单煮柴胡数两，伤寒、时行并可服也，不但一也⑤。到再三发汗不解，当与汤。实者，转下之。其脉朝夕驶者，为实癖也。朝平夕驶者，非癖也。转⑥汤为可早与，但当少与，勿令下多耳。少与当数其间。

病有虚烦热者，与伤寒相似，然不恶寒，身不疼痛，故知非伤寒也，不可发汗。头不痛，脉不紧数，故知非里实也，不可下。如此内外皆不可攻，而师强攻之，必遂损竭

---

① 灸：程本《外台》《千金方》卷九第一并作"灸"。
② 攻效：程本《外台》作"功效"。
③ 以：程本《外台》作"吐"。
④ 障：《千金方》卷九第一作"瘴"。按"障"通"瘴"。《篇海类编·地理类·阜部》："障，亦作瘴。"
⑤ 不但一也：《千金方》卷九第一作"以发汗"，属下读。
⑥ 转：程本《外台》《千金方》卷九第一"转"下并有"下"字，应据补。

多死矣。诸①虚烦，但当行竹叶汤。若呕者，与橘皮汤。一剂不愈者，可重与也。此法宫厌数用甚效。伤寒后虚烦，亦宜服此汤（以上辑自《外台秘要方》卷一）。

治伤寒诸方

按："华佗论伤寒传变及治法"中共提到医方十余首，计有解肌散、藜芦散、小豆瓜蒂散、五苓散（又名猪苓散）、神丹丸、摩膏、六物青散、崔文行度障散、赤散、雪煎、竹叶汤、橘皮汤等，遗憾的是这十余首方于此只提到方名，未述药物组成。为了尽量发掘华佗医方医术，今以这些方名及华佗论述中提到的方名之下宋臣小字注文为线索，从《千金方》《外台秘要方》中进行考证搜集，补辑如下：

解肌散（无考）

藜芦丸 考《千金方》卷九第七载有"藜芦丸"方，未知所出，今辑录存考：
藜芦丸，治伤寒不得吐方。
藜芦 附子各一两
右二味，末之，蜜和丸如扁豆大，伤寒不食服二丸，不知增之。此谓得病一日已上，四日已来，服药后日移三丈不吐，进热粥汁发之。

小豆瓜蒂散 按"华佗论伤寒传变及治法"小豆瓜蒂散方下有十字注曰："瓜蒂散在卷末杂疗中，《范汪方》二味者是也。"今据此考《外台秘要方》卷一《杂疗伤寒汤散丸方八首》中，正引有范汪瓜蒂散方，兹辑录如下：
疗伤寒及天行，瓜蒂散吐方。
赤小豆一两 瓜蒂一两
右二味，捣作散，温汤二合，服一钱匕，药下便卧。若吐便急忍也。候食顷不吐者，取钱五匕散二合汤和服之，便吐矣。不吐复稍增，以吐为度。吐出青黄如菜汁者五升以上为佳。若吐少病不除者，明日如前法复服之，可到再三，不令人虚也。药力过时不吐，服汤一升助药力也。吐出便可食，无复余毒。若服药过多者，益饮冷水解之。

按：除上述范汪瓜蒂散方外，《千金方》卷九第七、《外台秘要方》卷一《张文仲方一十首》中分别载有瓜蒂散方，药物组成均同，方证及煎服法有异，可参见。

五苓散（猪苓散） 按"华佗论伤寒传变及治法"五苓散文下有小字注曰："五苓散，仲景云猪苓散是也。在第二卷伤寒中风部中，《千金翼方》五味者是也。"今考《外台秘要方》卷二《伤寒中风方九首》引《千金翼方》"五苓散"方，方证与华佗所论不相同，第考《千金方》卷九第四所引"五苓散"，与华佗论合，据以辑录如下：

---

① 诸：原作"请"，形近致误，据程本《外台》改。《千金方》卷九第一作"此"。

五苓散，主时行热病，但狂言烦躁不安，精彩言语不与人相主当者方。

猪苓 白术 茯苓各十八铢 桂心十二铢 泽泻三十铢

右五味，治下筛，水服方寸匕，日三。多饮水，汗出即愈。

神丹丸 检《外台秘要方》卷一《崔氏方一十五首》中载有此方，尾注云：《删繁》、范汪同。第考《千金方》卷九第六亦载此方，与《外台》所述方证、药物及煎服法均大体相同，但较《外台》文义顺达，今据《千金方》辑录如下：

神丹丸，治伤寒敕涩①，恶寒发热，体疼者方。

附子 乌头各四两 人参 茯苓 半夏各五两 朱砂一两

右六味，末之，蜜丸，以真丹为色，先食服如大豆二丸，生姜汤下，日三，须臾进热粥二升许，重覆汗出止。若不得汗，汗少不解，复服如前法。若得汗足应解而不解者，当服桂枝汤。此药多毒，热者令饮水，寒者温饮解之。治疟先发服二丸。

伤寒摩膏 按"华佗论伤寒传变及治法"两次提到摩膏，其一云："伤寒始得一日在皮，当摩膏火灸即愈。"又云："发汗法，冬及始春天寒，宜服神丹丸，亦可摩膏火灸。"此下并有小字注文云"膏在杂疗中，黄膏七味，白膏四味，并《范汪方》是也"。检《外台秘要方》卷一《杂疗伤寒汤散丸方八首》中正载有范汪"黄膏""白膏"二方，与小字注文合。又检《千金方》卷九第三除载有"白膏""黄膏"与《外台》同外，又别有"青膏"一首，今并辑录如下，是否即是华佗所论之膏，俟考。

治伤寒头痛项强，四肢烦疼，青膏方。

当归 川芎 蜀椒 白芷 吴茱萸 附子 乌头 莽草各三两

右八味，㕮咀，以醇苦酒渍之再宿，以猪脂四斤煎，令药色黄，绞去滓，以温酒服枣核大三枚，日三服，取汗，不知稍增。可服可摩。如初得伤寒一日，苦头痛背强，宜摩之佳。

治伤寒敕色，头痛项强，贼风走风，黄膏方。

大黄 附子 细辛 干姜 蜀椒 桂心各半两 巴豆五十枚

右七味，㕮咀，以醇苦酒渍一宿，以腊月猪脂一斤煎之，调适其火，三上三下药成。伤寒赤色发热，酒服梧子大一枚，又以火摩身数百过，兼治贼风绝良。风走肌肤，追风所在摩之，神效。千金不传，此赵泉方。

白膏，治伤寒头痛，向火摩身体，酒服如杏核一枚。温覆取汗，摩身当千过，药力乃行，并治恶疮。小儿头疮，牛领马鞍，皆治之。先以盐汤洗疮，以布拭之。傅膏痈肿，火灸摩千过，日再，自消者方。

天雄 乌头 莽草 闹羊花各三两

右四味，㕮咀，以苦酒三升渍一夕，作东向露灶，又作十二聚湿土各一升许大，取

---

① 敕涩：即"啬啬"，恶寒貌。山田业广曰"敕色与啬啬同"，又作"涩涩，或作敕涩、赤色、色色，并一声之转也"。

成煎猪脂三斤，着铜器中，加灶上炊以苇薪，令释，内所渍药，炊令沸，下着土聚上，沸定复上，如是十二过，令土尽遍，药成去滓。伤寒咽喉痛，含如枣核一枚，日三，摩时勿令近目。

六物青散　按"华佗论伤寒传变及治法""六物青散"下有小字注文云："青散，在杂疗中，《范汪方》六物者是也。"检《外台秘要方》卷一《杂疗伤寒汤散丸方八首》及《千金方》卷九第四并载此方，而《千金方》较《外台》文义完整，前据《千金方》辑录如下：

六物青散，治伤寒敕色恶寒方。

附子　白术各一两六铢　防风　细辛各一两八铢　桔梗　乌头各三两十八铢

右六味，治下筛，以温酒服钱五匕，不知稍增之。服后食顷不汗出者，进温粥一盃以发之，温覆汗出漐漐可也，勿令流离，勿出手足也，汗出止。若汗大出不止者，温粉粉之，微者不须粉，不得汗者，当更服之。得汗而不解者，当服神丹丸。

崔文行度障散　按"华佗论伤寒传变及治法"此文下有小字注云："度障散在杂疗中，《范汪方》四味者是也。"考崔文行度障散，又名崔文行解散，并见于《千金方》卷九第四和《外台秘要方》卷一《杂疗伤寒汤散丸方八首》中，兹据《外台》辑录如下：

崔文行解散，疗伤寒发热者方。一名度瘴散。

乌头一斤，烧　桔梗　细辛各四两　白术八两

右四味，捣散，皆令尽。若中寒服一钱匕，覆取汗。若不觉复少增服之，以知为度。时气不和，旦服五匕钱。辟恶气欲省病服一服，皆酒服。忌生菜、猪肉、桃李、雀肉等。

赤散　按"华佗论伤寒传变及治法"赤散下有小字注文云："赤散，在杂疗中，《范汪方》七味者是也。本出华佗。"考文献记载与华佗有关的"赤散"共有二方，一则上述《外台秘要方》卷一《杂疗伤寒汤散丸方八首》中引范汪七物赤散方，一则《千金方》卷九第四所载十八味华佗赤散方，今分别辑录如下：

疗伤寒热病，辟毒气疫病，七物赤散方。

朱砂　乌头炮，各二两　细辛　闹羊花　干姜　白术各一两　瓜蒌一两半

右药捣散，服半钱匕，用酒调服，汗出解，不解增至一钱匕，除邪气，消疫疠。忌桃李、雀肉、生菜、猪肉、生血物等（辑自《外台》）。

治伤寒头痛身热，腰背强引颈，及风口禁痓不绝，妇人产后中风寒，经气腹大。华佗赤散方。

丹砂十二铢　蜀椒　蜀漆　干姜　细辛　黄芩　防己　桂心　茯苓　人参　沙参　桔梗　女萎　乌头各十八铢　雄黄二十四铢　吴茱萸三十铢　麻黄　代赭各二两半

右十八味，治下筛，酒服方寸匕，日三。耐药者二匕，覆令汗出。欲治疟，先发一时所服药二匕半，以意消息之。细辛、姜、桂、丹砂、雄黄不熬，余皆熬之（辑自《千金方》）。

按：除上述七物赤散和十八味赤散外，《千金方》卷九第四又有十四味赤散，可参考，此不录。

雪煎　按"华佗论伤寒传变及治法"雪煎下有小字注文云："雪煎，在杂疗中，《古今录验方》三味者是也。"检《外台秘要方》卷一《杂疗伤寒汤散丸方八首》《千金方》卷九第五并载有雪煎方，二者内容基本相同，但《外台》所载并非出自《古今录验方》，而是出自《范汪方》，今据《外台》辑录如下：

疗伤寒雪煎方。

麻黄十斤，去节　杏仁四升，去两仁尖皮，熬捣为膏　大黄一斤十三两，金色者，各细剉

右三味，以雪水五石四头渍麻黄于东向灶釜中三宿，入大黄搅调，炊以桑薪，煮至二石，去滓，复于釜中下杏仁膏，煎至六七斗，约去滓，置铜器中，更以雪水三斗合，煎得二斗六升，其药已成，可丸如弹子大。有病者以三沸白汤五合研一丸，入汤中，适寒温服，立汗出，若不愈者，复服一丸，密封药勿令泄气也。

竹叶汤　按《外台秘要方》所引"竹叶汤"有数方，但据"华佗论伤寒传变及治法"中"竹叶汤"文下小字注云："竹叶汤，在第三卷天行虚烦部中，出《文仲方》是也。"今检《外台》卷三《天行虚烦方二首》中引文仲竹叶汤辑录如下：

文仲疗天行，表里虚烦不可攻者，但当与竹叶汤方。

竹叶二把　石膏碎，绵裹，一升　麦冬去心，一升　半夏半升，洗　人参　甘草各二两

右六味，切，以水一斗，煮取六升，去滓，纳粳米一升，煮米熟去之，分五服。呕者与橘皮汤，汤方在上呕哕篇中。不愈者重作此。宫泰数用甚效。若伤寒后虚烦，亦宜服此方，是仲景方。忌羊肉、海藻、菘菜、饧。

橘皮汤　按《外台秘要方》所引"橘皮汤"有数方，但"华佗论伤寒传变及治法"中橘皮汤方下云："橘皮汤，在第二卷伤寒呕哕部中，四味者是也，出于《深师方》。"据此检《外台》卷二《伤寒呕哕方十四首》引深师，名大橘皮汤，今辑录如下：

疗伤寒呕哕，胸满虚烦不安，大橘皮汤方。

橘皮一两　甘草一两，炙　生姜四两　人参二两

右四味，切，以水六升，煮取二升，去滓，分三服。忌海藻、菘菜。

治温疫时病诸方

《小品》正朝屠苏酒法，令人不病温疫。

大黄五分　川椒五分　术　桂各三分　桔梗四分　乌头一分　菝葜二分

七物，细切，以绢囊贮之，十二月晦日正中时悬置井中至泥，正晓拜庆前出之，正旦取药置酒中，屠苏饮之于东向。药置井中能迎岁，可世无此病，此华佗法。武帝有方验中，从小至大，少随所堪，一人饮一家无患，饮药三朝。一方有防风一两（辑自《肘后

方》卷八第七十二）。

华佗曰：时病差后七日内，酒肉五辛油面生冷醋滑房室，皆断之，永差（辑自《千金翼方》卷十第七）。

治疟疾方

《备急》华佗常山桂心丸，神良方。

甘草炙　常山　大黄　桂心各四分

右四味，末之，蜜和，平旦服如兔屎，每欲发服六丸，饮下之。欲服药时先进少热粥良。忌海藻、菘菜、生葱、生菜（辑自《外台秘要方》卷五《疗疟方二十一首》）。

治霍乱诸方

华佗疗霍乱已死，上屋唤魂者，又以诸疗皆至，而犹不差者法。

捧病人覆卧之，伸臂对以绳度两肘尖头，依绳下夹背脊大骨肉中，去脊各一寸，灸之百壮，无不活者。所谓"灸肘椎，空囊归"，已试数百人，皆灸毕即起坐。佗以此术传其子孙，世世皆秘之不传（辑自《外台秘要方》卷六《霍乱杂灸法二十六首》）。

治霍乱转筋，令病人正合面卧，伸两手着身，以绳横两肘尖头，依绳下侠脊骨两傍相去一寸半，灸一百壮，无不差者。《肘后》云：此华佗方（辑自《千金翼方》卷二十七第十）。

华佗方，治转筋方。

以白蔹煮粉，令一沸，因以洗足胻，至足立愈（辑自《医心方》卷八第十一）。

治中死中恶中忤鬼魇诸方

救卒死或先病痛，或常居寝卧，奄忽而绝，皆是中死，救之方。

灸两足大指爪甲聚毛中七壮。此华佗法。一云三七壮（辑自《肘后方》卷一第一）。

华佗卒中恶短气欲死，灸足两跗指上甲后聚毛中各十四壮，即愈。未差，又灸十四壮。前救卒死方三七壮，已有其法（辑自《肘后方》卷一第一）。

魇，灸两足大指丛毛中各二七壮。《肘后方》云华佗法，又救卒死中恶（辑自《千金方》卷二十四第一）。

中忤中恶，鬼气，其证或暮夜登厕，或出郊外，蓦然倒地，厥冷握拳，口鼻出清血，须臾不救，似乎尸厥，但腹不鸣，心腹暖尔。勿移动，令人围绕，烧火打鼓，或烧苏合香、安息香、麝香之类，候醒乃移动。

用犀角五钱，麝香、朱砂各二钱五分，为末。每水调二钱服，即效。华佗方（辑自《本草纲目》卷五十一）。

又有华佗狸骨散、龙牙散、羊脂丸诸大药等，并在大方中（《肘后方》卷一第七）。

按：此《肘后方》卷一第七"治尸注鬼注"方所引，可知华佗有"狸骨散""龙骨散""羊脂丸"诸尸注鬼注方，今检晋唐方书未见，俟详考。

治中风口偏方

华佗云：中风口偏者，以生（鹿）肉同生椒捣贴，正即除之（辑自《本草纲目》卷五十一）。

治五嗽方

华佗五嗽丸方

皂荚炙 干姜 桂心

右三物，等分，捣筛，蜜和丸如梧子，服三丸，酒饮俱得，日三。忌葱（辑自《外台秘要方》卷九《五嗽方四首》）。

治心腹众病诸方

《华佗方》云：二车丸，常在尊者后一车，故名二车丸，主心腹众病，膈上积聚，寒热，食饮不消，或从忧恚喜怒，或从劳倦气结，或有故痰气浮，有上饮食衰少，不生肌肉。若辟在胁，吞一丸即消。若惊恐不安，吞一丸，日三。独卧不恐，病剧，昼日六七，夜三吞；微者昼日四五，夜再吞。寒辟随利去，令人善失气。又治女子绝产，少腹苦痛，得阳亦痛，痛引胸中，积寒所致，风入子道，或月经未绝而合阴阳，或急欲溺而合阴阳，或衣未燥而合阴阳，或急便着之，湿从下上，久作长病，吞药如上，百日有子，二车丸方。

蜀椒成择，一斤 干姜大小相称，二十枚 粳米一升 郎陵乌头大小相称，二十枚 煅灶中灰一升

凡五物，以水一斗半，渍灰，练囊中盛半绞结，内灰中一宿，暴干之，皆末诸药下筛，和以蜜，唾吞如梧子二丸，勿用浆水也，身中当痹，药力尽乃食，老小裁之（辑自《医心方》卷十第一）。

崔氏疗心痛与冷气痛者，特相宜乌头丸方。

乌头三两，炮　附子三两，炮　赤石脂三两　蜀椒二两，去目及闭口者，汗　桂心二两　干姜二两

右六物，捣筛，蜜和为丸，痛发时温清酒服三丸如梧子，觉至痛处痛则止，若不止加至五六丸，以知为度。若早朝服无所觉，至午时又服三丸，暝又服三丸。此方丹阳有隐士出山云得华佗法，其疗略同。他云：若久心痛，每旦服三丸，稍加至十丸，尽一剂遂终身不发。忌生葱、猪肉（辑自《外台秘要方》卷七《冷气心痛方五首》）。

范汪所录华佗太一诀疑双丸方，云治八痞、五疝、积聚、伏热、留饮、往来寒热，亦不说八痞之名也（辑自《病源》卷三十《八痞候》）。

按：华佗太一诀疑双丸方，今遍考晋唐方书未见，俟详考。

治呕逆胃反诸方

试和圆，主呕逆，腰以上热，惕惕惊恐，时悲泪出，时复喜怒妄语，梦寤洒洒淅淅，头痛少气，时如醉状，不能食，噫闻食臭欲呕，大小便不利，或寒热，小便赤黄，恶风，目视眈眈，耳中凶凶方。

防风　泽泻　白术　蛇床子　吴茱萸　细辛　菖蒲　乌头炮，去皮　五味子各一分　当归　远志去心　桂心各半两　干姜三分

右一拾三味，捣筛为味，炼蜜和丸，空腹吞五圆如梧子，日三，加至十丸。华佗方（辑自《千金翼方》卷十五第四）。

华佗疗胃反。胃反为病，朝食夜吐，心下坚如杯，往来寒热，吐逆不下食，此为寒癖所作，疗之神效方。

真珠　雄黄　丹砂以上研，各一两　朴消五两　干姜十累

右五味，捣筛，蜜丸，先食服如梧子二丸，小烦者，饮水则解之。忌生血物（辑自《外台秘要方》卷八《胃反方二十首》）。

《救急单验方》疗反胃方。

灸两乳下三寸。扁鹊云随年壮，华佗云三十壮，神验（辑自《医心方》卷九第九）。

治老小下痢方

华佗治老小下痢，柴立不能食，食不化，入口即出，命在旦夕，久痢神验方。

黄连末半鸡子壳许　乱发灰准上　醇苦酒准上　蜜准上　白蜡方寸匕　鸡子黄一枚

右六味，于铜器中炭火上先内苦酒、蜜、蜡、鸡子黄搅调，乃内黄连末、发灰，又搅煎，视可搏出为丸。久困者一日一夜尽之，可可者二日尽之（辑自《外台秘要方》卷二十五《冷痢食不消下方六首》）。

治便坚谷瘦诸方

《华佗方》治大便坚，数清不能得出方。
皂荚末，下筛，以猪脂和合，苇管长一寸，以指排内谷道中，齐指一节，须臾则去。

又云：二车丸，主临饭腹痛，不能食，复又大便难方。
大黄十三两 紫胡四两 细辛二两 茯苓一分 半夏一两
凡五物，治筛，丸以蜜，饮服如梧子五丸，日再（以上辑自《医心方》卷十二第十四）。

《华佗方》云：有病日食二斗米，二百日不大便，亦无所病苦，何以尔名，为何等病也？此为谷瘦也，谷气液升道中去，虽无病，下关不通，不可长久，治之方。
葛根五斤 猪肪三斤
凡二物，葛根细剉，洗之，以水三斗并煎之，得一斗半，去滓，复煎其汁，得七升已。取猪脂切，煎之成膏，着葛根汁中，煎使相得四升所，服二升，二日尽之，下关通，荣卫泽，药无所禁。服此药，开六腑，当下（辑自《医心方》卷十二第十三）。

治三焦决漏水病方

深师疗三焦决漏，水在胁外，名曰水病。腹独肿大，在腹表，用大麝香丸，华佗方。
麝香三铢，研 雄黄六铢，研 甘遂十二铢，熬 芫花十二铢，熬
右四味，捣合下筛，和以白蜜，丸如大豆二丸，酒下，日三服，可至四丸。节饮食，禁肥肉、生菜之辈。有效（辑自《外台秘要方》卷二十《三焦决漏水病方二首》）。

治痈疽发背乳痈妒乳诸方

内补散，治痈疽发背，妇人乳痈诸疖，未溃者便消，不消者令速溃疾愈方。
木占斯 人参 干姜一云干地黄 桂心 细辛 厚朴 败酱 防风 桔梗 瓜蒌根 甘草各一两
右十一味，治下筛，酒服方寸匕，药入咽觉流入疮中。若痈疽灸之不能发坏者，可服之。疮未坏者去败酱。已发脓者，内败酱。服药日七八服，夜二三服，以多为善。若病在下，当脓血出，此为肠痈也。诸病在里，惟服此药，即觉其力。痛者即不痛，长服治诸疮及痔痔，疮已溃便早愈，医人不知用此药。发背无有治者，惟服此耳。若始觉背上有不好而渴者，即勤服之。若药力行，觉渴止，便消散。若虽已坏，但日夜服之勿住也。服之肿自消散，不觉去时。欲长服者，当去败酱。妇人乳痈，宜速服之。一方无桂心。一名木占斯散。主痈肿坚结。若已坏者速愈，未坏者使不成痈便消。张文仲无桂心，刘涓子云此是华佗方（辑自《千金方》卷二十二第二）。

《华佗方》治妬乳方

生蔓荆根和盐捣，浆水煮合，日五服，或淬封之（辑自《医心方》卷二十三第三十八）。

治妇人小儿诸方

产后中风，华佗愈风散。治妇人产后中风口噤，手足瘛疭如角弓，或产后血运，不省人事，四肢强直，或筑心眼倒，吐泻欲死。

用荆芥穗子，微焙为末。每服三钱，豆淋酒调服，或童子小便服之。口噤则挑齿灌之，齘噤则灌入鼻中，其效如神。大抵产后太暖，则汗出而腠理疏，则易中风也（辑自《本草纲目》卷十四）。

妊娠动胎，豉汁服妙。此华佗方也（辑自《本草纲目》卷二十五）。

治小儿赤游肿方。华佗云：芸苔捣付之（辑自《医心方》卷二十五第一百二十三）。

治耳目诸方

华佗方治聤耳方。

雄黄、矾石等分，末，以绵缠箸头拭脓，如大豆著耳中，湿者以药傅之（辑自《医心方》卷五第四）。

治目赤痛暗昧刺诸病，华佗禁方。

令病人自用手两指擘所患眼，垂空咒之曰：疋疋屋舍，狭窄不容宿。客即出也（辑自《肘后方》卷六第四十）。

风赤烂眼，倒睫拳毛。华佗方：用白土一两，铜青一钱，为末，每以半钱泡汤洗（辑自《本草纲目》卷七）。

治百病膏方

华佗虎骨膏，疗百病。

虎骨 野葛各三两 附子十五枚，重九两 椒三升 杏仁 巴豆去心皮 川芎切，各一升 甘草 细辛各一两 雄黄二两

十物，苦酒渍周时，猪脂六斤，微煎，三上三下，完附子一枚，视黄为度，绞去滓，乃内雄黄，搅使稠和，蜜器贮之，百病皆摩傅上，唯不得入眼。若服之，可如枣大内一合热酒中，须臾后拔白发，以傅处，即生乌者。疮毒风肿及马鞍疮等，洗即差，牛领亦然（辑自《肘后方》卷八第七十二）。

养性服饵方

华佗云母圆,子三人丸方。

云母粉 石钟乳炼 白石英 肉苁蓉 石膏 天冬去心 人参 续断 菖蒲 菌桂 泽泻 秦艽 紫芝 五加皮 鹿茸 地肤子 山药 石斛 杜仲炙 桑寄生 细辛 干地黄 荆花 柏叶 赤箭 酸枣仁 五味子 牛膝 菊花 远志去心 萆薢 茜根 巴戟天 赤石脂 地黄花 枸杞 桑螵蛸 庵䕡子 茯苓 天雄炮去皮 山茱萸 白术 菟丝子 松实 黄芪 麦冬去心 柏子仁 茅子 冬瓜子 蛇床子 决明子 蒺藜子 车前子

右五十三味,皆用真新好者,并等分,随人多少,捣下细筛,炼白蜜和为丸如梧子,先食服十丸,可至二十丸,日三。药无所忌,当勤相续,不得废缺,百日满愈疾,久服延年益寿,身体轻强,耳目聪明,流通荣卫,补养五脏,调和六腑,颜色充壮,不知衰老。苦根当洗去土,阴干。地黄、荆花,至时多采,暴干,欲用时相接取二石许,乃佳也。吾尝服一两剂大得力,皆家贫不济乃止,又时无药足,缺十五味,仍得服之,此药大有气力,常须预求,使足服而勿缺,又香美易服,不比诸药(辑自《千金翼方》卷十二第二)。

治石毒散热诸方

华佗茅苎汤,疗石毒卒发者,栗栗如寒,或欲食,或不欲食,若服紫石英发毒者,亦热闷愦愦喜卧,起止无气力,或寒,皆是腑脏气不和所生,疗之方。

茅苎四两 甘草炙 蓝子各一两 茯苓 黄芩各二两 蔓荆子一升 人参一两 芍药二两

右八味,切,以水一斗,煮蔓荆子取八升,去滓,内余药,煎取三升,去滓,分三服,日三。若虚弱加人参一两,若气上加茯苓、茅苎一两,甚良(辑自《外台秘要方》卷三十八《乳石发动热气上冲诸形候解压方五十三首》)。

《华佗方》解散热,胀满,大小便不通方。

枳实四两 由跋四两

凡二物,以水二升渍之,令药泽尔,乃煮得半升,去滓,稍稍饮多少煴煴自差(辑自《医心方》卷二十第三十六)。

《华佗录帙》辑存

《华佗录帙》五疰丸,疗中恶、五疰、五尸入腹,胸胁急痛,鬼击、客忤、停尸垂死者,入喉即愈。若已噤,将物强发开。若不可发,扣齿折以灌下药汤酒,随进之即效方。

丹砂研 雄黄研 附子炮,各一两 甘遂半两,熬 豉六十粒,熬 巴豆六十枚,去心皮,熬令变色

上六味,捣下筛,巴豆别研令如脂,乃更合捣取,调白蜜和之,藏以密器。若有急疾,服胡豆二丸。不觉更益以饮投之。此药多有所疗,杀鬼解毒,破积去水良验。忌生血物、猪肉、芦笋(辑自《外台秘要方》卷十三《五疰方四首》)。

《华佗危病方》辑存

解砒霜毒,烦躁如狂,心腹疼痛,四肢厥冷,命在须臾。黑铅四两,磨水一碗灌之。华佗危病方(辑自《本草纲目》卷八)。

解砒石毒,桐油二升,灌之,吐即毒解。华佗危病方(辑自《本草纲目》卷三十五)。

霍乱吐泻,枯白矾末一钱,白沸汤调下。华佗危病方(辑自《本草纲目》卷八)。

《华佗救卒病方》辑存

脱阳危症。凡人大吐大泄之后，四肢厥冷，不省人事，或与女子交后，小腹肾痛，外肾搐缩，冷汗出厥逆，须臾不救。先以葱白炒热熨脐，后以葱白三七茎擂烂，用酒煮灌之，阳气即回。此华佗救卒病方也（辑自《本草纲目》卷二十六）。

华佗救卒病方。

蛇瘕二方。华佗行道，见载车之人病噎塞，食不下，佗曰取饼店家蒜齑大酢三升饮之，当自瘥。如言服之，果吐大蛇一条而愈。

一人带饥吞食，则不至胸便吐出，医作噎嗝治不效，此因食蛇肉不消而致斯疾，但揣心腹上有蛇形也，视之果然，用硝黄合而服之，微利即愈。

米瘕嗜米。好食生米，久则成瘕，不得米则吐清水，得米亦不化，用白米三合、鸡菌一升，同炒焦为末，水一升，顿服，少刻吐出瘕，如米汁，乃愈（以上辑自《怪疾奇方》）。

《华佗观形察色并三部脉经》辑存

病人五脏已夺，神明不守，声嘶者死。

病人循衣缝、谵言者，不可治。

病人阴阳俱绝，掣衣掇空，妄言者死。

病人妄语错乱，及不能语者，不治；热病者，可治。

病人阴阳俱绝，失音不能言者，三日半死。

病人两目皆有黄色起者，其病方愈。

病人面黄目青者，不死；青如草滋死。

病人面黄目赤者，不死；赤如衃血死。

病人面黄目白者，不死；白如枯骨死。

病人面黄目黑者，不死；黑如炲死。

病人面目俱等者，不死。

病人面黑目青者，不死。

病人面青目白者，死。

病人面黑目白者，不死。

病人面赤目青者，六日死。

病人面黄目青者，九日必死，是谓乱经。饮酒当风，邪入胃经，胆气妄泄，目则为青，虽有天救，不可复生。

病人面赤目白者，十日死。忧恚思虑，心气内索，面色反好，急求棺椁。

病人面白目黑者死，此谓荣华已去，血脉空索。

病人面黑目白者，八日死。肾气内伤，病因留积。

病人面青目黄者，五日死。病人著床，心痛短气，脾竭内伤，百日复愈。能起傍徨，因坐于地，其立倚床，能治此者，可谓神良。

病人面无精光，若土色，不受饮食者，四日死。

病人目无精光，及牙齿黑色者，不治。

病人耳目鼻口有黑色起入于口者，必死。

病人耳目及颧颊赤者，死在五日中。

病人黑色出于额上发际，下直鼻脊而颧上者，亦死在五日中。

病人黑气出天中，下至年上颧上者死。

病人及健人，黑色若白色起入目及鼻口者[①]，死在三日中。

---

① 者："者"字原脱，据《千金方》卷二十八第十补。

病人及健人，面忽如马肝色，望之如青，近之如黑者死。

病人面黑，目直视，恶风者死。

病人面黑唇青者，死。

病人面青唇黑者，死。

病人面黑，两胁下满，不能自转反者死。

病人目①回回直视，肩息者，一日死。

病人头目久痛，卒视无所见者死。

病人阴竭阳绝，目精脱，恍惚者死。

病人阴阳绝竭，目眶陷者死。

病人眉系倾者，七日死。

病人口如鱼口，不能复闭，而气出多不反②者死。

病人口张者，三日死。

病人唇青，人中反者③，三日死。

病人唇反，人中满④者死。

病人唇口忽干者，不治。

病人唇肿齿焦者，死。

病人阴阳俱竭，其齿如熟小豆，其脉驶者死。

病人齿忽变黑者，十三日死。

病人舌卷卵缩者，必死。

病人汗出不流，舌卷黑者死。

病人发直者，十五日死。

病人发如干麻，善怒者死。

病人发与眉冲起者，死。

病人爪甲青者，死。

病人爪甲白者，不治。

病人足爪甲下肉黑者，八日死。

病人荣卫竭绝，面浮肿者死。

病人卒肿，其面苍黑者死。

病人手掌肿无文者，死。

病人脐肿反出者，死。

病人阴囊茎俱肿者，死。

---

① 目：原误作"面"，据《千金方》卷二十八第十改。

② 反：《千金方》卷二十八第十作"返"。按"反"同"返"。

③ 者："者"字原脱，据《千金方》卷二十八第十补。

④ 满：原误作"反"，据《千金方》卷二十八第十改。

病人脉绝，口张足肿者①，五日死。

病人足趺肿，呕吐，头重者死②。

病人足趺上肿，而膝大如斗者，十日死。

病人卧，遗屎不觉者死。

病人尸臭者，不可治。

肝病皮黑，肺之日庚辛死。

心病目黑，肾之日壬癸死。

脾病唇青，肝之日甲乙死。

肺病颊赤目肿，心之日丙丁死。

肾病成肿唇黄，脾之日戊己死。

青欲如苍壁之泽，不欲如蓝。

赤欲如帛裹朱，不欲如赭。

白欲如鹅羽，不欲如盐。

黑欲重漆，不欲如炭。

黄欲如罗裹雄黄，不欲如黄土。

目色赤者病在心，白在肺，黑在肾，黄在脾，青在肝。黄色不可名者病胸中。

诊目病，赤脉从上下者，太阳病也；从下上者，阳明病也；从外入内者，少阳病也。

诊寒热瘰疬，目中有赤脉从上下至瞳子，见一脉一岁死；见一脉半，一岁半死；见二脉二岁死；见二脉半，二岁半死；见三脉，三岁死。

诊龋齿痛，按其阳明之脉未有过者，独热在右右热，在左左热，在上上热，在下下热。

诊血者脉多赤多热，多青多痛，多黑为久痹。多赤、多黑、多青皆见者，寒热身痛，面色微黄，齿垢黄，爪甲上黄，黄疸也。安卧少黄，赤脉小而清者，不嗜食（以上辑自《脉经》卷五《扁鹊华佗察声色要诀第四》）。

按：《华佗观形察色并三部脉经》一卷，首载《隋书·经籍志》，以上所辑或此书的前半部佚文，而后半部"三部脉经"未见有书直接引用。《脉经》卷五《扁鹊诊诸反逆死脉要诀第五》文末云："华佗仿此。"由此可推知"华佗三部脉经"中有与"扁鹊诊诸反逆死脉要诀"相仿之内容。另外，有学者考证，华佗学术属扁鹊流派，故《脉经》中有关扁鹊脉法内容，或许与华佗"三部脉经"有一定关系，待考。

---

① 者："者"字原脱，据《千金方》卷二十八第十补。

② 病人足趺肿，呕吐，头重者死：此十一字原脱，据《千金方》卷二十八第十补。

《华佗脉诀》辑存

《华佗脉诀》曰：寸尺位各八分，关位三分，合一寸九分（辑自《难经·二难》杨玄操注）。

华佗云：尺寸关三部，各有一寸，三部之地，合有三寸（辑自《太素》卷三《阴阳大论》杨上善注）。

《华佗枕中灸刺经》辑存

中矩一穴，一名垂矩，在颐下骨里曲骨中。此一穴出《华佗传》也。主中风舌强不能语，及舌干燥（辑自《医心方》卷二第一）。

华佗传云：中矩穴主中风舌强不语，在颐下骨里曲骨中（辑自《医心方》卷三第十）。

膝目四穴，华佗云：在膝盖下两边宛宛中，主膝弱癖，疼冷胫痛矣（辑自《医心方》卷二第一）。

乳根二穴，在乳下一寸六分陷者中，仰而取之，灸五壮。主胸下满，臂肿，及乳痛也。华佗明堂云：主膈气不下食，噎病也（辑自《太平圣惠方》卷一百《具列四十五人形》）。

三里二穴，在膝下三寸，胻骨外，大筋内，筋骨之间陷者宛宛中，灸三壮。主脏腑久积冷气，心腹胀满，胃气不足，闻食臭，肠鸣腹痛。华佗云：亦主五劳羸瘦，七伤虚乏，大小人热，皆调三里（辑自《太平圣惠方》卷一百《具列四十五人形》）。

华佗云：（三里）疗五劳羸瘦七伤虚乏，胸中瘀血乳痛（辑自《资生经》卷一）。

通谷二穴，在幽门下一寸陷者中，灸三壮。主笑久口呙，善呕暴哑，不能言也。华佗疗男子卒疝，阴卵偏大，取患人足大指，去甲五分，内侧白肉际，灸三壮，炷如半枣核大，患左取右患右取左（辑自《太平圣惠方》卷一百《具列四十五人形》）。

《华佗针灸经法》：第一椎名大椎；第三椎名云门输；第四椎名神俞；第五椎名脉俞，又云厥阴俞，又名少商；第六椎名心俞，又云督脉俞，又名膏肓；第八椎名肝俞，又云胃俞；第九椎名胆俞；第十椎名脾俞，与鹊同；第十一椎名胃俞；第十二椎名肠俞；第十三椎名大仓俞；第十五椎名阳结俞，又云气海俞，又云不可灸；第十六椎名裂结俞；第十七椎名大小肠俞，与鹊同。第十八椎名三焦俞，又云八辽俞；第二十椎名手少阴俞，又云重下俞；第二十一椎名胃俞，又云解脊俞；第二十二椎名尽肠俞，又云八字号俞；第二十三椎名下极俞。

凡诸椎侠脊相去一寸也（辑自《医心方》卷二第二）。

华佗法云：凡人月一日神在足，二日神在踝，三日神在股，四日神在腰中，五日神在口齿、膺、舌本，六日神在两足、小指、小阳，七日神在踝上，八日神在手腕中，九日神在尻尾，十日神在腰目，十一日神在鼻柱，十二日神在发际，十三日神在齿，十四日神在胃管，十五日神在举身周匝，十六日神在肚胃，十七日神在气街，十八日神在腹里，十九日神在足趺，二十日神在内踝，二十一日神在脚小指，二十二日神在足外踝及目下，二十三日神在足及肝，二十四日神在腹，二十五日神在手足阳明，二十六日神在胸中，二十七日神在阴中，二十八日神在阴中，二十九日神在膝胫，三十日神在足上。

右三十日神所在不可灸刺（辑自《医心方》卷二第八）。

华佗法云：凡诸月朔晦、节气、上下弦、望日、血忌、反支日，皆不可针灸，治久病滞疾，记在历日。

又云：冬至、夏至、岁旦，此前三日、后二日，皆不可针灸及房室，杀人，大忌。

又云：立春、春分、立夏、夏至、立秋、秋分、立冬、冬至。
右日忌不可针灸治病也。

又云：男忌壬申、戊戌、丁未，女忌甲申、乙酉，又甲辰、壬辰。忌服药刺灸，此天地四时阴阳凶离日，讳避之（以上辑自《医心方》卷二第七）。

华佗针灸经云：冬至、夏至、岁旦，此三日前三后二皆不灸刺及房室，杀人，大禁（辑自《医心方》卷二十八第二十四）。

按秦承祖、华佗等取穴并云三指四指为准。取三里穴四指，指阔六分，四六二十四。只阔二寸四分，取穴如何得者？黄帝为本，诸说并不可信（见《外台》卷十九《论阴阳表里灸法三十七首》。按：此《外台》引苏恭之语，可知在唐代华佗论针灸取穴法的著作尚存，今只能在唐宋著作中见一些零星佚文。此条虽非华佗佚文，但可作为辑录华佗佚文、研究华佗学术的一个线索，故录存于此）。

《华佗食论》辑存

华佗云：胡荽菜，患胡臭人、患口气臭、䘌齿人，食之加剧。腹内患邪气者，弥不得食，食之发宿病，金疮尤忌（辑自《千金方》卷二十六第三）。

华佗云：马牛羊酪，蚰蜒入耳者，灌之即出（辑自《千金方》卷二十六第五）。

华佗云：（鹿肉）和生姜捣薄之，使人专看之，正则急去之，不尔复牵向不僻处。角错取屑一升，白蜜五升溲之，微火熬令小变色，暴干，更捣筛，服方寸匕，日三。令人轻身益气力，强骨髓，补绝伤（辑自《千金方》卷二十六第五）。

《华佗食论》曰：苦茶久食，益意思（辑自《太平御览》卷八六七《饮食部》二五《茗》）。

《华佗食论》曰：食物有三化：一火化，烂煮也；一口化，细嚼也；一腹化，入胃自化也。老年惟藉火化，磨运易即输精多。若市脯每加消石，速其糜烂，虽同为火化，不宜频食，恐反削胃气（辑自《老老恒言》卷一《饮食》）。

《华佗九候》辑存

华佗九候论属阴慢疾四般候
慢脾风、慢惊风、脾困、虚积。
论此四般疾候,其体一般皆瘦弱,无情绪,眼闭慢,脉气微沉细。孩儿病候,审之为妙,切须仔细无令差。

慢脾风候 吐泻虚损脾胃而成。其候面色青,唇色黄,口角有沫,多睡不醒,或时手脚似搐,四肢冷,脉气沉弱。歌曰:慢脾之候脉微微,昏昏即睡难辨之。或若摇头并口禁,万中无一可能医。

慢惊风候 惊痰灌心而成。其候唇红目直,手微动如搐,体微热不语,脉气微沉细。歌曰:慢惊风候要唇红,仔细推求速有功。囟肿必知无妙药,灵丹与服也成空。

脾困候 吐泻日久而成。其候孩儿多睡眼不开,饶转动,身体温和,四肢冷,脉气微沉细。歌曰:脾困元因转泻虚,连连只睡不开舒。倘若饲之虽吃乳,虫生口内死非殊。

虚积候 久积频取不尽而成。一云:因虚而伤,积聚脏腑而成。其候肚热,泻白色,多呀水奶,食不化,四肢冷,脉气微沉。又云腹内热,身体温和。歌曰:虚积之患事如何,饮水频频不厌多。若是脐凸并眼肿,丹灵若有不医他。又歌曰:或泻或痢又时时,谷道开张不肯肥。见他饮水多频并,愚者犹将疳渴医。

华佗九候论属阳急疾四般候
急惊风、伤寒、天瘹、斑疹。
论此四般疾候,其体一般。或毒、或涎生,此患须急医。无令慢易,所伤逡巡,死活顷刻。专用药,审其精微。

急惊风候 惊涎流灌肝、心二脏而成。其候吊上眼,手足拳搐,喉内涎响,浑身掣掷,体热,脉洪大。歌曰:急惊之候本因涎,积热肝心两所传。眼赤唇青双手搐,下涎风去是精专。

伤寒候 冷风伤于腠户而成。其候胃气弱,内聚冷风,其形候面黄颊赤,鼻流清涕,多啼，壮热，其脉洪大，不可频与表药。歌曰：伤寒患最苦，尤须细审详。若言频汗表，七日见乖张。但将凉药解，解晚必生黄。满口疮难救，都缘纯是阳。

天瘹候 非天瘹人也，因惊热盛而成。其初得之时，频频呵欠，眼中忽然有泪不落，壮热，不时手足微搐，脉浮洪实大。歌曰：寻常天瘹病，休道小儿娇。积热心留滞，眸翻涎欲潮。后仰多因取，仍兼唇口焦。愚医犹灸烙，必死在三朝。

斑疹候 伤寒毒传胃而成。其候有疹，有麻，有痘，其实一体。时多哭叫，手脉来大，浑身甚热，两耳尖冷，鼻准冷，饮水多吐，宜发出其疮。大为阴，小为阳。歌曰：胃热成斑疹，须知此病由。哭多心壅极，舌黑是堪忧。肿满来双水，红涎谷道流。变成如此候，一见命须休。

华佗九候论小儿杂病候歌

诸般杂病要须知，不问婴孩女与儿。多睡只应肝是本，心留积热夜惊啼。叫呼冷汗因虫痛，寒热于中积在脾。颊赤口疮心肺壅，虚风搐搦四肢垂。冷滑伤脾成泻痢，或脓或血下无时。积多肚大多掀水，气喘腮黄不问医。眼肿吐涎头摆急，莫教脉息慢微微。患者求神兼问鬼，不求良药苦求师（以上辑自《幼幼新书》卷三第八）。

下 编

华佗神医秘传

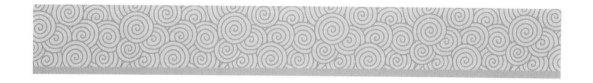

目 录

孙序 …………………………………… 221
徐序 …………………………………… 222
沈序 …………………………………… 223
卷一 华佗论病理秘传 …………… 224
 论人法于天地 …………………… 224
 论阴阳大要 ……………………… 224
 论生成 …………………………… 225
 论阳厥 …………………………… 225
 论阴厥 …………………………… 225
 论阴阳否格 ……………………… 226
 论寒热 …………………………… 226
 论虚实大要 ……………………… 226
 论上下不宁 ……………………… 227
 论脉要 …………………………… 227
 论五色脉 ………………………… 227
 论脉病外内证诀 ………………… 227
 论生死大要 ……………………… 228
 论病有灾怪 ……………………… 228
 论水法 …………………………… 228
 论火法 …………………………… 228
 论风中有五生五死 ……………… 228
 论积聚癥瘕杂虫 ………………… 229
 论劳伤 …………………………… 229
 论传尸 …………………………… 229
 论肝脏虚实寒热生死逆顺脉证之法
  ……………………………………… 230
 论心脏虚实寒热生死逆顺脉证之法
  ……………………………………… 230
 论脾脏①虚实寒热生死逆顺脉证之法
  ……………………………………… 231
 论肺脏②虚实寒热生死逆顺脉证之法
  ……………………………………… 232

 论肾脏虚实寒热生死逆顺脉证之法
  ……………………………………… 233
 论胆虚实寒热生死逆顺脉证之法
  ……………………………………… 233
 论小肠虚实寒热生死逆顺脉证之法
  ……………………………………… 234
 论胃虚实寒热生死逆顺脉证之法
  ……………………………………… 234
 论大肠虚实寒热生死逆顺脉证之法
  ……………………………………… 234
 论膀胱虚实寒热生死逆顺脉证之法
  ……………………………………… 235
 论三焦虚实寒热生死逆顺脉证之法
  ……………………………………… 235
 论痹 ……………………………… 235
 论气痹 …………………………… 236
 论血痹 …………………………… 236
 论肉痹 …………………………… 236
 论筋痹 …………………………… 236
 论骨痹 …………………………… 236
 论治中风偏枯之法 ……………… 236
 论五疔状候 ……………………… 237
 论痈疽 …………………………… 237
 论脚弱状候不同 ………………… 237
 论水肿生死脉证 ………………… 238
 论淋沥小便不利 ………………… 239
 论古今药饵得失 ………………… 239
 论三痞 …………………………… 239

---

① 脏：此字原缺，据上下文例补。
② 脏：此字原缺，据本文及上文例补。下"肾脏"仿此。

论各种疗治宜因病而施 …………… 240
论诊杂病必死脉候 ………………… 240
论察声色形证决死法 ……………… 241

卷二　华佗临症秘传 …………… 243
　　华佗治头痛身热要诀 ……………… 243
　　华佗治肢烦口干要诀 ……………… 243
　　华佗治牙痛要诀 …………………… 243
　　华佗治死胎要诀 …………………… 244
　　华佗治矢镞入骨要诀 ……………… 244
　　华佗治膝疮要诀 …………………… 244
　　华佗治湿浊上升要诀 ……………… 245
　　华佗治寒热要诀 …………………… 245
　　华佗治腹痛脾腐要诀 ……………… 245
　　华佗治脚病要诀 …………………… 245
　　华佗治酒毒要诀 …………………… 245
　　华佗治虚损要诀 …………………… 246
　　华佗治胃管要诀 …………………… 246
　　华佗治婴儿下痢要诀 ……………… 246
　　华佗治虿螫要诀 …………………… 246
　　华佗治急症要诀 …………………… 247
　　华佗治头风要诀 …………………… 247
　　华佗治血郁要诀 …………………… 247
　　华佗治病笃要诀 …………………… 247
　　华佗治咽塞要诀 …………………… 247
　　华佗治内疽要诀 …………………… 248
　　华佗治欲产①不通要诀 …………… 248
　　华佗治咳嗽要诀 …………………… 248
　　华佗治血脉诸病要诀 ……………… 248
　　华佗治腹背诸疾要诀 ……………… 249
　　华佗治脏腑痈疡要诀 ……………… 249
　　华佗治精神衰颓要诀 ……………… 249
　　华佗治发白要诀 …………………… 249

卷三　华佗神方秘传 …………… 251
　　华佗②麻沸散神方 ………………… 251
　　华佗琼酥散神方 …………………… 251
　　华佗整骨麻③药神方 ……………… 251
　　华佗外敷麻药神方 ………………… 251

　　华佗解麻药神方 …………………… 251
　　华佗神膏 …………………………… 252
　　华佗接骨神方 ……………………… 252
　　华佗愈风神方 ……………………… 252
　　华佗通便神方 ……………………… 252
　　华佗灌肠神方 ……………………… 252
　　华佗利小便神方 …………………… 253
　　华佗按摩神术 ……………………… 253
　　华佗曼应圆神方 …………………… 253
　　华佗交藤丸神方 …………………… 254
　　华佗补心丹神方 …………………… 254
　　华佗明目丹神方 …………………… 254
　　华佗醉仙丹神方 …………………… 254
　　华佗五胜散神方 …………………… 254
　　华佗荜茇散神方 …………………… 254
　　华佗绛血丹神方 …………………… 254
　　华佗碧雪丹神方 …………………… 255
　　华佗白龙散神方 …………………… 255
　　华佗皂角散神方 …………………… 255

卷四　华佗内科秘传 …………… 256
　　华佗治伤寒初起神方 ……………… 256
　　华佗治伤寒不汗神方 ……………… 256
　　华佗治伤寒谵语神方 ……………… 256
　　华佗治伤寒发狂神方 ……………… 256
　　华佗治伤寒结胸神方 ……………… 256
　　华佗治伤寒发斑神方 ……………… 257
　　华佗治伤寒发黄神方 ……………… 257
　　华佗治伤寒中风神方 ……………… 257
　　华佗治伤寒吐血神方 ……………… 257
　　华佗治伤寒下血神方 ……………… 257
　　华佗治伤寒衄血神方 ……………… 257
　　华佗治伤寒烦渴神方 ……………… 258

---

①　产："产"字原脱，据本文补。
②　华佗：原"佗"下衍"治"字，据本文删。下四目均仿此。
③　麻："麻"字原脱，据本文补。

华佗治伤寒食积神方 …………… 258	华佗治中风掣痛神方 …………… 263
华佗治伤寒咳嗽神方 …………… 258	华佗治中风腹痛神方 …………… 263
华佗治伤寒目翳神方 …………… 258	华佗治中风角弓反张神方 ……… 263
华佗治伤寒口疮神方 …………… 258	华佗治中风口眼歪斜神方 ……… 263
华佗治伤寒肢痛神方 …………… 258	华佗治中风颈项直硬神方 ……… 263
华佗治伤寒虚羸神方 …………… 258	华佗治中风手足不遂神方 ……… 264
华佗治伤寒不眠神方 …………… 259	华佗治中风半身不遂神方 ……… 264
华佗治伤寒小便不利神方 ……… 259	华佗治五癫神方 ………………… 264
华佗治伤寒下痢神方 …………… 259	华佗治风癫神方 ………………… 264
华佗治伤寒头痛神方 …………… 259	华佗治羊痫风神方 ……………… 264
华佗治伤寒喉痛神方 …………… 259	华佗治发狂神方 ………………… 264
华佗治伤寒舌出神方 …………… 259	华佗治痴呆神方 ………………… 265
华佗治伤寒气喘神方 …………… 259	华佗治花癫神方 ………………… 265
华佗治伤寒便秘神方 …………… 260	华佗治牛马癫神方 ……………… 265
华佗治伤寒呃逆神方 …………… 260	华佗治五邪神方 ………………… 265
华佗治伤寒呕哕神方 …………… 260	华佗治尸厥神方 ………………… 265
华佗治伤寒厥逆神方 …………… 260	华佗治见鬼卒倒神方 …………… 266
华佗治伤寒搐搦神方 …………… 260	华佗治男女风邪神方 …………… 266
华佗治伤寒胁痛神方 …………… 260	华佗治中贼风神方 ……………… 266
华佗治伤寒血结神方 …………… 260	华佗治历节风神方 ……………… 266
华佗治伤寒腹胀神方 …………… 260	华佗治白虎风神方 ……………… 266
华佗治伤寒中寒神方 …………… 261	华佗治鬼箭风神方 ……………… 266
华佗治阴症伤寒神方 …………… 261	华佗治骨软风神方 ……………… 266
华佗治伤寒阴阳易神方 ………… 261	华佗治鹤膝风神方 ……………… 267
华佗治伤寒劳复神方 …………… 261	华佗治鹅掌风神方 ……………… 267
华佗治伤寒食复神方 …………… 261	华佗治鸡爪风神方 ……………… 267
华佗治伤寒百合病神方 ………… 262	华佗治大麻风神方 ……………… 267
华佗治中风神方 ………………… 262	华佗治大疠风神方 ……………… 267
华佗治中风口噤神方 …………… 262	华佗治走游风神方 ……………… 268
华佗治中风口㖞神方 …………… 262	华佗治绣球风神方 ……………… 268
华佗治中风失音神方 …………… 262	华佗治疠疡风神方 ……………… 268
华佗治中风不语神方 …………… 262	华佗治白癜风神方 ……………… 268
华佗治中风舌强神方 …………… 263	华佗治白驳风神方 ……………… 268
华佗治中风痰厥神方 …………… 263	华佗治各种瘫痪神方 …………… 268
华佗治中风痰壅神方 …………… 263	华佗治肾囊风神方 ……………… 269
华佗治中风气厥神方 …………… 263	华佗治霍乱吐痢神方 …………… 269
华佗治中风发热神方 …………… 263	华佗治霍乱转筋神方 …………… 269

华佗治霍乱干呕神方	269	华佗治劳疟神方	275
华佗治霍乱腹痛神方	269	华佗治久疟神方	275
华佗治霍乱四逆神方	269	华佗治水肿神方	275
华佗治霍乱烦躁神方	270	华佗治风水神方	275
华佗治霍乱烦渴神方	270	华佗治水通身肿神方	275
华佗治干霍乱神方	270	华佗治水气肿臌胀神方	275
华佗治绞肠痧神方	270	华佗治病后浮肿神方	275
华佗治噤口痧神方	270	华佗治水臌神方	276
华佗治羊毛痧神方	270	华佗治气臌神方	276
华佗治疙痧神方	270	华佗治虫臌神方	276
华佗治斑痧神方	271	华佗治血臌神方	276
华佗治各种痧症神方	271	华佗治脚气初发神方	276
华佗治夏季中暑神方	271	华佗治脚气冲心神方	276
华佗治核子瘟神方	271	华佗治脚气肿满神方	277
华佗治大头瘟神方	271	华佗治脚气心腹胀急神方	277
华佗治虾蟆瘟神方	271	华佗治脚气痹挛神方	277
华佗治肺热瘟神方	272	华佗治老人脚气神方	277
华佗辟疫酒神方	272	华佗治诸黄症神方	277
华佗辟瘟丹神方	272	华佗治急黄神方	278
华佗治水谷痢神方	272	华佗治黄疸神方	278
华佗治水痢神方	272	华佗治阴黄神方	278
华佗治冷痢神方	272	华佗治酒疸神方	278
华佗治白滞痢神方	272	华佗治谷疸神方	278
华佗治冷热痢神方	273	华佗治劳疸神方	278
华佗治热毒痢神方	273	华佗治女疸神方	279
华佗治赤痢神方	273	华佗治黑疸神方	279
华佗治久痢神方	273	华佗治五蒸神方	279
华佗治赤白痢神方	273	华佗治骨蒸神方	279
华佗治五色痢神方	273	华佗治瘦病神方	279
华佗治休息痢神方	273	华佗治传尸神方	280
华佗治噤口痢神方	274	华佗治飞尸神方	280
华佗治疟疾神方	274	华佗治遁尸神方	280
华佗治温疟神方	274	华佗治鬼魅精魅神方	280
华佗治山瘴疟神方	274	华佗治鬼神交通神方	280
华佗治间日疟神方	274	华佗治盗汗神方	281
华佗治三日疟神方	274	华佗治不眠神方	281
华佗治三阴疟神方	274	华佗治咳嗽神方	281

华佗治五嗽神方 …………………… 281	华佗治卒心痛神方 …………………… 285
华佗治新久咳①神方 ………………… 281	华佗治心背彻痛神方 ………………… 286
华佗治积年久咳神方 ………………… 281	华佗治久心痛神方 …………………… 286
华佗治热咳神方 ……………………… 281	华佗治腹痛神方 ……………………… 286
华佗治冷咳神方 ……………………… 281	华佗治肝胃气痛神方 ………………… 286
华佗治干咳神方 ……………………… 282	华佗治心腹俱痛神方 ………………… 286
华佗治咳嗽有痰神方 ………………… 282	华佗治腰痛神方 ……………………… 286
华佗治咳嗽脓血神方 ………………… 282	华佗治肾虚腰痛神方 ………………… 286
华佗治老年咳嗽神方 ………………… 282	华佗治虚寒腰痛神方 ………………… 286
华佗治肺热兼咳神方 ………………… 282	华佗治风湿腰痛神方 ………………… 287
华佗治肺热咳痰神方 ………………… 282	华佗治背热如火神方 ………………… 287
华佗治喘嗽神方 ……………………… 282	华佗治胸胁痛神方 …………………… 287
华佗治气喘神方 ……………………… 282	华佗治胁肋痛神方③ ………………… 287
华佗治痰喘神方 ……………………… 283	华佗治诸疝初起神方 ………………… 287
华佗治气喘上逆神方 ………………… 283	华佗治热疝神方 ……………………… 287
华佗治风痰神方 ……………………… 283	华佗治寒疝神方 ……………………… 287
华佗治气痰神方 ……………………… 283	华佗治心疝神方 ……………………… 288
华佗治痰哮神方 ……………………… 283	华佗治癫疝神方 ……………………… 288
华佗治哮喘神方 ……………………… 283	华佗治狐疝神方 ……………………… 288
华佗治喘②急神方 …………………… 283	华佗治横梁疝神方 …………………… 288
华佗治年深气喘神方 ………………… 283	华佗统治诸疝神方 …………………… 288
华佗治肺痿咳嗽神方 ………………… 283	华佗治怔忡神方 ……………………… 288
华佗治肺痿喘嗽神方 ………………… 284	华佗治心中嘈杂神方 ………………… 289
华佗治肺胀上气神方 ………………… 284	华佗治癖神方 ………………………… 289
华佗治肺痈咳唾神方 ………………… 284	华佗治疔癀神方 ……………………… 289
华佗治肺虚咳嗽神方 ………………… 284	华佗治暴癀神方 ……………………… 289
华佗治久嗽喘急神方 ………………… 284	华佗治米癀神方 ……………………… 289
华佗治咳嗽唾血神方 ………………… 284	华佗治肉癀神方 ……………………… 289
华佗治肺痈咯血神方 ………………… 284	华佗治鳖癀神方 ……………………… 290
华佗治肺痿咯血神方 ………………… 284	华佗治发癀神方 ……………………… 290
华佗治肺损咯血神方 ………………… 285	华佗治虱癀神方 ……………………… 290
华佗治痰中带血神方 ………………… 285	华佗治蛇癀神方 ……………………… 290
华佗治积热吐血神方 ………………… 285	
华佗治劳心吐血神方 ………………… 285	① 咳：原作"嗽"，据本方改。下目仿此。
华佗治心痛神方 ……………………… 285	② 喘：原作"端"，形误，据本文改。
华佗治九种心痛神方 ………………… 285	③ 华佗治胁肋痛神方：此目原脱，据本文补。
华佗治诸虫心痛神方 ………………… 285	

华佗治蛟龙病神方 …… 290	华佗治小便频数神方 …… 296
华佗治翻胃神方 …… 290	华佗治小便过多神方 …… 297
华佗治呕吐神方 …… 291	华佗治小便不禁神方 …… 297
华佗治干呕神方 …… 291	华佗治遗尿神方 …… 297
华佗治饥饿呕吐神方 …… 291	华佗治溺血神方 …… 297
华佗治呕吐清水神方 …… 291	华佗治诸淋神方 …… 297
华佗治呕吐酸水神方 …… 291	华佗治石淋神方 …… 297
华佗治吐血神方 …… 292	华佗治热淋神方 …… 297
华佗治五膈神方 …… 292	华佗治血淋神方 …… 297
华佗治七气神方 …… 292	华佗治劳淋神方 …… 298
华佗治五噎神方 …… 292	华佗治气淋神方 …… 298
华佗治痞疾神方 …… 292	华佗治膏淋神方 …… 298
华佗治痞积神方 …… 292	华佗治遗精神方 …… 298
华佗治呃逆神方 …… 292	华佗治心虚遗精神方 …… 298
华佗治阴寒呃逆神方 …… 293	华佗治阴虚梦遗神方 …… 299
华佗治消渴神方 …… 293	华佗治虚劳失精神方 …… 299
华佗治内消神方 …… 293	华佗治虚劳尿精神方 …… 299
华佗治寒泻神方 …… 293	华佗治强中神方 …… 299
华佗治热泻神方 …… 293	华佗治阴痿神方 …… 299
华佗治久泄神方 …… 294	华佗治脱精神方 …… 299
华佗治肾泄神方 …… 294	华佗治阳缩神方 …… 300
华佗治飧泄神方 …… 294	华佗治阴肿神方 …… 300
华佗治暑泄神方 …… 294	华佗治阴囊湿痒神方 …… 300
华佗治便血神方 …… 294	华佗治囊痈神方 …… 300
华佗治大便秘涩神方 …… 295	华佗治子痈神方 …… 300
华佗治老人虚秘神方 …… 295	华佗治头风神方 …… 300
华佗治脱肛神方 …… 295	华佗治头疼神方 …… 300
华佗治肛门肿痛神方 …… 295	华佗治脑痛神方 …… 300
华佗治肛门奇痒①神方 …… 295	华佗治偏头痛神方 …… 300
华佗治肛门虫蚀神方 …… 295	华佗治雷头风神方 …… 301
华佗治九虫神方 …… 295	华佗治湿热头痛神方 …… 301
华佗治蛔虫神方 …… 295	华佗治风热头痛神方 …… 301
华佗治寸白虫神方 …… 296	华佗治眩晕神方 …… 301
华佗治蛲虫神方 …… 296	华佗治头鸣神方 …… 301
华佗治关格不通神方 …… 296	华佗治紧唇神方 …… 301
华佗治小便不通神方 …… 296	
华佗治老人尿闭神方 …… 296	① 痒：原误作"疟"，据本文改。

华佗治唇菌神方 …………… 302
华佗治人中肿大神方 ………… 302
华佗治口疮神方 …………… 302
华佗治口臭神方 …………… 302
华佗治口干神方 …………… 302
华佗治舌肿神方 …………… 302
华佗治舌缩神方 …………… 302
华佗治舌疮神方 …………… 302
华佗治舌血神方 …………… 303
华佗治舌断神方 …………… 303
华佗治舌皮破碎神方 ………… 303
华佗治舌长口外神方 ………… 303

卷五　华佗外科秘传 …………… 304
华佗治阳症痈疽神方 ………… 304
华佗治阴症痈疽神方 ………… 304
华佗治背痈神方 …………… 305
华佗治脑痈神方 …………… 305
华佗治脑后痈 ……………… 305
华佗治腰痈神方 …………… 306
华佗治肺痈神方 …………… 306
华佗治肝痈神方 …………… 306
华佗治肠痈神方 …………… 306
华佗治脐后痈神方 …………… 306
华佗治悬痈神方 …………… 307
华佗治搭手神方 …………… 307
华佗治牛头痈神方 …………… 307
华佗治多骨疽神方 …………… 307
华佗治脱骨疽神方 …………… 307
华佗治痈肿无头神方 ………… 307
华佗治石疽神方 …………… 307
华佗治瘭疽神方 …………… 308
华佗治甲疽神方 …………… 308
华佗治乳痈神方 …………… 308
华佗治井疽神方 …………… 308
华佗治缩脚疽神方 …………… 308
华佗治小腹疽神方 …………… 308
华佗治瘿神方 ……………… 308

华佗治腋下瘿瘤神方 ………… 309
华佗治粉瘤神方 …………… 309
华佗治肉瘤神方 …………… 309
华佗治血瘤神方 …………… 309
华佗治发瘤神方 …………… 309
华佗治物瘤神方 …………… 309
华佗治筋瘤神方 …………… 310
华佗治骨瘤神方 …………… 310
华佗治石瘤神方 …………… 310
华佗治气瘤神方 …………… 310
华佗治五疔神方 …………… 310
华佗治疔疮出血神方 ………… 310
华佗治疔疮走黄神方 ………… 311
华佗治疔疮不破神方 ………… 311
华佗治疔根不出神方 ………… 311
华佗治红丝疔神方 …………… 311
华佗治乌茄疔神方 …………… 311
华佗治刀镰疔神方 …………… 311
华佗治羊毛①疔神方 ………… 311
华佗治蛇头疔神方 …………… 312
华佗治蛇眼疔神方 …………… 312
华佗治蛇背疔神方 …………… 312
华佗治蛇腹疔神方 …………… 312
华佗治螺疔神方 …………… 312
华佗治唇疔神方 …………… 312
华佗治人中疔神方 …………… 312
华佗治瘰疬神方 …………… 313
华佗治各种瘰疬不消神方 …… 313
华佗治瘰疬溃烂神方 ………… 313
华佗治鼠瘘神方 …………… 313
华佗治蛇瘘神方 …………… 314
华佗治虾蟆瘘神方 …………… 314
华佗治蝎瘘神方 …………… 314
华佗治蜂瘘神方 …………… 314
华佗治蜣螂瘘神方 …………… 314

---

① 羊毛：原误作"毛羊"，据本文乙正。

华佗治蚯蚓瘘神方 …………… 314
华佗治雀瘘神方 ……………… 314
华佗治九子疡神方 …………… 314
华佗治流注神方 ……………… 314
华佗治痰核神方 ……………… 315
华佗治痄腮神方 ……………… 315
华佗治天泡疮神方 …………… 315
华佗治人面疮神方 …………… 315
华佗治血风疮神方 …………… 315
华佗治翻花疮神方 …………… 316
华佗治内外臁疮神方 ………… 316
华佗治黄水疮神方 …………… 316
华佗治瓜藤疮神方 …………… 317
华佗治天蛇疮神方 …………… 317
华佗治蜘蛛疮神方 …………… 317
华佗治蛇形疮神方 …………… 317
华佗治蜂窝疮神方 …………… 317
华佗治鱼脐疮神方 …………… 317
华佗治鱼脊疮神方 …………… 318
华佗治猫眼疮神方 …………… 318
华佗治缠腰龙神方 …………… 318
华佗治卷毛疮神方 …………… 318
华佗治寒毛疮神方 …………… 318
华佗治对口疮神方 …………… 318
华佗治骨羡疮神方 …………… 319
华佗治羊胡[①]疮神方 ………… 319
华佗治坐板疮神方 …………… 319
华佗治蛇窝疮神方 …………… 319
华佗治石疖神方 ……………… 319
华佗治软疖神方 ……………… 320
华佗治瘰疬疖神方 …………… 320
华佗治痔神方 ………………… 320
华佗治痔疮作痒神方 ………… 320
华佗治痔疮出血神方 ………… 320
华佗治久远痔漏神方 ………… 321
华佗治痔疮肿痛神方 ………… 321
华佗治内外痔神方 …………… 321

华佗治内痔神方 ……………… 321
华佗治外痔神方 ……………… 321
华佗治鸡冠痔神方 …………… 322
华佗治野鸡痔神方 …………… 322
华佗治翻花痔神方 …………… 322
华佗治血箭痔神方 …………… 322
华佗治无名肿毒神方 ………… 322
华佗治无名恶疮神方 ………… 322
华佗治一切风毒神方 ………… 323
华佗治诸疮不破头神方 ……… 323
华佗治毒疮不收口神方 ……… 323

卷六　华佗妇科秘传 324
华佗治月经不通神方 ………… 324
华佗治室女经闭神方 ………… 324
华佗治月经不调神方 ………… 324
华佗治经行不止神方 ………… 324
华佗治月经逆行神方 ………… 325
华佗治痛经神方 ……………… 325
华佗治经前腹痛神方 ………… 325
华佗治经后腹痛神方 ………… 325
华佗治经来呕吐神方 ………… 325
华佗治经来色绿神方 ………… 325
华佗治经来色黄神方 ………… 325
华佗治经来色紫神方 ………… 325
华佗治经来色淡神方 ………… 326
华佗治经来声哑神方 ………… 326
华佗治经来房室相撞神方 …… 326
华佗治崩中神方 ……………… 326
华佗治白崩中神方 …………… 326
华佗治崩中去血神方 ………… 326
华佗治崩中赤白不绝困笃神方 …… 326
华佗治漏下不止神方 ………… 326
华佗治漏下去赤神方 ………… 327
华佗治漏下去黄神方 ………… 327
华佗治漏下去青神方 ………… 327

---

① 胡：原作"须"，据本文改。

华佗治漏下去白神方 …………… 327
华佗治带下神方 …………………… 327
华佗治赤白带下神方 ……………… 327
华佗治白带神方 …………………… 327
华佗治白浊神方 …………………… 327
华佗治白淫神方 …………………… 327
华佗治白沃神方 …………………… 328
华佗治带下有脓神方 ……………… 328
华佗治妇人不孕神方 ……………… 328
华佗治妇人黄瘕神方 ……………… 328
华佗治妇人青瘕神方 ……………… 329
华佗治妇人燥瘕神方 ……………… 329
华佗治妇人血瘕神方 ……………… 329
华佗治妇人脂瘕神方 ……………… 329
华佗治妇女狐瘕神方 ……………… 329
华佗治妇女蛇瘕神方 ……………… 330
华佗治妇女鳖瘕神方 ……………… 330
华佗转女为男神方 ………………… 330
华佗断产神方 ……………………… 330
华佗治乳痈神方 …………………… 330
华佗治乳岩神方 …………………… 331
华佗治乳疖神方 …………………… 331
华佗治乳肿神方 …………………… 331
华佗治乳吹神方 …………………… 331
华佗治妒乳神方 …………………… 331
华佗治乳上湿疮神方 ……………… 332
华佗治乳头破裂神方 ……………… 332
华佗治乳汁不下神方 ……………… 332
华佗治无乳汁神方 ………………… 332
华佗治乳汁过少神方 ……………… 332
华佗治乳汁过多神方 ……………… 332
华佗治阴脱神方 …………………… 332
华佗治阴挺神方 …………………… 332
华佗治阴吹神方 …………………… 333
华佗治阴痛神方 …………………… 333
华佗治阴痒神方 …………………… 333
华佗治阴肿神方 …………………… 333

华佗治阴疮神方 …………………… 333
华佗治阴蚀神方 …………………… 333
华佗治阴冷神方 …………………… 333
华佗治阴宽神方 …………………… 333
华佗治小户嫁痛神方 ……………… 334
华佗治交接辄出血神方 …………… 334
华佗治交接即痛神方 ……………… 334
华佗治妇人伤于丈夫神方 ………… 334
华佗治童女交接及他物伤神方 …… 334

卷七　华佗产科秘传 ……………… 335
华佗安①胎神方 …………………… 335
华佗治妊娠恶阻神方 ……………… 335
华佗治妊娠呕吐神方 ……………… 335
华佗治妊娠吞酸神方 ……………… 335
华佗治妊娠心痛神方 ……………… 336
华佗治妊娠腹痛神方 ……………… 336
华佗治妊娠伤寒神方 ……………… 336
华佗治妊娠患疟神方 ……………… 336
华佗治妊娠霍乱神方 ……………… 336
华佗治妊娠下痢神方 ……………… 336
华佗治妊娠尿血神方 ……………… 336
华佗治妊娠子淋神方 ……………… 336
华佗治妊娠子痫神方 ……………… 336
华佗治妊娠子烦神方 ……………… 337
华佗治妊娠子悬神方 ……………… 337
华佗治妊娠子肿神方 ……………… 337
华佗治妊娠子满神方 ……………… 337
华佗治妊娠子鸣神方 ……………… 337
华佗治妊娠漏胞神方 ……………… 337
华佗治胎动神方 …………………… 337
华佗治胎动下血神方 ……………… 338
华佗治数堕胎神方 ………………… 338
华佗治胎动欲堕神方② …………… 338

---

① 安："安"上原衍"治"字，据本文删。
② 华佗治胎动欲堕神方：此目原脱，据本文补。

华佗治顿仆胎动神方 …………… 338
华佗治胎动冲心神方 …………… 338
华佗治因惊胎动神方 …………… 338
华佗治堕胎溢血神方 …………… 338
华佗治临月滑胎神方 …………… 338
华佗治产难神方 ………………… 339
华佗治漏胎难产①神方 ………… 339
华佗治逆生神方 ………………… 339
华佗治横生神方 ………………… 339
华佗治胎死腹中神方 …………… 339
华佗治胞衣不下神方 …………… 339
华佗治产后血晕神方 …………… 339
华佗治产后余血不尽神方 ……… 339
华佗治产后恶露不绝神方 ……… 339
华佗治产后发热神方 …………… 340
华佗治产后血不快兼刺痛神方 … 340
华佗治产后烦闷神方 …………… 340
华佗治产后心痛神方 …………… 340
华佗治产后腹痛神方 …………… 340
华佗治产后中风神方 …………… 340
华佗治产后下痢神方 …………… 340
华佗治产后遗粪神方 …………… 340
华佗治产后便秘神方 …………… 341
华佗治产后遗溺神方 …………… 341
华佗治产后小便数神方 ………… 341
华佗治产后淋沥神方 …………… 341
华佗治产后虚热头痛神方 ……… 341
华佗治产后口噤神方 …………… 341
华佗治产后狂语神方 …………… 341
华佗治产后癫狂神方 …………… 341
华佗治产后惊风神方 …………… 342
华佗治产后抽搐神方 …………… 342
华佗治产后风痉神方 …………… 342
华佗治产后风瘫神方 …………… 342
华佗治产后蓐劳神方 …………… 342
华佗治产后虚劳神方 …………… 342
华佗治产后虚冷神方 …………… 342

华佗治产后盗汗神方 …………… 342
华佗治产后自汗神方 …………… 343
华佗治产后口渴神方 …………… 343
华佗治产后腰痛神方 …………… 343
华佗治产后崩中神方 …………… 343
华佗治产后血闭神方 …………… 343
华佗治产后血冲神方 …………… 343
华佗治产后血痛神方 …………… 343
华佗治产后衄血神方 …………… 343
华佗治产后泻血神方 …………… 343
华佗治产后呃逆神方 …………… 344
华佗治产后食阻神方 …………… 344
华佗治产后呕吐神方 …………… 344
华佗治产后心悸神方 …………… 344
华佗治产后气喘神方 …………… 344
华佗治产后尿血神方 …………… 344
华佗治产后带下神方 …………… 344
华佗治产后玉门不闭神方 ……… 344
华佗治产后阴下脱神方 ………… 345
华佗治产后子肠掉出神方 ……… 345
华佗治产后肠出不收神方 ……… 345
华佗治产后阴癜神方 …………… 345
华佗治风入产户神方 …………… 345
华佗治产后阴肿神方 …………… 345
华佗治产后阴冷神方 …………… 345

卷八 华佗儿科秘传 …………… 346
华佗治小儿初生不啼神方 ……… 346
华佗治初生小儿口噤不乳神方 … 346
华佗治预解小儿胎毒神方 ……… 346
华佗浴儿神方 …………………… 346
华佗治初生儿无皮神方 ………… 346
华佗治初生儿惊啼不乳神方 …… 347
华佗治初生儿呕吐不止神方 …… 347
华佗治初生儿不小便神方 ……… 347
华佗治初生儿惊痫神方 ………… 347

---

① 难产：原作"产难"，据本文乙正。

华佗治小儿惊悸神方 …………… 347
华佗治小儿夜啼神方 …………… 347
华佗治小儿客忤神方 …………… 347
华佗治小儿癥癖神方 …………… 348
华佗治小儿心下生痞神方 ……… 348
华佗治小儿痰结神方 …………… 348
华佗治小儿羸瘦神方 …………… 348
华佗治小儿食积神方 …………… 348
华佗治小儿胃痛神方 …………… 348
华佗治小儿腹痛神方 …………… 348
华佗治小儿腹胀神方 …………… 349
华佗治小儿脾疳神方 …………… 349
华佗治小儿伤乳神方 …………… 349
华佗治小儿断乳神方 …………… 349
华佗治小儿霍乱吐痢神方 ……… 349
华佗治小儿霍乱空吐不痢神方 … 349
华佗治小儿霍乱空痢不吐神方 … 349
华佗治小儿干霍乱神方 ………… 349
华佗治小儿吐痢神方 …………… 350
华佗治小儿哕气神方 …………… 350
华佗治小儿伤寒神方 …………… 350
华佗治小儿寒热神方 …………… 350
华佗治小儿潮热神方 …………… 350
华佗治小儿温疟神方 …………… 350
华佗治小儿胎疟神方 …………… 350
华佗治小儿瘅疟神方 …………… 350
华佗治小儿寒嗽神方 …………… 350
华佗治小儿盐哮神方 …………… 351
华佗治小儿痰喘神方 …………… 351
华佗治小儿气痛神方 …………… 351
华佗治小儿变蒸神方 …………… 351
华佗治小儿风寒神方 …………… 351
华佗治小儿狂躁神方 …………… 351
华佗治小儿自汗盗汗神方 ……… 352
华佗治小儿吐血神方 …………… 352
华佗治小儿淋沥神方 …………… 352
华佗治小儿小便不通神方 ……… 352

华佗治小儿尿血神方 …………… 352
华佗治小儿遗尿神方 …………… 352
华佗治小儿泄泻神方 …………… 352
华佗治小儿下血神方 …………… 352
华佗治小儿黄疸神方 …………… 353
华佗治小儿急惊风神方 ………… 353
华佗治小儿慢惊风神方 ………… 353
华佗治小儿卒死神方 …………… 353
华佗治小儿解颅神方 …………… 353
华佗治小儿囟陷神方 …………… 353
华佗治小儿赤眼神方 …………… 353
华佗治小儿斗睛神方 …………… 354
华佗治小儿雀目神方 …………… 354
华佗治小儿目涩神方 …………… 354
华佗治小儿聤耳神方 …………… 354
华佗治小儿耳疮神方 …………… 354
华佗治小儿耳烂神方 …………… 354
华佗治小儿鼻疳神方 …………… 354
华佗治小儿鼻䘌神方 …………… 354
华佗治小儿鼻塞神方[1] ………… 355
华佗治小儿鹅口神方 …………… 355
华佗治小儿口疮神方 …………… 355
华佗治小儿口[2]噤神方 ………… 355
华佗治小儿口中流涎神方 ……… 355
华佗治小儿重舌神方 …………… 355
华佗治小儿舌膜神方 …………… 355
华佗治小儿舌笋神方 …………… 356
华佗治小儿舌疮神方 …………… 356
华佗治小儿舌肿神方 …………… 356
华佗治小儿蛇舌神方 …………… 356
华佗治小儿牙疳神方 …………… 356
华佗治小儿走马疳神方 ………… 356
华佗治小儿咽肿神方 …………… 357

---

[1] 华佗治小儿鼻塞神方：此目原脱，据本文补。

[2] 口："口"字原脱，据本文补。

华佗治小儿喉痹神方	357	华佗治目肿神方	362
华佗治小儿唇紧神方	357	华佗治眼暴肿痛神方	362
华佗治小儿唇肿神方	357	华佗治眼赤神方	363
华佗治小儿颈软神方	357	华佗治肝热眼赤神方	363
华佗治小儿脐肿神方	357	华佗治目赤累年神方	363
华佗治小儿脐湿神方	357	华佗治目中起星神方	363
华佗治小儿脐风神方	357	华佗治风眼下泪神方	363
华佗治小儿落脐疮神方	358	华佗治目中风肿神方	363
华佗治小儿阴偏大神方	358	华佗治眼暗不明神方	363
华佗治小儿核肿神方	358	华佗治眼中息肉神方	363
华佗治小儿阴肿神方	358	华佗治眼珠脱出神方	364
华佗治小儿阴疮神方	358	华佗治眼珠缩入神方	364
华佗治小儿气癫神方	358	华佗治风眼赤烂神方	364
华佗治小儿脱肛神方	358	华佗治火眼赤烂神方	364
华佗治小儿吞钱神方	358	华佗治烂弦风神方	364
华佗治小儿发迟神方	358	华佗治眦烂多脓神方	364
华佗治小儿白秃神方	359	华佗治睑肿如粟神方	364
华佗治小儿秃疮神方	359	华佗治睑肿如瘤神方	364
华佗治小儿头疮神方	359	华佗治睛上生晕神方	365
华佗治小儿面疮神方	359	华佗治黑子障目神方	365
华佗治小儿胎热丹毒神方	359	华佗治失明神方	365
华佗治小儿恶疮神方	359	华佗治青盲神方	365
华佗治小儿浸淫疮神方	359	华佗治雀目神方	365
华佗治小儿黄烂疮神方	360	华佗治白翳神方	365
华佗治小儿湿癣神方	360	华佗治赤翳神方	365
华佗治小儿鳞体神方	360	华佗治障翳神方	365
华佗治小儿热毒痈疽神方	360	华佗治目眯神方	365
华佗治小儿热疖神方	360	华佗治目痒神方	366
华佗治小儿风疹神方	360	华佗治目涩神方	366
华佗治小儿瘰疬神方	360	华佗治目睛击伤神方	366
华佗治小儿羊须疮神方	360	华佗治物伤睛突神方	366
华佗治小儿疥疮神方	361	华佗治瞳仁反背神方	366
华佗治小儿水痘神方	361	华佗治畏日羞明神方	366
华佗治小儿发疹神方	361	华佗治拳毛倒睫神方	366
卷九　华佗眼科秘传	**362**	华佗治麦芒入目神方	366
华佗治虚火目痛神方	362	华佗治竹木入目神方	366
华佗治有火目痛神方	362	华佗治沙石入目神方	366

华佗治石灰入目神方 …………… 367
华佗治碱水入目神方 …………… 367
华佗治飞丝入目神方 …………… 367
华佗治杂物入目神方 …………… 367

卷十　华佗耳科秘传 …………… 368
华佗治耳聋神方 ………………… 368
华佗治暴聋神方 ………………… 368
华佗治久聋神方 ………………… 368
华佗治风聋神方 ………………… 368
华佗治肾虚耳聋神方 …………… 369
华佗治病后耳聋神方 …………… 369
华佗治耳鸣神方 ………………… 369
华佗治耳痛神方 ………………… 369
华佗治耳痒神方 ………………… 369
华佗治耳肿神方 ………………… 369
华佗治耳疔神方 ………………… 369
华佗治聤耳神方 ………………… 369
华佗治缠耳神方 ………………… 369
华佗治耳痔神方 ………………… 369
华佗治耳中有脓神方 …………… 370
华佗治耳烂有脓神方 …………… 370
华佗治耳中脓血神方 …………… 370
华佗治耳中出血神方 …………… 370
华佗治冻耳成疮神方 …………… 370
华佗治耵聍堆积神方 …………… 370
华佗治耳内湿疮神方 …………… 370
华佗治水银入耳神方 …………… 371
华佗治百虫入耳神方 …………… 371
华佗治蜈蚣入耳神方 …………… 371
华佗治蚰蜒入耳神方 …………… 371
华佗治蚂蚁入耳神方 …………… 371
华佗治飞蛾入耳神方 …………… 371
华佗治壁虎入耳神方 …………… 371
华佗治蚤虱入耳神方 …………… 371
华佗治床虱入耳神方 …………… 371
华佗治蛆虫入耳神方 …………… 372
华佗治水入耳神方 ……………… 372

华佗治耳中有物不可出神方 …… 372

卷十一　华佗鼻科秘传 …………… 373
华佗治鼻中息肉神方 …………… 373
华佗治鼻窒塞不通神方 ………… 373
华佗治鼻塞多清涕神方 ………… 373
华佗治鼻衄神方 ………………… 373
华佗治肺寒鼻衄神方 …………… 373
华佗治鼻痛神方 ………………… 374
华佗治鼻聋神方 ………………… 374
华佗治鼻渊神方 ………………… 374
华佗治鼻䶊神方 ………………… 374
华佗治鼻疮神方 ………………… 374
华佗治鼻疔神方 ………………… 374
华佗治鼻痔神方 ………………… 374
华佗治酒齇鼻神方 ……………… 375

卷十二　华佗齿科秘传 …………… 376
华佗治牙疼神方 ………………… 376
华佗治齿疼神方 ………………… 376
华佗治齿痛神方 ………………… 376
华佗治风火牙痛神方 …………… 376
华佗治阴虚牙痛神方 …………… 376
华佗治肾虚牙痛神方 …………… 377
华佗治虫蚀牙痛神方 …………… 377
华佗治风齿根出神方 …………… 377
华佗治牙根肿痛神方 …………… 377
华佗治齿根欲脱①神方 ………… 377
华佗治牙痛面肿神方 …………… 377
华佗治齿龈腐烂神方 …………… 377
华佗治齿龈黑臭神方 …………… 377
华佗治䘌齿神方 ………………… 378
华佗治龋齿神方 ………………… 378
华佗治龋齿根肿出脓神方 ……… 378
华佗治风齿神方 ………………… 378
华佗治风齿口臭神方 …………… 378

---

① 齿根欲脱：原作"齿欲头脱"，据本文改。

华佗治牙齿风龋神方	378	华佗治喉痒神方	385
华佗治风冲牙齿动摇神方	378	华佗治喉烂神方	385
华佗治齿痛有孔神方	378	华佗治杂物鲠喉神方	385
华佗治牙齿挺出神方	379	华佗治鱼骨鲠喉神方	385
华佗治牙齿脱落神方	379	华佗治诸骨鲠喉神方	385
华佗治齿间出血神方	379	华佗治竹木刺喉神方	385
华佗治齿血不止神方	379	华佗治铁针刺喉神方	385
华佗治牙缝出脓神方	379	华佗治诸豆鲠喉神方	385
华佗治牙宣神方	379	华佗治百物鲠喉神方	385
华佗治牙痛神方	379		
华佗治牙疔神方	380	**卷十四　华佗皮肤科秘传**	**386**
华佗治攒齿疳神方	380	华佗治面膏神方	386
华佗治走马疳神方	380	华佗治面黑不白净神方	386
华佗治青腿牙疳神方	380	华佗治面多黖黵神方	386
华佗治牙疏陷物神方	380	华佗治面上黑痣神方	386
华佗固齿神方	381	华佗治面生皯疱神方	387
华佗除去痛牙神方	381	华佗治面生皷皰神方	387
		华佗治面上粉滓神方	387
卷十三　华佗喉科秘传	**382**	华佗治面色晦暗神方	387
华佗治喉痹神方	382	华佗治面上瘢痕神方	387
华佗治喉痹口噤神方	382	华佗治面风神方	387
华佗治急喉痹神方	382	华佗治眉毛稀疏神方	387
华佗治客热咽痛神方	382	华佗治头风白屑神方	387
华佗治客寒咽痛神方	382	华佗治头发脱落神方	388
华佗治咽痛失音神方	383	华佗治发色黄白神方	388
华佗治咽喉妨闷神方	383	华佗治发黄神方	388
华佗治喉肿神方	383	华佗染白发使黑神方	388
华佗治喉痛神方	383	华佗治发落不生神方	388
华佗治喉闭神方	383	华佗治发臭神方	388
华佗治喉疮神方	383	华佗令发不生神方	388
华佗治喉风神方	383	华佗除头虱神方	389
华佗治实火喉蛾神方	384	华佗治毛虱神方	389
华佗治虚火喉蛾神方	384	华佗治唇裂神方	389
华佗治喉痧神方	384	华佗治嘴角疮神方	389
华佗治喉癣神方	384	华佗治腋臭神方	389
华佗治喉痈神方	384	华佗治夏日斑神方	389
华佗治喉疖神方	384	华佗治手面皲裂神方	389
华佗治声哑神方	384	华佗治鸡眼神方	389

华佗治肉刺神方 …………………… 389
华佗治疣目神方 …………………… 390
华佗去黑子神方 …………………… 390
华佗治足茧神方 …………………… 390
华佗治足汗神方 …………………… 390
华佗治遍身风痒神方 ……………… 390
华佗治干癣神方 …………………… 390
华佗治湿癣神方 …………………… 390
华佗治癣疮神方 …………………… 390
华佗治疥疮神方 …………………… 390
华佗治诸癞神方 …………………… 391
华佗治乌癞神方 …………………… 391
华佗治白癞神方 …………………… 391
华佗治冻疮神方 …………………… 391
华佗治风疹神方 …………………… 391
华佗治痱子神方 …………………… 391
华佗治漆咬神方 …………………… 392
华佗治漆疮神方 …………………… 392
华佗治脚丫湿烂神方 ……………… 392
华佗治脚缝出水神方 ……………… 392

卷十五　华佗伤科秘传 …………… 393
华佗治折骨神方 …………………… 393
华佗治伤筋神方 …………………… 393
华佗治筋骨俱伤神方 ……………… 393
华佗治折腕神方 …………………… 393
华佗治折腕瘀血神方 ……………… 393
华佗治被击青肿神方 ……………… 394
华佗治被击有瘀神方 ……………… 394
华佗治伤腰神方 …………………… 394
华佗治从高堕下神方 ……………… 394
华佗治堕伤瘀血神方 ……………… 394
华佗治堕马伤神方 ………………… 394
华佗治头额跌破神方 ……………… 395
华佗治因跌破脑神方 ……………… 395
华佗治颔脱神方 …………………… 395
华佗治闪颈神方 …………………… 395
华佗治破口伤神方 ………………… 395

华佗治破伤风神方 ………………… 395
华佗治金疮神方 …………………… 395
华佗治箭镞伤神方 ………………… 396
华佗治中箭毒神方 ………………… 396
华佗治杖伤神方 …………………… 396
华佗治夹伤神方 …………………… 396
华佗治跌打损伤神方 ……………… 397
华佗治竹木入肉神方 ……………… 397
华佗治铁针入肉神方 ……………… 397
华佗治水银入肉神方 ……………… 397
华佗治瓷①片入肉神方 …………… 397
华佗治骨刺入肉神方 ……………… 397

卷十六　华佗结毒科秘传 ………… 398
华佗治白浊神方 …………………… 398
华佗治赤浊神方 …………………… 398
华佗治赤白浊神方 ………………… 398
华佗治秽疮风毒神方 ……………… 398
华佗治秽疮初发神方 ……………… 398
华佗治秽疮结毒神方 ……………… 399
华佗治秽疮鼻柱将落神方 ………… 399
华佗治秽疮前阴腐烂神方 ………… 399
华佗治秽疮成圈神方 ……………… 399
华佗治秽疮生癣神方 ……………… 399
华佗治翻花秽疮神方 ……………… 399
华佗治阳性秽疮神方 ……………… 400
华佗治阴性秽疮神方 ……………… 400
华佗治下疳神方 …………………… 400
华佗治横痃神方② ………………… 400
华佗治鱼口神方 …………………… 400

卷十七　华佗急救法秘传 ………… 401
华佗救缢死神方 …………………… 401
华佗救溺死神方 …………………… 401
华佗救冻死神方 …………………… 401
华佗救卒死神方 …………………… 402

---

① 瓷：原作"磁"，据本文改。
② 华佗治横痃神方：此目原脱，据本文补。

华佗救中恶神方 …………… 402
华佗救客忤神方 …………… 402
华佗救卒魇神方 …………… 402
华佗救鬼击神方 …………… 402
华佗救尸厥神方 …………… 402
华佗救痰厥神方 …………… 403
华佗救惊死神方 …………… 403
华佗救跌死神方 …………… 403
华佗救击死神方 …………… 403
华佗救自刎神方 …………… 403
华佗救酒醉不醒神方 ……… 403
华佗救电殛神方 …………… 403
华佗救中蛊毒神方 ………… 403
华佗救中鯸鮧毒神方 ……… 404
华佗救中蟹毒神方 ………… 404
华佗救中鱼毒神方 ………… 404
华佗救中诸肉毒神方 ……… 404
华佗救中菌毒神方 ………… 404
华佗救中巴豆毒神方 ……… 404
华佗救中射罔毒神方 ……… 404
华佗救中踯躅毒神方 ……… 404
华佗救中芫花毒神方 ……… 404
华佗救中半夏毒神方 ……… 404
华佗救中附子毒神方 ……… 404
华佗救中杏仁毒神方 ……… 405
华佗救中莨菪毒神方 ……… 405
华佗救中钩吻毒神方 ……… 405
华佗救中木鳖毒神方 ……… 405
华佗救中诸毒神方 ………… 405
华佗救中砒毒神方 ………… 405
华佗救中金毒神方 ………… 405
华佗救中水银毒神方 ……… 405
华佗救中雄黄毒神方 ……… 405
华佗救中胡粉毒神方 ……… 405
华佗救中轻粉毒神方 ……… 406
华佗救汤火伤神方 ………… 406
华佗救虎伤神方 …………… 406

华佗救猁犬咬伤[1]神方 …… 406
华佗救猪啮伤神方 ………… 406
华佗救马咋踏伤神方 ……… 406
华佗救毒蛇啮神方 ………… 406
华佗救青蜂蛇螫神方 ……… 406
华佗救蝮蛇螫神方 ………… 407
华佗救虺蛇螫神方 ………… 407
华佗救诸蛇螫神方 ………… 407
华佗救蜈蚣螫神方 ………… 407
华佗救蜘蛛螫神方 ………… 407
华佗救蝎子螫神方 ………… 408
华佗救蜂螫神方 …………… 408
华佗救诸虫豸螫伤神方 …… 408

卷十八　华佗治奇症法秘传 …… 409
华佗治腹中生应声虫神方 … 409
华佗治鼻中生红线神方 …… 409
华佗治耳中蚁斗神方 ……… 409
华佗治耳中奇痒神方 ……… 409
华佗治无故见鬼神方 ……… 410
华佗治狐凭病神方 ………… 410
华佗治脊缝生虱神方 ……… 410
华佗治粪便前后互易神方 … 410
华佗治蛇生腹中神方 ……… 410
华佗治鳖生腹中神方 ……… 410
华佗治头臂生鸟鹊神方 …… 410
华佗治鬼胎神方 …………… 411
华佗治热毒攻心神方 ……… 411
华佗治脚底生指神方 ……… 411
华佗治蛇生背上神方 ……… 411
华佗治毛孔流血神方 ……… 411
华佗治肠胃瘙痒神方 ……… 411
华佗治遍身奇痒神方 ……… 412
华佗治水湿生虫神方 ……… 412
华佗治背生人头神方 ……… 412
华佗治舌伸不收神方 ……… 412

---

[1] 伤："伤"字原脱，据本文补。

华佗治舌缩不出神方 …………… 412
华佗治掌中突起神方 …………… 412
华佗治鼻大如拳神方 …………… 413
华佗治男子乳房肿如妇人神方 …… 413
华佗治手足脱落神方 …………… 413
华佗治指甲脱落神方 …………… 413
华佗治指缝生虫神方 …………… 413
华佗治脐口突伸神方 …………… 413
华佗治肛门生蛇神方 …………… 414
华佗治眼中长肉神方 …………… 414
华佗治腹胁间生鳞甲神方 ……… 414
华佗治手皮上现蛇形神方 ……… 414
华佗治喉中有物行动神方 ……… 414
华佗治胃中有蛇神方 …………… 415
华佗治头大如斗神方 …………… 415
华佗治胸中有虫神方 …………… 415
华佗治耳内长肉神方 …………… 415

卷十九 华佗兽医科秘传 ……… 416
华佗治牛疫神方 ………………… 416
华佗治牛腹胀神方 ……………… 416
华佗治牛狂神方 ………………… 416
华佗治牛疥神方① ……………… 416
华佗治牛抵触②肠出神方 ……… 416
华佗治牛前蹄病神方③ ………… 417
华佗治牛喉风神方 ……………… 417
华佗治马伤蹄神方 ……………… 417
华佗治马流沫神方 ……………… 417
华佗治马急黄黑汗神方 ………… 417
华佗治马后冷神方 ……………… 417
华佗治马脊疮神方 ……………… 417
华佗治马疥神方 ………………… 417
华佗治马癞病神方 ……………… 417
华佗治马目晕神方 ……………… 417
华佗治马胞转及肠结神方 ……… 418
华佗治马肺热神方 ……………… 418
华佗治马翻胃神方 ……………… 418
华佗治马胎动神方 ……………… 418

华佗治羊疥癣神方 ……………… 418
华佗治羊疫神方 ………………… 418
华佗治猪疫神方 ………………… 418
华佗治一切猪病神方 …………… 419
华佗治犬疥神方 ………………… 419
华佗治犬癞病神方 ……………… 419
华佗治犬跌打伤神方 …………… 419
华佗除犬蝇神方 ………………… 419
华佗治猫④一切病神方 ………… 419
华佗治猫癞病神方 ……………… 419
华佗治猫被踏伤神方 …………… 419
华佗治猫死胎不下神方 ………… 419
华佗治鸡病神方 ………………… 420
华佗治鸡疫神方 ………………… 420
华佗治鹅鸭疫病神方 …………… 420
华佗阉豕秘法 …………………… 420
华佗阉马牛羊秘法 ……………… 420
华佗阉鸡秘法 …………………… 420

卷二十 华佗制炼诸药秘传 …… 421
华佗炼元明粉秘法 ……………… 421
华佗炼⑤硝石秘法 ……………… 421
华佗炼金顶砒秘法 ……………… 421
华佗取红铅秘法 ………………… 421
华佗取金汁秘法 ………………… 422
华佗取蟾酥秘法 ………………… 422
华佗制附子秘法 ………………… 422
华佗种空青秘法 ………………… 422
华佗炼钟乳秘法 ………………… 422
华佗研钟乳秘法 ………………… 423

卷二十一 华佗养性服饵法秘传 …… 424
华佗茯苓酥神方 ………………… 424

---

① 华佗治牛疥神方：此目原脱，据本文补。
② 抵触：原误倒，据本文乙正。
③ 华佗治牛前蹄病神方：此目原脱，据本文补。
④ 猫："猫"下原衍"犬"字，据本文删。
⑤ 炼："炼"字原脱，据本文补。

华佗杏仁酥神方 …………… 424
华佗地黄酒酥神方 …………… 424
华佗杏子丹神方 …………… 425
华佗天冬圆神方 …………… 425
华佗云母圆神方 …………… 425
华佗松脂神方 …………… 425
华佗轻身神方 …………… 425
华佗不老延年神方 …………… 425
华佗菖蒲膏神方 …………… 426
华佗耆婆汤神方 …………… 426
华佗牛乳汤神方 …………… 426
华佗猪肚煎神方 …………… 426
华佗羊头蹄煎神方 …………… 426
华佗大黄耆圆神方 …………… 427
华佗柏子仁圆神方 …………… 427
华佗紫石英汤神方 …………… 427

卷二十二 华佗注仓公传附 …… 428
疽 …………… 428
气隔 …………… 428
涌疝 …………… 428
热病气 …………… 429
风瘅客脬 …………… 429

肺消瘅 …………… 429
积瘕 …………… 429
迥风 …………… 429
风厥 …………… 430
气疝 …………… 430
热厥 …………… 430
呕血 …………… 430
龋齿 …………… 430
通乳 …………… 430
伤脾气 …………… 431
厥上为重① …………… 431
腰脊痛 …………… 431
月②事不下 …………… 431
蛲瘕 …………… 431
饱食疾走 …………… 432
伤肺溲血 …………… 432
中热 …………… 432
胁下大如覆杯 …………… 432
沓风 …………… 432
牡疝 …………… 433
喘 …………… 433

---

① 为重：此二字原脱，据本文补。
② 月：原误作"日"，据本文改。

孙 序

原夫玄黄肇剖，天地攸分，万汇毕陈，人类始出。吾人含生负气，孑身于高厚之间，寒暑乘其外，阴阳薄其中，彼其疾病夭折，不得其正命而死者，奚堪胜数。自神农尝百草而知物性，轩辕询岐伯而著《灵》《素》，是由《本草》《内经》之学，始灿然大备。其后春秋战国时，有和、缓、扁鹊之徒，汉代有淳于意、郭玉之辈，皆挟方术，以治人疾病。或以生气决生死；或以针灸起沉疴。史策所载，班班可考。惟皆传其轶事，而不获睹其方书，读者憾焉。仲景氏生于有汉桓、灵之间，会当大疫，乃始有《伤寒论》暨《金匮玉函》之作，惟专重方药，犹未若华佗之刳肠湔胃，用法奇而奏效尤速也。余秉资羸弱，日与药炉相炙近。既博综群籍，汇集古方，有《千金要方》暨《千金翼方》之作。日者隐居终南山麓，有以方书见遗者，余展卷读之，审为华先生之作，其中所用为治病之法，舍方剂之外，兼重针灸与洗伐，且所用各药，取材于日用之品为多，而步武不难，诚救世之秘籍，而生死人肉白骨之奇籍也。惟原书编制散乱，门类错杂，盖系随时手录之本，且文字有难解之处，字迹多漶漫之忧，非尽人所能索解。余端居多暇，尤性耽方术，得兹鸿宝，苟不为之从事排比，奚以传先贤之妙术，而登斯民于耄耋。乃日事铅椠，散者集之，蚀者补之，期以不负先生济世之苦心，庶贻之子孙，播之人间，自兹元元子民，或得保其正命，不为寒暑阴阳所播荡乎。

永淳元年仲春　孙思邈识于终南山下

徐 序

《后汉书·方术传》载华佗精于方药,处剂不过数种,心识分铢,不假称量。针灸不过数处,裁七八九。若疾发结于内,针药所不能及者,乃令先以酒服麻沸散,既醉无所觉,因刳破腹背,抽割积聚;若在肠胃,则断截煎洗,除去疾秽,既而缝合,傅以神膏,四五日创愈,一月之间皆平复。先生之以神医见称于世者盖以此。相传先生性好恬淡,喜味方书,多游名山幽洞,往往有所遇。一日因酒息于公宜山古洞前,忽闻人论疗病之法,先生讶其异,潜逼洞窍听。须臾有人云:"华生在迹,术可付焉。"复有一人曰:"是人性贪,不悯生灵,安得付也?"先生不觉愈骇,跃入洞。见二老人。衣木衣,顶草冠。先生躬趋左右而拜曰:"适闻贤者论方术,遂乃忘归,况夙所好,所恨者未遇一法,可以施验,徒自不足耳。愿贤者少察愚诚,乞与开悟,终身不负恩。"首坐者云:"术亦不惜,恐异日与子为累。若无高下,无贫富,无贵贱,不务财贿,不惮劳苦,矜老恤贫为急,然后可脱子祸。"先生再拜谢曰:"贤圣之语,一一不敢忘,俱能从之。"二老笑指东洞云:"石床上有一书函,子自取之,速出吾居,勿示俗流,宜秘密之。"先生时得书,回首已不见老人,乃惶怯离洞,忽然不见。云崩雨泻,石洞摧塌。既览其方,论多奇怪,从兹诚施,靡不神效。是先生得享盛名于世者,实由于神仙之予以秘方也。先生既得此秘方,又恐其有失也,乃手录之,随时佩之囊中,藉便临时检索之需。仍将原书藏之家中。尝为曹操治头风,久而不愈,又去家思归,乃就操求还取方,因托妻疾,数期不返,操累书呼之。又敕郡县发遣,先生恃能厌事,犹不肯至,操大怒,使人廉之,知妻诈疾,乃收付狱讯考验,首服。荀彧请曰:"佗方术实工,人命所悬,宜加全宥。"操不从,竟杀之。先生临死出书一卷,与狱吏曰:"此可以活人。"吏畏法,不敢受,先生亦不强,索火烧之,于是世遂谓先生之秘方从兹失传矣。不知先生手录之本,虽毁于火,其家藏之本,则固无恙也。况世间奇籍,决无湮没而不章之理。凡阅数百有余年,辗转流传,此书遂入于孙真人之手。真人固沉酣典籍,邃于方书者,获睹是编,觉视所著之《千金要方》与《千金翼方》。其治病之法,更为精确。即为之排比后先,补苴罅漏,藏之箧笥,传之子孙。于是先生秘传之先方,乃始得复出于世,且视原本尤厘然有当矣。余雅好轩岐之术,尤嗜读古方书。岁在壬辰,薄游皖之亳州,馆于姚氏,雨窗无事。主人姚君季虔,辄出其所蓄旧籍,藉资鉴赏而消永昼。忽于古纸堆中,获睹是编,纸墨暗淡,古色盎然,望而知为千百余年之物也。逮观其内容,则见其所载治病之法,视若奇异,而实则一本于至理,且其书中所记麻沸散及神膏等方,尤为世人所渴望而急欲一睹以为快者。急怂恿姚君,付之剞劂,他日者一编风行,俾患病家得按图而索,无庸更假手于庸医,则其神益于人生,以视施医施药,不更胜万万耶?姚君以为然,且欲假余一言以为重,余遂不辞而述此书之缘起如左云。

乾隆二十七年壬辰仲秋洄溪老人徐大椿序于亳州之墨海楼时年六十有九

沈 序

华佗治病之法，专注重于刳肠湔胃，不专事方药，其法盖于今之言西医者无殊。史策昭垂，固夫人而知矣，惟其治病之方书，被收时以予狱吏，狱吏畏法不敢受，佗即索火烧之，由是其书遂致失传。是又言医术者，所同为扼腕太息者也！庸讵知天地之奇，久则必宣？况方书攸关民生，生命与苦乐，视其他载籍为尤重，所至必有神物呵护之，讵能任其湮没而不彰耶？岁在戊午，于役皖北，奉职于淮泗道尹公署，公余少暇，辄搜罗古籍，以资消遣。其年季冬，因公住亳，调查学务，晤县立高等小学校校长姚君佀伯，相与讨论学艺，间及典籍。姚君博闻强识，且家富收藏，暇日即邀与观书于墨海楼。楼凡五楹，盖建于逊清雍、乾之间，其高祖父季虔先生所经营也。余得此良晤，不忍遽舍去，凡流连浃旬，得尽观其所藏。中有华佗方书，尤为平时所渴望而不得见之秘籍，且内有孙真人及徐灵胎先生序各一，于是书之原由，叙述綦详，姚君先人，盖欲付梓而不果者。余谓姚君，昔张文襄视学西蜀，尝谓凡有力好事之人，若自揣得业学问，不足过人，而欲求不朽者，莫如刊布古书，则其书终古不废，而刊书之人，亦与之终古不泯。况方书关系民命，视刊布其他古籍，为尤有裨益，图不朽，利民生，承先志，一举而数善备焉。姚君重违余请，即以剞劂之事相委，比来海上，与诸同志商榷。佥谓是书所列各方，虽间有分两过大，不合于今人者，然病家果能斟酌用之，其奏效必伟。且书中如麻沸散及神膏等配合之法，尤为世人所渴欲一睹者。藉兹播之于世，亦足令今之欧化家，俾知刀圭解剖之术，固非今世欧西医学家所得自夸为绝技也。余深韪其言，即述其缘起，而为之序。

民国九年仲春之月沈骧序于沪西古书保存会

华佗神医秘传卷一

汉·谯县华佗元化 撰

唐·华原孙思邈 编集

华佗论病理秘传①

论人法于天地

人者，上禀天，下委地，阳以辅之，阴以佐之。天地顺则人气泰，天地逆则人气否。天地有四时五行，寒暄动静。其变也，喜为雨，怒为风，结为霜，张为虹；人体有四肢五脏，呼吸寤寐，精气流散，行为荣，张为气，发为声，阳施于形，阴慎于精，天地之同也。失其守则蒸热发，否而寒生，结作瘿瘤，陷作痈疽，盛而为喘，减而为枯，彰于面部，见于肢体，天地通塞，一如此矣。故五纬盈亏，星辰差忒，日月交蚀，彗孛飞走，天地之灾怪也；寒暄不时，天地之蒸否也；土起石立，天地之痈疽也；暴风疾雨，天地之喘乏也；江河竭耗，天地之枯焦也。明于其故者，则决之以药，济之以针，化之以道，佐之以事，故形体有可救之病，天地有可去之灾。人之危厄生死，禀于天地。阴之病，来亦缓而去亦缓；阳之病，来亦速而去亦速。阳生于热，热则舒缓；阴生于寒，寒则拳急。寒邪中于下，热邪中于上，饮食之邪中于中。人之动止，本乎天地，知人者有验于天，知天者亦有验于人，天合于人，人法于天，观天地逆从，则知人衰盛。人有百病，病有百候，候有百变，皆天地阴阳逆从而生，苟能穷究乎此，则思过半矣。

论阴阳大要

天者，阳之宗，地者，阴之属。阳者生之本，阴者死之基。立于天地之间，而受阴阳之辅佐者人也。得其阳者生，得其阴者死。阳中之阳为高真，阴中之阴为幽鬼。故钟于阳者长，钟于阴者短。多热者阳之主，多寒者阴之根。阳务其上，阴务其下；阳行也速，阴行也缓；阳之体轻，阴之体重。阴阳平则天地和而人气宁，阴阳逆则天地否而人气厥。故天地得其阳则炎炽，得其阴则寒凛。阳始于子前，末于午后；阴始于午后，末

---

① 华佗论病理秘传：原误作"华佗论人法于天地"，据目录改。

于子前，阴阳盛衰，各在其时，更始更末，无有休息，人能从之，是曰大智。《金匮》曰：秋首养阳，春首养阴；阳勿外闭，阴勿外侵；火出于木，水生于金，水火通济，上下相寻。人能循此，永不湮沈。此之谓也。凡愚不知是理，举止失宜，自致其罹。外以风寒暑湿，内以饥饱劳役为败，欺残正体，消亡正神，缚绊其身，生死告陈。殊不知脉有五死，气有五生，阴家脉重，阳家脉轻。阳病阴脉则不永，阴病阳脉则不成。阳候多语，阴症无声。多语者易济，无声者难荣。阳病则旦静，阴病则夜宁。阴阳运动，得时而行。阳虚则暮乱，阴虚则朝争，朝暮交错，其气厥横，死生致理，阴阳中明。阴气下而不上曰断络，阳气上而不下曰断经。阴中之邪曰浊，阳中之邪曰清。火来坎户，水到离扃，阴阳相应，方乃和平。阴不足则济之以水母，阳不足则助之以火精，阴阳济等，各自攀陵。上通三寸曰阳之神路，下通三寸曰阴之鬼程。阴常宜损，阳常宜盈，居之中者，阴阳匀停。是以阳中之阳，天仙赐号；阴中之阴，下鬼持名。顺阴者多消灭，顺阳者多长生，逢斯妙趣，无所不灵。

论生成

阴阳者，天地之枢机；五行者，阴阳之终始；非阴阳不能为天地，非五行不能为阴阳。故人者成于天地，败于阴阳，由五行从逆而生焉。天地有阴阳五行，人有血脉五脏。五行者，金木水火土。五脏者，肺肝心肾脾。金生水，水生木，木生火，火生土，土生金，生成之道，循环不穷；肺生肾，肾生肝，肝生心，心生脾，脾生肺，上下荣养，无有休息。故《金匮至真要论》云：心生血，血为肉之母；脾生肉，肉为血之舍；肺属气，气为骨之基；肾应骨，骨为筋之本；肝系筋，筋为血之原。五脏五行，相成相生，昼夜流转，无有始终；从之则吉，逆之则凶。天地阴阳，五行之道，中合于人，人得之可以出阴阳之数，夺天地之机，悦五行之要，无终无始，神仙不死矣。

论阳厥

骤风暴热，云物飞扬，晨晦暮晴，夜炎昼冷，应寒不寒，当雨不雨，水竭土寒，时岁大旱，草木枯悴，江河乏涸，此天地之阳厥也；暴壅塞，忽喘促，四肢不收，二腑不利，耳聋目盲，咽干口焦，唇舌生疮，鼻流清涕，颊赤心烦，头昏脑重，双睛似火，一身如烧，素不能者乍能，素不欲者乍欲，登高歌笑，弃衣奔走，狂言妄语，不辨亲疏，发躁无度，饮水不休，胸膈膨胀，腹与胁满闷，背疽肉烂，烦溃消中，食不入胃，水不穿肠，骤肿暴满，叫呼昏冒，不省人事，疼痛不知去处，此人之阳厥也。阳厥之脉，举按有力者生，绝者死。

论阴厥

飞霜走雹，朝昏暮霭，云雨飘摇，风露寒冷，当热不热，未寒而寒，时气霖霪，泉生田野，山摧地裂，土坏河溢，日晦月昏，此天地之阴厥也；暴哑卒寒，一身拘急，四肢拳挛，唇青面黑，目直口噤，心腹满痛，口颔摇鼓，腰脚沉重，语言謇涩，上吐下泻，左右不仁，大小便活，舌吐酸渌，悲忧惨戚，喜怒无常者，此人之阴厥也。阴厥之脉，举指弱，按指大者生，举按俱绝者死；一身悉冷，额汗自出者亦死。阴厥之病，过三日不治。

论阴阳否格

阳气上而不下曰否，阴气下而不上亦曰否；阳气下而不上曰格，阴气上而不下亦曰格。否格者，谓阴阳不相从也。阳奔于上，则燔脾肺，生其疽也，其色黄赤，皆起于阳极也；阴走于下，则冰肾肝，生其厥也，其色青黑，皆发于阴极也，皆由阴阳否格不通而生焉；阳燔则治以水，阴厥则助以火，乃阴阳相济之道也。

论寒热

寒热往来，是为阴阳相胜；阳不足则先寒后热，阴不足则先热后寒；又上盛则发热，下盛则发寒；皮寒而燥者阳不足，皮热而燥者阴不足；皮寒而寒者为阴盛，皮热而热者为阳盛。热发于下，则阴中之阳邪；热发于上，则阳中之阳邪；寒起于上，则阳中之阴邪；寒起于下，则阴中之阴邪；寒而颊赤多言者，为阳中之阴邪；热而面青多言者，为阴中之阳邪；寒而面青多言者，为阴中之阴邪；若不言者，其病为不可治；阴中之阴者，一生九死；阳中之阳者，九生一死；阴病难治，阳病易医。诊其脉候，数在上，则阳中之阳也；数在下，则阴中之阳也。迟在上，则阳中之阴也；迟在下，则阴中之阴也。数在中，则中热；迟在中，则中寒。寒用热取，热以寒攻；逆顺之法，从乎天地，本乎阴阳也。

论虚实大要

病有脏虚脏实，腑虚腑实，上虚下实，下虚上实，状各不同，宜深消息。肠鸣气走，足冷手寒，食不入胃，吐逆无时，皮毛憔悴，肌肉皱皴，耳目昏塞，语声破散，行步喘促，精神不收，此五脏之虚也。诊其脉举指而活，按之而微，看在何部，以断其脏；又按之沉小弱微，短涩软濡，俱为脏虚，虚则补益，治之常情耳。饮食过多，大小便难，胸膈满闷，肢节疼痛，身体沉重，头目昏眩，唇舌肿胀，咽喉闭塞，肠中气急，皮肉不仁，暴生喘乏，偶作寒热，疮疽并举，悲喜自来，或自痿弱，或自高强，气不舒畅，血不流通，此脏之实也。诊其脉，举按俱盛者实也；又长浮数疾，洪紧弦大，俱曰实也。观其在何经而断其脏，头痛目赤，皮热骨寒，手足舒缓，血气壅塞，疮瘤更生，咽喉肿痛，轻按则痛，重按则快，饮食如故，是为腑实，诊其脉浮而实大者是也。皮肤搔痒，肌肉䐜胀，食饮不化，大便消而不止，诊其脉轻按则滑，重按则平，是为腑虚，观其在何经而正其腑。胸膈痞满，头目碎痛，饮食不下，脑项昏重，咽喉不利，涕唾稠黏，诊其脉左右寸口沉结实大者，上实也。颊赤心怯，举动颤栗，语声嘶嗄，唇焦口干，喘乏无力，面少颜色，颐颔肿满，诊其左右寸脉弱而微者，上虚也。大小便难，饮食如故，腰脚沉重，如坐水中，行步艰难，气上奔冲，梦寐危险，诊其左右尺中脉滑而涩者，下虚也。凡病人脉微涩短小，俱属下虚。

论上下不宁

凡病脾者，上下不宁，盖脾上有心之母，下有肺之子。心者血也，属阴。肺者气也，属阳。脾病则上母不宁，母不宁则阴不足，阴不足则发热。又脾病则下子不宁，子不宁则阳不足，阳不足则发寒。故脾病则血气俱不宁，血气不宁则寒热往来，无有休息，故病如疟也。盖脾者土也，心者火也，肺者金也；火生土，土生金，故曰上有心母，下有肺子，脾居其中，病则如斯耳。他脏上下，皆法于此。

论脉要

脉为气血之先，气血盛则脉盛，气血衰则脉衰，气血热则脉数，气血寒则脉迟，气血微则脉弱，气血平则脉缓。又长人脉长，短人脉短，性急则脉急，性缓则脉缓，反此者逆，顺此者从。又诸数为热，诸迟为寒，诸紧为痛，诸浮为风，诸滑为虚，诸伏为聚，诸长为实，诸短为虚。又短涩沉迟伏皆属阴；数滑长浮紧皆属阳。阴得阴者从，阳得阳者顺，违之者逆。阴阳消息，以经而处之，假令数在左寸，得之浮者，热入小肠；得之沉者，热入心，余仿此。

论五色脉

面青无右关脉，脾绝木克土；面赤无右寸脉，肺绝火克金；面白无左关脉，肝绝金克木；面黄无左尺脉，肾绝土克水；面黑无左寸脉，心绝水克火；五绝者死。凡五绝当时即死，非其时则半岁死耳。五色虽见，而五脉不见，即非死者矣。

论脉病外内证诀

病风人脉紧数浮沉，有汗出不止，呼吸有声者死，不然则生；病气人一身悉肿，四肢不收，喘无时，厥逆不温，脉候沉小者死，浮大者生。病劳人脱肛，骨肉相失，声散呕血，阳事不禁，梦寐交侵，呼吸不相从，昼凉夜热者死，吐脓血者亦死；其脉不数，有根蒂者，及颊不赤者生。病肠澼者，下脓血，病人脉急皮热，食不入腹，目瞪者死；或一身厥冷，脉沉细而不生者，亦死；食如故，脉沉浮有力而不绝者生。病热人四肢厥，脉弱不欲见人，食不入，利下不止者死；食入四肢温，脉大语狂无睡者生。病寒人狂言不寐，身冷脉数，喘息目直者死；脉有力而不喘者生。阳病人精神颠倒，寐而不惺，言语失次，脉候浮沉有力者生；及食不入胃，不定者死。久病人脉大身瘦，食不充肠，言如不病，坐卧困顿者死；若饮食进退，脉小而有力，言语轻嘶，额无黑气，大便结涩者生。凡阳病阴证，阴病阳证，身热大肥人脉衰，上下交变，阴阳颠倒，冷暖相乘，皆属不吉。从者生，逆者死。治药之法，宜为详悉耳。

论生死大要

不病而五行绝者死，不病而性变者死，不病而暴语妄者死，不病而暴不语者死，不病而喘息者死，不病而强中者死，不病而暴目盲者死，不病而暴肿满者死，不病而大便结者死，不病而暴无脉者死，不病而暴昏冒如醉者死，此内外先尽故也。逆者即死，顺者二年，无有生者也。

论病有灾怪

病者应寒而反热，应热而反寒，应吐而不吐，应泻而不泻，应汗而不汗，应语而不语，应寐而不寐，应水而不水，皆属灾怪。此乃五脏之气，不相随从而致。以四逆者不治，四逆者谓主客运，俱不得时也。

论水法

病起于六腑者，阳之系也。其发也，或上或下，或内或外，或反在其中，行之极也。有能歌笑者，有能悲泣者，有能奔走者，有能呻吟者，有自委曲者，有自高贤者，有寐而不寤者，有不能言而声嘶者，各各不同，皆生于六腑也。喜其通者，因以通之；喜其塞者，因以塞之；喜其水者，以水济之；喜其冰者，以冰助之。病者之嗜好勿强予违背，亦不可强抑之，如此从随，则十生其十，百生其百，疾无不愈耳。

论火法

病起于五腑者，阴之属也。其发也，或偏枯，或痿厥，或外寒而内热，或外热而内寒，或心腹胀满，或手足挛拳，或口眼不正，或皮肤不仁，或行步艰难，或身体强硬，或吐泻不息，或疼痛未宁，或暴无语，或久无音，绵绵默默，状如死人。如斯之候，备出于阴，阴之盛也，阳必不足；阳之盛也，阴必不盈。前论云：阳不足则助之以火精，阴不足则济之以水母。此之谓也。故喜其汗者汗之，喜其温者温之，喜其热者热之，喜其火者火之，喜其汤者汤之。汗、温、热、火、汤，胥视其宜而施之。治救之道，即在是也。

论风中有五生五死

风中有五者，谓心肝脾肺肾，五脏之中，其言生死，各不同也。心风之状，汗自出而好偃仰卧，不可转侧，语言狂妄者生，宜于心俞灸之；若唇面青白黄黑赤，其色不足，眼眶动不休，心绝者不可救，过五日即死。肝风之状，青色围目额，坐不得倨偻者可治；若喘目直，唇面俱青者死，宜于肝俞[①]灸之。脾风之证，一身通黄，腹大而满，不嗜食，四肢不收者，或可治，宜于脾俞灸之。肾风者腰脚痛重，视胁下未生黄点者可治，不然则死，肾风宜于肾俞灸之。肺风者，胸中气满，冒昧汗出，鼻不闻香臭，喘而不得卧者

---

① 俞：原作"前"，形误，据文义改。下"脾俞"仿此。

可治；若失血及妄言者不可治，七八日死，肺风宜于肺俞灸之。凡诊其风脉，滑而散者风也；缓而大，浮而紧，软而弱，皆属风也。又风之病，鼻下赤黑相兼，吐沫身直者七日死。又中风人口噤筋急，脉迟者生；脉急而数者死。又心脾俱中风，则舌强而不能言；肝肾中风，则手足不遂。其外有瘾疹者，有偏枯者，有失音者，有历节者，有癫厥者，有疼痛者，有聋聩者，有疮癞者，有胀满者，有喘乏者，有赤白者，有青黑者，有瘙痒者，有狂妄者，皆起于风也。其脉虚浮者，自虚而得；实大者，自实而得之；强紧者，汗出而得之；喘乏者，饮酒而得之；癫厥者，自劳而得之；手足不遂者，语言謇失者，房中而得之；瘾疹者，自痹湿而得之；历节疼痛者，因醉犯房而得之；聋盲疮癞者，自五味饮食冒犯禁忌而得之；千端万状，要不离于五脏六腑所生耳。

论积聚癥瘕杂虫

积聚癥瘕杂虫，皆由五脏六腑真气失，邪气并而来，其状各异，有害人与不害人之区。其为病，有缓速痛痒之异。盖因内外相感，真邪相犯，气血熏搏，交合而成。积者系于脏，聚者系于腑，癥者系于气，瘕者系于血，蛊者血气食物相感而化之。积有五，聚有六，癥有十二，瘕有八，蛊有九，其名不等。积有心、肝、脾、肺、肾之异；聚有大肠、小肠、胆、胃、膀胱、三焦之分；癥有劳、气、冷、热、虚、实、风、湿、食、药、思、忧之别；瘕有青、黄、燥、血、脂、狐、蛇、鳖之区；虫有伏、蛔、白、肉、肺、胃、赤、弱、蛲之名。为病之说，出于诸论。治疗之法，皆具于后。

论劳伤

劳者，劳于神气；伤者，伤于形容。饥饿过度则伤脾，思虑过度则伤心，色欲过度则伤肾，起居过度则伤肝，喜怒悲愁过度则伤肺。又风寒暑湿则伤于外，饥饱劳役则败于内。昼感之则病荣，夜感之则病卫。荣卫经行，内外交运，而各从其昼夜。始劳于一，一起于二，二传于三，三通于四，四干其五，五复犯一。一至于五，邪乃深，真气自失，使人肌肉消，神气弱，饮食减，行步难，及其如此，则虽有命，亦不能生。故《调神气论》曰：调神气，戒酒色，节起居，少思虑，薄滋味者，长生之大端也。诊其脉，甚数，甚急，甚细，甚弱，甚微，甚涩，甚滑，甚短，甚长，甚浮，甚沉，甚紧，甚弦，甚洪，甚实，皆起于劳而生也。

论传尸

凡人血气衰弱，脏腑虚羸，中于鬼气，因感其邪，遂成传尸之疾。其候咳嗽不止，或胸膈胀闷，或肢体疼痛，或肌肤消瘦，或饮食不入，或吐利不定，或吐脓血，或嗜水浆，或好歌咏，或爱悲愁，或颠风发歇，或便溺艰难。或因酒食而得，或因风雨而来，或因问病吊丧而感受，或缘朝走暮游而偶染，或因气聚，或因血行；或露卧于田野，或偶会于园林，钟此病死之气，染而为疾，故曰传尸。

论肝脏虚实寒热生死逆顺①脉证之法

肝与胆为表里，足厥阴少阳是其经也。王于春，春乃万物之始生，其气嫩软虚而宽，故其脉弦软，不可发汗，弱则不可下，弦长曰平，反此曰病。脉虚而弦则为太过，病在外，太过则令人善忘，忽忽眩冒；实而微则为不及，病在内，不及则令人胸胁胀满。大凡肝实引两胁下痛，其气逆，则头痛耳聋颊赤，其脉沉而急，浮而急亦然，主胁肢满，小便难，头痛眼眩，其脉急甚恶言，微急气在胁下，缓甚②呕逆，微缓主脾，太急内痛吐血，太甚筋痹，小甚多饮，微小消痹，滑甚则㿗疝，微滑遗溺，涩甚流饮，微涩疯挛。又肝之积气在胁久不去，则发咳逆，或为疟疾，虚则梦花草茸茸，实则梦山林茂盛。又肝病如头痛目眩，肢满囊缩，小便不通，十日死。又身热恶寒，四肢不举，其脉当弦长而急，乃反短涩，是为金克木，十日死，不治。又肝中寒，则两臂不举，舌本燥，多太息，胸中痛不能转侧，其脉左关上迟而涩者是也。肝中热则喘满多怒，目疼腹胀，不嗜食，所作不定，睡中惊怖，眼赤视不明，其脉左关阴实者是也。肝虚冷则胁下坚痛，目盲臂痛，发汗如疟状，不欲食，妇人月水不来，气急，其脉左关上沉而弱者是也。

论心脏虚实寒热生死逆顺脉证之法

心居五脏之首，有帝王之称，与小肠为表里，神之所舍。又生血，属于火，王于夏，手少阴是其经也。凡夏脉来盛去衰，是名曰钩，反此者病。若来盛去亦盛，为太过，病在外。来衰去盛为不足，病在内。太过则令人热而骨痛，口疮舌焦，引水不及，则令人烦躁，上为咳唾，下为气泄。其脉来如连珠，如循琅玕曰平脉。来累累连属，其中微曲曰病。来前曲后倨，如操带钩曰死。又思虑过多，怵惕伤心，心伤则神失，神失则恐惧，又心痛手足寒过五寸，则旦得夕死，夕得旦殁，又心有水气，则身肿不得卧，烦躁。心中风则翕翕发热，不能行病，饥而不食，食则呕吐。夏心王，左寸脉洪浮大而散曰平，反此则病。若沉而滑者，水克火，十死不治。弦而长者，木来归子，其病自愈。缓而大者，土入火，微邪相干无所害。心病则胸中痛，四肢满胀，肩背臂膊皆痛，虚则多悸，惕然无眠，胸腹及腰背引痛，喜悲时常眩仆。心积气久不去则忧烦③，心中疼，喜笑不息，梦火发。心气盛则梦喜笑恐畏。邪气客于心，则梦烟火。心胀则短气，夜卧不宁，时有懊恢，肿气来往，腹中热，喜水涎出。凡心病必日中慧，夜半甚，平旦静。又左寸脉大，则手热赤肿，太甚则胸中满而烦，面赤目黄。又凡心病则先心痛，而咳不止，关膈不通，身重不已，三日而死。心虚则畏人，瞑目欲眠，精神不倚，魂魄妄乱，心脉沉小而紧浮，气喘。若心下气坚不下，喜咽唾，手热烦满，多忘太息，此得之思虑太过。其脉急甚则瘛疭，微急心中痛引腰背痛不下食。太缓则发狂笑，微缓则吐血，大甚则喉闭，微大痛引背多泪，小甚则哕，微小则消脾，滑甚则为渴，微滑则心疾，引脐腹渴，涩甚瘖不能

---

① 顺：原作"从"，据目录改，与下文例一律。
② 甚：原作"其"，形误，据文义改。
③ 烦：原作"炊"，形误，据文义改。

言。又心脉搏坚而长生，强舌不能语，软而散，当慑伏不食。又急则心疝，脐下有病形，烦闷少气，大热上煎。又心病狂言汗出，烦躁厥冷，其脉当浮而大，反沉濡而滑，其色当赤而反黑者，水克火，十死不可治也。又心积沉，空空然上下往来无常处，病胸满悸，腰腹中热，颊赤，咽喉干燥，掌热甚则呕，春瘥冬甚，宜急疗之。又忧喜思虑太过，心气内去，其色反和而盛者，不出十日死。扁鹊曰：心绝一日死，色见凶多，人虽健敏，名为行尸。一岁之中，祸必至矣。又其人语声前宽而后急，后语不接前声，其声浊恶，其口不正，冒喜笑，此风入心也。又心伤则心坏，为水所乘，身体手足不遂，背节解舒缓不自由，下利无休，急宜治之，不治十死。又笑不待呻而后忧，此水乘火也。阴系于阳，阴起阳伏，伏则生热，热则生狂，冒昧乱妄，言语错误，不可采问，心已损矣。扁鹊云：其人唇口赤色可治，青黑则死。又心疟则烦而后渴，翕翕然发热，其脉浮紧而大者是也。心气实则小便不利，腹满身热而重，温温欲吐，吐而不出，喘息急，不安卧，其脉左寸口实大者是也。心虚则恐惧多惊，忧思不乐，胸腹中苦痛，言语战栗，恶寒恍惚，面赤目黄，喜衄，诊其寸口两虚而微者是也。

论脾脏①虚实寒热生死逆顺脉证之法

脾者土也，为谏议之官，主意与智。消磨五谷，寄在其中，养于四旁，王于四季，正王长夏。与胃为表里，足太阴是其经也。扁鹊云：脾病则面色萎黄，实则舌强直不嗜食，呕逆四肢缓，虚则多癖，喜吞酸，痢不已。其脉来似水曰太过，病在外；如鸟之距曰不及，病在内。太过则令人四肢沉重，言语謇涩；不及则令人中满不食，乏力，手足缓弱不遂，涎引口中，四肢肿胀，溏泄不时，梦中饮食。脾脉来时缓柔，去似鸟距践地者曰平脉。来实而满稍数，似鸡举足曰病。又如鸟之啄②，如鸟之距，如屋之漏曰死。中风则翕翕发热，状若醉人，腹中烦满，皮肉瞤而短气者也。王时其脉阿阿然缓，曰平。若弦急者肝克脾，真鬼相逢，大凶之兆。又微涩而短者，肺来乘脾，不治自愈。反软而滑者，肾来从脾，亦为不妨。反浮而洪者，心来生脾，不及而脾病也。色黄体重，失便，目直视，唇反张，爪甲青，四逆吐食，百节疼痛，不能举，其脉当浮大缓，今反弦急，其色反青，此十死不可治也。又脾病其色黄，饮食不消，腹胀满，身体重，骨节痛，大便硬，小便不利，其脉微缓而长者可治。脾气虚则大便活，小便利，汗出不止，五液注下，为五色注下利也。又积在中，久不愈，则四肢不收，黄疸，食不为肌肤，气满喘而不足也。又脾实则时梦筑墙盖屋，盛则梦歌乐，虚则梦饮食不足，厥邪客于脾，则梦大泽丘陵，风雨坏室。脾胀则喜哕，四肢急，体重不食，善噫。脾病则曰昳③慧，平旦甚，日中持，下晡静。脉急甚则瘈疭，微急则隔中不利，食不入而还出，脉缓甚则痿厥，微缓则风痿，四肢不持，大甚则寒热作，微大则消瘅，滑甚则癫疝，微滑则虫毒，肠鸣中

---
① 脏：此字原缺，据上下文例补。
② 啄：原作"队"，繁体字形近致误，据《中藏经》卷上第二十六改。
③ 昳：原作"味"，形误，据文义改。

热，涩甚则肠癫，微涩则内溃下脓血。脾脉至大而虚有积，脾气绝则十日死。又脐出者亦死，唇焦枯无纹理而青黑者死，脾先死也。脾病面黄目赤者可治，青黑色入节，半岁而死。色如枳实者一月死。凶吉休咎，皆见其色出部分也。又口噤唇黑，四肢重如山，不能自持，大小便利无休歇，饮食不入，七日死。又唇虽痿黄，语声啭啭者可治。脾病疟气久不去，腹中鸣痛，徐徐热汗出。其人本意宽缓反急怒者，语时以鼻笑，不能答人者，此过一月，祸必至矣。又脾中寒或热，则皆使人腹中痛，不下食。又病时舌强语涩，转卵缩牵阴股中引痛，身重不思食，膨胀变则水泄不能卧者，死不治。脾正热则面黄目赤，胁痛满。寒则吐涎沫而不食，四肢痛，滑泄不已，手足厥，甚则战栗如疟。临病之时，要在明证详脉，然后投汤药期瘳耳。

论肺脏虚实寒热生死逆顺脉证之法

肺者魄之舍，生气之源，乃五脏之华盖也。外养皮毛，内荣肠胃，与大肠为表里，手太阴阳明是其经也。气通则能知其香味，有病则喜咳，实则鼻流清涕，虚实寒热，皆使人喘咳。实则梦刀兵，喘息胸满。虚则寒生，咳息利下，少气力，多悲感。王于秋，其脉浮而毛曰平，脉来毛而中央坚，两旁虚者曰太过，病在外。脉来毛而微曰不及，病在内。太过则令人气逆，胸满背痛。不及则令人喘呼而咳，上气见血，不闻声音。又肺脉厌厌聂聂，如落榆叶者曰平。来如循鸡羽者曰病。如物之浮，如风之吹鸟背上毛者死。其肺脉来至大虚，又如以毛羽中人肤，其色赤，其毛折者死。又微曰平，毛多曰病，毛弦曰春病，弦甚即死。又肺病吐衄血，皮热脉数，颊赤者死。又久咳见血，身热气短，脉当涩而反浮大，色当白而反赤者，为火克金，十死不治。肺病喘咳，身寒无热，脉迟微者可治。肺王于秋，其脉当浮涩而短，是之谓平，反此为病。又反洪而大而长，是为火焚金，亦不可治。反得软而滑者，肾来乘肺，不治自愈；反浮大而缓者，是脾来生肺，不治而差。反弦而长者，是肺被肝从，为微邪，虽病不妨。虚则不能息，身重噎干，喘咳上气，肩背痛，有积则胁痛，中风则口燥而喘，身运而重，汗出而胃闷，其脉按之，虚弱如葱叶，下无根者死。中热则唾血，其脉细、紧、浮、数、芤，皆主失血，此由躁扰嗔怒劳伤得之，气结壅所为也。又其人喘而目脱，其脉浮大者是也。又肺痿则涎沫吐，而咽干欲饮者将愈，不饮则未瘥。又咳而遗小便者，上虚不能制下故也。其沉浊者病在内，浮清者病在外，肺孔死则鼻孔开而黑，喘而目直视也。又肺绝则十三日死。其病足满泻痢不觉出也，面白目青，是为经乱，虽有天命，亦不足治。肺病颊赤者死。又言首喘急，短气而睡，此为真鬼相害，十死十，百死百，大逆之兆也。又阳上而不降①燔于肺，肺自结邪，胀满喘急，狂言目瞑，非常所说，而口鼻张，大、小便头俱胀，饮水无度，此因热伤阳为肺化血，不可治，半岁死。又肺病使人心寒，寒甚则发热，寒热往来，休作不定，多惊咳喘，如有所见者是也。其脉浮而紧，又滑而数，及迟涩而小，皆为肺病之脉。又乍寒乍热，鼻寒颐赤白，皆肺病之候也。

---

① 又阳上而不降：原误作"又汤（此字疑讹）上而下降"，今据《中藏经》卷上第二十八改。

论肾脏虚实寒热生死逆顺脉证之法

肾者精神之舍，性命之根，外通于耳，男以闭精，女以包血，与膀胱为表里，足少阴太阳是其经也。凡肾气绝，则不尽其天命而死。王于冬，其脉沉濡曰平，反此者病。其脉弹石，名曰太过，病在外。其去如数者为不及，病在内。太过则令人体瘠而少气，不欲言。不及则令人心如悬，小肠腹满，小便滑，变黄色。又肾脉来喘喘累累如钩，按之坚曰平。又来如引葛，按之益坚曰病。来如转索，辟辟如弹石曰死。又肾脉但石无胃气亦死。肾有水则腹大脐肿，腰重痛不得溺，阴下湿如牛鼻头汗出，是为逆寒，大便难。肾病手足冷，面赤目黄，小便不禁，骨节烦痛，小腹结痛，气上冲心，脉当沉而滑，今反浮大缓；其色当黑，今反黄；其禽禽少气，两耳若聋，精自出，饮食少，便下清，脉迟可治。冬则脉沉而滑曰平，反大而缓，是土克水，不可治。反浮涩而短，肺乘肾，易治。反弦而长者，肝乘肾，不治自愈。反浮大而洪，心乘肾，不为害。肾病腹大体重满，咳嗽汗出憎风，虚则胸中痛，阴邪入肾，则骨痛腰痛，上引脊背疼，遇房汗出，当风浴水，久立则肾病。又其脉甚急，则肾痿瘕疾，微急则沉厥、奔豚、足不收；缓甚则折脊，微缓则洞泄食不化，入咽还出。大甚则阴痿，微大则石水起脐下，其肿垂垂而上至胃者死；小甚则洞泄，微小则消瘅，滑甚①则癃癫，微滑则骨痿，坐弗能起，目视见花。涩甚则大壅塞，微涩则痔疾。又其脉之至上坚而大，有脓气在阴中及腹内，名肾痹，得之因浴冷水，脉来沉而大，坚浮而紧，手足肿厥，阴痿腰背疼，小肠心下有水气，时胀满洞泄，此皆浴水中身未干而合房得②。虚③梦船溺人，得其时梦伏水中，盛实则梦临深投水中。肾胀则腰痛满引背，快快然腰痹痛。肾病夜半愈，日中甚，晡则静。肾生病则口热舌干，咽肿上气，嗌干及烦而痛，黄疸，肠病久不愈，则腿筋痛，小便闭，两胁胀满目盲者死。肾之精彻脊与腰相引而痛，饥见饱减。又肾中寒结在脐下也，肾脉来而细软，附于骨者是也。又目黑目白，肾已内伤，八日死。又阴缩小便不出，或不快者亦死。又其色青黄，连耳左右，其人年三十许，百日死。若偏在一边，一日死。实则烦闷，脐下重。热则舌干口焦，而小便涩黄。寒则阴中与腰背俱疼，面黑而干，哕而不食，或呕血是也。又喉鸣坐而喘咳血出，亦为肾虚，寒气欲绝也。寒热虚实既明，稍详④调救，即十可治十，全生之道也。

论胆虚实寒热生死逆顺脉证之法

胆为中清之府，号曰将军，决断出于此焉。能喜怒刚柔，与肝为表里，足少阳是其经也。虚则伤寒，寒则恐畏，头眩不能独卧。实则伤热，热则惊怖，精神不守，卧起不宁。又玄水发其根在胆。又肝厥不已，传邪入胆，呕清汁。又胆有水，则从头肿至足。

---

① 甚：原作"基"，形误，据文义改。
② 得："得"下疑脱"之"字，当补，足文。
③ 虚："虚"下疑脱"则"字。
④ 稍详：原作"消详"，"消""稍"形误，据文义改。《中藏经》卷中第三十作"详细"。

又胆病则口苦太息，呕宿汁，心中澹澹，恐人将捕之，咽中介介然数唾。又胆胀则口苦，舌下痛太息，邪气客于胆，则梦讼斗。其脉诊在左关上浮而得之者，是其部也。胆实则热，精神不守。胆热多睡，胆冷则无眠。又关上脉阳微者胆虚，阳数者胆实，阳虚者胆绝也。

论小肠虚实寒热生死逆顺脉证之法

小肠为受盛之府，与心为表里，太阳是其经也。心与小肠绝者，六日死。绝则发直如麻，汗出不已，不得屈伸者是也。又心病久则传小肠，小肠咳则气咳一齐出也。小肠实则伤热，热则口疮，虚则伤寒，寒则泄脓血，或泄黑水，其根在小肠。又小肠寒则下肿重。热久不出，则渐生痔疾。若积多发热则上病，若气多发冷，则腰下重，食则窘迫而难，是其候也。小肠胀则小肠引指疼，厥则邪入小肠，梦聚并邑中，或咽痛颔肿，不可回首，肩如拔，脚如折。又左手寸口阳绝，是无小肠也，六日死。病则脐腹小，腹中有疝瘕也。右手寸口实大也，小肠实也，有热则小便赤涩。又小肠实则口疮，身热去来，心中烦满，体重。又小肠主于舌之官也，和则能言，而机关利健，善别其味。虚则左寸口脉浮而微，软弱不禁。按病惊狂，无所守下，空空然不能语者是也。

论胃虚实寒热生死逆顺脉证之法

胃者腑也，又名水谷之海，与脾为表里，为人类之根本。胃气壮则五脏六腑皆壮，足阳明是其经也。胃气绝，五日死。实则肿胀便难，肢节疼痛，不下食，呕吐不已。虚则肠鸣胀满，汗出滑泄。寒则腹中痛，不能食冷物。热则面赤如醉人，四肢不收，夜不安眠，语狂目乱，便硬者是也。痛甚则腹胁胀满，吐呕不入食，当心上下不通，恶闻食臭，嫌人语，振寒喜伸欠。胃中热则唇黑，热甚则登高而歌，弃衣而走，颠狂不定，汗出额上，衄不止。虚则四肢肿满，胸中短气，谷不化而消也。胃中风则溏泄不已，胃不足则多饥不消食，病人胃不平，且中病渴者不能治。胃脉坚而长，其色黄赤，病折腰，其脉软而散。病食痹，关上脉浮大者虚也，浮而短涩者实也，浮而微滑者亦虚，浮而迟者寒也，浮而数者热也。虚实①寒热生死之证，察其脉理，即成神妙也。

论大肠虚实寒热生死逆顺脉证之法

大肠者，肺之腑也，为传送之司，号监仓之官。肺病久则传入大肠，手阳明是其经也。寒则泄，热则结，绝则利下不止而死。热极则便血。又风中大肠则下血。又实热则胀满，大便不通。虚寒则滑泄不定。大肠乍虚乍实，乍来乍去，寒则溏，热则垢，有积物则发热栗而寒，其发渴如疟状，积冷痹痛，不能久立，痛已则泄，积物是也。虚则喜满咳喘，咽中如核妨矣。

---

① 实：原作"则"，文义不通，据《中藏经》卷上第二十七改。

论膀胱虚实寒热生死逆顺[①]脉证之法

膀胱者，津液之府也，与肾为表里，号水曹掾，名玉海也。足太阳是其经也。总统于五腑，所以五腑有疾，即应膀胱，膀胱有疾，即应胞囊。小便不利，热入膀胱则甚，气急而小便黄涩也。膀胱寒则小便数而清白。又石水发则根在膀胱，腹胀大者是也。又膀胱咳而不已，则传之三焦，肠满而不饮食也。然上焦主心肺之病。人有热则食不入，寒则精神不守，泄利不止，语声不出也。实则上绝于气不行也，虚则引气入肺。其三焦之气和，则五脏六腑皆和，逆时皆逆。膀胱中有厥阴气，则梦行不快，满胀则小便不下，脐下重闷，或有痛绝，则三日死，死鸡鸣也。

论三焦虚实寒热生死逆顺脉证之法

三焦者，人之三元之气也，号曰中清之腑，总领五脏六腑、荣卫经络、内外左右上下之气也。三焦通则内外左右上下皆通，其于周身灌体，和内调外，荣左养右，导上宣下，莫大于此也。又名玉海，水道上则曰三管，中则曰霍乱，下则曰走晡，名虽三而归一，有其名而无其形也。亦号曰孤独之腑，而卫出于上，荣出于下。上者络脉之系，中者经脉之系，下者人气之系也。亦又属膀胱之宗，始主通阴阳，调虚实呼吸，有病则苦腹胀气满，小腹坚，溺不得便而窘迫也。溢则作水，留则为胀，手少阳是其经也。又上焦实热，则额汗出，能食而气不利，舌干口焦，咽闭之类，腹胀胁肋痛。寒则不入食，吐酸水，胸背引痛，噎干，津不纳也。实则食已虚，虚则还出，膨胀而不纳。虚则不能制下，遗便溺头面肿也。中焦实热则上下不通，腹胀喘咳，下气不上，上气不下，关格而不通也。寒则下痢不止，食欲不消，中满，虚则肠鸣膨胀也。下焦实热，则小便不通，大便难，若重痛也。虚寒则大小便泄下不止。三焦之气，和则内外和，逆则内外逆，故以三焦为人之三元气，不亦宜乎。

论痹

痹者，风寒暑湿之气，中于脏腑之谓也。入腑则病浅易治，入脏则病深难治。有风寒湿热气及筋骨血肉气之别。大凡风寒暑湿之邪，入于心者，名曰血痹[②]；入脾者名肉痹；入肝者名筋痹；入肺者名气痹；入肾者名骨痹；感病则一，其治乃异。痹者闭也，五脏六腑，感于邪气，乱于真气，闭而不仁也。又痹病或痛痒，或淋或急，或缓而不能收持，或拳而不能舒张，或行立艰难，或言语謇涩，或半身不遂，或四肢拳缩，或口眼偏邪，或手足敧侧，或行步而不言语，或不能行步，或左偏枯，或右壅滞，或上不通于下，或下不通于上，或左右手疼痛，或即疾而即死，或感邪而未亡，或喘满而不寐，或昏昧而不醒。种种诸证，出于痹也。

[①] 生死逆顺：原作"逆顺生死"，据目录改。
[②] 痹：原误作"掉"，据上下文义改。

论气痹

气痹者，愁思喜怒过则气结于上。久而不消则伤肺，伤肺则生气渐衰，而邪气愈胜。留于上则胸腹痹而不能食，注于下则脚肿重而不能行，攻于左则左不遂，冲于右则右不仁，贯于舌则不能言，遗于肠则不能溺，壅而不散则痛，流而不聚则麻，真经既损，难以医治。邪气不胜，易为痊愈。其脉右手寸口沉而迟涩者是也。宜节忧思以养气，慎怒以全真，最为良矣。

论血痹

血痹者，饮食过多，怀热大盛，或寒折于经络，或湿犯于荣卫，因而血搏，遂成其咎。故使血不能荣外，气不能养内，内外已失，渐渐消削。左先枯则右不能举，右先枯则左不能伸，上先枯则上不能制下，下先枯则下不能克上，中先枯则下不能通疏，百证千状，皆失血也。其脉左手寸口脉结而不能流利，或断绝者是也。

论肉痹

肉痹者，饮食不节，膏粱肥美之所为也。脾者肉之本，气以食①，则肉不荣，皮肤不泽，则纹理疏。凡风寒暑湿之邪易为入，故久不治则为肉痹也。肉痹之状，其先能食，而不能充悦，四肢缓而不收持者也。其右关脉按举皆无力，而往来涩也。宜节饮食以调其脏，常起居以安其脾，然后依经补泻，以求其愈也。

论筋痹

筋痹者，由怒叫无时，行步奔急，淫邪伤肝，肝失其气，因而寒热所客，久而不去，流入筋会，则使人筋急而不能舒缓也，故名曰筋痹。宜活血以补肝，温气以养肾。然后服饵汤圆，治得其理，合自瘳②矣。不然则害人，其脉左关中弦急而数，浮沉而有力也。

论骨痹

骨痹者，乃嗜欲不节伤于肾也。气内消则不能关禁，中上俱乱，三焦之气，痞而不通，饮食糟粕，精气日衰，邪气妄入，上冲心舌，其候为不语；中犯脾胃，其证为不充；下流腰膝，其象为不遂；傍攻四肢，则为不仁。寒在中则脉迟，热在中则脉数，风在中则脉浮，湿在中则脉濡，虚在中则脉滑，其证不一，要在详明耳。

论治中风偏枯之法

人病中风偏枯，其脉数而面干黑黧，手足不遂，言语謇涩。治之奈何？在上则吐之，在中则泻之，在下则补之，在外则发之、温之、按之、熨之。吐谓出其涎也，泻谓通其

---

① 气以食：《中藏经》卷中第三十六作"脾气以失"，宜改。
② 瘳：原误作"痹"，据《中藏经》改。

塞也，补谓益其不足也，发谓发其汗也，温为驱其湿也，按谓散其气也，熨谓助其阳也。治各合其宜，安可一揆，在求其本。脉浮则发之，滑则吐之，脉伏而涩则泻之，脉紧则温之，脉迟则熨之，脉闭则按之，要察其可否，故不能揆治者也。

论五疔状候

五疔者，皆由喜怒忧思，冲寒冒热，恣饮醇酒，多嗜甘肥毒鱼酢酱，色欲过度之所为也。蓄其毒邪，浸渍脏腑，久不摅散，始变为疔。其名有五，一曰白疔，二曰赤疔，三曰黄疔，四曰黑疔，五曰青疔。白疔起于右鼻下，初如粟米，根赤头白，麻木或痛痒，使人憎寒头重，状若伤寒，不欲食，胸膈闷，喘促昏冒①者死，未者可治，此疾不过五日，祸必至矣。宜速治之。赤疔在舌下，根头俱赤，发痛，舌本硬不能多言，惊烦闷恍惚，多渴引水不休，小便不通，狂者死也，未者可治，此不出七日，祸必至矣。大人小儿皆能患也。黄疔起于唇齿龈边，其色黄，中有黄水，发则令人多食而还出，手足麻木，涎出不止，腹胀而烦，多睡不寐者死也，未者可治。黑疔起于耳前，状如瘢痕，其色黑，长减不定，使人牙关急，腰脊脚膝不仁，不然则病，亦不出三岁死。皆由肾渐绝也，宜慎欲事。青疔起于目下，始如瘤瘢，其身青硬如石，使人目昏昏然无所见，多恐悸，睡不安宁，久不愈，令目盲，或脱精，不出一年，祸必至矣。白疔其根肺，赤疔其根心，黄疔其根脾，黑疔其根肾，青疔其根肝。五疔之候，最为巨疾，不可不察也。

论痈疽

夫痈疽疮肿之作者，皆五脏六腑蓄毒不流，非独因荣卫壅塞而发者也。其行也有处，其主也有归。假令发于喉舌者，心之毒；发于皮毛者，肺之毒；发于肌肉者，脾之毒；发于骨体者，肾之毒。发于下者阴之毒，发于上者阳之毒，发于外者六腑之毒，发于内者五脏之毒。故内曰坏，外曰溃，上曰从，下曰逆。发于上者得之速，发于下者得之缓，感于六腑则易治，感于五脏则难瘳也。又近骨者多冷，近虚者多热。近骨者久不愈，则化成血蛊。近虚者久不愈，则传气成漏。成蛊则多痒少痛，或先痒后痛。生漏则多痛少痒，或不痛不痒。内虚外实者，多痛少痒。血不止则多死。脓疾溃则多生。或吐逆无度，饮食不时，皆痈疽之使然。种候万端，要在明详耳。

论脚弱状候不同

人病脚气与气脚有异者，即邪毒从内而注入脚者，名曰脚气。风寒暑湿邪毒之气从外而入于脚膝者，名气脚也。皆以邪夺其正，使人病形，颇相类例。其于治疗，亦有上下先后。若不察其理，无由致其瘳也。又喜怒忧思寒热毒邪之气，流入肢节，或注于膝脚，其状类诸风、历节、偏枯、痈肿之证，但入其脚膝者谓之气脚。若从外入足入脏者，谓之脚气。脚气者，先治外而次治内，实者利之，虚者益之。又病脚气多者，何也？谓

---

① 冒：原作"胃"，形误，据文义改。

人之心肺二经起于手，脾肾肝三经起于足，手则清邪中之，足则浊邪中之，人身之苦者手足耳，而足则最重艰苦，故风寒暑湿之气，多中于足，以此脚气病多也。然而得之也以渐，始误于不明。医家不视为脚气，而目为别①疾，治疗不明，因循至大，身居厄矣。本从微起，渐成巨候，流入脏腑，伤于四肢，头项腹背未甚，终不能知觉也。时因地而作，或如伤寒，或如中暑，或腹背疼痛，或肢节不仁，或语言错乱，或精神昏昧，或时喘乏，或暴盲聋，或饮食不入，或脏腑不通，或挛急不遂，或舒缓不收，或口眼牵搐，或手足颤震，种种多状，莫有达者。故使愚俗束手受病，死无告疗。仁者见之，岂不伤哉？今始述本末，略示后学。如醉入房中，饱眠露下，当风取凉，对月贪欢，沐浴未干而熟睡，房室暂罢而冲风，久立于低湿，久伫于水湿，冒雨而行，清寒而寝，劳伤汗出，食欲悲生，犯诸所禁，因成疾矣。其于不正之气，中于上则害于头目，害于中则蛊于心腹，形于下则失于腰脚，及于傍则妨于肢节，千状万证，皆属气脚。起于脚膝，乃谓脚气也。形候脉理，亦在详明。其脉浮而弦者，起于风，濡而弱者起于湿，洪而数者起于热，迟而涩者起于寒，滑而微者起于虚，牢而坚者起于实。在于上则由于上，在于下则发于下，在于中则发于中，结则因气，散则因忧，聚则因怒，细则因悲。风者汗而愈，湿者温而愈，热者解而愈，寒者熨而愈。虚则补之，实则泻之，气则流之，忧则宽之，怒则悦之，悲则和之，能通斯方，谓之良医。脚气之病，传于心肝，十死不治。入于心则恍惚妄谬，呕吐食不入，眠不安定，左手寸口脉乍大乍小，乍有乍无者是也。入肾即腰脚俱肿，小便不通，呻吟不绝，目额皆黑色，时上冲胸腹而喘，其左尺中脉绝者是也。切宜明审矣。

论水肿生死脉证

人生百病，最难者莫出于水。水者，肾之制也。肾者，人之本也。肾气壮则水还于肾，虚则水散于皮。又三焦壅塞，荣卫闭格，血气不从，虚实交变，水随气流，故为水病。有肿于头目，与肿于腰脚，肿于四肢，肿于双目者。有因嗽而得者，有因劳而生者，有因凝滞而起者，有因虚而成者，有因五脏而出者，有因六腑而来者，类皆多种，状各不同，所以难治。由此百状，人虽晓达，纵晓其端，则又人以骄恣，不循理法，冒犯禁忌，弗能备矣。故人中水疾，死者多矣。水有十名：一曰青水，二曰赤水，三曰黄水，四曰白水，五曰黑水，六曰玄水，七曰风水，八曰石水，九曰暴水，十曰气水。青水者其根起于肝，其状先从面肿，而渐行于一身。赤水者其根起于心，其状先从胸肿起。黄水者其根起于脾，其状先从腹肿起。白水者其根起于肺，先从脚肿而上气喘嗽。黑水者其根起于肾，其状先从足趺肿。玄水者其根在胆，其状先从面肿至足者是也。风水者其根在胃，其状先从四肢肿起。石水者其根在膀胱，其状小腹肿大是也。暴水者其根在小肠，其状先从腹胀而四肢不肿，渐渐而肿也。气水者其根在肠，乍来乍去，乍衰乍盛者是也。良由上下不通，关窍不利，气血痞格，阴阳不调而致。其脉洪大者死，久不愈之

---

① 别：原误作"则"，据《中藏经》卷中第四十二改。

病。令人患水气；临时发散归五脏六腑，则主为病也。消渴者因冒风冲热，饥饱失常，饮酒过量，嗜欲伤频，或服药石久而积成，使之然也。

论淋沥小便不利

诸淋与小便不利者，五脏不通，六腑不和，三焦痞涩，荣卫耗失，冒热饮酒，过醉入房，竭[1]散精神，劳伤血气。或因色兴而败精不出，或因迷宠而真髓多输，或惊惶不定，或忧思不宁，或饥饱过时，或奔驰不定，或瘾忍大小便，或寒入膀胱，或发泄久兴，或暑中胞囊，伤于兹不慎，致起斯疾。状候变异者，名亦不同，则有冷、热、气、劳、膏、砂、虚、实之八种耳。冷者小便数而色白如泔也，热者小便涩而赤色如血也，气者脐腹满闷小便不通利而痛也，劳者小便淋漓不绝，如水滴漏而不断绝也，膏者小便中出物如脂膏也，砂者脐腹隐痛小便难，其痛不可须臾忍，小便中有砂石，有大如皂角子，色泽赤或白不定，此由肾气强，贪于女色，闭而不泄，泄而不止，虚伤真气，邪热渐弱，结聚成砂。又如煮盐，火大水小，盐渐成石之类。八淋之中，惟此最为危矣。其脉盛大而实者可治，虚小而湿者不可治。虚者肾与膀胱俱虚，精滑梦泄，小便不禁；实者谓经络闭塞，水道不利，茎痛腿酸也。又诸淋之病与脉相从者活，反者死凶。治疗之际，亦在详酌耳。

论古今药饵得失

古之与今，所施药饵，有得有失者，盖以其宜不宜也。或草或木，或金或石，或单方得力，或群队获功，或金石毒而致死，或因以长生，其验不一者何也？基本实者，得宣通之性，必延其命。基本虚者，得补益之情，必长其年。虚而过泄，实而更增，千死其千，万殁其万，则决矣。有年少富盛之人，恃有学力，恣其酒欲，夸弄其术，暗使精神内损，药力扶持，忽然疾作，何能救疗。如是者岂止灾之内发，但恐药饵无功，实可叹哉！果能久明方书，熟审其宜，人药相介[2]，效岂妄乎？假如脏不足则养其脏，腑有余则泻其腑，外实在理外，内虚则养内；上塞而引上，下塞而通下，中涩则解中；左病则治左，右病则治右。上下左右，内外虚实，各称其法，安有横夭者乎。

论三痞

金石草木，皆可以不死，有验无验，在有志无志也。虽能久服，而又其药热壅塞而不散，或上或下，或否或涩，各有其候。如头眩目昏，面赤心悸，肢节痛，前后不仁，多痰短气，惧火喜寒。又状若中风之类，是为上痞。又如肠满胀，四肢倦，行立艰，食以呕，多冒昧，减饮食或渴者，是名中痞。又如小便不利，脐下满硬，语言謇滞，腰痛脚重，不能立，是名下痞。是宜审明情状，慎为用饵耳。

---

[1] 竭：原作"喝"，形误，据《中藏经》改。
[2] 介：《中藏经》卷中第四十五作"合"。

论各种疗治宜因病而施

夫病有宜汤、宜圆、宜散，宜下、宜吐、宜汗、宜灸、宜针、宜补、宜按摩、宜导引、宜蒸熨、宜暖洗、宜悦愉、宜和缓、宜水、宜火等之分。若非良善精博，难为取愈。庸下浅识，乱投汤圆，汗下补吐，动使交错。轻者令重，重者令死，举世皆然。盖汤可以涤荡脏腑，开通经络，调品阴阳，祛分邪恶，润泽枯朽，悦养皮肤，养气力，助困竭，莫离于汤也。圆可以逐风冷，破坚癥，消积聚，进饮食，舒荣卫，定开窍，缓缓然参合，无出于圆也。散者能祛风邪暑湿之气，摅寒温湿浊之毒，发散四肢之壅滞，除剿五脏之结伏，关肠和胃，行脉通经，莫过于散也。下则疏豁闭塞，补则益助虚乏，灸则起阴通阳，针则行荣行卫。导引则可以逐客邪于关节，按摩则可以驱浮淫于肌肉。蒸熨避冷，暖洗生阳，悦愉爽神，和缓安气。若实而不下，使人心腹胀满，烦乱鼓肿。若虚而不补，则使人气血消散，肌肉耗亡，精神脱矣，志意昏迷。可汗而不汗，则使毛孔闭塞，关绝而终。合吐而不吐，则使结胸上喘，水食不入而死。当灸而不灸，则使人冷气重凝，阴毒内聚，厥气上冲，分队不散，以致消减。当针而不针，则使人荣卫不行，经络不利，邪渐胜真，冒昧而昏。宜导引而不导引，则使人邪侵关节，固结难通。宜按摩而不按摩，则使人淫随肌肉，久留未消。宜蒸熨而不蒸熨，则使人冷气潜伏，渐成痹厥。宜暖洗而不暖洗，则使人阳气不行，阴邪相害。不当下而下，则使人开肠荡胃，洞泄不禁。不当汗而汗，则令人肌肉消绝，津液枯耗。不当吐而吐，则使人心神烦乱，脏腑奔冲。不当灸而灸，则使人重伤经络，内蓄痰毒，反害于中和，致于不可救。不当针而针，则使人气血散失，机关细缩。不当导引而导引，则使人真气劳败，邪气妄行。不当按摩而按摩，则使人肌肉䐜胀，筋骨舒张。不当蒸熨而蒸熨，则使人阳气偏行，阴气内聚。不当暖洗而暖洗，则使人湿灼皮肤，热生肌体。不当悦愉而悦愉，则使人神失气消，精神不快。不当和缓而和缓，则使人气停意折，健忘伤志。大凡治疗，要合其宜，脉状病候，略陈于后。凡脉不紧数，则勿发其汗；脉不疾数，不可以下；心胸不闭，尺脉微弱，不可以吐；关节不急，荣卫不壅，不可以针；阴气不盛，阳气不衰，勿灸；内无客邪，勿导引；外无淫气，勿按摩；皮肤勿痹，勿蒸熨；肌肉不寒，勿暖洗；神不凝迷，勿悦愉；气不奔急，勿和缓。顺此者生，逆此者死耳。

论诊杂病必死脉候

夫人生气健壮者，外色光华，内脉平调。五脏六腑之气，消耗则脉无所依，色无所泽，如是者百无一生。虽能饮食行立，而端然不误，不知死之逼矣。为少具大法，列之于后：

病证目引水，心下牢满，其脉濡而微者死。病吐衄泻血，其脉浮大牢数者[①]死。病妄言身热手足冷，其脉细微者死。病大泄不止，其脉紧大而滑者死。病头目痛，其脉涩短者死。病腹中痛，其脉浮大而长者死。病腹痛而喘，其脉滑而利，数而紧者死。病四

---

① 者：原作"日"，据文义及上下文例改。

逆者，其脉浮大而短者死。病耳无闻，其脉浮大而涩者死。病恼痛，其脉缓而大者死。左痛右痛，上痛下痛者死。下痛而脉病者死。病厥逆，呼之不应，脉绝者死。病人脉宜大，反小者死。肥人脉细欲绝者死。瘦人脉躁者死。人脉本滑利，而反涩者死。人脉本长，而反短者死。人尺脉上应寸口太迟者死。温病三四日未汗，脉太疾者死。温病脉细微而往来不快，胸中闭者死。温病发热甚，脉反小者死。病甚脉往来不调者死。温病腹中痛，下利者死。温病汗不出，出不至足者死。病疟腰脊强急，瘈瘲者死。病心腹胀满，痛不止，脉坚大洪者死。痢血不止，身热脉数者死。病胀满四逆，脉长者死。热病七八日，汗当出反不出，脉绝者死。热病七八日，不汗躁狂，口舌焦黑，脉反细弱者死。热病未汗出，而脉大盛者死。热病汗出，脉未尽，往来转大者死。病咳嗽，脉数身瘦者死。暴咳嗽，脉散者死。病咳形肥，脉急甚者死。病嗽而呕，便滑不禁，脉弦欲绝者死。病诸咳喘，脉沉而浮者死。病上气，脉数者死。病肌热，形瘦脱肛，热不去，脉紧急者死。病肠澼，转筋，脉极数者死。病中风，痿厥不仁，脉紧急者死。病上喘，气急四匝，脉涩者死。病寒热，瘈瘲，脉大者死。病金疮，血不止，脉大者死。病坠损内伤，脉小弱者死。病伤寒，身热甚，脉反小者死。病厥逆，汗出，脉虚而缓①者死。病洞泄，不下食，脉急者死。病肠澼，下白脓者死。病肠澼，下脓血，脉悬绝者死。病肠澼，下脓血，身有寒，脉绝者死。病咳嗽，脉沉坚者死。病肠中有积聚，脉虚弱者死。病水气，脉微而小者死。病水胀如鼓，脉小涩者死。病泄注，脉浮大而滑者死。病内外俱虚，卧不得安，身冷，脉细微，呕而不食者死。病冷气上攻，脉逆而涩者死。卒病，脉坚而细微者死。热病三五日，头痛身热，食如故，脉直而疾者八日死。久病，脉实者死。又虚缓、虚微、滑弦急者死。卒病，脉弦而数者死。凡此凶脉，十死十，百死百，不可治也。

论察声色形证决死法

凡人五脏六腑，荣卫关窍，宜平生气血顺度循环无终，是为不病之本。若有缺绝，则祸必来矣。要在临病之时，存神内想，息气内观，心不妄视，着意精察，方能通神明，探幽微，断死决生，千无一误。死之证兆，具之于后：

黑色起于耳目鼻上，渐入于口者死。赤色见于耳目额者，五日死。黑白色入口鼻目中者，五日死。黑或如马肝色，望之如青，近则如黑者死。张口如鱼，出气不反者死。循摸衣缝者死。妄语错乱，及不能语者死。热病即不死，口臭不可近者死。面目直视者死。肩息者一日死。面青人中反者，三日死。面无光牙齿黑者死。面青目黑者死。面白目黑者，十日死。面赤眼黄，即时死。面黑目白者，八日死。面青目黄者，五日死。眉系倾者七日死。齿忽黑色者，三十日死。发直者，十五日死。遗尿不觉者，五六日死。唇口乍干黑者死。爪中青黑者死。头目久痛，卒视不明者死。舌卷挛缩者死。面黑直视者死。面青目白者死。面黄目白者死。面目俱白者死。面目青黑者死。面青唇黑者死。发如麻，喜怒不调者死。发眉如冲起者死。面色黑，胁满者，不能反侧者死。面色苍

---

① 缓：原作"汗"，声误，据《中藏经》卷中第四十八改。

黑，卒肿者死。掌肿无纹，脐肿出，囊茎俱肿者死。手足爪甲肉黑色者死。汗出不流者死。唇反，人中满者死。阴阳俱绝，目眶陷者死。五脏内外绝，神气不守，其声嘶者死。阳绝阴结，精神恍惚，撮空裂衣者死。阴阳俱闭，失音者死。荣卫耗散，面目浮肿者死。心绝肩息，回盼目疾①者死。肺绝则气去不返，口如鱼口者三日死。骨绝腰脊痛，肾中重不可反侧，足膝后平者，五日死。肾绝大便赤涩下血，耳干脚浮，舌肿者，六日死；又足肿者九日死。脾绝口冷，足肿胀，泄不觉者，十二日死。筋绝魂惊虚恐，手足爪甲青，呼骂不休者，八九日死。肝绝汗出如水，恐惧不安，伏卧，目直面青者，八日死，又曰即时死。胃绝齿落面黄者，七日死，又十日死。

华佗神医秘传卷一终

---

① 疾：《中藏经》卷中第四十九作"直"。

华佗神医秘传卷二

汉·谯县华佗元化 撰

唐·华原孙思邈 编集

华佗临症秘传

华佗治头痛身热要诀
表外实，下内实，忌。

世治外实，多用表剂，表则外虚，风寒得入，而病加剧。世治内实，多用下剂，下则内虚，肠胃气促，而肢不畅。华先生治府吏倪寻头痛身热，则下之，以其外实也。治李延头痛身热，则汗之，以其内实也。盖得外实忌表，内实忌下之秘也。又按内实则湿火上冲，犹地气之郁，正待四散也；外实则积垢中留，犹山间之水，正待下行也。其患头痛身热同，而治法异者，虽得之仙秘，实本天地之道也。余屡试之，果屡见效。_{孙思邈注}

华佗治肢烦口干要诀
汗，愈；不汗，死。

县吏尹世，苦四肢烦，口中干，不欲闻人声，小便不利。华先生曰："试作热食，得汗即愈，不汗后三日死。"即作热食，而汗不出。华先生曰："脏气已绝于内，当啼泣而绝。"已而果然。先生盖有所本而云然也。按肢烦口干，不欲闻声，热症也。医者遇此症，决不敢曰热食，多主用凉剂。然一用凉剂，使起搐搦，却无啼泣之状，缘先生进热食，故有啼泣状耳。余昔遇此症，常用热表剂，见汗涔涔而愈，益信先生言之不诬。窃怪世之治此症者，不能决其愈不愈，死不死。观于先生之治法，可以知所从事矣。_{孙思邈注}

华佗治牙痛要诀
宜辛散，忌凉遏。

世传华先生治牙痛：一撮花椒水一盅，细辛白芷与防风，浓煎漱齿三更后，不怕牙痛风火虫。实则先生之医术，虽本乎仙人，其用药则由己。如宜辛散，忌凉遏，即治百般牙痛之秘诀也。故知治病不必拘定汤药，盖汤药可伪造，可假托，且当视其病之重轻，人之虚实，时之寒燠，而增减之。故有病同药同，而效与不效异。医者于此，宜知所酌

夺矣。孙思邈注

华佗治死胎要诀

朱砂、鸡白、蜜、硇砂、当归末等分，酒服，出。

按：此系《普济方》。考《魏志》甘陵相夫人有身六月，腹痛不安，先生视之曰：胎已死。使人手摸知所在，在左则男，在右则女。人云在左，于是为汤下之，果下男形，即愈。然用何汤药，则未言明，不能无疑。意先生善解剖，固有下之之术，不专恃汤药，特以汤药为辅佐品乎。今观此书，则知先生之治斯症，固有汤药在也。因为稽考故事以实之，且余亦尝用此方下胎，屡见奇效，人且视为仙方也。孙思邈注

华佗治矢镞入骨要诀

刮骨，补骨①，理筋补筋。

按《襄阳府志》：关羽镇襄阳，与曹仁相拒，中流矢，矢镞入骨。先生为之刮骨去毒，出血理筋，创果愈。盖即本此二语，而见之于实事也。若治毒不敢刮，必致毒气蔓延；见筋不敢理，必致筋肉短缩，其害无穷。凡为医者，宜熟悉此二语，勿见筋骨而胆怯，只求刮②理得法，自不难立见奇效，而病家亦不得以须受刮③理，而遽增惶骇也。孙思邈注

华佗治膝疮要诀

己戌相投。

凡蛇喜嗅血腥，故人染蛇毒或服蛇子，必能生蛇，以其遇血腥能生长也。犬之黄色者，其血腥尤甚。使之用力于足部，其血郁闷已极，有直冲之性，蛇嗅之必出也。昔余见有屠狗者，旁有数童子围观之，忽有一童子，目注墙角。咋曰："蛇来矣。"旋又有二童子，惊相告，谓有二蛇在屋瓦上蜿蜒来矣。余初不解其故，今读华先生秘方，始知之。建安中，琅琊有居民曰刘勋者，其女年二十许，左膝上忽发一疮，痒而不痛，凡患数十日而愈。已而复发，如是经七八年，迎先生使治之。先生视之曰：易耳。当得稻糠色犬一头，良马三匹，以绳犬颈，使驰骤，马前而犬后，马力竭，辄易之，计马与犬共行三十余里，俟犬不能驰，再令人强曳之，使续走二十余里。乃以药饮女，女即安卧，昏不知人，急取犬剖腹，俾血如泉涌，以犬之近后足之前所断之处，令向疮口相距二三寸许停之，须臾则有若蛇者，蜿蜒从疮中出，速以铁锥贯蛇项，蛇在皮中，摇动良久，移时即不动，引出之长凡三尺许，惟有眼球而无瞳，又为逆鳞耳。乃以膏敷于疮面，凡七日而愈。孙思邈注

---

① 补骨：原误作"肉骨"，文义不顺，据文义及下句文例拟改。
② 刮：原作"括"，据文义改。
③ 刮：原作"刑"，据文义改。

华佗治湿浊上升要诀

病有不能顺治，可逆治。

有人苦头眩，头不得举，目不得视，积时年许。先生视之，使悉解衣倒悬，令头去地一二寸，濡布拭身体，令周匝，候视诸脉尽出五色。乃令弟子数人，以铍刀决脉，五色血尽，视赤血出乃下。以膏摩，被覆，汗出周匝，饮以葶苈犬血散立愈。此即逆治之法也。孙思邈注

华佗治寒热要诀

冷浴生大热。

有妇人久病经年，世谓寒热交注病。冬日十一月中，先生令坐石槽中，以寒水汲灌之，云当满百。始七八灌，战欲死，灌者亦惧而欲中止。先生令满数，至将八十灌，热气乃蒸出，嚣嚣高二、三尺，满百灌，乃令燃火温床厚覆，良久汗洽出，着粉汗糁便愈。按冷浴有反激之力，初极冷，继极热，足以清毛管，出廉料。有经络肌肤为寒湿所困，不能发汗者，冷浴最效。余体肥，从不服表剂，不适则冷浴，浴后辄觉肌畅神爽，始信仙方不欺人也。惟体弱者不宜冒昧行之，违之则有损。又冷浴之后，宜用干布揉擦，斯不可不察耳。孙思邈注

华佗治腹痛脾腐要诀

物生于土，土燥物枯，可掘而润之，体此可以治脾。

一人病腹中半切痛，十余日中，须眉堕落，先生视之曰："此脾半腐也，宜刳腹，施以洗伐。"即饮以药，令卧，破腹视脾，半腐坏，刮去恶肉，以膏敷创，饮之药，百日而平复。孙思邈注

华佗治脚病要诀

阴络腹行，阳络背行，缘督为治，支无不伸。

一人病脚躄不能行，先生切脉后，即使解衣，点背数十处，相间一寸或五寸，从邪不能当，言灸此各七壮，灸创愈，即能行也。后灸愈，灸处夹背一寸上下行，端直均调，如引绳也。

按：先生以四言为主要，知药所不及，乃易之以灸。人谓灸不难，得穴难。余谓得穴非难，因有图可按，体格部位可稽也。惟病之应灸与否，又灸从何起，迄何止，有胆有识，斯诚难耳。先生之享大名于后世也，即此胆与识为之基也。孙思邈注

华佗治酒毒要诀

讳疾忌医，死。

酒之发酵，足伤肺翼，害肠胃，惟葛花可解。暨淩严昕与数人共候，先生适至，谓昕曰："君身中佳否？"昕曰："无他。"先生曰："君有疾急见于面，毋多饮，多饮则不

治。"与以葛花粉令服之,昕不能信,复饮,归行数里,卒头眩堕自车,人扶之,辇回家,越宿死。孙思邈注

华佗治虚损要诀

乘虚御内,亡。

故督邮顿子献得病,已差,诣先生。先生为切其脉,曰:"尚虚未得复,勿为劳事。御内即死,临死当吐舌数寸。"其妻闻其病除,自百余里来省之,止宿交接,中间三日,病发,一如先生言。

按:肾水愈不足,相火愈妄动,故患虚损者,愈喜近女色。致女欲拒而不能,非腰痛如割,则黏汗如流,此症先生且无方,仙且无术,人其鉴之。孙思邈注

华佗治胃管要诀

地数五,土求其平,母使木梗。

督邮徐毅得病,先生往省之,毅谓先生曰:"昨使医吏刘租针胃管讫,便苦咳嗽,欲卧不安。"先生曰:"刺不得胃管,误中肝也,食当日减,五日不救。"果如先生言。

按:人谓咳嗽从肺,不知肝风煽动,使肺不舒,亦足致嗽,所谓木刑金也。人谓减食由胃,不知肝气下行,使胃作胀,不能进食,所谓木克土也。人谓不眠由肾,不知肝为血海,肝病血虚,势难安眠,所谓木耗水也。胃属土,地属五,五为地数之终,终而不能复始,故五日不救也。仙传数语,足以当千万部医书,有如是者。孙思邈注

华佗治婴儿下痢要诀

先啼后痢,乳多冷气。

凡儿啼,哺以乳则止。乳寒则胃不舒,既入贲门,不能上吐,则为下痢。东阳陈叔山小男二龄,得疾下痢,常先啼,日以羸困,以问先生。先生曰:"其母怀躯,阳气内养,乳中虚冷,儿得母寒故也。治法宜治其母,儿自不时愈。"乃与以四物女菀丸(即四物汤),十日即愈。

按:四物汤为妇人要药,有活血通经之功。佗以此法治病,即所云:子有病治其母也。凡治儿病,药由母服,方取妇科,法自此始。孙思邈注

华佗治虿螫要诀

水性涨,毒自散。

彭城夫人夜入厕,虿螫其手,呻吟无赖。先生令温汤近热,渍手其中,卒可得寐。但令人数为易汤,不使微冷,达旦而愈。

按:人受蜂刺或蛇毒,多用白矾、雄黄、香油及各种草药敷之,竟不见效,或反肿痛。从未有以热水渍之者,即用热水亦不知更易,是以无效。今观先生之法,简而易,且奏效速,可知医在通变,治宜对症。治病良药,俯拾即是,人苦于不知其用法耳。孙思邈注

华佗治急症要诀

不堪望，奚以方。

军吏梅平，因得疾除名，还家。家居广陵，未至二百里，止亲人舍，其日先生适至主人许，主人令先生视之。先生一望见，即谓平曰："君早见我，可不至此，今疾已结，不可为，趣去可得与家相见，抵家后尚得有五日淹留也。"平从之，果如所言。

按：凡人内有病，必先后于外，故医以望为第一要义。扁鹊之著名，即在于能望也。先生望平色，知其必死，虽有所本，亦由能决。今之医士，不解斯义，徒恃切脉，以作指针。故病者将死，犹为定方。吾见亦多矣。噫！孙思邈注

华佗治头风要诀

胆若寒，效难见。

昔汉郭玉尝言："贵者处尊高以临臣，臣怀怖慑以承之。其为疗也，有四难焉。自用意而不任臣，一难也；将身不谨，二难也；骨节不强，不能使药，三难也；好逸恶劳，四难也。针有分寸，时有破漏，重以恐惧之心，加以裁慎之志，臣意犹且不尽，何有于病哉。此其所以不愈也。"不知先生所得之医经中，已有此言，故先生治曹操头风未除。操曰："佗能愈。此小人养吾病，欲以自重，然吾不杀此子，终当不为吾断此根原耳。"操之为是言，殆即郭氏所谓："贵者处尊高以临臣"之意也。先生之不能根治，即医经所载二语尽之矣。孙思邈注

华佗治血郁要诀

黑血聚，盛怒愈。

按：血郁于上焦，非可剖而出之，惟盛怒则肝之鼓动力足，郁自散。上行则吐，势所必然。先生尝本此以治郡守病，以为使之盛怒则差，乃多受其货而不加功。无何，弃去，又遗书辱詈之。郡守果大怒，令人追杀之，不及。因瞋恚，吐黑血数升而愈。孙思邈注

华佗治病笃要诀

说明寿夭而复治，则不怨冤死。

医者遇病，宜先审其人之将死与否，若贸然定方与药，药纵无害，及死则必归咎于医者，虽百喙其难辞也。故欲攻医，宜先精相，相者何，望之义也。先生遇病者，先能知其人之寿夭，此非得自仙传，乃缘临症多使然耳。尝有疾者诣先生求治，先生曰："君病根既深，宜剖脏腑，治之当愈。然君寿不过十年，病不能相杀也。"疾者不堪其苦，必欲除之，先生乃施破术，应时愈，十年后竟亡。孙思邈注

华佗治咽塞要诀

中有所壅，吐为便。医法有不宜明言而奏效甚速者。

仲景治伤寒，以升吐为第一义。先生得医经，亦曾及此。先生尝行道中，见有咽塞

者，因语之曰："向者道隅，有鬻饼人，萍齑甚酸，可取二升饮之，病自当去。"其人如先生言，立吐一蛇，乃悬于车而候先生。时先生小儿，戏于门中，逆见，自相谓曰："客车旁悬有物，必系逢我翁也。"及客进，顾视，壁北悬蛇以十数，乃知其奇。

按：先生治此症，精且玄矣。知其腹中有蛇，未尝明言，恐其惧耳。惧则蛇亦畏缩，不肯随吐而出。医家有以后患详告病者，致其人不敢服药，令病加剧者。观于先生之治腹蛇，可以知所取法矣。孙思邈注

华佗治内疽要诀

生腥化虫，虽出有伏。

按：以鱼腥杂碎和糖与粉，埋土中，经宿成虫如蚯蚓，畜鸡者恒以此饲鸡，较他虫速且繁。盖天道本生生不已，以生物求生物，诚不生而自生也。广陵太守陈登，忽患胸中烦懑，面赤不食，先生脉之曰："使君胃中有虫，欲成内疽，腥物所为也。"即作汤二升服之，至再，有顷即大呕，中有小虫头赤而能动，其半尚为鱼脍，所苦即愈。先生曰："此病后三期当发，因其中尚有遗种，种难尽绝也，遇良医可救。"及期疾动，佗适他往，登遂死。孙思邈注

华佗治欲产不通要诀

产以血为主，使血乏者难，宜助。

李将军妻病，延先生使视之。先生曰："伤身而胎未去。"将军言："顷实伤身，胎已去矣。"先生曰："案脉胎未去也。"将军不谓然，越日稍瘥。三月后复动，更召先生，先生曰："脉象如前，系双胎。先下者耗血多，故后儿不得出，胎既死，血脉不复归，必干附于母脊。"乃为施针，并令进汤，果下死胎，且人形已具，色已黑矣。孙思邈注

华佗治咳嗽要诀

表里相应，二九复生。脓能化毒，不吐肠瘟。

军吏李成苦咳，昼夜不宁，先生诊为肠痈，与以散二剂，令服，即吐脓血二升余，病寻愈。先生谓之曰："后十八年，疾当复发，若不得药，不治。"复分散与之，令宝藏。其后五、六岁，有里人所患适与成同，诣成乞药甚殷，成悯而与之。乃故如谯，诣先生更乞，适值见收，意不忍言。后十八年，成复发，竟以无药死。

按：肺与大肠相表里，肺疾则大肠之力不足，故便不畅，或便后失力，上无感，下不应也。若大肠遘疾，则肺之鼓动力受阻，故气常不舒，或增咳嗽。干不强，枝亦弱也。先生治咳嗽，而用吐剂，知其化脓毒，侵于腠理耳。视若甚奇，实则无奇也。孙思邈注

华佗治血脉诸病要诀

身能活脉，何需药石。

按：先生尝语其门人吴普曰："人体欲得劳动，第不当极。动摇则谷气得销，血脉流

通，疾不得生。所谓流水不腐，户枢不蠹也。故古之为导引者，熊颈鸱顾，引挽腰体，动诸关节，以求不老。吾有一术，名五禽之戏：一曰虎，二曰鹿，三曰熊，四曰猿，五曰鸟，亦以除疾，兼利蹄足，以当导引。体有不舒，起作禽戏，怡而汗出，因以着粉，体自轻便而嗜食。"普遵行之，行年九十，耳目聪明，齿牙完坚。佗之斯术，盖即得自仙传也。孙思邈注

华佗治腹背诸疾要诀

药不及，针可入，中肯綮，深奚弊。

世传涪翁善针，著有《针经》，其弟子程高寻求积年，翁乃授之。郭玉师事程高，亦以针名。惟医贵人，辄或不愈。和帝问其故？对曰："腠理至微，随气用巧，针石之间，毫芒即乖，神存于心手之间，可得解而不可得言也。"又曰："针有分寸，时有破漏，是可见用针之难矣。"不知先生得仙授，亦精于此。其徒彭城樊阿，亦善针术。凡医皆言背及胸脏之间，不可妄针，针入不得过四分，而阿针背入一二寸，胸脏深乃至五六寸，而病皆瘳。是可见先生之针术，得之仙技，视涪翁等尤胜也。孙思邈注

华佗治脏腑痈疡要诀

药用麻沸，脏腑可割，既断既截，不难缝合。

按：痈疡发结于脏腑之内，虽针药亦无所用之。先生治斯类险症，常先令服麻沸散，既昏罔觉，因刳破腹背，抽割聚积。若在肠胃，则断截湔洗，除去疾秽，已而缝合，五六日而创合，月余而平复矣。孙思邈注

华佗治精神衰颓要诀

御妇人，得长生；服麻木，亦仙伦。

襟同御，抵御妇人，即握固不泄，还精补脑之术也。《列仙传》曰："容成公者，能善补道之事，取精于玄牝（即服丹铅也），其要谷神（即肾脏之元神）不死，守生养气者也。"故世言御妇人术者，多推容成公为始祖。其实此术非创自容成公，乃创自先生。先生特假名于容成耳。

按：后汉时有冷寿光者，与华先生同时，常师事先生，得先生秘授御妇人术。寿光年可百五六十岁，尝屈颈鸱息，须发尽白。而色理如三四十岁。同时又有鲁女生者，长乐人，初饵胡麻及术，绝谷八十余年，日少壮，色若桃秾，日能行三百里。走及獐鹿。常采药入嵩高山，见女子自言为三天太上侍官，以五岳真形与之。并授以施行法。女生道成，一旦与知交故友别，云入华山，去后五十年，先时相识者，逢女生华山庙前，乘白鹿从玉女三十人，并令谢其乡里故人也。

华佗治发白要诀

服地节，头不白。

樊阿从先生求方，可服食益于人者。先生授以漆叶青面散。漆叶屑一斗，青面十四两。以是为率，云久服，去三虫，利五脏，轻体，使人头不白。阿从之，寿百余岁。

按：漆叶或谓即漆树之叶，郁脂膏，或谓即黄芪，大补气。青面一名地节，又名黄芝，即今熟地，主理五脏，益精气。昔有游山者，见仙家常服此，因以语先生，试之良效。即以语阿，阿初秘之，旋因酒醉泄于人，其方遂流传于后世云。

华佗神医秘传卷二终

华佗神医秘传卷三

汉·谯县华佗元化 撰

唐·华原孙思邈 编集

华佗神方秘传

华佗麻沸散神方

专治病人腹中癥结或成龟蛇鸟兽之类,各药不效,必须割破小腹,将前物取出。或脑内生虫,必须劈开头脑,将虫取出,则头风自去。服此能令人麻醉,忽忽不知人事,任人劈破,不知痛痒。方如下:

闹羊花三钱 茉莉花根一钱 当归一两 菖蒲三分

水煎服一碗。

华佗琼酥散神方

本剂专为痈疽疮疡施用刀圭时,服之能令人不痛。

蟾酥一钱 半夏六分 闹羊花六分 胡椒一钱八分 川乌一钱八分 川椒一钱八分 荜茇二钱

右为末,每服半分,陈酒调服。如欲大开,加白酒药一丸。

华佗整骨麻药神方

本剂专为开取箭头时,服之令人不痛。

川乌 草乌 胡茄子 闹羊花 麻黄 姜黄

右各等分研为末,茶酒任用。甘草水解。

华佗外敷麻药神方

本剂专为施割症时,外部调敷之用。能令人知觉麻木,任割不痛。

川乌尖 草乌尖 生南星 生半夏各五钱 胡椒一两 蟾酥四钱 荜茇五钱 细辛四钱

右研成细末,用烧酒调敷。

华佗解麻药神方

施剂以后,换皮后三日,诸症平服,急宜用药解之使醒。

人参五钱　生甘草三钱　陈皮五分　半夏一钱　白薇一钱　菖蒲五分　茯苓五钱

右药以水煎成一碗，服之即醒。

华佗神膏

凡皮肤溃烂，欲使之去腐生新，及施割后，宜急用此膏敷之。

乳香　没药　血竭　儿茶　三七各二钱　冰片一钱　麝香二分

热则加黄连一钱，腐则加轻粉一钱，有水则加煅龙骨一钱，欲速收口则加珍珠一两，或加蟹黄法取圆脐螃蟹蒸热取黄晒干收用二钱，为末掺用。

或以前七药加豚脂半斤，蜂蜡一两，稍温用棉纸拖膏，贴痈疽破烂处。若系杖伤，则三七须倍之。

华佗接骨神方

本剂专治跌伤、打伤，手足折断。惟必先细心凑合端正后，以杉木板夹持之，不可顾患者之痛楚；再以下方使之服下。最多二服当愈，不必三服也。

闹羊花三钱　炒大黄三钱　当归三钱　芍药三钱　丹皮二钱　生地黄五钱　蝼蛄十个，捶碎　土虱三十个，捣烂　红花三钱

先将前药用酒煎成，再加自然铜末一钱，连汤服下。

华佗愈风神方

本方凡四时诸风，俱可用之。

防风　羌活　五加皮　芍药　人参　丹参　薏苡仁　玄参　麦冬去心　干地黄　大黄　青木香各六分　松子仁　磁石各八分　槟榔子一钱　枳实炙　牛膝　茯神　桂心各八分

右为末，蜜和为圆，如梧子，以酒服十五圆，日再服，稍稍加至三十圆为度。忌猪肉、鱼、蒜、生葱、酢、芜荑。

华佗通便神方

久病之后，大便一月不通，毋庸急急。止补其真阴，使精足以生血，血足以润肠，大便自出。方用：

熟地黄　玄参　当归各一两　川芎五钱　火麻仁一钱　大黄一钱　桃仁十个　红花三分

蜜一碗，和水煎服。

华佗灌肠神方

大便闭结，常用之法，为用下剂。惟久用则成习性，故兼用本法。

豚胆一具，取汁入醋少许，取竹筒长三四寸者，以半纳谷道中，将汁灌入。一食顷，当便。又以花椒、豆豉水煎，用樗根汁、麻油、泔淀三味合灌之，亦下。又以桃白皮、苦参、艾、大枣煎灌亦下；兼疗痔痢，及生恶疮者。特施术时，药须微温，勿过热，勿过冷。

华佗利小便神方

利小便药常品为车前、泽泻等，其效濡缓，不及用探尿管术之便。

以葱叶末端锐部，纳玉茎孔中，深达三寸许，以口微吹，便自通；又以盐末入葱吹之，令盐入茎孔中亦通。或以豚膀胱一具，于开孔处缚鹅翎管，吹之胀满，以丝缚扎上孔，即以翎管锐端入马口，手压膀胱，令气自尿管透入膀胱中，便自通。

华佗按摩神术

凡人肢节腑脏，郁积而不宣，易成八疾：一曰风，二曰寒，三曰暑，四曰湿，五曰饥，六曰饱，七曰劳，八曰逸。凡斯诸疾，当未成时，当导而宣之，使内体巩固，外邪无自而入。迨既感受，宜相其机官，循其腠理，用手术按摩疏散之。其奏效视汤液圆散神速。述如下：

一、两手相捉纽捩如洗手法。二、两手浅相差翻复向胸。三、两手相捉共按月䏶，左右同。四、以手如挽五石力弓，左右同。五、两手相重按䏶徐徐捩身，左右同。六、作拳向前筑，左右同。七、作拳却顿，此是开胸法，左右同。八、如拓石法，左右同。九、以手反捶背，左右同。十、双手据地，缩身曲背，向上三举。十一、两手抱头宛转䏶上，此是抽胁。十二、大坐斜身，偏欹如排山，左右同。十三、大坐伸两脚，即以一脚向前虚掣，左右同。十四、两手拒地回顾，此虎视法。左右同。十五、立地反勾身三举。十六、两手急相叉，以脚踏手足，左右同。十七、起立以脚前后虚踏，左右同。十八、大坐伸两脚，用当相手勾所伸脚着膝中，以手按之，左右同。

右十八法，不问老幼，日则能依此三遍者，一月后百病悉除，行及奔马，补益延年，能食，眼明轻健，不复疲乏。

华佗曼应圆神方

本方功用甚大，百疾可知。如遇结胸，油浆水下七丸，未动再服；积瘀食癥，水下三丸；水气通身肿，茯苓汤下五丸；隔噎，丁香汤下三丸；因积成劳，鳖鱼汤下二丸；腹中一切痛，醋汤下七丸；小肠疝癖，茴香汤下三丸；大小便不通，蜜汤下五丸；心痛，茱萸汤下五丸；卒死，以小便下七丸；白痢，干姜汤下一丸；赤痢，甘草汤下一丸；胃冷吐食，丁香汤下二丸。

甘遂三两 芫花三两 大戟二两 巴豆二两，去皮 干漆二两 皂角七梃，去皮 大黄三两，煨 三棱三两 蓬莪茂二两 槟榔一两 木通一两 当归五两 雷丸一两 黑牵牛五两 桑白皮二两 五灵脂二两 硇砂三两 诃子一两，面裹、煨熟去面 泽泻二两 栀子仁二两

上药各细剉成末，入米醋二升，浸三日，入银石器中，慢火熬令醋尽，焙干再炒黄黑色，存性，入下药：

木香 肉桂 陈皮去白 丁香 青皮去皮 肉豆蔻 黄芪 白术 没药 附子炮裂去皮脐，以上各一两 芍药 川芎 白牵牛炒 天南星水煮 鳖甲裂浸醋，炙令黄 熟地黄酒浸一宿 牡丹皮 赤茯苓 芸苔子炒 干姜炮裂去皮，以上各二两

右同为末，与前药相合，醋糊丸，绿豆大。修合时须在净室中，运以至诚方验。

华佗交藤丸神方

本剂功能驻颜长算,祛百疾。

何首乌即交藤根,赤白者佳,用一斤　茯苓五两　牛膝二两

右末之,蜜为丸。酒下三十丸。忌食猪、羊血。

华佗补心丹神方

专治因惊失心,或因思虑过当,心气不宁,狂言妄语,叫呼奔走。

朱砂一分　雄黄一分,二物并研　白附子一钱,为末

右拌匀,以猪心血为丸,如梧子大。更别以朱砂为衣。每服二丸,临卧用人参菖蒲汤下。常服一丸,能安魂魄,补心气,镇神灵。

华佗明目丹神方

专治传尸虚痨,肌瘦面黄,呕吐、咳嗽不定。

雄黄五钱　兔粪二两　天灵盖一两,炙　鳖甲一分　木香五钱　轻粉一分

右为末。制法:酒一大升,大黄五钱,熬膏入前药为丸,弹子大,朱砂为衣。用时先烧安息香,令烟尽,吸之不嗽非传尸也,不可用此药。若烟入口咳而不能禁止,乃传尸也,宜用此药。五更初服,勿使人知,以童子小便同酒共一盏化为丸,服之。

华佗醉仙丹神方

治五官虚气,风寒暑湿之邪,蓄积在中,久而不散,致偏枯不遂、麻木不仁。

麻黄一两,水煮焙干为末　天南星七个,炮　黑附子三个,炮　地龙七条,去土

先将麻黄末入酒一升,熬成膏,入余药为丸,如弹子大。每日食后及临卧时用酒化一两,服下汗出即效。

华佗五胜散神方

治四时伤寒冒风,身热头痛,昏倦寒痰,咳嗽及中满,伤寒三日以前,服无不效。

甘草　石膏　白术　五味子各一两　干姜三分,炮

右同为细末,每服以药二钱加水一盏,入生姜两片,枣子一个。同煎至七分,去滓温服。中满以盐煎,伤风头痛加荆芥煎。

华佗荜茇散神方

治牙痛极神验。

草荜茇　木鳖子去壳

先研木鳖子令细,后入荜茇同研令匀。随左右鼻内嗜之,每用一豆许。

华佗绛血丹神方

治喉闭极神效。

硇砂 白矾各一大块，如皂大 马牙硝一分 硝石四两 黄丹五钱 新巴豆六个

用粗磁小碗一个，先煨令热，下前四药，次下黄丹，次下巴豆，须将巴豆先打破，逐个旋下，候焰尽又下一个，入蛇退皮一条，自然烧化，以砂矾成汁，候令结硬，研成细末。每用少许，以笔管吹在患处。

华佗碧雪丹神方
治口疮及咽喉肿痛，即含化。
焰硝二两 生甘草二两 青黛五钱 僵蚕五钱

上为细末，取黄牛胆汁和之令匀，装入胆囊内，悬当风处，腊月合，过百日中用。

华佗白龙散神方
治风毒赤烂眼眶倒睫，冷热泪不止。
白鳝粉一两 铜绿一钱

上药各先研成细末，再相合研匀。每月半钱，百沸汤化开，以手指洗眼。

华佗皂角散神方
治五种肠风，泻血下痢，粪前有血，号外痔；粪后有血，号内痔；大肠不收，号脱肛；谷道四面有胬肉如乳头，号举痔；头上有孔，号漏痔，并皆治之。
黄牛角一个，剉细 蛇蜕一条 猪牙皂角五个，剉细 穿山甲

上四药同入瓷瓶内，黄泥封固，候干，先以小火烧令烟出，后用大火煅令通红为度，取出摊冷，研成末。患者先以胡桃肉一个，分作四分，取一分于临卧时研细如糊，温酒送服，即睡。先引虫出，至五更时再用温酒调下药末二钱，至辰时更进一服，取下恶物，永除根本。

华佗神医秘传卷三终

古代真本

华佗神医秘传卷四

汉·谯县华佗元化 撰

唐·华原孙思邈 编集

华佗内科秘传

华佗治伤寒初起神方
伤寒始得一日,在皮当摩膏,火灸即愈。若不解者,至二日在肤可法针,服解肌散发汗,汗出即愈。若不解者,至三日在肌,复发汗则愈。若不解者,止勿复发汗也。至四日在胸,宜服藜芦丸,微吐则愈。若更困,藜芦丸不能吐者,服小豆瓜蒂散,吐之则愈。视病尚未醒者,复一法针之。五日在腹,六日入胃,入胃则可下也。又伤寒初起时,用柴胡、白芍、茯苓、甘草、桂枝、麻黄各一钱、当归二钱,陈皮五分,水煎服,极效。

华佗治伤寒不汗神方
凡患伤寒,一日至三日不汗者,宜用:
葛根半斤 乌梅十四枚 葱白一握 豆豉一升,绵裹
以水九升,煮取三升,分为三服。初一服便厚覆取汗,汗出粉之。

华佗治伤寒谵语神方
用大黄四两 厚朴二两,炙 枳实三枚,炙
以水四升,煮取一升二合,去滓,分温再服。若一服得利,谵语止,勿服之也。

华佗治伤寒发狂神方
凡伤寒热极发狂,惊悸恍惚。可急用:
石膏二钱 黄连一钱
为末,煎甘草水冷服,有效。

华佗治伤寒结胸神方
伤寒结胸者,谓热毒气结聚于心胸也。此由病发于阳而早下,热气乘虚而痞结不散

也，按之，寸脉浮，关脉沉是也。可用：

蜀大黄半斤 葶苈子半升，熬 杏仁半升，去皮尖，熬令赤黑色 芒硝半升

右四味，捣筛二味，杏仁合芒硝研如泥，和散合剂，丸如弹子大。每服一丸，用甘遂末一钱匕，白蜜一两，水二升，同煮取一升，温顿服之，一宿乃下。如不下，更服，取下为要。或用瓜蒌一枚捶碎，入甘草一钱，同煎服之。极神效。

华佗治伤寒发斑神方

伤寒内发斑，身热心如火，口渴呼水，气喘舌燥，是谓阳火焚于胃口。宜用大剂寒凉扑灭之。方用：

玄参三两 黄芩一两 麦冬三两 升麻二钱 防风 天花粉 青黛 生甘草各三钱 生地一两 桑白皮五钱 苏叶一钱

一剂即消大半，二剂全愈。

按：此方虽传自神仙，惟升麻用至二钱，余药亦用至数两，用者大宜斟酌，不可泥古。孙思邈注

华佗治伤寒发黄神方

用麻黄一握，去节、绵裹 陈酒五升

煮取半升，顿服，取小汗。春月可用水煎。

华佗治伤寒中风神方

丹砂十二铢 蜀椒 蜀漆 干姜 细辛 黄芩 防己 桂心 茯苓 人参 沙参 桔梗 女萎 乌头各十八铢 雄黄二十四铢 吴茱萸三十铢 麻黄 代赭石各二两半

右十八味，治下筛，酒服方寸匕，日三。覆令汗出。

华佗治伤寒吐血神方

青柏叶三两 干姜二两 艾三把

以水五升，煮取一升，去滓。别绞取新出马通汁一升，相和合煎，取一升，绵滤之，温分再服。马通汁，是马屎汁也。

华佗治伤寒下血神方

用釜灶下黄焦土半升，绵裹 甘草三两，炙 干地黄三两 白术三两 附子三两，炮研 阿胶三两，炙 黄芩三两

先以水八升煮六味，取三升，去滓，内胶令烊，分三服。忌海藻、菘菜、芜荑、猪肉、桃李等。

华佗治伤寒衄血神方

衄者，鼻出血也。此由五脏热结所为。方用：

左顾牡蛎十分，熬　石膏五分

上二味捣末。酒服方寸匕，日三四。亦可蜜丸如梧子大，酒服十五丸。

华佗治伤寒烦渴神方

知母六两　石膏一斤　粳米六合　人参三两　甘草二两

先以水一斗二升，煮米熟，去米内诸药，煮取六升，去滓温服一升，日三。忌海藻、菘菜。

华佗治伤寒食积神方

黄芩　大黄各五两　栀子仁十六枚　黄连五两，去毛　豆豉一升，熬　甘遂三两　麻黄五两，去节　芒硝二两　巴豆一百枚，去皮及心，熬研

上九味捣筛，白蜜和丸如梧子，服三丸。以吐下为度，若不吐利，加二丸。

华佗治伤寒咳嗽神方

知母二两　贝母　葛根　芍药各三两　石膏四两　黄芩三两　杏仁一两，去皮尖及双仁　栀子仁三两

上八味切，以水七升，煮取二升五合，去滓，分为三服。如人行八九里，再服。忌蒜、面七日。

华佗治伤寒目翳神方

秦皮　升麻　黄连各一两

上三味，用水四升，煮取二升半，冷之，分用三合。仰眼以绵绕筋头，取汤以滴眼中，如屋漏状，尽三合止，须臾复之，日五六遍乃佳。忌猪肉，冷水。

华佗治伤寒口疮神方

升麻　炙甘草各一两　竹叶五分　麦冬三分，去心　牡丹一分　干枣二十枚

上六味，以水四升，煮取一升半。去滓，分五服。含稍稍咽之为度。忌海藻、菘菜、胡荽等。

华佗治伤寒肢痛神方

煮马屎与羊屎汁渍之，日三度，或以猪膏和羊屎涂之，亦佳。

华佗治伤寒虚羸神方

本症为其人血气先虚，复为虚邪所中，其后经发汗吐下后，热邪始散，真气尚少，五脏犹虚，谷神未复，故其候为虚羸少气，气逆并呕吐。方用：

石膏一斤　竹叶一把　人参二两　半夏一升　生姜四两　炙甘草二两

上药以水一斗二升，煮取六升。去滓，内粳米一升，米熟去米，饮一升，日三服。

忌海藻、菘菜、羊肉、饧。

华佗治伤寒不眠神方

本病为阳独盛阴偏虚之症；其候为不得眠，反复颠倒，心内苦痛懊恼。方用：

肥栀子十四枚　香豉四合，绵裹

以水四升，先煮栀子取二升半，去滓，内豉，更煮取一升半，去豉，分温再服。得吐止服。

华佗治伤寒小便不利神方

用滑石二两　葶苈子一合，熬

二物以水二升，煮取七合，去滓，顿服之。

华佗治伤寒下痢神方

伤寒腹中微痛，下痢不止。方用：

秦皮三两　黄连四两　白头翁二两　阿胶三两

先以前三味入水八升，煮取二升，去滓，内胶令烊，适寒温，先食饮七合，日二服。忌猪肉、冷水。

华佗治伤寒头痛神方

干姜　防风　沙参　细辛　白术　人参　蜀椒　茯苓　麻黄　黄芩　代赭　桔梗　吴茱萸各一两　附子一枚

右为末，先食，酒服一钱匕，日三。

华佗治伤寒喉痛神方

此为下部脉不止，阴阳隔绝，邪客于足少阴之经，毒气上熏，故喉咽不利，或痛而生疮。方用：

半夏　炙甘草　桂心

三味等分，各捣筛毕，更合捣之，以白汤饮服方寸匕，日三服。

华佗治伤寒舌出神方

梅花片脑半分以为末，搽之即收。

华佗治伤寒气喘神方

紫苏一把，以水煮，稍稍饮之，其喘立止。或以：

防己、人参等分为末，桑白皮煎水，服二钱。

华佗治伤寒便秘神方

大黄 厚朴炙，各三两 枳实炙，六片

以水五升，煮取二升。体强者服一升，羸者服七合。

华佗治伤寒呃逆神方

荜澄茄 高良姜各等分为末

每服二钱，水六分，煎十沸，入醋少许服之。

华佗治伤寒呕哕神方

橘皮 炙甘草各一两 人参二两 生姜四两

以水六升，煮取二升，去滓，分三服。忌海藻、菘菜。

华佗治伤寒厥逆神方

其症为面青，四肢厥冷，腹痛身冷。用：

大附子二枚，炮制去皮脐

为末，每服三钱，姜汁半盏送下，以脐下如火暖为度。

华佗治伤寒搐搦神方

本症为汗后覆盖不密，致腰背及四肢搐搦。用：

牛蒡根十条 麻黄 牛膝 天南星各六钱

剉细，再入陈酒一碗，于盆内同研，以新布绞汁，以炭火烧药至黑色，取出研细每服一钱，温酒下，日凡三服。

华佗治伤寒胁痛神方

本症为心下痞满，痛引两胁。以：

芫花 甘遂 大戟各等分

为末，加大枣十枚，水一碗半，煎取八分，去滓。身强者服一钱；弱者五分，宜平旦。

华佗治伤寒血结神方

胸膈胀满，痛不可近。用：

海蛤 滑石 甘草各一两 芒硝五钱

共为末，每服二钱，鸡子白调下。

华佗治伤寒腹胀神方

桔梗 半夏 陈皮各三钱 生姜五片

水二碗，煎服。

华佗治伤寒中寒神方
生附子一两，去皮脐炮　干姜一两
每服三钱，水二碗，煎取一碗，温服。

华佗治阴症伤寒神方
阴症伤寒，即夹色伤寒，俗名夹阴伤寒。先因欲事，后感寒邪，阳衰阴胜，六脉沉伏，小腹绞痛，四肢逆冷，男子肾囊或女子乳头内缩，或手足弯曲紫黑，黑甚则牙紧气绝。宜急下：
人参　干姜各一两　生附子一枚，剖为八片
水四碗半，煎取一碗，顿服。须臾自脉出而身温矣。

华佗治伤寒阴阳易神方
本症为男女伤寒病，新差未平复，与之交接而得病者，其在男子病新差未平复，而妇人与之交接得病者，名阳易；妇人病新差未平复，而男子与之交接得病者，名阴易。其状身重，小腹里急，或引阴中拘挛，热上冲胸，头重不能举，眼内生眵，四肢拘急，不速治多死。妇人阳易，方宜用：
干姜四两
捣末，汤和一顿服；温覆汗出得解。
男子阴易，宜用：
薤一大握　猳鼠粪十四枚
以水五升，煮取二升，尽饮之。温卧汗出便愈。
又男子阴易，可取女人中裈近阴处烧之，取其灰为散，服方寸匕，日三，小便即利，阴头微肿，此为愈也。若女人病，可取男子裈如前法，酒水服。

华佗治伤寒劳复神方
本症为伤寒病新差，津液未复，血气尚虚，若劳动早，更复成病，故云复也。宜用：
鼠屎二十一枚　香豉一升　栀七枚　大黄三两
以水五升，煎取二升七合，分三服，微取汗，数试异验。

华佗治伤寒食复神方
本症为伤寒病新差，脾胃尚虚，谷气未复，若食猪肉、肠、血、肥鱼及油脂物，必大下利，医所不能治，必至于死。若食饼饵粢饴脯脍炙枣栗诸果物，坚实之物，胃气虚弱，不能消化，必更结热，适以药下之，则胃气虚冷，大利难禁。不下必死，下之又复危险，不可不慎。宜用：
香豉五合　炙甘草　桂心各二两　大黄四两　芒硝半斤
以水六升，煮取二升，去滓，先食，适寒温饮一升，日再。忌海藻、菘菜、生葱等物。

华佗治伤寒百合病神方

百合病者，谓无经络，百脉一宗，悉致病也。皆因伤寒虚劳，大病之后不平复，变成斯病也。其状如欲食复不能食，欲卧不得卧，欲出行而不能出行，如有寒复如无寒，如有热复如无热，诸药不能疗，得药则剧而吐利，行持坐卧，似神灵式凭。治法以百合为主，而佐以知母者，为治已经发汗后，更发之法。方用：

百合七枚　知母三两

先用泉水洗渍百合一宿，去其水；更以泉水二升，煮取一升，去滓；次以水二升，煮知母得一升；与百合汁和，复煮取一升半，分二次服。若已经下后，更发者则如前法浸煮百合七枚外，可更以滑石三两、代赭一两，用水二升，煮取一升，和百合汁复煮，得一升半，如前法服之。又百合病已经吐后更发者，亦如前法，先浸煮百合七枚，乃以鸡子黄纳汁中，搅匀分再服。又若百合病始，不经发汗、吐、下，其病如初者，可仍如前法，先浸煮百合，次以生地黄汁一升，与百合汁相和，再煮取一升半，温分再服。一服中病可，勿更服，大便当出恶沫。

华佗治中风神方

凡卒中风欲死，身体缓急，口目不正，舌强不能语，奄奄忽忽，神情闷乱。宜急用：

麻黄　防己　人参　黄芩　桂心　白芍　甘草　川芎　杏仁各一两　防风一两半　附子一枚　生姜五两

先以水一斗二升，煮麻黄三沸，去沫，乃纳诸药，煮取三升，分三服，极效。

华佗治中风口噤神方

淡竹沥一斗　防风　葛根　菊花　细辛　芍药　白术　当归　桂心　通草　防己　人参　炙甘草　炮附子　茯苓　玄参各一两　秦艽　生姜各二两　枫寄生三两

以淡竹沥煮诸药，得四升，分四次服之。忌海藻、菘菜、猪肉、生菜、生葱、醋、桃、李、雀肉等物。

华佗治中风口㖞神方

取苇筒长五寸，以一端刺耳孔中，四面以面密塞，勿令泄气；一端纳大豆一粒，并艾烧之令燃，灸七壮即差。患右灸左，患左灸右。

华佗治中风失音神方

羌活十分　炙甘草　人参各二分　荆沥　竹沥　生地黄汁各二升　大附子一枚,炮

以诸药纳三汁中，煎取一升六合，去滓，分二次服，未差，四五日更进一剂，取微利。忌面、海藻、菘菜、猪肉、冷水、芜荑、鱼、蒜、黏食。

华佗治中风不语神方

取人乳汁半合，以著美酒半升中合搅，分为再服。

华佗治中风舌强神方

雄黄 荆芥穗等分为末，豆淋酒服二钱。

华佗治中风痰厥神方

生川乌头 生附子各半两，并去皮脐 生南星一两 生木香二钱半

每服五钱，生姜十片，水煎一盏，温服。

华佗治中风痰壅神方

将旋覆花洗净、焙干为末，蜜为丸大如梧子，卧时茶下五丸至七丸或十丸。

华佗治中风气厥神方

治法略同于中风痰厥，可略为加减。

华佗治中风发热神方

大戟 苦参各四两

用白醋浆一斗煮沸洗之。

华佗治中风掣痛神方

凡身中有掣痛不仁不随处者，取干艾叶一纠许丸之，纳瓦甑下，塞余孔，唯留一目。以痛处着甑目下，烧艾以熏之，一时间愈矣。

华佗治中风腹痛神方

取盐半斤，熬令尽，着口中饮热汤二升，得便、吐愈。

华佗治中风角弓反张神方

鸡屎二升 大豆一升 防风三两

以水三升，先煮防风取三合汁，纳豆、鸡屎二味，熬之令黄赤色，用酒二升淋之，去滓；然后用防风汁和，分为再服。相去如人行六七里，衣覆取汗，忌风。

华佗治中风口眼歪斜神方

皂角末，陈醋调涂口上。右㖞涂右，左㖞涂左，俟干即换，数次即愈；或以生乌头、青矾嗜鼻亦效。

华佗治中风颈项直硬神方

此肝肾受风寒所致也。将宣木瓜去瓤，入乳香、没药于其中，以线缚定，饭锅上蒸三、四次，研成膏，入生地黄汁，热酒冲服。

华佗治中风手足不遂神方

白术 地骨皮 荆实各五升 菊花三升

以水三石，煮取一石五斗，去滓，澄清取汁。酿米二石，用面如常法，以酒熟随量饮之，常取半醉，勿令至吐。

华佗治中风半身不遂神方

独活四两 桂心五两 生葛根八两 炙甘草 防风 当归各二两 芍药 附子各一两，炮 半夏一升，洗

上药以水一斗，煮取三升，分为三服，日三，大验。忌海藻、菘菜、生葱、猪肉、羊肉、饧。

华佗治五癫神方

癫病有五：一曰阳癫，发时如死人，遗尿，有顷乃解；二曰阴癫，坐初生小时脐疮未愈，数洗浴，因此得之；三曰风癫，发时眼目相引，牵纵反急强，羊鸣，食顷方解，由热作汗出当风，因以房室过度，醉饮饱满行事，令心气逼迫，短气脉悸得之；四曰湿癫，眉头痛，身重，坐热沐发，湿结脑，汗未止得之；五曰马癫，发时反目口噤，手足相引，身皆热，系小时风气脑热不和得之。下方任何癫症，俱可用之。方用：

铜青 雄黄 空青 东门上鸡头 水银各一两 猪苓 茯苓 人参 白芷 石长生 白薇 白薇各二两 卷柏 乌扇各半两 硫黄一两半

上为末，以青牛胆和，着铜器中，于甑中五斗大豆上蒸之。药成丸如麻子，每服三十丸，日二夜一。

按：此方首尾多金石之品，宜于西北。若大江以南，水土柔弱，症多虚弱，不宜用此。恒有以乌蝎、六君、鹿茸、八味收功者，未可执此概论也。孙思邈注

华佗治风癫神方

凡风癫失性，卒然倒地，吐涎沫，遗粪便，人事不知者，用下方治之。

鸱头一枚，炙 葶苈子 铅丹 虎掌 乌头 瓜蒌根各三分 甘遂 大戟炙 天雄炮 蜀椒各二分 白术一分 铁精 茴茹各一两

上共为末，蜜丸大如梧子，酒下二丸，日三。忌桃、李、雀肉、猪肉、冷水。

华佗治羊痫风神方

卒然仆地，不省人事，口吐白沫，声如羊鸣。可用：

铅丹二两，熬成屑 真珠 雄黄 雌黄 水银各一两 丹砂半两

各研末，和以蜜。又捣三万杵，乃为丸，如胡头大。先食服三丸，日再。

华佗治发狂神方

发狂为一种热病，登高而歌，见水而入，戏笑怒骂，不绝于口，舌生芒刺，面目火

肿，治法宜用：

石膏半斤 玄参一斤 白芥子 半夏各三两 知母 甘草 人参各一两 麦冬五两 竹叶数十片

先用糯米半斤，煮汤得半锅，去米入前药煎之，得数碗。患者索水时，即与之。饮后必睡，急用：

玄参一斤 麦冬半斤

煎汤，俟醒时呼饮即与之，服后又睡。醒时仍将前滓煎汤与之。后用：

熟地三两 麦冬三两 玄参六两 山茱萸一两

水煎三碗，与之，一剂即愈。

华佗治痴呆神方

此病患者常抑郁不舒，有由愤怒而成者，有由羞恚而成者。方用：

人参 柴胡 当归 半夏 生枣仁 菖蒲各一两 茯苓三两 白芍四两 甘草 天南星 神曲 郁金各五钱 附子一钱

水十碗，煎取一碗，强饮之。少顷困倦欲睡，任其自醒即愈。

华佗治花癫神方

此病多发于女子，缘肝木枯槁，内火燔盛所致。宜平肝散郁祛邪之剂。方用：

柴胡五钱 芍药一两 当归五钱 炒栀子三钱 甘草一钱 茯神三钱 菖蒲一钱 麦冬五钱 玄参三钱 白芥子五钱

水煎服，饮后即卧，卧后醒时即愈。

华佗治牛马癫神方

牛马癫病发时，作牛马之声，以大人居其多半，宜健胃祛痰之剂。方用：

白术五两 人参三两 甘草 生南星 半夏各一两 陈皮一钱 附子一钱

共为末，蜜为丸。须于病未发前服之，服后永不再发。患羊癫者，亦可先用此方治之。

华佗治五邪神方

凡中邪者，多由心神怯弱，外邪乘之，遂致痰迷心窍，一时卒倒，患者精神错乱，心悸跳动，妄言谵语，似有鬼神凭之。宜安神开窍，导热壮元之剂。方用：

茯神 茯苓 菖蒲 人参各三两 赤小豆四合

以水一斗，煮取二升半，分三服。

华佗治尸厥神方

人参一两 白术 半夏 茯苓各五钱 菖蒲一钱 陈皮五分

水煎服。

华佗治见鬼卒倒神方

凡人偶游神庙之内，在棺椁之旁，偶迫尸气，感中阴邪鬼魅，易致此症。宜先以：

瓜蒂、赤小豆各一两，研末。更以：

香豉一合，热汤七合，煮成稀糜，去滓取汁，和前药温顿服之，俟快吐乃止。后用：

白术一两　茯苓五钱　白薇二钱　陈皮五分　半夏一钱　神曲　炮姜各一钱

水煎服。

华佗治男女风邪神方

凡男女偶中风邪，男梦见女，女梦见男，梦中交欢，日久成劳；悲愁忧恚，喜怒无常，日渐羸瘦，连年累月，深久难疗。或半月或数月一发。宜散肝风，去痰湿。方用：

桑寄生三两　白术　茵芋各二两　桂心　天雄　菖蒲　细辛　茜根　附子　干姜各一两

上共捣为末。用酒服下方寸匕，日三。修合时勿令妇人、鸡犬及病者家人知见，令邪气不去，禁之为验。

华佗治中贼风神方

贼风者，谓冬至之日，有疾风从南方来者。人若中之，则五脏四肢及心胸腰背等处，痛不可忍，至能伤害于人，故名贼风。宜以：

桂心　防风　黄芩　干姜　茱萸　秦艽　甘草各三两

用水五升，煮取一升半，分再服，以愈为止。忌海藻、菘菜、生葱。

华佗治历节风神方

患此者，历节疼痛，不可忍，屈伸不得。由饮酒腠理汗出当风所致。亦有血气虚受风邪而得之者。宜用：

独活　羌活　松节等分

用酒煮，空心服。

华佗治白虎风神方

日夜走注，百节如啮。以：

陈醋五升，煎数沸，切葱白三升，煎一沸，滤出，以布蘸汁，乘热裹之。

华佗治鬼箭风神方

患者头项肩背，手足腰肢等处，筋骨疼痛不安。用：

鲮鲤甲一钱，炒黄　泽兰三钱

酒煎服。

华佗治骨软风神方

患者腰膝痛不能行，且遍身瘙痒。可用：

何首乌　牛膝各一斤

以酒一升，浸七日，取出曝干，捣为末，枣肉和丸如梧子大，每服三五十丸，空心酒下。

华佗治鹤膝风神方
此病初起时，膝下酸痛，渐至膝盖膨胀，股筋憔瘦。其病原为肾虚亏。可用：
新鲜白芷
酒煮成膏，每日以膏二钱、陈酒送服。再用以涂患处，至消乃止。

华佗治鹅掌风神方
手掌白皮，坚硬干燥，层层蜕皮，血肉外露，或痛或痒，久则难愈。用：
鸽屎　白雄鸡屎
炒研，煎水洗之，忌入口。

华佗治鸡爪风神方
发时手指拘挛，卷缩如鸡爪，故名。
急于左右膝盖骨下两旁鬼眼穴中，各灸三壮，立愈。

华佗治大麻风神方
本症由水枯火盛，乘天地肃杀之气所致。形虽见于皮肤，毒实积于脏腑。其候先麻木不仁，次发红斑，再次浮肿，破烂无脓，再久之则湿热生虫，攻蚀脏腑，往往眉落目损，唇形声嘶，耳鸣，足底穿，指节脱落，鼻梁崩塌。治法先以：
麻黄　苏叶各半斤　防风　荆芥各四两
煎汤一桶，沐浴浸洗，换新衣。然后以：
生膝　松香各半斤
和匀，盛瓦盆内，入大螃蟹七只，小者倍之，以盆一半埋入土内，日则晒之，用柳枝搅扰；夜则覆之。阅二十一日而成水。再以：
雄黄半斤　蛇蜕七条　川乌　草乌俱以姜汁浸泡　人参　天麻各二两
共研为末，以蟹漆汁为丸，于洗浴后服之。每服三钱，陈酒送下。再饮至醉，覆被取汗，汗干后去衣，于隙地焚之，更换新衣。至午再服三钱，陈酒下，至醉。再用夏枯草蒸铺席下卧之，不取汗。次日仍如前行之，并焚去旧衣、旧草。如是七日，其病尽出，如痘如疮。再服七日，痂脱而愈。终身忌螃蟹、犬肉。

华佗治大疠风神方
凌霄花五钱　地龙焙　僵蚕炒　全蝎炒，各七个
为末，每服二钱，温酒下；先以药汤浴身，次乃服药，俟出臭汗为度。

华佗治走游风神方
风菱壳
烧灰，研细，香油调敷，极效。

华佗治绣球风神方
茄一枝连根叶
煎汤熏洗，凡七日而脱壳，极灵效。

华佗治疬疡风神方
石硫黄三两　硇砂　生附子各二两　雄黄一两
共捣成末，以苦酒和如泥，涂疡处，干即更涂，以差为度。

华佗治白癜风神方
苦参三斤　露蜂房炙　松脂　附子炮　防风各三两　栀子仁五两　乌蛇脯炙，六两　木兰皮
共捣为末，一服一匕，陈酒下。外用：
附子　天雄　乌头各三两　防风二两
以豚脂煎膏涂之。

华佗治白驳风神方
多生于颈项及头面上，浸淫渐长，状类癣而无疮。治法先洗拭驳上，以竹篦刮之，使㾦痛，拭干后，以干鳗鲡鱼脂涂之，轻者一次即愈，重者不逾三次。

华佗治各种瘫痪神方
瘫痪谓四肢不能动弹，顽痹不仁，筋骨挛缩也。治法须视其得疾之原因而异：
如因中风而瘫痪者，宜用：
鲮鲤甲　川乌头炮　红海蛤各二两
为末，每用半两，捣葱白为汁，和成泥饼，经约寸许，随左右贴脚心，缚定，以脚浸热汤盆中，待身麻汗出即去药，半月行一次，自能除根。
如因风湿而成瘫痪者，宜用：
凤仙花　柏子仁　朴硝　木瓜
煎汤洗浴，每日二三次。
因热风而起瘫痪者，可用：
羌活二升　楮实子一升
为末，酒服一匕，日三。
因暑湿而成瘫痪者，用：
自然铜烧红，酒浸一宿　川乌头　五灵脂　苍术各一两　当归二钱
酒浸后，干研为末，酒糊丸梧子大，服七丸，酒下，觉四肢麻木始止。

华佗治肾囊风神方

鳖甲 蛇床子 白芷等分

研末,以香油调敷,极效。

华佗治霍乱吐痢神方

霍乱者,由温凉不调,阴阳清浊二气有相干乱之时,其乱在于肠胃之间者,因遇饮食而变,发则心腹绞痛。其有先心痛则先吐,先腹痛者则先痢,心腹俱痛,则吐痢兼发。谓之霍乱者,言其病挥霍之间便致撩乱也。宜急用:

半夏 人参各三两 附子炮 干姜炮,各四两 桔梗二两

共捣为末,为丸如梧子,以苦酒下二丸,不差复服。如霍乱已死,上屋唤魂,又以诸治皆至,而犹不差者,可捧病人俯之,伸臂对以绳度两头肘尖头,依绳下夹背脊不骨穴中,去脊各一寸,灸之百壮。不治者,可灸肘椎。已拭数百人,皆灸毕即起坐。

华佗治霍乱转筋神方

转筋者,由冷气入于筋故也。凡霍乱大吐痢之后,阴阳俱虚,则手足逆冷,而营卫不理,冷搏于筋,则筋为之转。急用:

吴茱萸一升 甘草炙 干姜炮,各二两 蓼子一把 乱发一两,烧 桂心二两

以水七升,煮取二升三合,去滓分温三服,服别相去如人行六七里,并灸蹶心当拇指大聚筋上六七壮,名涌泉。又灸足大趾下约中一壮,神验。

华佗治霍乱干呕神方

干呕者,谓欲呕而无出也。用:

厚朴炙,二两 生姜 枳实炙,各三两

以水六升,煮取二升,分三服,并灸手腕后三寸两筋间左右各七壮,名间使。若正厥呕绝,灸之便通。

华佗治霍乱腹痛神方

人参 干姜炮 甘草炙 白术各三两 当归 芍药各二两

以水三升,去滓,温服一升,日三。

华佗治霍乱四逆神方

霍乱大吐大下后,其肠胃俱虚,乃至汗出,其脉欲绝,手足皆冷者,名为四逆。宜急用:

吴茱萸 细辛 通草 甘草炙 葛根各二两 当归 桂心 芍药各三两 生姜八两

以水六升,酒六升,合煮取三升,分四服。并灸两足内踝上一尖骨是也,两足各七壮,不愈加数,名三阴交,在内踝尖上三寸是也。

华佗治霍乱烦躁神方
其症为霍乱吐下之后，烦躁而不得安卧。用：
葱白二十茎 大枣二十枚
以水二升半，煮取一升，去滓，顿服之。

华佗治霍乱烦渴神方
本症因大吐之后，上焦虚气不调，气乘于心，则烦闷也；大利之后，则津液竭，津液竭则脏燥，脏燥则渴也。可用：
木瓜一枚
以水四升，煮取二升，渴则即令饮之。根茎亦可用之。

华佗治干霍乱神方
凡霍乱多吐利，若上不得吐，下不得利，腹痛欲死者，名干霍乱。宜用：
盐一匕
熬令色黄，和童溺一碗，温服之，俟能吐即愈。

华佗治绞肠痧神方
用马粪一两，炒黑
入黄土一撮，微炒，以陈酒热服五钱，一剂即痛去如失。

华佗治噤口痧神方
患者寂无声息。宜先用瓷匕渍于热水与香油汁中，在背心自上而下刮之，始轻后重，俟刮至痧点起块乃止。再用：
乌药 青皮 陈皮 山楂 紫朴
五味等分，温服。

华佗治羊毛痧神方
患者腹胀痛，延及背心或腰胯，如有芒刺。可用烧酒坛头泥土，研之极细，和烧酒作辊擦痛处，即有细白毛粘于其上。

华佗治痧痧神方
患者满身胀痛，面色黯然，各部皆现黑斑，是为毒在脏腑，以致气滞血凝。方用：
苏木 延胡索 五灵脂 天仙子 莱菔子各一两 三棱 莪术 姜黄 陈皮 槟榔 枳实 厚朴各七钱 乌药五钱 香附四钱 沉香 降香各三钱 阿魏二钱
捣细末，为丸如绿豆大，每服十五丸，砂仁汤下。

华佗治斑痧神方

患者头眩眼花，恶心呕吐，身有紫斑，痧在肉内。治法先如治噤口痧法。次以：

天花粉 丹皮 薄荷 地骨皮 山栀 玄参 细辛

七味等分，兼服。

华佗治各种痧症神方

初起时多半腹痛，亦有并不痛，只觉昏沉胀闷者，切忌服姜。急用：

南蛇藤

煎水冲酒服之。

华佗治夏季中暑神方

人参一两 青蒿一两 香薷三钱 白术五钱

水煎服，极有效。

如中暑发狂，气喘，汗如雨下。宜急用：

人参 石膏各四两 黄连三钱

水煎服，一剂而神定，二剂而汗止。

若中暑猝倒，心痛欲死者。宜用：

青蒿一两 黄连 人参 白术各三钱 茯神 藿香各五钱 香薷 半夏各一钱

水煎服，一剂而痛即止。

又如中暑忽倒，口吐白沫，将欲发狂，身如火烧，紫斑烂然者，多不可救。宜急用：

玄参 麦冬各三两 天冬 青蒿各一两 升麻 荆芥 黄连 黄芩各三钱

水煎服，一剂而斑色变淡，三剂而斑色褪尽矣。

华佗治核子瘟神方

生石膏一两 玄参 野菊花 金银花 连翘 丹皮各四钱 薄荷 射干 贝母各二钱 甘草一钱

清水煎服，至愈而止。

华佗治大头瘟神方

延胡索一钱五分 皂角 川芎各一钱 黎芦五分 闹羊花二钱五分

共为末，用纸捻蘸药，探入鼻中，取嚏即愈。无嚏者难治。

华佗治虾蟆瘟神方

患者面赤项肿，状似虾蟆，故名。即用：

青蛙

捣汁水调，空心顿服，极效。

华佗治肺热瘟神方
西牛黄吞一分 当门子吞二厘 老梅冰片吞一分 大黄 芒硝各五钱 犀牛角磨一钱,服之。

华佗辟疫酒神方
大黄十五铢 白术 桂心各十八铢 桔梗 蜀椒各十五铢 乌头六铢 菝葜十二铢

上捣末,盛绛袋中,以十二月晦日中悬深井中,令至泥,正月朔旦平晓出药,置酒中煎数沸,于东向户中饮之。一人饮,一家无疫,一家饮,一里无疫。

华佗辟瘟丹神方
雄黄 雌黄 曾青 鬼臼 真珠 丹砂 虎头骨 桔梗 白术 女青 川芎 白芷 徐长卿 芜荑 鬼箭羽 藜芦 菖蒲 皂荚各一两

上十八味,末之,蜜丸如弹子大,绢袋,男左女右带之。卒中恶病及时疫,吞如梧子一丸,烧弹大一丸户内,极效。

华佗治水谷痢神方
人参 地榆 厚朴炙 干姜 乌梅熬,各六分 白术 当归各五分 赤石脂 龙骨各七分 熟艾 甘草各四分 黄连十分

上共捣为末,实为丸如梧子大,米饮汁下二十丸,日三服。

华佗治水痢神方
茯苓 白龙骨 诃子皮 黄连 酸石榴皮各八分

上捣筛为末,蜜丸如梧子大,空心服三十丸,日再服,差止。

华佗治冷痢神方
冷痢者,由肠胃虚弱,受于寒气,肠虚则泄,故为冷痢。凡痢色青色、白色及黑色皆为冷也。诊其脉,沉则生,浮则死。方用:

黄连二两 甘草炙 附子炮 阿胶炙,各半两

水三升,煮取一升半,分二服之。

华佗治白滞痢神方
白滞痢者,为肠虚而冷气客之,搏于肠间,津液凝滞成白者。宜用:

赤石脂八两 干姜 龙骨 当归各三两 附子炮 牡蛎熬,各二两 芍药 甘草炙,各一两 人参一两半 白术一升

先以水一斗二升,煮白术取九升,内药煮取三升,分为三服;脓者加厚朴三两;呕者加陈皮二两。

华佗治冷热痢神方

冷热痢者,其痢乍黄乍白,由肠胃虚弱,宿有寒而为客热所伤,冷热相乘而致。方用:

香豉一升　白术六两　薤白一升　升麻二两

以水七升,煮取二升半,分为三服。

华佗治热毒痢神方

苦参　橘皮　独活　阿胶炙　蓝青　黄连　鬼箭羽　黄柏　甘草

右等分捣末,蜜烊胶为丸如梧子,水下十丸,日三。或以:

生犀角　酸石榴皮　枳实

末之,每服二三寸匕,日再。

华佗治赤痢神方

香淡豉半升　黄连一升

先以水一升半,浸豉一日,滤取汁,碎黄连,薄绵裹豉汁中,煎取强半升,空腹顿服,即止。

华佗治久痢神方

久患赤痢,连年不愈。以:

地榆　鼠尾草各一两

用水二升,煮取一升,分为二服。

如不差,取屋尘,水尽去滓,服一升,日二服。

华佗治赤白痢神方

凡痢皆由营卫不足,肠胃虚弱,冷热之气,乘虚入于肠间,肠虚则泄,故为痢也;热乘于血,血渗肠内,则为赤痢;冷气搏于肠间,津液凝滞,则为白痢;冷热相交,则赤白相杂。宜用:

鹿茸二分　石榴皮二两　干姜二分　枣核中仁七枚　赤地利一两,烧灰

右共捣为散,先食饮服方寸匕,日三夜一,若下数者,可五六服。

华佗治五色痢神方

酸石榴皮五个　莲子捣汁二升

每服五合,神效。

华佗治休息痢神方

肠胃虚弱,易为冷热所乘,其邪气或动或静,故其痢乍发乍止。治宜用:

黄连、龙骨如鸡子大一枚　阿胶如掌大,炙　熟艾一把

右四味，水五升，煮三物，取二升，去滓，乃内胶烊之，分再服。

华佗治噤口痢神方
用木鳖子六枚，去壳，取净仁研泥，分作二分，用面烧饼一枚，切作两半，以半饼作一窝，内药其中，乘热覆患者脐，约炊许，再换其半，痢止即思食。

华佗治疟疾神方
常山 甘草炙 大黄 桂心各四分

上四味，末之，蜜为丸，如兔屎，每欲发服六丸，饮下之。欲服药，先进少热粥良。

华佗治温疟神方
凡疟疾先寒而后热者曰寒疟，因先伤于寒而后伤于风也；若先伤于风而后伤于寒，则先热而后寒，名曰温疟。方用：

知母六两 石膏一斤 甘草二两，炙 粳米六合

上四味，以水一斗二升，煮取米烂，去滓，加桂心三两，煎取三升，分温三服，覆令汗，先寒发热，汗出者愈。

华佗治山瘴疟神方
本症生于岭南，带山瘴之气也，重于伤暑之疟。治用：

蜀漆 知母 升麻 白薇 地骨皮 麦冬各五分 乌梅肉 鳖甲炙 葳蕤各四分 石膏八分 甘草三分，炙 常山六分 豆豉一合，熬

上捣为末，蜜和丸如梧子大，饮下十丸，日再服，加至二十丸，此方用无不差。

华佗治间日疟神方
大黄三分 常山 甘草炙，各一分半

上三味，以水三升，煮取一升，去滓，更以水二升，煮滓取一升；未发服醨，醨是后煮者；相次服醇，醇是前煮者；差。

华佗治三日疟神方
陈香橼一枚，去顶皮

入研细明雄黄，同内火中煅之，取出研极细，每服七分，干咽下，不用水。

华佗治三阴疟神方
凡疟过正午而发者，谓之三阴疟。用：

花椒二钱五分 朱砂一钱二分五厘 麝香 冰片各三分

共末之，分掺二膏药，一贴背脊第三椎肺俞穴，一贴当胸，极效。

华佗治劳疟神方

疟积久不愈，则表里俱虚，客邪未散，真气不复，故疾虽暂间，少劳便发，谓之劳疟。

鳖甲炙 蜀漆 知母各二两 常山三两 乌贼鱼骨 附子 蜀椒各一两

上七味，以酒三斗浸一宿，平日服一合，稍稍加至二合，日三四服。

华佗治久疟神方

龙骨一两 常山三两 大黄二两 附子二分，炮

右末之，以鸡子黄丸如梧子大，先发、临发各饮服五丸，无不断。忌生葱、生菜、猪肉等。

华佗治水肿神方

葶苈子炒黑 甘遂各一两 吴茱萸四两

右三味，别捣，异下筛，和以蜜，丸如梧子，服五丸。

华佗治风水神方

风水者，由肾脾气虚弱所为，肾劳则虚，虚则汗出，汗出逢风，风气内入，还客于肾，脾虚又不能制于水，故水散溢皮肤，又与风湿相搏，故云风水也，其候全身浮肿如裹水之状。方用：

木防己 白术各四两 黄芪五两 生姜三两 甘草炙，二两 大枣十二枚

右六味，以水六升，煮取二升，分三服。喘者加麻黄，身重胃中不和者加芍药，气上冲者加桂心，下久寒者加细辛、防己、黄芪为本。服药欲解，当如虫行皮中状，从腰以下冷如冰，服汤后坐被上，又以一被绕腰温下，令得汗，汗出则愈。

华佗治水通身肿神方

麻子五升 商陆一斤 防风三两 附子一两，炮 赤小豆三升

先捣麻子令熟，以水三斗煮麻子，取一斗三升，去滓，内药及豆，合煮取四升，去滓，食豆，饮汁，日再。

华佗治水气肿臌胀神方

葶苈子七两，熬 甘遂五两 茯苓 椒目各三两 吴茱萸二两

右捣末，蜜和丸，如梧子大，以饮服五丸，日三服，不知稍加丸，以利为度。

华佗治病后浮肿神方

选家鹜之年久者三匹，加厚朴蒸食①之，极有效。惟体虚者勿服。

---

① 食：原作"合"，句不顺，据文义改。

华佗治水臌神方

水臌者,谓满身皆水,按之如泥者是。不急治,则水蓄于四肢,不得从膀胱出,变为死症而不可治。方用:

牵牛 甘遂各二钱 肉桂三分 车前子一两

水煎服,一剂而水流升余,二剂即愈。断不可与三剂。病后宜以参术之品补脾,更须忌食盐。

华佗治气臌神方

气臌者,乃气虚作肿,症一如水臌之状,第按之皮肉,则不如泥耳。先起于足面,渐及于上身与头面。治法宜健脾行气,副以利水之剂,与治水臌法大异。方用:

白术 薏苡仁 茯苓各一两 人参 山药 车前子 神曲 莱菔子各一钱 枳壳五分 甘草 肉桂各一分

水煎服,日服一剂,十剂觉气渐舒,三十剂而全愈。亦禁忌食盐,须于三月后用之,犯则不救。

华佗治虫臌神方

患者小腹微痛,四肢浮胀,面红而带黑,壮如虫蚀,眼下无卧蚕微肿之形,是为本症之候。治宜杀虫,虫去则臌胀自消。方用:

雷丸 神曲 茯苓 白矾各三钱 车前子五钱 当归 鳖甲炙 地栗粉各一两

一剂即下虫无数,二剂而虫尽。愈后乃须补脾,以防再发。

华佗治血臌神方

本症之原因,或由倾跌后血瘀不散,或因郁忧而血结不行,遂致腹中结成血臌。倘不明证治之法,而妄用治水治气之法治之,其患匪少。法宜消瘀荡秽。用:

水蛭炒末,三钱 雷丸 红花 枳实 白芍 牛膝各三钱 桃仁四十粒,去皮尖捣碎 当归二两

水煎服,一剂即下血斗余,再剂则血尽而愈。愈后宜用补气血之剂调理之,否则恐成干枯之症。

华佗治脚气初发神方

脚气病,皆由感风毒所致。凡湿冷之地,久立与久坐,皆能使热湿与冷湿之气入于经络,始从足起,渐及小腹,甚乃上攻心胸,若不急治,逐至杀人。宜于其初发时,即以胡麻叶捣蒸薄裹,日二易,即消;若冬月取蒴藋根切捣,和糟三分,根一分,合蒸令热,裹如前法,效。

华佗治脚气冲心神方

凡遇脚气攻心,腹胀气急则死。急用:

吴茱萸三升 木瓜二合 槟榔二十颗 竹叶二升

上四味，以水一斗，煮取三升，分三服，得快利，急差。忌生菜、熟面、荞麦、蒜等物。外用：

糜穰一石，纳釜中，煮取浓汁，去滓，内椒目一斗，更煎十余沸，浸脚三两度，如冷温浸洗，差止。

华佗治脚气肿满神方

大豆二升，以水一斗，煮取五升，去豆

桑根白皮一握　槟榔二十七枚　茯苓二两

将下列三味，以前豆汁渍经宿，煮取二升，去滓，添酒二合，内药中，随多少服之。忌酢物。

华佗治脚气心腹胀急神方

本症由风湿热毒，从脚上入于内，与脏气相搏，结聚不散，故心腹胀急。治宜下气消胀。用：

昆布八两　射干四两　羚羊角　橘皮各三两　茯苓　干姜各一两　荜茇　吴茱萸　大黄各六分　杏仁去皮尖五分

右捣末，蜜和为丸如梧子，饮服十五丸，利多服七丸，以意消息。不能食者，加白术六分、神曲末十分。气发服已，前丸得定，如不定作槟榔皮汤压之。忌酢物。

华佗治脚气痹挛神方

脚气病有挟风毒者，则风毒搏于筋，筋为之挛；风湿乘于血，则痹；故令痹挛也。下方专治风虚气满，脚疼冷痹，挛弱不能行。

石斛　丹参各五两　侧子　秦艽　杜仲　山茱萸　牛膝各四两　桂心　干姜　羌活　川芎　橘皮　椒　黄芪　白前　茵芋　当归各三两　防风二两　薏苡仁一升　五加皮根五两　钟乳八两

右二十一味，以绢袋盛之，浸清酒四斗内三日，初服三合，日再，稍稍加之，以知为度。忌猪肉，冷水，生葱。

华佗治老人脚气神方

以猪胃一具，洗净，细切，水洗布绞干，和蒜、椒、酱、醋五味常食之。

华佗治诸黄症神方

诸黄病者，谓一身尽疼，发热面色润黄。此由寒湿在表，则热蓄于脾胃，腠理不开，瘀热与宿谷相搏，郁蒸不得消，则大小便不通，故身体面目皆变黄色，其类别有黄疸、黑疸、赤疸、白疸、谷疸、马黄等。宜用：

瓜蒂二七枚　赤小豆二七枚　秫米二七粒

右捣为散，取如大豆粒，吹鼻中。

华佗治急黄神方

脾胃有热，谷气郁蒸，因为热毒所加，故卒然发黄，心满气喘，发于顷刻，故云急黄。有得病即身体面目发黄者；有其初不知，直至死后而身面现黄者。其候得病时，但发热心战者是急黄也。治用：

赤小豆 丁香 黍米 瓜蒂各二七枚 麝香 薰陆香等分，研 青布二方寸，烧为灰

右捣为散，饮服一钱匕，则下黄水，其黄即定。忌生冷，熟面，黏食，陈臭等。

华佗治黄疸神方

患者身体、面目、爪甲及小便皆黄，由饮酒过度所致。方用：

茵陈 柴胡各四两 升麻 黄芩 大黄各三两 龙胆草二两

以水九升，煮取三升，分三服。若身体羸，去大黄，加栀子仁五六两、生地黄一升。

华佗治阴黄神方

患者身面色黄，头痛而不发热。其病原为阳气伏，阴气盛，热毒乘之所致。治宜用：

茵陈四两 白鲜皮 黄芩 芍药 青木香 柴胡 枳实炙 黄连 土瓜根 大青各三分 瓜蒌 栀子各四分 紫雪八分 大黄十分

右十四味，捣筛为散，煮茅根饮待冷，平旦空腹，以茅根饮服五钱匕，一服少间，当一两行微利，利后煮稀葱豉粥食之，利多以意渐减，常取微泄，利通一两行为度，差止。

华佗治酒疸神方

患者身目发黄，心中懊痛，足胫满，小便黄，面发赤斑，其原为虚劳之人，饮酒多，进谷少，脉浮者先吐之，沉弦者先下之。方用：

栀子五枚 枳实五枚 香豉一升 大黄一两

以水六升，煮取二升，去滓，温服七合，日三服。

华佗治谷疸神方

患者每于食毕后，头眩心忪，怫郁不安而发。其原为失饥大食，胃气冲熏所致。可用：茵陈四两，以水一斗，煮取六升，再用其汁煎大黄二两，栀子七枚，得二升，分为三服，黄从小便去，病出立愈。

华佗治劳疸神方

劳疸者，谓因劳而得也。方用：

苦参三两 龙胆草二两 栀子仁三七枚

合捣末，猪胆和为丸如梧子，一服五丸，日三四服，以饮汁下之。

华佗治女疸神方

患者身目皆黄，发热恶寒，小腹满急，小便困难，其原因为大劳大热而房室，房室毕入水所致也。治用：

硝石　枯矾

二味捣为末，以大麦粥汁和服方寸匕，日三，覆被取汗，病随大小便去。

华佗治黑疸神方

此症为患黄疸、酒疸、女疸、劳疸积久而变成者。患者身体尽黄，额上反黑，足下热，大便黑者是也。治用：

赤小豆三十枚　茯苓六铢　瓜蒂四铢　雄黄二铢　甘草炙,半两　女萎四铢

上六味，先以水三升，煮小豆、茯苓取八合汁；捣后四药为散，取前汁调半钱匕，适寒温服之，须臾当愈，吐则愈。

华佗治五蒸神方

蒸者系附骨热毒之气，皆为死之端渐，约举其类，有五蒸焉。一曰骨蒸，其根在肾；二曰脉蒸，其根在心；三曰皮蒸，其根在肺；四曰肉蒸，其根在脾；五曰内蒸，其根在五脏六腑之中。解治之法用：

石膏五两　茯苓　干地黄各三两　人参　黄芩各二两　葛根三两　知母二两　甘草炙,一两　竹叶二把　粳米一合

上以水九升，煮取二升半，分为三服。

华佗治骨蒸神方

凡男子因五劳七伤，或缘肺壅瘴疟之后，宿患痃癖；妇人因产后虚劳，漏汗寒热，或为月闭不通，因兹渐渐瘦损。初者盗汗，后则寒热往来，渐增咳嗽，面色苍白，两颊有时赤如胭脂。此病不治者多。宜急用：

青蒿苗六月六日采　知母　黄连　大黄　栀子仁　瓜蒌　常山　葳蕤各八分　苦参皮十二分　甘草炙　蜀漆洗,各五分

上捣末，蜜和丸如梧子，饮服五丸，渐加至十五丸，日再，以知为度。

华佗治瘦病神方

凡虚劳之人，精髓枯竭①，血气虚弱，不能充盛肌肤，故羸瘦也。且其候多脚手酸疼，口干壮热。方用：

獭肝炙,六分　天灵盖烧　生犀角屑　前胡　升麻各四分　松脂　甘草炙,各五分　枳实炙,四分

上捣筛，蜜和丸如梧子，空腹以小便浸豉汁下二十丸，日再。

---

① 竭：原作"渴"，形误，据文义改。

华佗治传尸神方

此病多由临尸哭泣，尸气入腹，连绵或五年三年，微劳即发，不除其根，祸堪灭门。方用：

獭肝一具，破干炙　鳖甲炙　野狸头炙，各一枚　汉防己一两半　蜀漆洗　麦门冬去心　甘草炙，各一两

上捣筛，以羊肾脂二分，合蜜一分，烊和为丸如梧子，服十丸，加至十五丸，日再，以饮下之。其药合和讫，一分着头边，一分悬门额上，一分系臂上，先服头边，次服臂上，次服门上者，大验。忌海藻，菘菜，苋菜。

华佗治飞尸神方

飞尸者，发无由，忽然而至，若飞走之急疾，故云。其候心腹刺痛，气息喘急胀满，上冲心胸。治用：

细辛　天雄炮　莽草各一分　真珠　雄黄各二分　桂心三分　附子炮　干姜　乌头炮，各四分

上捣散，服五分匕，不知稍增，用陈酒下。忌猪肉，冷水，生葱，生菜。

华佗治遁尸神方

遁尸者，言其停遁在人肌肉血脉之间，有触即发，久而不消，故名，其候略同飞尸。治用：

鹳骨炙，三寸　羚羊鼻炙，令焦，二枚　蜥蜴炙，一枚　斑蝥去翅足熬，十四枚　芫青去翅足熬，二十枚　鸡屎白熬，三两　藜芦去芦头熬令黄　干姜各一两　巴豆去心皮熬令黑，五枚　麝香二分

上捣末，蜜和丸如小豆，空腹以饮服三丸，日二服，稍加至六七丸，以知为度，至吐痢乃止。

华佗治鬼魅精魅神方

人为鬼物所魅，则好悲而心自动，或心乱如醉，狂言惊怖，向壁悲啼，梦寐喜魇，或与鬼神交通。病者乍寒乍热，心腹满，短气不能食。治宜杀鬼之剂。

丹砂　龙骨　雄黄　马目毒公　鬼箭各五两　鬼臼二两　赤小豆三两　芫青一枚　桃仁去皮尖熬，别研，百枚

上九味，捣下筛，则研雄黄、丹砂，细绢丝合诸药，拌令和调后，内蜡和之，大如弹丸，绛囊盛之，系臂，男左女右，小儿系头。合药勿令妇人鸡犬见之，所服蜜和丸如梧子，一日服三丸，日三。忌五辛生血物。

华佗治鬼神交通神方

男女梦与鬼神交通，致心神恍惚者。用：

鹿角屑

酒服三撮，日三。

华佗治盗汗神方

盗汗者，因睡眠而身体流汗也。此由阴虚所致，久不已，令人羸瘠枯瘦，心气不足，亡津液故也。方用：

麻黄根　牡蛎碎之绵裹，各三两　黄芪　人参各二两　枸杞根　白皮　龙骨各四两　大枣七枚

上以水六升，煮取二升五合，去滓，分温六服，如人行八九里久，中间任食，一日令尽。禁蒜等物。

华佗治不眠神方

睡前灯心草一握煎汤代茶饮，即得安睡。

华佗治咳嗽神方

紫菀五钱　五味子一两　桂心二两　麻黄去节，四两　杏仁去皮尖碎之，七十枚　干姜四两　甘草二两，炙

上药以水九升，煎取二升半，去滓，温服七合，日三。

华佗治五嗽神方

五嗽者，谓上气嗽、饮嗽、燥嗽、冷嗽、邪嗽等是也。方用：

皂荚炙　干姜　桂心

等分末之，蜜和丸如梧子，服三丸，酒饮俱可，日三。忌葱。

华佗治新久咳神方

款冬花　干姜　芫花根各二两　五味子　紫菀各三两

先以水煮三味，取三升半，去滓，内芫花、干姜，加白蜜三升，合投汤中，令调，于铜器中微火煎如饴，可一升半，服枣核大含之，日三服。曾数用甚良。忌蒜、面、腥、腻。

华佗治积年久咳神方

香豉四分，熬　杏仁二分，去尖皮　紫菀　桂心各三分　甘草八分，炙　干姜二分　细辛三分　吴茱萸二分

上为末，蜜和丸如梧子，服四丸，日三，不知增之，能含嚼，咽汁亦佳。

华佗治热咳神方

杏仁四十枚，去皮尖炒研　柴胡四两　紫苏子一升　橘皮一两

上以水一斗，煮三升，分三服。

华佗治冷咳神方

芫花　干姜各二两　白蜜二升

先以前二味为散，内蜜中搅令和，微火煎令如糜，服如枣核一枚，日三夜一。欲瘥者多服。

华佗治干咳神方
用熟瓜蒌捣汁，入蜜加白矾熬膏，含化，极效。

华佗治咳嗽有痰神方
芫花二两

煮汁，去滓，和饴糖熬膏，每服枣许，神效。

华佗治咳嗽脓血神方
人参二分 瓜蒂三分 杜仲五分

上捣末，平旦空服，以热汤服方寸匕。当吐痰水恶汁一二升，吐已复煮白粥食，痰水未尽，停三日更进一剂。

华佗治老年咳嗽神方
杏仁去皮尖 核桃肉各等分

蜜丸弹子大，每服一丸，细嚼，姜汤下。

华佗治肺热兼咳神方
生地黄汁 生麦冬各三升 生姜汁一合 酥 白蜜各二合

先煎地黄、麦冬、姜汁，三分可减一分，内酥、蜜煎如稀饧，内贝母末八分，紫菀末四分，搅令调。一服一匙，日二夜一。

华佗治肺热咳痰神方
半夏 瓜蒌各一两

上为末，姜汁丸如梧子大，每服二三十丸，热汤下。

华佗治喘嗽神方
蒲颓叶焙

碾为细末，米饮调服，二钱取差。

华佗治气喘神方
杏仁 桃仁各半两

去皮尖炒研，水调生面，和丸如梧子大，每服十丸，姜蜜汤下，微利为度。

华佗治痰喘神方
半夏二钱 甘草炙 皂角各一钱五分 生姜一钱
水煎服,至愈乃止。

华佗治气喘上逆神方
本症人多以为气盛有余,不知实为气虚不足,稍有错误,去生便远。宜用:
人参一两 牛膝三钱 熟地黄 麦冬各五钱 生茱萸四钱 枸杞子 北五味各一钱 核桃三枚 生姜五片
水煎服。

华佗治风痰神方
知母 贝母各一两
为末,每服一钱,用姜三片,二面蘸末,细嚼咽下,即卧,其嗽立止。

华佗治气痰神方
南星曲 半夏曲 陈橘皮各一两
上三味,捣筛,姜汁和丸如梧子,每服四十丸,姜汤下。

华佗治痰哮神方
海带四两
浸透煎汁,调饴糖服,有效。

华佗治哮喘神方
白凤仙花一棵
连根叶捣汁,与烧酒等量相和,曝日候温,以手蘸汁拍膏肓穴,初觉微冷,旋热旋辣,继而微痛,乃止。以巾拭干,毋令感风,续行数日,轻者当愈。

华佗治喘急神方
桔梗一两
捣为散,用童子小便半升,煎取四合,去滓温服。

华佗治年深气喘神方
鸡卵略敲损,浸童便中三四日,煮食良。

华佗治肺痿咳嗽神方
生天门冬捣取汁 陈酒各一升 饴糖一斤 紫菀四合
右共置铜器中,于汤上煎;可丸服如杏仁一丸,日三。忌鲤鱼。

华佗治肺痿喘嗽神方

用防己末二钱 浆水一钱

煎七分，细呷。

华佗治肺胀上气神方

患者肺胀气急，咳嗽喘粗，眠卧不得，热极沉重，气似欲绝。宜用：

紫菀六分 甘草八分，炙 槟榔七枚 茯苓八分 葶苈子三合，炒

上以水六升，煮二升半，去滓，分三服，以快利为度。

华佗治肺痈咳唾神方

胸中满而振寒，脉数，咽干不渴，时出浊唾腥臭，久久吐脓，如粳米者，是为肺痈之候。治用：

桔梗 贝母各三分 巴豆一分，去皮心熬研作脂

上捣筛，强人饮服半钱匕，羸人减之。若病在膈上者必吐，膈下者必利，若利不止，饮冷水一杯则定。忌猪肉，芦笋等。

华佗治肺虚咳嗽神方

木鳖子 款冬花各一两

同为末，每用三钱焚之，吸其烟，良久吐涎，以茶润喉，五六次即愈。

华佗治久嗽喘急神方

知母五钱 杏仁五钱，姜水泡去尖，隔纸炒之

以水一碗半，煎取一碗，食后温服。次以：

莱菔子 杏仁等分

为末，糊丸，每服五十丸，姜汤下。

华佗治咳嗽唾血神方

钟乳五两 牡蛎熬 桂心各六两 射干 桃仁去皮尖 贝母 橘皮 百部根 五味子各三两 生姜六两 白石英 半夏各五两 款冬花 甘草炙 厚朴炙，各二两 羊肺一具

先以水二斗三升煮羊肺，取一斗，去肺内药，取三升，分四服，日三夜一。忌羊肉。

华佗治肺痈咯血神方

薏苡仁三合

捣烂，水二大碗。煎取一碗，入酒少许，分二次服之。

华佗治肺痿咯血神方

防己 葶苈子

等分为散，每服一钱，米饮汤下。

华佗治肺损咯血神方
香附一钱
为末，米汤下，日二服。

华佗治痰中带血神方
款冬花 百合
等分为末，蜜为丸如弹丸大，临睡嚼一丸，姜汤下。

华佗治积热吐血神方
马勃
研末，砂糖和丸，如弹子大，每服半丸，冷水送下。

华佗治劳心吐血神方
莲心七枚 糯米半两
共为末，陈酒下。

华佗治心痛神方
吴茱萸 干姜各一两半 桂心 人参 橘皮 蜀椒 甘草炙 黄芩 当归各一两 白术一两 附子炮，一两半
上捣筛为散，蜜丸如梧子，每服五丸，日三服，稍加至十二丸。

华佗治九种心痛神方
九种心痛者，一虫心痛，二注心痛，三气心痛，四悸心痛，五食心痛，六饮心痛，七冷心痛，八热心痛，九去来心痛，下方悉主之。用：
附子炮 巴豆仁去心皮熬 人参 生狼毒炙令极香 吴茱萸 干姜各一两
捣末，蜜和丸如梧子，空腹服三丸，弱者二丸，一日一服。

华佗治诸虫心痛神方
鹤虱 当归 桔梗 芍药 橘皮各八分 槟榔十分 人参 桂心各六分
上捣筛为散，空腹煮姜枣服方寸匕，渐加至二匕。

华佗治卒心痛神方
苦参 龙胆 升麻各二两 栀子仁三两
用苦酒五升，煮取一升，分二服，当大吐乃差。

华佗治心背彻痛神方

乌头炮去皮 赤石脂 干姜各二分 附子炮，去皮 蜀椒各一分

上为末，蜜和丸，如麻子，先食服三丸，少少加之。

华佗治久心痛神方

雷丸 鹤虱 贯众 狼牙 桂心 当归各八分

上捣为散，空腹煮蜜水半鸡子许，服方寸匕，日二服。若重不过三剂，则差。

华佗治腹痛神方

当归三两 甘草炙，二两 人参 大黄各一两 芍药八分 干姜六分 茱萸五分 桂心三分

以水六升，煮取三升，去滓，温服一升，日三。

华佗治肝胃气痛神方

香附子炒，五两 乌药炮，二两

共研细末，水醋煮蒸饼和丸梧子大，每服二三钱，白汤下。

华佗治心腹俱痛神方

凡心腹俱胀痛，短气欲死，或已绝，取下方服，立效。

栀子十四枚 豉七合

先以水二升，煮豉取一升二合，去滓，内栀子，更煎八合，又去滓，服半升，不愈者尽服之。

华佗治腰痛神方

桑寄生 独活 桂心各四两 黑狗脊 杜仲各五两 附子炮 芍药 石斛 牛膝 白术 人参各三两 甘草炙，二两 川芎一两

以水一斗，煮取三升，分三服。

华佗治肾虚腰痛神方

丹皮去心，二分 萆薢 白术各三分

上为散，以酒服方寸匕，亦可作汤服之。

华佗治虚寒腰痛神方

糯米炒，热袋盛之，熨痛处。内用：

八角茴香

研末，酒服下。

华佗治风湿腰痛神方

麻黄去节 甘草炙，各二两 独活 防风 桂心 瓜蒌 干葛各三两 芍药四两 干地黄五两 生姜六两

上以水八升，酒二升，煎取三升，分三服。不差重作。

华佗治背热如火神方

用生附子

研末，水调敷两足心，立效。

华佗治胸胁痛神方

诃子炮去核，四颗 人参二分

上捣末，以牛乳二升煮三四沸，顿服之。分为二服亦得。

华佗治胁肋痛神方

胁下偏痛发热，其脉紧弦，此寒也。当以温药下之，方用：

大黄三两 细辛二两 附子三枚，炮

上以水五升，煮取二升，分三服。若强盛人煮取三升半，分为三服。服则如人行四五里，进一服。

华佗治诸疝初起神方

鲜地骨皮 生姜各四两

捣成泥，绢包囊上，虽极痒宜忍之。并以：

连蒂老丝瓜烧存性

研末，每服三钱，热酒下。重者不过二三服，即愈。

华佗治热疝神方

痛处如火，溲赤便艰，口干畏热，此热疝也。以：

芙蓉叶 黄柏各三钱

为末，木鳖子磨醋调涂囊上，极效。

华佗治寒疝神方

绕脐苦痛，发时则白汗出，手足厥冷，脉沉弦，此寒疝也。治用：

大乌头十五枚 白蜜二斤

先以水三升煮乌头，取二升，去乌头，内蜜煎令水气尽，得二升。强人服七合，弱人五合。一服不差，明日更服，日止一服，不可再也。

华佗治心疝神方

病发时心部似被锥刀所刺，或四肢逆冷，或唇口变青。其原由阴气积于内，寒气不散，上冲于心，遂致心痛，故名心疝。治用：

芍药 桔梗 细辛 蜀椒 桂心 干姜各三分 附子一分，炮

右末之，蜜和丸如梧子。服七丸，以酒下，日二服。

华佗治癞疝神方

本症发生时，阴囊肿缒，如升如斗，不痒不痛。得之地气卑湿所生，故江淮之间，湫溏之处，多感此疾。治用：

香附二钱，为末 海藻一钱，煎酒

空心调下，并食海藻。

华佗治狐疝神方

狐疝者，其状如瓦，卧则入小腹，行立则出腹入囊中。狐昼①出穴而溺，夜入穴而不溺，此疝出入上下往来，正与狐类，故名。方用：

杜仲五钱，捣汁，以凉水浣之，取汁一碗 人参一两 肉桂 桂枝 小茴香 核桃各一钱

水煎服。一服伸出，二服即消，三服痊愈。

华佗治横梁疝神方

此疝小腹有块，直冲心胸，妇人患之居多，最难医治。方用：

补骨脂一斤 黑胡麻二两

拌炒，去胡麻，取补骨脂研末，以酒为丸。服三钱，沸汤下。

华佗统治诸疝神方

诸疝名状不一，其痛在心腹者凡七：曰厥疝，曰癥疝，曰寒疝，曰气疝，曰盘疝，曰胕疝，曰狼疝。痛在睾丸者亦七：曰寒疝，曰水疝，曰筋疝，曰血疝，曰气疝，曰狐疝，曰癞疝。下方悉主之：

蜀椒四分 桔梗 芍药 干姜 厚朴炙 细辛 附子炮，各二分 乌头炮，一分

上末之，蜜和丸如大豆，服三丸，加至七、八丸，日三。

华佗治怔忡神方

怔忡之症，扰扰不宁，心神恍惚，惊悸不已。此肝肾之虚，心气之弱也。

人参 熟地黄 白芍各一两 生枣仁 麦冬各五钱 玄参一两 白术 白芥子各三钱

水煎服。

---

① 狐昼：原误作"疝尽"，据上下文义改。

华佗治心中嘈杂神方

水仙花子 芍药 荷叶

同捣末，白汤下，颇效。

华佗治癖神方

脏腑摄养乖方，则三焦痞膈，肠胃不能宣行，因饮水浆，便令停滞不散，更遇寒气，积聚而成癖。癖者，谓僻侧在于两胁之间，有时而痛者也。方用：

牛膝 枳实炙 茯苓 鳖甲炙，各八分 桔梗 芍药 白术 人参 厚朴炙 大黄 桂心 槟榔各六分

上捣筛，蜜和丸，空腹温酒，服如梧子二十丸，日二服，渐加至三十丸。

华佗治疗癥神方

癥者，由寒温失节，致脏腑之气虚弱，而食饮不消，聚积在内，渐染在生长块段，盘牢不移动，若积引岁月，人则柴瘦，腹转大，遂至于死。治用：

射罔二两，熬 蜀椒三百粒

上捣末，以鸡子白为丸，半如麻子，半如赤小豆，先服，麻子，渐服如赤小豆二丸，不知稍增之，以知为度。

华佗治暴癥神方

患者腹中卒然有物，坚如石，痛如刺，昼夜啼呼，不疗之，百日死。方用：

牛膝根二斤，暴令根干

酒一斗，浸之密器中，封口置热灰中温之，令味出。先服五六合，至一升，以意量多少之。

华佗治米癥神方

人有好哑米思邈按：哑者饥而思食之义者，转久弥嗜。哑之若不得米，则胸中清水出，得米便止。米不消化，遂生癥结。治用：

鸡屎一升 白米五合

合炒，取米焦，捣成散，用水一升，顿服取尽，少时即吐，吐出癥如研米汁碎。若无癥，即吐白沫痰水，乃憎米不复食之。无所忌。

华佗治肉癥神方

有人卒大能食，乖其常分。因饥值生葱，便大食之，乃吐一肉块，绕畔有口，其病则愈，故谓肉癥。治用：

狗矢五升

烧灰末之，绵裹以酒浸再宿，滤取分十服，日三服，三日令尽。

华佗治鳖瘕神方

鳖瘕者,谓腹内瘕结,如鳖之形状也。有食鳖触冷不消而生者,有食杂冷物不消变化而作者。治用:

白马尿一升五合

温服令尽差。或用:

蟹爪 麝香各三分 生姜四分 附子炮 半夏 鳖甲炙 防葵各六分 郁李仁八合

上捣筛,蜜为丸如梧子,空服酒下二十丸,日再服。

华佗治发瘕神方

此由饮食内误有头发,随食入胃成瘕,胸喉间如有虫上下来去者是也。治用:

油煎葱豉令香,二日不食,张口而卧,将油葱豉置口边,虫当渐出,徐徐以物引去之。

华佗治虱瘕神方

人有多虱,性好啮之,所啮既多,而脏腑虚弱,不能消之,遂生虱瘕。有虱生长在腹内,有时从下部出。治用:

故笓子 故梳子各一枚

将二物各破为两分,各取一分,烧作灰末之;又取一分,以水五升,煮取一升,用以顿服前末,令尽,少时当病出无所忌。

华佗治蛇瘕神方

人有食蛇不消,或由蛇之津液,误入饮食内,皆足令人病瘕。其状常若饥,而食则不下喉,食至胸内即吐出。治用:

大黄半两 芒硝如鸡子大一块 乌贼骨三枚 黄芩半两 甘草如人指一尺,炙 皂荚六枚,炙去皮子

上以水六升,煮之三沸,去滓,内芒硝。适寒温,尽服之,十日一剂。宿无食,平旦服当下。

华佗治蛟龙病神方

三月八月,蛟龙子生芹菜上,入食芹菜,随入人腹,变成蛟龙。其病发似癫,面色黄青,腹少胀如怀妊。治用:

寒食粥饧三升,日三服。吐出蛟龙,有两头及尾。

华佗治翻胃神方

其症朝食夜吐,心下坚如杯,往来寒热,吐逆不下食,此为寒癖所作。治用:

珍珠 雄黄 丹砂各一两 朴硝二两 干姜十累

上五味捣筛,蜜丸。先食服如梧子二丸,少烦者,饮水则解之。忌生血物。

华佗治呕吐神方

呕吐病有两种：一者积热在胃，一者积冷在胃。二事正反，须细察之。如属热症，宜用：

生芦根　生麦门冬_{去心}　青竹茹_{各一升}　生姜汁_{五合}　茯苓_{五两}

上以水八升，煮取二升半，去滓，加竹沥六合，搅调，分三服，相去如人行十里久，始服一剂。忌醋物。如服前药，未能全除，宜再用：

茯苓_{五两}　人参_{三两}　麦门冬_{去心，一升}　生姜_{六两}　青竹茹_{一升}

共捣筛，蜜和为丸，煎芦根汤饮下之。初服十五丸，日二服。稍稍加至三十丸，如梧子大。

如系冷症。宜用：

半夏　小麦面_{各一升}

先捣半夏为散，以水溲面，丸如弹子大，以水煮令面熟，则是药成。初吞四五丸，日二服。稍稍加至十四五丸，旋煮旋服，病自渐减。又如服前药，病虽渐减，惟病根不除，欲多合煎丸，又虑毒药，不可久服。可改用：

人参　白术_{各五两}　生姜_{八两}　厚朴_炙　细辛_{各四两}　橘皮_{三两}　桂心_{二两}

上捣筛，蜜和丸，如梧子，饮下之。初服十丸，日再。稍稍加至二十丸。若与半夏丸间服亦得。忌桃、李、羊肉、雀肉、生葱、生菜。

华佗治干呕神方

干呕者，胃气逆故也。但呕而欲吐，吐而无所出，故云干呕。治用：

生葛根

绞取汁，服一升。

华佗治饥饿呕吐神方

用蜀椒

煮汁，温服立效。

华佗治呕吐清水神方

用干蕲艾

煎汤啜之，立愈。

华佗治呕吐酸水神方

黑山栀_{三钱}

煎浓汁，入生姜汁少许，和服。或以：

黄连_{六分}　吴茱萸_{一分}

煎汤饮。

华佗治吐血神方

生地 当归各一两 川芎 玄参各五钱 黄芩 三七各三钱 甘草 荆芥各一钱

水煎服。或用：

鲜生地汁一碗 调：

三七末三钱 炮姜炭末五分

调服一剂，即止血，极神效。

华佗治五膈神方

五膈者，谓忧膈、恚膈、气膈、寒膈、热膈是也。方用：

麦门冬去心十分 蜀椒 远志 附子炮 干姜 人参 桂心 细辛各六分 甘草炙，十分

上捣筛，蜜和丸如弹子。以一枚着牙齿间含，稍稍咽汁，日三。

华佗治七气神方

七气者，谓寒气、热气、怒气、恚气、喜气、忧气、愁气是也。此七气为病，皆生积聚，坚牢如杯，必腹绞痛，不能饮食，时去时来，发则欲死。方用：

紫菀 前胡 半夏 细辛 丹参 茯苓 川芎 桃仁去皮尖 吴茱萸 桂心 桔梗 石膏各三分 干姜 蜀椒各二分 人参 甘草 防葵各四分 乌头炮 大黄各三分 菖蒲三分

上捣筛为末，蜜和丸，酒服如梧子三丸，日三。加至十丸。一方去半夏加甘遂三分。

华佗治五噎神方

五噎，谓气噎、忧噎、食噎、劳噎、思噎等是也。皆由阴阳不和，三焦隔绝，津液不行，忧恚嗔怒所生。谓之噎者，言噎塞而不通也。方用：

干姜 蜀椒 食茱萸 人参 桂心各五分 细辛 白术 茯苓 附子炮，各四分 橘皮六分

上捣筛，以蜜和为丸，如梧子，酒下，三服，日再。

华佗治痞疾神方

皂矾六两，醋炒九次 没药三两，炒去油

共为末，枣肉为丸，空腹汤下七丸，七日有效。或用：

五灵脂 香附各一斤 黑白丑各二两

共捣末，半炒熟，半生用，醋和丸，日服三钱。

华佗治痞积神方

桔梗 桔壳等分

水煎温服，有效。

华佗治呃逆神方

用黄连一钱 紫苏叶八分

水煎服。极神效。

华佗治阴寒呃逆神方
乳香 硫黄 陈艾各二钱

上捣末，以陈酒煎数沸，乘热嗅之。外以生姜擦当胸，极效。

华佗治消渴神方
消渴者，谓渴而不小便也。由少服五石诸丸散，积久经年，石势结于肾中，使人下焦虚热，及至年衰，血气减少，不能制于石，石势独盛，则肾为之燥，故引水而不小便也。方用：

麦门冬 茯苓 黄连 石膏 葳蕤各八分 人参 黄芩 龙胆各六分 枳实五分 升麻四分 生姜 枸杞子 瓜蒌根各十分

上为末，蜜丸如梧子大，以茆根一升，粟米三合，煮汁服十丸，日再。若渴则与此，饮大麻亦得。

华佗治内消神方
本症之原，当由热中所致，小便多于所饮，令人虚极短气，食物皆消作小便，而又不渴。此病虽稀，极属可畏。宜急用：

枸杞枝叶一斤 瓜蒌根 黄连 石膏各三两 甘草炙，二两

上五味，以水一斗，煮取三升，去滓，分温五服，日三夜五。困重者多合，渴即饮之。若恐不能长愈，可改用：

铅丹二分，熬，别研入 瓜蒌根 甘草炙，各十分 泽泻五分 胡粉二分，熬，研入 石膏 白石脂 赤石脂各五分

上捣研为散，水服方寸匕，日三服。少壮人一匕半。患一年者服之一日差，二年者二日差，丸服亦佳，一服十丸，以差为度。此方用之如神。忌海藻、菘菜。

华佗治寒泻神方
寒泻一名鹜溏。其原为脾气衰弱，及寒气在下，遂致水粪并趋大肠，色多青黑，宜温之。春夏宜用：

川桂枝 白芍 白术各半两 甘草炙，二钱

水煎服。秋冬宜用：

白芍 白术各三钱 干姜炮，半两 甘草炙，二钱

甚者则除去干姜，加附子三钱。

华佗治热泻神方
热泻者，夏月热气，乍乘太阴，与湿相合，如水之注，故一名暴泻。其候腹痛自汗，烦渴面垢，脉洪数或虚，肛门热痛，粪出如汤。方用：

香薷一斤　白扁豆半斤，微炒　厚朴去皮姜汁炙熟，半斤

上研末，每服三钱，水煎服。

华佗治久泄神方

久泻不止，由于有陈积在肠胃之间，积一日不去，则泻一日不止。治宜先去陈积，而后补之。方用：

厚朴　干姜　甘草　桂心　附子各二两　大黄四钱

上细判，先以前五味用水二升半煎八合，并将大黄切碎，水一碗渍半日，煮汤与前汁相和，再煎取六合，去滓，分三服，一日服尽。

华佗治肾泄神方

肾泄者，五更溏泄也。其原为肾阳虚亏，既不能温养于脾，又不能禁固于下。故遇子后阳生之时，其气不振，阴寒反胜，则腹鸣奔响作胀，泻去一、二行乃安。此病藏于肾，宜治下而不宜治中。方用：

肉豆蔻　五味子各二两　吴茱萸一两　补骨脂四两　生姜八两　红枣一百枚

上捣末①，以蒸熟枣②肉和丸，如梧子大。每服五、七十丸，空心或食前热汤下，晚食前更进一服。

华佗治飧泄神方

飧泄者，完谷不化也。脾胃气虚，不能熟腐水谷，故食物完出也。治用：

人参　茯苓　川芎　官桂　当归　白芍　白术各等分

每服二钱，加粟米百粒，与水一升同煎取七合，去滓，空腹温服。若虚劳嗽，加五味子；有痰，加半夏；发热，加柴胡；有汗，加牡蛎；虚寒，加附子或干姜。

华佗治暑泄神方

暑泄，一名伏暑泄泻。治用：

白术一两　车前子五钱

右二味，姜水煎服，神效。

华佗治便血神方

便血，一名肠风，又名肠红。其原为湿热相侵，或酒毒深结，非逐去其湿热酒毒，而徒用止涩之剂，未见其能剂。方用：

熟地一两　地榆　白芍　当归　黄连各三钱　甘草　葛根各一钱　柞木枝五钱

水煎服，第一剂下血必更多，二剂略少，三剂痊愈。

---

① 末：原误作水，据文义改。
② 枣：原误作"尽"，据文义改。

华佗治大便秘涩神方

本症之原，为三焦五脏不和，冷热之气不调，热气偏入肠胃，津液竭燥，故令糟粕痞结，壅塞不通也。方用：

大黄三两 黄芩二两 甘草炙，一两 栀子二七枚

以水五升，煮一升八合，分三服。

华佗治老人虚秘神方

肉苁蓉酒渍焙，二两 沉香末一两

上二味捣末，用麻子仁汁为丸，如梧子，白汤下七八丸。

华佗治脱肛神方

磁石研四两 桂心一尺 猬皮炙黄，一枚

上三味，捣筛为散，服方寸匕，一日服十次，即缩，勿举重，须断房室，周年乃佳。

华佗治肛门肿痛神方

用马齿苋叶 三叶酸草各等分

水煮汤熏洗，一日二次，极有效。

华佗治肛门奇痒神方

蛇床子 楝树根各三钱 防风二钱 甘草一钱 皂角五分

上捣末，蜜炼条，塞入，二次即愈。

华佗治肛门虫蚀神方

蜣螂虫七枚 新牛矢五钱 羊肉一两，炒黄

上捣成泥为丸，如弹丸大，烘热绵裹，塞入，半日虫出。

华佗治九虫神方

九虫者：一曰伏虫，二曰蛔虫，三曰白虫，四曰肉虫，五曰肺虫，六曰胃虫，七曰弱虫，八曰赤虫，九曰蛲虫。此诸虫皆依肠胃之间，若脏腑气实不为害，虚则能侵蚀。方用：

贯众 石蚕各五分 狼牙四分 藜芦二分 蜀漆炙，六分 僵蚕三分 雷丸六分 芜荑四分 厚朴三分 槟榔六分

上捣末，蜜为丸，空腹暖浆水下三十丸，日三。不知，稍稍加之。

华佗治蛔虫神方

蛔虫长一尺，亦有五六寸者，发动时腹中作痛，口多涎沫，及吐清水，贯心则杀人。治用：

酸石榴根东引入土五六寸者，二升　槟榔十枚

上以水七升，煮取二升半，去滓。着少米煮稀粥，平旦空腹食之，少间虫即死。

华佗治寸白虫神方

寸白虫，长一寸而色白，形小褊，乃饮白酒以桑枝贯牛肉炙食之，及食生鱼后即饮乳酪而生者。其发动则损人精气，腰脚疼弱。治用：

酸石榴根东引者一大握　芜荑三两　牵牛子半两，熬末

上以水六升，先煮前三味，得二升，去滓，分三服。别和牵牛子末，每服如人行五里，更服尽，快利，虫亦尽死出。

华佗治蛲虫神方

蛲虫形甚小，状如菜虫，居胴肠之间，多则为痔，剧则为癞，因人疮处，即生诸痈疽癣瘘病疥，无所不为。治用：

芜荑　狼牙　雷丸　桃仁

上捣为散，宿勿食，平旦以饮服方寸匕，当下虫也。

华佗治关格不通神方

吴茱萸熬，一升　干姜　大黄　桂心　当归　甘草炙　川芎各二两　雄黄三分，研　珍珠一分，研　人参　细辛各四两　桃白皮一握

上以水一斗，煮取三升，去滓，纳雄黄、珍珠末，酒一升，微火煮三沸，服一升，得下即止，不必尽也。每服如人行十里久进之。

华佗治小便不通神方

本症之原因，为膀胱之气化不行，其候少腹胀气急，甚者水气上逆，令人心急腹满，乃至于死。治用：

人参　莲心　茯苓　车前子　王不留行各三钱　甘草一钱　肉桂三分　白果二十枚

水煎服，一剂即如注。

华佗治老人尿闭神方

黄芪蜜炒，二钱　陈皮去白，一钱　甘草八分

水一升半，煎八合，顿服，有效。

华佗治小便频数神方

本症之原因，为膀胱与肾俱虚，有客热乘之所致。治宜用：

黄连　苦参各二分　麦门冬去心，一两　土瓜根　龙胆各一分

上捣筛，蜜丸如梧子，每服十丸，加至二十丸。

华佗治小便过多神方

补骨脂酒蒸，十两　茴香盐炒，十两

共为末，酒糊丸，梧子大，盐汤下百丸，颇效。

华佗治小便不禁神方

菟丝子酒浸，二两　蒲黄　黄连各三两　硝石一两　肉苁蓉二两　五味子　鸡肶胵中黄皮炙，各三两

上捣筛为散，每服方寸匕，日三服。每服如人行三四里，又服。

华佗治遗尿神方

用羊肚系盛水令满，急系两头，熟煮，开取水，顿服之，立差。

华佗治溺血神方

菟丝子　蒲黄　干地黄　白芷　荆实　葵子　败酱　当归　茯苓　川芎各二两

上捣为末，白蜜和丸如梧子，饮服二丸，日三服，不知加至五六丸。

华佗治诸淋神方

䗪虫熬，五分　斑蝥去足熬，二分　地胆去足熬，二分　猪苓三分

上为末，每服四分匕，小麦汁下，日三夜二。有热者，去猪苓。服药二日后，以器盛小便，当有所下。肉淋则下碎肉；血淋下如短绳，若如肉脓；气淋下如羹上肥；石淋下石或下砂；剧者十日即愈。

华佗治石淋神方

石淋者，淋而出石也。其症小便则茎里痛，溺不能卒出，痛引小腹膀胱，里急，砂石从小便导出，甚者塞痛，令闷绝。治用：

柏子仁　芥子　滑石各等分

捣为末，以米汁饮服方寸匕，三服当效。

华佗治热淋神方

热淋者，三焦有热气，搏于肾，流入于胞而成淋也。治用：

滑石二两　瓜蒌三两　石苇去毛，二分

上为散，以大麦粥清服方寸匕，日三。

华佗治血淋神方

血淋者，热在下焦，令人淋闭不通，热盛则搏于血脉，血得热而流溢，入于胞中，与溲便俱下，故为血淋也，治用：

白茅根　芍药　木通　车前子各三两　滑石　黄芩各一两五钱　乱发烧灰　冬葵子微炒，各五钱

上八味捣筛，每服三钱。水煎温服，日三。

华佗治劳淋神方
劳淋者，谓劳伤肾气而生热成淋也。其状尿留茎内，数起不出，引少腹痛，小便不利，劳倦即发，故云劳淋。方用：

滑石三分 王不留行 冬葵子 车前子 桂心 甘遂 通草各二分 石韦去毛，四分

上为散，以麻子粥和服方寸匕，日三服，尿清差。

华佗治气淋神方
气淋者，气闭不能化水，病从肺而及于膀胱也。其候小腹满，气壅，小便涩而有余沥。治宜以清肺金为主。方用：

沉香 石韦去毛 滑石 王不留行 当归各五钱 冬葵子 白芍各七钱五分 橘皮 甘草各二钱五分

上为散，每服二钱，煎大麦汤下。

华佗治膏淋神方
膏淋者，小便肥浊，色若脂膏，故名。一名肉淋，其原因由于肾血不能制于肥液，故与小便俱出也。治用：

磁石火煅醋淬三七次 肉苁蓉酒浸切焙 泽泻 滑石各一两

上为末，蜜丸梧子大，每服三十丸，温酒下，不拘时。如脐下妨闷，加沉香一钱，以行滞气。

华佗治遗精神方
本症之原因，为肾气耗竭，上不能通于心，中不能润于肝，下不能生于脾土，以致玉关不闭，无梦且遗。法当大剂补肾，而少佐以益心益肝益脾之品。方用：

熟地一两 枣仁 薏仁各五钱 山茱萸四钱 茯苓 白芍 当归各五钱 茯神二钱 北五味子 白芥子各一钱 肉桂 黄连各三分

水煎服，一剂即止，十剂痊愈。

华佗治心虚遗精神方
本症之外表，虽属于肾火之虚，然究其根原，实不得不推原于心君之虚。故宜心肾交补，乃能水火相济。方用：

熟地八两 山药 山茱萸 白术各四两 人参 茯苓 麦冬 巴戟天 肉苁蓉各三两 肉桂 北五味子 远志 枣仁炒 柏子仁 杜仲 破故纸各一两 砂仁五钱 附子一枚 鹿茸一付 紫河车一具

上捣末，蜜和丸，汤下二三十丸，日再服。

华佗治阴虚梦遗神方

熟地 山药 芡实 白术各八两 山茱萸 炒枣仁各四两 北五味子 麦门冬 车前子 茯苓各三两 远志一两

上末之，蜜和丸，热汤下一两，日一次。

华佗治虚劳失精神方

人参二两 桂心 牡蛎 山药 黄柏 细辛 附子炮 苦参各三分 泽泻五分 麦冬去心 干姜 干地黄各四分 菟丝子二分

上捣合，蜜为丸，酒服如梧子大三丸。

华佗治虚劳尿精神方

本症为肾气衰弱所致。肾藏①精，其气通于阴，劳伤肾虚，不能藏其精，故因小便而精液出也。治用：

韭子熬 麦门冬去心，各一升 菟丝子 车前子各二两 川芎二两 白龙骨三两

上捣末，酒服方寸匕，日三。不知稍稍增之，甚者夜一服。

华佗治强中神方

强中者，谓强阳不倒，此虚火炎上，而肺金之气不能下行故也。治用：

玄参 麦冬各三两 肉桂三分

水煎服即愈。他日并可重整戈矛，再圆欢合。

华佗治阴痿神方

熟地一两 白术五钱 山茱萸四钱 人参 枸杞子各三钱 肉桂 茯神各二钱 远志 巴戟天 肉苁蓉 杜仲各一钱

水煎服，一剂起，二剂强，三剂妙。

华佗治脱精神方

男女交感乐极，一时精脱，不能制止。此时切不可离炉，仍然搂住，男脱则女以口哺送热气，女脱男亦如之，则必能阳气重回。并急用：

人参数两 附子一钱

煎汁，乘热灌之。后再用：

人参 黄芪各三两 熟地 麦冬一两 附子 北五味子各一钱

水煎服。

---

① 藏：原误作"脏"，据文义改。

华佗治阳缩神方
人参 干姜各五钱 白术三两 附子一两 肉桂六钱
急以水煎汁服之，立效。

华佗治阴肿神方
雄黄一两，研碎，绵裹 甘草一斤
水一升，煮取二升，洗之。

华佗治阴囊湿痒神方
乌梅十四枚 钱四十文 盐三十撮
上三味，以苦酒一升，于铜器中浸九日，洗之，效。

华佗治囊痈神方
本症由肝肾阴虚，湿热下注所致。虽与疝气相类，唯痈则阴囊红肿，内热口干，小便赤温；疝则小腹痛，牵引肾子，少热多寒，好饮热汤，此其异耳。初起时即宜用：
川芎 当归 白芍 生地 柴胡 胆草 栀子 天花粉 黄芩各一钱 泽泻 木通 甘草各五分
清水二碗，煎取一碗，食前服之。

华佗治子痈神方
子痈者，谓肾子作痛，溃烂成脓，不急治愈，有妨生命。方用：
川楝 秦艽 陈皮 赤芍 甘草 防风 泽泻各一钱五分 枸橘一枚
水煎服，一剂即愈。

华佗治头风神方
附子一枚，炮裂 盐一撮，如附子大
二味作散，沐头毕，以方寸匕摩顶，日三。或服愈风散，亦效。

华佗治头疼神方
蔓荆子 白芷 甘草 半夏 细辛各一钱 川芎五钱 以酒煮，一醉即愈，不知再服。

华佗治脑痛神方
柴胡 郁李仁 麦冬各五钱 辛荑 桔梗各三钱 白芍三两 甘草一钱
水三碗，煎汁，加陈酒一升，乘热饮之，以醉为度。

华佗治偏头痛神方
川芎 朱砂水飞，内一两为衣 石膏 龙脑各四两 人参 茯苓 甘草炙 细辛各二两 生犀角 栀子各一两 阿胶炒，一两半 麦冬去心，三两上为末，蜜丸弹子大，酒下一丸，神效。

华佗治雷头风神方

本症因头痛而起核块，或头中如雷之鸣，盖为邪风所客，风动则有声也。治法轻则用：

连翘 黄芩 黑山栀 犀角 牛蒡子各一钱 薄荷七分 桔梗五分

等散之。重则用：

瓜蒂 好茶各等分

共为末，每服二钱，齑汁调，空心服，取吐。并用：

大黄 黄芩各二两 牵牛子 滑石各四两 黄连 薄荷叶 川芎各半两

上为末，水为丸，梧子大，食后温汤下五十丸。

华佗治湿热头痛神方

本症因湿与热合，交蒸互郁，其气上行，与清阳之气相搏，则作痛也。治宜用：

羌活 防风各一两 柴胡七钱 川芎五钱 甘草炙，一两半 黄连炒，一两 黄芩一半炒，一半酒制三两

上为末，每服二钱，入茶少许，汤调如膏，抹在口内，少用白汤送下。

华佗治风热头痛神方

菊花 石膏 川芎

右等分为末，每服钱半，茶调下。

华佗治眩晕神方

本症由血气虚，风邪入于脑，而引目系故也。盖脏腑之精气，皆上注于目，血气与目并上为系，上属于脑，后出于项，中逢身之虚，则为风邪所伤，入脑则脑转，而目系急，故成眩也。治用：

人参 当归 防风 黄芪 芍药 麦门冬各一两 独活 白术 桂心各三两

上以水一升，煮取三升，分三服。

华佗治头鸣神方

患者头部觉如虫蛀，其名曰天白蚁。治用：

桑叶 黑芝麻 牡丹皮 栀子

上各等分捣末，蜜和丸，梧子大，陈细茶煎汤下二十丸，不知稍稍加至四十丸。

华佗治紧唇神方

患者唇部微肿湿烂，或冷或热，乍差乍发，积年累月，不易告痊，亦名沈唇，又名茧唇。方用：

石硫黄　白矾　朱砂　水银　麝香　黄柏各一分

上共研瓷钵中，以水银不见为止，用腊月豚脂和如泥，先拭净涂之。日三五，以差为度，甚良。

华佗治唇菌神方
患者唇一时翻突，肿起如菌，症极危急，宜速灸两手少商穴。并以：
蚯蚓十条　吴茱萸二钱
研末，加灰面少许，热醋调敷两足心，以布包裹，二三时更易，以愈为度。

华佗治人中肿大神方
生蒲黄二两　黄连　龙脑各一钱
共捣末，香油调敷，极效。

华佗治口疮神方
龙胆　黄连　升麻　槐白皮　大青各二两　苦竹叶一升　白蜜半升
水五升，煮取一升，去滓下蜜，煎之，敷患处，取差即止。

华佗治口臭神方
桂心　甘草　细辛　橘皮各等分
上四味捣筛，以酒服一钱匕，差止为度。

华佗治口干神方
酸枣去核，一升　酸石榴子五合　干葛三两　乌梅去核，五合　麦门冬去心，四两　覆盆子三合　甘草炙　瓜蒌各三两
上八味，捣，以蜜为丸，如枣核大，以润为度。

华佗治舌肿神方
以蒲黄频刮舌上，肿自退。俟能咽，再以黄连煎汁饮之，即愈。

华佗治舌缩神方
独活　川芎各三两　天雄　防风各一两　蜀椒二合　莽草十叶　细辛　桂心各一两　苦李根皮三两　豚脂二两
先用苦酒浸各药一宿，次以豚脂微火煎之，去滓成膏，绵裹少许，含于舌下。

华佗治舌疮神方
柴胡　升麻　栀子仁　芍药　通草各四两　黄芩　大青　杏仁去皮尖　生姜各三两　石膏八两
以水一斗，煎取三升半，分四服，日三夜一。

华佗治舌血神方
木贼草
煎汤漱之，立止。

华佗治舌断神方
舌被咬断。急用：
人参一两
煎汁含漱。历半日，再以：
龙齿末 血竭各三分 人参末 麦冬末各一两 龙脑二分 蝼蛄一枚 地虱十枚，焙干为末，存性
于含漱既了，即以舌䑛之，伸出口外，三次即能生肉。

华佗治舌皮破碎神方
以卵衣鸡卵外壳与卵白间之薄膜
套舌上，易三四次，舌即脱皮而愈。

华佗治舌长口外神方
牝鸡血
浸舌上，即缩。

华佗神医秘传卷四终

华佗神医秘传卷五

汉·谯县华佗元化 撰

唐·华原孙思邈 编集

华佗外科秘传

华佗治阳症痈疽神方

凡阳症痈疽，发生时必突起分余，其色红肿发光，疼痛呼号，若在五日之内，犹可内散。方用：

金银花四两 蒲公英二两 生甘草二两 当归二两 天花粉五钱

水煎服，一剂即消，二剂痊愈。

若未服败毒之散，已在五日以外，致成脓贲溃，必用金刀，去其口边之腐肉，使内毒之气不藏。刀长凡三寸，宽约三分，两面之锋俱利，勘定患部，横直刀画，成十字形，以末药敷于膏药之上，贴上即能止痛。三日之内，败脓尽出，即消灭于无形矣。大约膏药一枚，需用末药二钱，其末药方为：

人参一两 龙脑一钱 乳香一钱，去油 透明血竭五钱 三七末一两 儿茶一两，水飞过去砂用 五倍子一两 藤黄三钱 贝母二钱 轻粉一钱

各研成极细末，以无声为度，内用煎方：

用当归一两 黄芪五钱 人参一钱 荆芥一钱 金银花二两 生甘草三钱

用水煎服，二剂已足。

华佗治阴症痈疽神方

阴症痈疽，多生于富贵膏粱之徒，急功好名之辈，其人因心肾不交，阴阳俱耗，又重以忧愁抑郁，怫怒呼号，其气不散，乃结成大毒，任生于何部，均属险症。初起时色必黑暗，痛不甚剧，疮口亦不突起，或现无数小疮口，以欺世人，且觉沉沉身重。宜急用：

附子三钱 人参三两 生黄芪二两 当归一两 金银花三两 白芥子二钱

治之。外用膏药加生肌末药风前五钱贴之，一日须两换。膏药方如下：

金银花一斤 生地黄八两 当归三两 川芎二两 牛膝一两 丹皮一两 麦冬三两 生甘草一

两　荆芥一两　防风五钱　黄芪三两　茜草根五钱　人参五钱　玄参五钱

用麻油五斤，煎数沸，将药渣滤出，再熬，将珠，再入后药：

广木香一两　黄丹二斤，炒飞过去砂　没药一两　乳香一两　血竭一两　象皮为末，五钱　麝香一钱

各为细末，入油中少煎，藏磁罐内候用。每一个约用两余，若系背疽，须用二两以上。

华佗治背痈神方

背痈初起时，若审系阳症。宜用：

忍冬藤二两　茜草三钱　紫花地丁一两　贝母三钱　甘菊花三钱　黄柏一钱　天花粉三钱　桔梗三钱

水煎服。一剂轻，二剂消，三剂痊愈。

若系阴症。则用：

人参二两　黄芪二两　金银花半斤　附子一钱　荆芥三钱，炒黑　柴胡二钱　白芍一两　天花粉五钱　生甘草五钱

水十余碗，煎汁二碗，分前后二次服之。则阴必变阳而作痛，再剂而痛消，数剂而痊愈矣。

若已经溃烂，洞见肺腑，疮口不收，百药敷之，绝无一验，此方治之神效。再用：

麦冬一两　熟地二两　山茱萸一两　人参五钱　肉桂一钱　当归一两　忍冬藤一两　白术五钱

水煎服，五剂痊愈。

华佗治脑痈神方

脑痈发于泥丸宫，在头顶之上，倘色如葡萄之紫，疮口不一，或如碎粟，四围坚硬，疮顶色红赤不黑，是为阳痈，尚可医疗；若色紫而黑暗无光，神情闷乱，不知人事者，是为阴症，十死其十，百死其百。必须以五日之前以大剂煎饮，或尚有生机，过此则生死难言矣。方用：

金银花八两　玄参三两　黄芪四两　麦冬三两　人参二两

先用水十大碗，将金银花煎汤，再煎前药至二碗，一日服二次，连服四日，其痈渐愈。改用十全大补汤，重四两与之，又改用八味地黄汤，恣其酣饮，可获全愈，是为九死一生之治法。

此外，可于未溃败时，或用：

川芎一两　玄参二两　金银花二两　山茱萸一两　麦冬一两　贝母三钱　蔓荆子二钱

用水三大碗，煎服之，即消，最多两剂痊愈。

华佗治脑后痈一名落头疽神方

脑后痈生于玉枕部，亦有阳症阴症之别。其为患虽较脑痈为轻，然医不得法，即腐烂落头而死，故有落头疽之名。凡属阳症，其形高突红肿，可用：

金银花二两　蒲公英一两　生草三钱

用水三碗，煎八分，服下。未破者，二剂即消；已破者，必须三服，始脓尽肉生。

若系阴症，则其旁必有无数小疮，先痒后痛，遂至溃烂，肿而不甚高突，色必黑暗，身体沉重，困倦欲卧，呻吟无力。可用：

人参一两　生黄芪一两　当归一两　金银花二两　白芥子三钱　肉桂一钱　炒白术一两

用水煎服，一剂血止，二剂肉生，三剂口小，四剂皮合，又二剂痊愈。

华佗治腰痈神方

腰痈发于软肋下，近腰之部，宜合阴阳两性治之。方用：

白术一两　杜仲一两　当归一两　金银花三两　防己一钱　豨莶草三钱

水煎服。

华佗治肺痈神方

玄参二两　麦冬三两　生甘草五钱　金银花十两

水煎服，一剂痛减，二剂内消。

华佗治肝痈神方

白芍三两　当归二两　炒栀子三钱　生甘草三钱　金银花十两

水煎服，约二剂而愈。

华佗治肠痈神方

肠痈生于大小肠之间，其症口渴，小便如淋，时时汗出，小腹肿痛，手不可按；又生于大肠者，右足屈而不伸；生于小肠者，左足屈而不伸。方用：

金银花八两，煎水二碗　当归一两　地榆一两　薏仁五钱

用水十余碗，煎作二碗，同金银花分作二服，上午一服，临睡一服，二剂而愈。

凡肠痈必须内消，而火邪甚急，非杯水可救，必须大剂始效，然大剂败毒，恐伤元气，惟金银花败毒而又补阴，故可重用，若用之过少，反无效矣。

华佗治脐后痈神方

脐后痈发于背下命门之穴，与脐正对，其症为真水衰弱，邪火炽盛，非大补其水，则邪火不散，毒无自消，初发之时，尚未溃败。宜用：

金银花五两　豨莶草五钱　熟地一两　白术一两　黄柏三钱　车前子三钱

先用水十碗，煎金银花四碗，乃分之为二，先以两碗煎前药得一碗，空腹饮之，少顷再将前汁二碗，更煎药滓得一碗服之，连服二剂。

若已溃烂者，宜改用：

人参三两　白术五两　肉桂三钱　附子一钱　山茱萸一两　北五味子三钱　金银花三两　茯神三钱

水十碗，煎汁一碗，服之。

华佗治悬痈神方
悬痈一名骑马痈，俗名偷粪老鼠。多因嗜色忍精而发。方用：
金银花四两 蒲公英二两 人参一两 当归一两 生甘草一两 大黄五钱 天花粉二钱
水煎服，一剂即消，二剂痊愈。

华佗治搭手神方
治法如背痈初起时，极神效。

华佗治牛头痈神方
生丁膝上，红肿而痛，一名膝痈。方用：
生黄芪四钱 当归一两 金银花一两 茯苓三钱 薏仁五钱 牛膝三钱 地榆一钱 白术三钱 天南星一钱 生地黄五钱
水数碗，煎一碗，空腹服之。

华佗治多骨疽神方
生于大腿之中，痈生之后，其口不收，腐烂之中，忽长一骨，疼痛难忍，俗以为骨，实为湿热之毒所化。内服用：
茯苓一两 车前子一两 金银花三两 牛膝五钱 紫花地丁一两
水煎服，六剂骨消，再十剂而痊愈。若外用：
飞过密陀僧，用桐油调膏，贴于患处，奏效尤捷。

华佗治脱骨疽神方
此症发生于手指或足趾之端，先痒而后痛，甲现暗色，久则溃败，节节脱落，宜用：
极大生甘草
研成细末，麻油调敷极厚，逐日更换，十日而愈。内服：
金银花三两 玄参三两 当归二两 甘草一两
水煎服，连服十剂，当愈。

华佗治痈肿无头神方
以蛇蜕烧灰，和猪油涂之，极效。

华佗治石疽神方
此症肿不变色，漫肿疼痛，坚硬如石，捣生商陆根，加盐少许敷之，极效。

华佗治瘰疽神方

以射干 甘草 枳实 升麻 干地黄 黄芩各八分 麝香二分 前胡三分 犀角六分 大黄一钱
以水煎之,约三剂可愈。

华佗治甲疽神方

本症之发生,原于剪甲伤肌,或甲长侵肉,致使气血沮遏而不通,久之腐溃而生疮泡,或赤肉突出,指甲肿痛。治法易剔去指甲,则不药而愈。或以:
草乌五钱 白丑一两 龙骨二钱五分
共捶碎,再用全文蛤四两,同炒至焦黑色,以五倍子为末,用麻油敷之,湿则干掺。

华佗治乳痈神方

本症初起时发寒热,先痛后肿。方用:
贝母三钱 天花粉一钱 蒲公英一两 当归一两 生甘草二钱 穿山甲一片,为末
水煎服,一剂即消。

华佗治井疽神方

井疽发于胸部,此症必须早治,若下入于腹必死。用:
人参一两 茯苓五钱 麦冬五钱 熟地一两 山药一两 芡实一两 甘菊花五钱 芍药五钱 忍冬藤二两 远志三钱 天花粉三两 王不留行三钱
水数碗,煎一碗,一气饮之,二剂必愈。倘已溃烂,必须多服。

华佗治缩脚疽神方

生于大腿外侧。以:
大戟 甘遂
研末,用白蜜调敷。内服用:
熟地一两 鹿角胶三钱 肉桂一钱 甘草一钱 麻黄五分 炮姜五分
水煎服,四、五剂可愈,不可开刀,若开刀则必成缩脚。

华佗治小腹疽神方

本症由七情六欲而生,部位在脐下气海穴一寸五分,或关元穴二寸,或丹田穴三寸,依痈毒阴疽法,治之可愈。

华佗治瘿神方

瘿与瘤不同,瘿连肉而生,根大而身亦大;瘤则根小而身大。瘿之种类甚多,形亦各异,然皆为湿热之病,由小而大,由大而破,由破而死。初起时宜用小刀割破,略出白水,以生肌散敷之,立愈。

生肌散制法如下:

人参一钱 三七三钱 轻粉五钱 麒麟血竭三钱 象皮一钱 乳香一钱 没药一钱 千年石灰三钱 广木香一钱 冰片三分 儿茶二钱

各为极细末，研无声为度，合时须用端午日，不可使人见。

若瘿已失治，形已渐大，宜用点药点其陷处，半日作疼，必然出水。点药用：

水银一钱 硼砂一钱 鹊粉一钱 轻粉一钱 莺粪一钱 冰片五分 潮脑五分 绿矾一钱 皂矾一钱 麝香三分

共研之极细，一日点一次，三日后再以：

人参三钱 茯苓五钱 薏仁一两 泽泻二钱 茉苓一钱 黄芪一两 白芍五钱 生甘草一钱 陈皮一钱 山药三钱

水煎服，十剂全消，须忌房事一月，否则必破，不能收口，终身成漏。

华佗治腋下瘿瘤神方
以长柄壶卢
烧存性，研末搽之，以消为度。或加麻油调敷，尤效。

华佗治粉瘤神方
粉瘤初生时宜即治，否则日渐加大，受累不堪。先用艾条灸十数壮，再以醋磨雄黄涂纸上，剪如螺靥大贴灸处，外更贴以膏药，一、二日一换，必挤尽其中粉浆，敷以生肌散自愈。

华佗治肉瘤神方
以水银一钱 儿茶一钱 冰片三分 硼砂一钱 麝香三钱 黄柏五钱 血竭三钱
共为细末，擦其根部，随擦随落。

华佗治血瘤神方
血瘤小者如胆，大者如茄。以利刃割断，即用银烙匙烧红，一烙即止血，且不溃，并不再生。或以：
水银 轻粉 潮脑 镜锈 贝母各一钱 黄柏三钱 儿茶二钱 冰片三分
共为细末，擦之即落。

华佗治发瘤神方
发生于耳后发下寸许，按之不痛，用针刺破，挤尽粉发，用生肌散敷之，立愈。

华佗治物瘤神方
物瘤其根甚大，最称难治，不时而动，无故自鸣，或如鸟号，或如虫鸣。必须用刀破其中孔，则物自难居，必突围而出，后用生肌散敷之。

华佗治筋瘤神方

筋瘤无甚大害，本可置之不治，若妄用刀针，往往伤筋，反至死亡，故最忌刀割。若必欲割去，须于初出之日，以芫花煮细线系之，日久自落。

华佗治骨瘤神方

骨瘤生于皮肤之上，按之如有一骨，生于其中，不可外治。宜用：

乌贼鱼骨一钱 白石英二分 石硫黄二分 钟乳三分 紫石英二分 干姜一钱 丹参八分 琥珀一钱 大黄一钱 附子三分 朝燕屎一钱 石矾一钱

水煎服，十剂全消。

华佗治石瘤神方

石瘤亦生于皮肤之上，按之如石之坚，不觉痛苦，治法同骨瘤。

华佗治气瘤神方

气瘤无痛无痒，时大时小，随气为消长，气旺则小，气弱反大，气舒则宽，气郁则急。治法必须补其正气，开其郁气，则瘤自散。方用：

沉香一两 木香二两 白芍四两 白术八两 人参二两 黄芪八两 枳壳一两 槟榔一两 茯苓四两 香附二两 附子五钱 天花粉四两

各为细末，蜜为丸，每日服三钱，一料全消。

华佗治五疔神方

疔疮之生，膏粱人居其半，皆因营卫过度，火毒外发所致。名称虽有多种，地位亦无一定。其实可赅之为心、肺、肝、脾、肾五种：即色赤者为心疔，色白者为肺疔，色青紫者为肝疔，色黄者为脾疔，色黑者为肾疔也。初起时可用：

紫花地丁一两 甘菊花一两

水煎服，六剂痊愈。外用：

丝瓜叶十片捣极烂，取汁调：

明矾 雄黄末，各二钱

以鸟羽敷疔上，随干随润，数日即消。或以：

白菊花叶连根

捣汁一杯，沸酒冲服，毒甚者须多服，渣敷患处，留头不敷。覆被令出汗，其毒自散。无时可用甘白菊花四两代之，少则不效。

华佗治疔疮出血神方

饮真麻油一大碗即止，或用菜籽油亦效。

华佗治疗疮走黄神方
其原因为食豚肉所致,患此者多不治。宜以:
芭蕉根
捣汁,服之即解。

华佗治疗疮不破神方
以蝉衣 僵虫
等分为末,醋调敷四围,候根出,拔去,再涂即愈。

华佗治疗根不出神方
铁粉一两 轻粉一钱 麝香少许
为末,针画十字,以点药入内,醋调面糊敷之,极效。

华佗治红丝疔神方
属心疗类,其形缕缕如丝线,周身缠绕,如在手足上,则入心即死。宜用松针刺去其血,忌食热物。或以:
白菊花根叶 雄黄钱许 蜒蚰二条
共捣极烂,从疔头敷至丝尽处为止,以绢条裹紧,越宿即消。

又此疗生于足者延至脐,生于手者延至心,生于唇面者延至喉,亦皆死。急用针或磁锋,刺破其红丝尽处,使出血,以浮萍嚼涂刺处,用白矾捣末,包裹于捣烂葱白中约三钱吞下,再饮葱酒一二杯,覆被静卧,汗出即愈。

华佗治乌茄疗神方
农家浇粪于地,为烈日蒸晒,人跣足行其上,受其热毒,足趾肿痛,似溃非溃。即以鸭羽煎汤合皂矾洗之,立愈。

华佗治刀镰疗神方
疗头如蕹叶,长一二寸,色紫黑,忌针刺。急用:
明矾三钱,研末 葱白七个,捣烂
分为七剂,每剂以热酒送下,服下即卧,覆被取汗。如无汗,须再服葱白,外涂以溏鸡粪,迟则不治。

华佗治羊毛疗神方
初起时头痛发寒热,前心后背有红点,形类疹子。宜先以针刺破,取出羊毛。再以明雄黄末三钱,用青布包紧,蘸热酒于前心疮上一二寸外,周围擦之,渐见疮眼,其毛即奔至后背,仍依前法擦于背部,将羊毛拔置布上,即埋入土中。内用:
紫花地丁一两 金银花三两 白矾 甘草各三钱

水煎服。

华佗治蛇头疔神方
生于手指尖，肿若蛇头，痛楚连心，寒热交作。初起时急用：
雄黄　朴硝
等分研末，以豚胆汁少许加香油调涂。或内服蟾酥丸，汗之。蟾酥丸制法如下：
蟾酥二钱，酒化　轻粉五分　枯白矾　寒水石煅　铜绿　胆矾　乳香　没药　麝香各一钱　雄黄二钱　朱砂三钱　蜗牛二十一个
于端午日午时，在净室中，先将蜗牛研烂，同蟾酥和匀稠黏，再将各药研末，与蜗牛蟾酥相和为丸，如绿豆大。每服三丸，用葱白五寸，患者自嚼烂，吐于男左女右手心，包药在内，无灰热酒送下，覆被静卧，至发汗为止。甚者再进一服。

华佗治蛇眼疔神方
生于指甲两旁，治法同上。

华佗治蛇背疔神方
生于指甲之下，治法同上。

华佗治蛇腹疔神方
又名鱼肚疽，生于指中节前面，肿如鱼肚，治法同上。

华佗治螺疔神方
生于手指之间，可用：
榔鸡根与马齿苋茎
加酒酿捣烂敷之，极效。凡遇患处起红点者，用红马齿苋；白点者，用白马齿苋。

华佗治唇疔神方
切不可用凉药敷于疮上，最佳以鸡血点之。内用：
乌桕叶或根
捣汁服数杯。若大腿弯中有紫筋，可用银针刺出恶血，可保无虞。

华佗治人中疔神方
一名马嘴疔，先以银针挑破，后用：
瑞香花叶十四瓣　盐十四粒　饭十四粒
共捣烂，敷于疮上，日夜换之，极有效。

华佗治瘰疬神方

瘰疬得病之原因有九：一因怒，二因郁，三因食鼠食之物，四因食蝼蛄、蜥蜴、蝎子等所伤之物，五因食蜂蜜之物，六因食蜈蚣所游之物，七因大喜饱餐果品，八因纵欲伤肾，饱餐血物，九因惊恐失枕，气不顺。其治之之法有三：

一为治肝胆郁结之瘰疬。方用：

白芍五钱 当归二钱 白芥子三钱 柴胡一钱 甘草八分，炙 全蝎三个 白术三钱 茯苓三钱 郁金三钱 香附三钱 天葵草三钱

水煎服，连服十剂，自愈。

二为治脾胃多痰之瘰疬。方用：

人参二两 白术十两 茯苓六两 甘草一两，炙 紫苏八钱 半夏二两 僵蚕二两 陈皮六钱 白芷七钱 木通一两 金银花十两 天花粉三两

各为末，蜜为丸，饭后服三丸，一料痊愈，然必须戒色欲三月。

三为治心肾不交之瘰疬。方用：

大龟二个，一雄一雌 远志二两 麦冬三两 山茱萸四两 肉桂一两 白术五两 苍术二两 熟地十两 玄参十两 茯神四两 何首乌十两 桑椹四两 紫花地丁四两 夏枯草五两

先将大龟蒸熟，焙干为末，次将各药研末和匀，以蜜为丸，日服三次，每服三钱，一料可痊愈。

华佗治各种瘰疬不消神方

猫头蹄骨一具，炙酥为末 昆布一两五钱 海藻一两五钱，上二药须洗去盐水晒干 连翘 黄芩 金银花 穿山甲 枳壳 香附各一两 皂角五钱

共为细末，以玄参为丸，大如桐子，每服七八十丸，日凡三次，以姜汁送下。

华佗治瘰疬溃烂神方

凡瘰疬之症，未破之先，易于医治。既破之后，难于收功。可先用：

荆芥根下一段

剪碎，水煎成汤，温洗久之，视破烂处有紫黑者，以针刺之，去血再洗三四次，然后用：

樟脑 明矾各三钱

以麻油调敷，次日再洗再敷，以愈为度。专忌酒色。

华佗治鼠瘘神方

鼠瘘久不愈，可取狼鼠，不限多少，常作羹粥任食之，必验，或以：

白马、牛、羊、鸡、猪等矢屑各一斤 漏芦 藁木各一斤

并于石上烧成灰，研之极细，外以豚脂一升三合，煎乱发一两五钱，令沸，俟发尽，乃纳诸药屑，在微火上煎五六沸，药成。先去疮上痂，以新棉蘸盐汤洗疮，拭之令干，然后敷膏，日凡二次，上覆以帛，裹之，极有效。

华佗治蛇瘘神方

以蛇蜕烧灰，和腊月豚脂，和封之。

华佗治虾蟆瘘神方

用五月五日蛇头及野猪脂，同水衣封之。

华佗治蝎瘘神方

捣茅根汁，着孔中，即效。

华佗治蜂瘘神方

取蜂巢烧灰，腊月豚脂，和敷孔中。

华佗治蜣螂瘘神方

热牛屎涂之数易，应有蜣螂出。

华佗治蚯蚓瘘神方

鸡屎　蚯蚓屎

等分为末，用牡猪下颌骨髓和敷之。

华佗治雀瘘神方

取母猪屎烧灰　腊月豚脂

调敷，当有虫出如雀形。

华佗治九子疡神方

生于颈上，连续得九数。治用：

鸡卵一，蒸熟后，剖之为二，去黄存白，以麝香一分、冰片五分，掺二药于疡上，自初生第一疡起，覆以鸡卵，外用：

干艾烧之，以痛为度，痛极暂止。痛止更烧，且随时更换鸡卵，日夜约烧五六度，次日更换冰麝，烧灼如前，俟愈为止。内用：

蒲公英　夏枯草　金银花各二钱　甘草节一钱

水煎服数剂，功效极伟。

华佗治流注神方

流注者，谓先发于背，后旋流串，散走于腰臀四肢，或来或去，或痛或不痛，无一定之部位也。治法宜用去风去火之剂，兼散其毒。以：

升麻一钱　当归五钱　黄芩二钱　瓜蒌二钱　金银花一两　甘草二钱，炙　连翘三钱　秦艽二钱　苍耳一钱　马兰根一钱　牛膝一钱　牵牛子一钱水三碗，煎服数剂，自愈。

华佗治痰核神方
大者谓之恶核，小者谓之痰结，毒根最深，极不易治，未溃之前，忌贴凉膏，忌服凉药。法以：
天南星
磨酸醋调敷数次自消。或捉：
蝙蝠
炙成灰，和菜籽油涂之，二三次即愈。

华佗治痄腮神方
腮间突然肿起，系属风热之症。可用：
野菊花叶
捣烂，四围敷之，其肿自消。或以：
蜗牛同面研敷之，亦有效。

华佗治天泡疮神方
天泡疮生于头面及遍身手足之间，以夏日居多。治法宜补气而佐之以解暑，则火毒自消，疮亦易愈。方用：
香薷 天花粉 生黄芪 炙甘草 黄芩各一钱 白术 茯苓 麦冬各二钱 桔梗一钱五分 人参 厚朴各五分 陈皮三分
水煎服，数剂自愈。外用：
淀粉五钱，煅 轻粉五分 雄黄三钱
三者共研成细末，用丝瓜叶捣汁半杯，调搽疮上，其效如神。
若在小儿，可用：
香炉盖上烟脂三钱 黄连 青黛各二钱 冰片二分
各为细末，用鸡子清或猪胆汁调敷，极效。

华佗治人面疮神方
此疮非生于膝上，即生于肘，其形颇似人面，重者有口鼻眼目，皆能运动，状似愁苦，口中与以肉食，则即能化尽。方用：
雷丸三钱 轻粉一钱 白茯苓一钱
研极细，和匀，敷上即消。

华佗治血风疮神方
血风者多生于两腿里外之臁上，下达于踝骨，其原起于好饮，初生时小而痒，久则大痒。治法先须戒酒，然后用内药补其气血，兼消风湿。外用膏药敷之，不久即愈。

方用：

白术　当归　柞木枝　薏仁各五钱　茯苓　生甘草　萆薢　泽泻各二钱　肉桂　红花各一钱　黄芪一两

水煎服，愈多愈佳。外用：

蚯蚓粪　马齿苋各一两　黄柏五钱　朱砂四钱　血竭　乌桕根　胡粉各三钱　潮脑二钱　轻粉一钱　麝香三分

共为末，以豚脂调为膏，贴于油纸上，视疮之大小贴之，外用包扎，任其出水，换药膏时，先以金银花煎汤温洗，不数日即愈。

华佗治翻花疮神方

翻花疮，疮口内肉突出如菌如蕈，故有此名。虽无痛苦，然久流鲜血，则易致虚损。治宜滋肝补血，益气培元。外用：

乌梅煅灰，敷之。或以：

马齿苋

煅灰，豚脂调敷。剧者用：

铜绿　铅粉

等分，研细，香油调敷。或以：

苍耳叶

捣汁，日涂数次，亦有效。

华佗治内外臁疮神方

臁疮有内外之异，因脏腑中蕴有湿毒，乃外发为疮；亦有因打扑抓磕，或遇毒虫恶犬咬破损伤，因而成疮者。治法首宜节欲慎房。内服：

人参二钱　白术三钱　茯苓　当归　生黄芪各二钱　生甘草　柴胡　半夏各一钱　金银花五钱　陈皮　升麻各五分

水煎服，连用四剂。外用：

龙骨二钱　乳香　没药各一钱　血竭　轻粉各五分　阿魏二分

研成细末，再以水飞净黄丹一两、生芝麻一合捣末，香油三两，共入锅熬数沸，加入各药粉末；临起锅时，再加冰片、麝香各一分，搅匀。用甘草煮油纸两面，将药膏摊于其上，临用时先以葱二条，将疮口洗净，再将内服药滓用水煎之，洗疮口一次，乃贴药膏于其上，数日可愈。

华佗治黄水疮神方

黄水疮又名滴脓疮，言脓水所到之处，即成疮也。治法宜：内服除湿清热之药，佐以凉血之剂。方用：

茯苓三钱　苍术　荆芥　蒲公英各二钱　防风　黄芩　半夏各一钱　当归五钱

水煎服四剂。外用：

雄黄 防风各五钱 荆芥 苦参各三钱
水煎汤，取二碗，洗疮即愈。

华佗治瓜藤疮神方
此疮一生十余个，极易滋蔓。宜用：
尖尾芋 茄子叶 五月艾 葱 姜
共捣烂，醋煮涂敷。

华佗治天蛇疮神方
此疮生于皮肤，似癞非癞，由草中花蜘蛛螫伤所致。内服宜用：
秦艽
煎汤饮之。外用：
蜈蚣一条
研末，和猪胆汁，调涂之。

华佗治蜘蛛疮神方
形如蛛网，痒不能忍，先用苎麻丝搓疮上令水出。次以：
雄黄 枯矾
等分为末，干擦之，极效。

华佗治蛇形疮神方
形如蛇故名。内用：
雄黄
冲酒服。外用：
雄黄
麻油调敷，颇效。

华佗治蜂窝疮神方
形如蜂窝故名。以：
胡粉 朱砂
等分为末，白蜜调敷，极效。

华佗治鱼脐疮神方
生于肘肚与小腿肚间，极疼痛。初起一二日，先用灸法，极易解散。内服：
用金银花一两 当归 黄芪各五钱 生甘草 青黛 地榆各二钱 白矾一钱
水煎服。

华佗治鱼脊疮神方

多生筋骨间，坚凝作痛，初起时为白色小泡，渐长成鱼脊状，久则溃流黄水。宜初起时用：

老蒜

切片如三文钱厚，置疮上，再以艾一团，如豆大，安蒜片上烧之。蒜坏再换，痛定乃止。内用：

人参 黄芪 白术 茯苓 川芎 金银花 当归各一钱 白芷 皂角刺 甘草 桔梗各五分

水二碗，煎八分，食后服。脾弱者去白芷，倍用人参。

华佗治猫眼疮神方

形似猫儿眼而有光彩，故名。无脓无血，时痛时痒，一名寒疮。用：

生草乌三两 生姜二两 煨白芷 炒南星各一两 肉桂五钱

共为末，烧酒调敷，多食鸡、鱼、蒜、韭，忌用鲇鱼、虾、蟹。

华佗治缠腰龙神方

生腰下，长一二寸，或碎如饭，或红腰坚硬。以：

雄黄

研末，醋调敷，极效。

华佗治卷毛疮神方

生于头上，状如葡萄。用：

黄柏一两 乳香二钱五分

共为末，槐花煎浓汁，调作饼，贴疮口。并用：

吴茱萸

研末，醋调，敷两足心，即愈。

华佗治寒毛疮神方

豆腐渣滓

炒热，敷患处，用布包紧，冷则更易，一宿即愈。

华佗治对口疮神方

生后颈正中处，以：

鲜茄子十四枚 生何首乌二两

煎服二三剂，未破即消。已破拔脓生肌，虽根盘八九寸宽，大者亦效。外用：

贝母

研末敷之。或寻取：

韭地蚯蚓

捣烂，以凉水调敷。

华佗治骨羡疮神方
生于神堂二穴，或膈关、膈俞之穴上，此疮不痛而痒，痒极必搔爬，愈搔爬而愈痒，终至皮破肉损，骨乃尽见。方用：
人参五钱 当归 黄芪各一两 金银花二两 茯苓 贝母各三钱
水煎服，数剂后，即痒止而愈。

华佗治羊胡疮神方
生于下唇及颔下，宜内服除湿清热之剂。方用：
茯苓二钱 天花粉一钱五分 炙甘草 白术 苍术 蒲公英 泽泻 猪苓各一钱 白芷 羌活各五分
水煎服。外用：
轻粉一钱 黄丹三钱 儿茶 炒黄柏各三钱 枯矾五分 冰片三分
各为细末，湿则干糁；干则香油调敷，数日即愈。

华佗治坐板疮神方
生于臀上，痒而兼痛。内服药用：
白术五钱 茯苓三钱 泽泻二钱 猪苓 黄柏各一钱 肉桂二分
水煎服。外用：
萝卜种一两
火煅存性为末，敷于新瓦上，煨微热，坐于其上，数次自愈。或以：
松香五钱 雄黄一钱
研末，湿痒加苍术三钱，以棉纸捻成条，豚脂浸透，烧取油搽上立愈。又以：
灰苋
烧为末，掺于疮上，亦效，或以：
轻粉二钱 石膏六钱
共为末，灯油调敷，即愈。

华佗治蛇窝疮神方
生于脐腹，上下左右无定处，其形如蛇，重者溃深，轻者腐浅，或有皮肉，蠕蠕暗动，欲行而不可得者。治用：
蜈蚣十条 雄黄 生甘草各三钱
研为末，浸于香油二两中，随浸随涂，极效。

华佗治石疖神方
疡之小者曰疖，其根硬者曰之石疖。以：

白菊花叶

捣汁，调白蜜敷之。更以渣敷四围，留头不敷，俟毒水流尽，即消。

华佗治软疖神方

以代赭石 虢丹 牛皮胶

等分为末，陈酒一碗冲之，俟澄清后服下。更以渣外敷，干则易之。

华佗治瘰痃疖神方

以古旧瓦片

火煅，醋淬，凡七次，为末，香油调敷。

华佗治痔神方

痔之种类甚多，如肛门旁生肉，如鼠乳出孔外，时时流脓血者，名曰牡痔；若肛边肿痛生疮者，名曰酒痔；肛边有核痛及寒热者，名曰肠痔；若大便辄有血出者，名曰血痔；若大便难，肛良久肯入，名曰气痔；统治之方亦甚多。

（一）儿茶、麝香，唾津调敷。

（二）先以皂角烟熏之，次以鹅胆汁调白芷末涂之。

（三）赤足蜈蚣焙为末，与冰片少许同研，唾液调敷。

（四）生槐煎五分 皂角二两 麝香 雄黄 莨菪 丁香 木香 炙鳗鲡鱼各二分

上各药为五丸，取净瓶可容一升者，掘地埋之，着一叠子于瓶上，钻叠子作孔，纳火瓶中灰盖之，然后纳药一丸烧之，以下部着叠孔上坐，便通汗，尽一丸，药即止。

（五）以无花果叶煎汤熏洗，能止痛，极有效。

华佗治痔疮作痒神方

水银 枣膏各二两

同研，绵裹纳下部，翌日虫出痒止。或以：

猪大肠六两 蚯蚓十余条

煮融，去蚓食肠，极效。

华佗治痔疮出血神方

内服用：

当归尾一钱五分 生地二钱 赤芍一钱 黄连二钱 枳壳一钱 炒黄芩一钱 炒槐角三钱 炒地榆二钱 炒荆芥一钱 升麻五分 天花粉八分 甘草五分 生侧柏二钱

水煎服，三四剂后，即痛止肿消。外用：

地骨皮 槐花 韭菜根 朴硝各二两 白矾 苏叶各五钱 葱头七个

用水十五大碗，煎百沸，倾净桶内，令患者坐之，四周密闭，勿令泄气，先熏后洗，俟痔出黄水为度。

华佗治久远痔漏神方

取墙上生之绿苔刮下之，需五钱，火焙干为细末 又以羊蹄壳五副 炒白术 白芷各一两 茯苓二两 槐花五钱

共为细末，米饭为丸，每日临卧，先服一钱，后压之，美膳一月即愈。

华佗治痔疮肿痛神方

以壁上背包蜓蚰一个

捣为泥，入冰片、薄荷少许，同敷极效。

华佗治内外痔神方

在肛门内外皆有之，遇大便即出血疼痛者是。用：

胡黄连五钱 血竭 儿茶各二钱 熊胆三钱 冰片一钱 麝香三分

共研细，水调敷，日凡三四次。

华佗治内痔神方

在肛门之内，大便时则出血，便毕以手按之，良久乃入。内服用：

生枳壳三两 陈皮一两

水煎服。外用：

生草乌尖一钱 刺猬皮末三钱 枯矾五分 冰片三分

各为细末，用葱汁调药，送入肛门，约一时许，其痔即翻出，洗净之。用：

鸡粪四两，取公鸡母鸡各一，饿之二日，次早以猪胰子切碎，拌糯米粉一二合，喂之，凡越六、七日，得粪四两，晒干候用 雌黄 雄黄各六钱 明矾 皮硝各一两 胆矾五钱

共为末，倾入银罐内，火煅出青烟为度，加：

乳香 没药各三钱 冰片五分

用唾津调敷，七日后其痔自脱。再用珍珠散敷之，使收口。内服收肛散。

珍珠散方如下：

珍珠 石膏 赤石脂 轻粉各一钱 白龙骨三钱 孩儿骨五分 冰片二分

共为末。

收肛散方如下：

陈皮三两 枳壳一两

水二碗，煎一碗服。

华佗治外痔神方

用金脚砒二钱 白矾一两

共为末，倾银罐内，煅至烟尽为度。加：

蝎尾七个 生草乌

研末和入煎药，涂疮上，凡七日而根脱。

华佗治鸡冠痔神方

用黄连末敷之,加赤小豆末尤效。

华佗治野鸡痔神方

先用槐柳煎水熏洗,次以艾灸七壮,即愈。

华佗治翻花痔神方

肛门周围翻出如碗,肉色紫黑,疼痛异常,时流血水。内服用:

缸砂一两,水浸半月,微煅 条芩二两,每斤用皂角、柏子仁、侧柏各四两,水煎煮半日,汁干为度 黄连 槐角各二两 栀子 黄花地丁各一两 青黛五钱

共为末,用柿饼肉为丸,大如梧子,每服四五十丸,空心清汤送下。

外用药水熏洗见痔疮出血条,后再用药线扎之。药线制法如下:

鲜芫花根一钱 雷丸一钱 蟾酥一钱 草乌三钱

水二碗,煎一碗,去渣取汁,以生丝一钱,入药汁内,以文火熬汁将干,取出晒干,再浸再晒,以汁尽为度,收藏候用,至六七用,取露天蛛丝合成药线。

华佗治血箭痔神方

与内痔同,但无痛痒耳。大便时不问粪前粪后,俱射血如箭。治法用:

百草霜四两 黄芩 栀子各一两 黄连 槐花 地榆各五钱

共为末,糊为丸,每服三钱,清汤下。

华佗治无名肿毒神方

无名肿毒者,以其随处而生,不按穴次,不可以命名也。非速行医治,常有生命之虞。方用:

朱砂 雄黄 硼砂 血竭 苦葶苈 没药去油,各二钱 乳香去油 蟾酥人乳浸 牛黄 冰片 沉香各一钱 麝香 珍珠 熊胆各六分

先将诸药研成细末,次以人乳浸透蟾酥,研入诸药中和匀,为丸如梧子大,金箔为衣。凡遇有无名肿毒及各种疮毒,可用药一丸,压舌根底,含化,随津咽下。药尽,用葱白与酒,随量饮之,覆被取汗,极有效验,合药宜秘,三七日更妙。

华佗治无名恶疮神方

本方功效极伟,能起死回生,夺造化之权,凡痈、疽、疔毒及中一切毒禽恶兽肉毒所致之疮,俱可治之。用:

硼砂 黄丹 硇砂 巴豆去油 人言各一钱 朱砂二钱 斑蝥 蟾酥 血竭 乳香 没药各三钱 麝香 半夏各五分

共研细末,用第一次生小儿乳汁捣蜗牛为丸,如绿豆大,每服五七丸,各随症饮送下,亦分上下前后服之。

华佗治一切风毒神方

凡肩背腰俞臂腿环跳贴骨等处，感受风寒湿气，致漫肿无头，皮色不变，酸痛麻木者，是名风毒。可急用：

沉香　丁香　木香各五分　乳香六分　麝香一分

共研匀，将大核桃壳半个，内容药末，至将满，覆痛处，处灸以艾团一二壮，不觉热，十余壮稍觉痛，即愈。

华佗治诸疮不破头神方

用硇砂二钱五分　轻粉　白丁香各一钱五分　巴豆五分

共为细末，以醋调涂疮上，头自破。

华佗治毒疮不收口神方

用轻粉　铅粉各一两　珍珠一钱　飞辰砂四分　冰片二分

共为末，掺疮上，不日即收口。

华佗神医秘传卷五终

华佗神医秘传卷六

汉·谯县华佗元化 撰

唐·华原孙思邈 编集

华佗妇科秘传

华佗治月经不通神方
桃仁 朴硝 牡丹 射干 土瓜根 黄芩各三两 芍药 大黄 柴胡各四两 牛膝 桂心各二两 水蛭 虻虫各七十枚

右十三味，以水九升，煮取二升，去滓，分三服。

华佗治室女经闭神方
黄芩 牡丹 桃仁 瞿麦 川芎各二两 芍药 枳实 射干 海藻 大黄各三两 虻虫七十枚 蛴螬十枚 水蛭五十枚

右以水一斗，煮取三升，分三服。服两剂后，灸乳下一寸黑圆际各五十壮。

华佗治月经不调神方
用白毛乌骨牡鸡一只，糯米喂七日，勿令食虫蚁野食，以绳缢死，去毛与肠，以：
生地黄 熟地黄 天门冬 麦门冬各二两
内鸡腹，以陈酒入陶器煮使烂，取出去药，桑柴火焙至焦枯捣末。再加：
杜仲炒，二两 人参 甘草炙 肉苁蓉 补骨脂 茴香 砂仁各一两 川芎 白术 丹参 当归各二两 香附四两

右以醋渍三日后，焙干研末，和前药酒调面糊为丸，空腹温酒下五十丸。

华佗治经行不止神方
金毛狗脊去黄毛 威灵仙 良姜 赤芍各一两 熟艾二两，醋熬焙干为末 附子炮，半两

右共为末，以药一半，同醋煮面糊，和余一半药末为丸，如桐子大，每服十丸，食煎空腹温酒下。

华佗治月经逆行神方

犀角 白芍 丹皮 枳实各一钱 黄芩 橘皮 百草霜 桔梗各八分 生地一钱 甘草三分

水二升，煎取八合，空腹服下，数剂自愈。又或：

以茅草根捣汁，浓磨沉香服五钱，并用酽醋贮瓶内，火上炙，热气冲两鼻孔，血自能下降。

华佗治痛经神方

妇人行经时，腹痛如绞，谓之痛经。其症有郁热与虚寒之异，郁热者宜用：

黄连酒煮，八两 香附炒，六两 五灵脂半炒半生，三两 当归尾二两

上捣筛，粥为丸，空腹汤下三四钱，服久自愈。

若系虚寒，则用：

人参 黄芪 当归 白术各一两 肉桂一钱 附子炮，一枚

水煎服，至二三十剂当愈。

华佗治经前腹痛神方

当归尾 川芎 赤芍 丹皮 香附制 延胡索各一钱 生地黄 红花各五分 桃仁二十五粒

水煎服，瘠体加黄连、黄芩各一钱，肥体加枳壳、苍术各一钱。

华佗治经后腹痛神方

人参 香附 白术醋炒 茯苓 当归 川芎 白芍 生地黄各一钱 甘草炙 木香各五分 青皮七分

姜枣引，水煎服。

华佗治经来呕吐神方

白术一钱 丁香 干姜各五分

上捣筛为散，空腹米汤下。

华佗治经来色绿神方

附子三钱 鹿茸一钱 山药 肉苁蓉 肉桂 蒲黄炒 当归 山萸肉各五钱 白芍一两 熟地黄一两五钱 乌骨鸡肉去皮油，酒蒸，三两

共捣，米糊为丸，空腹酒下一百丸。

华佗治经来色黄神方

当归 乌药 川芎 延胡索 茴香 白芍各八钱 熟地黄一钱

姜枣引，水煎空腹服。

华佗治经来色紫神方

当归尾 川芎 赤芍 香附 生地黄 黄连 丹皮 甘草各一钱

水煎服。

华佗治经来色淡神方
人参 白术 茯苓 归身 川芎 白芍 熟地黄 黄芪炙 香附制，各一钱 甘草炙五分
姜枣引，水煎服。

华佗治经来声哑神方
生地黄 天门冬 肉苁蓉 当归各五钱 细辛五分
水煎服，颇效。

华佗治经来房室相撞神方
本症俗名撞红。以：
明雄黄水飞净，三钱
陈酒冲服，一次即愈。

华佗治崩中神方
妇人崩中，昼夜十数行，各药不效。宜急用：
川芎八两
以酒四升，煎取三升，分三服，不饮酒者，水煮亦得。

华佗治白崩中神方
川芎 阿胶炙 桂心 赤石脂 小蓟根各二两 干地黄四两 伏龙肝鸡子大，七枚
右以酒六升，水四升，煮取三升，去滓内胶令烊，分三服，日三。

华佗治崩中去血神方
龙骨 赤石脂各六分 乌贼鱼骨 牡蛎粉 肉苁蓉各五两 鳖甲炙 芍药 续断各八分
上捣散，饮服方寸匕，日三，渐加之。

华佗治崩中赤白不绝困笃神方
禹余粮五两 白马蹄十两 龙骨三两 鹿茸二两 乌贼骨一两
上捣末，蜜丸梧子大，酒下二十丸，日再，以知为度。
按：本方惟久崩困笃者宜之，若瘀血固结，小腹坚满者，则又未可轻试之。孙思邈注

华佗治漏下不止神方
鹿茸 阿胶各三两 乌贼骨 当归各二两 蒲黄一两
上治下筛，空腹酒服方寸匕，日三夜二。

华佗治漏下去赤神方
白术二两 黄柏二两半 白薇五钱
上治下筛，空腹酒下方寸匕，日三。

华佗治漏下去黄神方
黄连 大黄 桂心各五钱 黄芩 䗪虫 干地黄各六钱
上治下筛，空腹酒下方寸匕，日三。

华佗治漏下去青神方
大黄 黄芩 白薇各五钱 桂心 牡蛎各六钱
上治下筛，空腹酒下方寸匕，日三。

华佗治漏下去白神方
鹿茸一两 白蔹十八株 狗脊半两
上治下筛，空腹米饮下方寸匕，日三。

华佗治带下神方
枸杞一升 生地黄五升
以酒一斗，煮取五升，分三服。

华佗治赤白带下神方
禹余粮 当归 川芎各一两半 赤石脂 白石脂 阿胶 龙骨 石韦各一两六钱 乌贼骨 黄柏 白蔹 黄芩 续断 桑耳 牡蛎各一两
上为末，蜜丸梧子大，空腹饮下十五丸，日再，加至三十丸为度。

华佗治白带神方
冬术五钱 茯苓 红鸡冠花各三钱 车前子一钱五分
水煎服。

华佗治白浊神方
陈皮 半夏制 茯苓 白术 益智仁盐水炒研 苍术各一钱 升麻 柴胡各七分 甘草炙，五分 生姜五片
上以水煎服。

华佗治白淫神方
是为男精射入后，不能摄收，即随小便而出者。用：
风化石灰一两 茯苓三两

研末，糊丸如梧子大，空腹米饮下二三十丸。

华佗治白沃神方
妇女经水不利，子脏坚僻，中有干血，即下白物如浆，是名白沃。以：
矾石烧 杏仁各一分
捣末，蜜和丸枣核大，内子脏中，日一易。

华佗治带下有脓神方
白芍 白矾各五钱 白芷一两 单叶红蜀葵二两
上为末，蜡和丸梧子大，空腹及食前各服十丸，脓尽自愈。

华佗治妇人不孕神方
凡妇人立身已来，全不生产，及断续久不生产三十年者，服此必能生子。方用：
朴硝 牡丹 当归 大黄 桃仁各三铢 厚朴 桔梗 人参 赤芍 茯苓 桂心 甘草 牛膝 橘皮各二铢 附子六铢 虻虫 水蛭各十铢
上以清酒、水各五升，合煮取三升，日三夜一，分四服。每服相去三时，更服如常，覆衣取少汗。在冬日可着火笼之，必下积血及冷赤脓如赤小豆汁，本为妇人子宫内，有此恶物使然，是为冷血，能使不受胎，故必忍之，使此冷血下尽始良。乃以：
皂荚 山萸肉 当归各一两 细辛 五味子 干姜各二两 大黄 矾石 戎盐 蜀椒各五钱
上为末，以绢制袋，大如指，长三寸，盛药令满，内妇人阴中，坐卧任便，勿急于行走，小便时去之。则一日以后，必下青黄冷汁，可幸御自有子。若未见病出，亦可安之十日，并用：
紫石英 天门冬各三两 当归 川芎 紫葳 卷柏 桂心 乌头 干地黄 牡荆 禹余粮 石斛 辛夷 人参 桑寄生 续断 细辛 厚朴 干姜 食茱萸 牡丹 牛膝各三十铢 柏子仁 山药 乌贼骨 甘草各一两半
上二十六味为末，蜜和丸如梧子大，酒服十丸，日三，渐渐增三十丸，以腹中热为度。不禁房室，夫行不在，不可服。

华佗治妇人黄瘕神方
本症之原因，为妇人月水始下，若新伤坠，血气未止，卧寝未定，脏腑虚弱，因向大风便利，是生黄瘕。其候四肢寒热，身重淋露，卧不欲食，左肋下有气结牢，腰背相引痛，月水不利，善令人不产。治用：
皂荚炙，去皮子 蜀椒各一两 细辛六分
上捣散，以三角囊大如指，长二寸贮之，取内阴中，闷则出之，已则复内之，恶血毕出，乃洗以温汤，三日勿近男子。

华佗治妇人青瘕神方

本症之原因,为妇人新生未满十日起行,以汤浣洗太早,阴阳虚,玉门四边皆解散。又或当风睡卧,及居湿地及湿席,不自谨慎,能令恶血不除,结热不得散,则生青瘕。其候左右胁下有气,喜唾,不可多食,四肢不欲动摇,恍惚善梦,手足肿,面目黄,大小便难,令人少子。治用:

戎盐一升 皂荚炙去皮子,五钱 细辛一两六钱

上捣散,以三角囊大如指,长三寸,贮之,内阴中,但卧瘕当下,青如葵汁。

华佗治妇人燥瘕神方

本症原因,为妇人月水下恶血未尽,于暑月中疾走或操劳,致气急汗流,遂令月水与气俱不通利。其候在腹中有物大如杯,能上下流动,时欲呕吐,卧时多盗汗,足酸不耐久立,小便失时,忽然自出若失精,小便涩难,有此病亦令人少子。治用:

大黄如鸡子大,一枚 干姜二两 鸡肫胵中黄膜炙,一枚 黄连二两 桂心一只 蟅虫熬,三枚 厚朴炙,十铢 郁李仁去皮尖熬,一两

上捣散,空腹以温酒一盏和三钱匕顿服,瘕当下,三日内勿近男子。

华佗治妇人血瘕神方

本症原因,为妇人月水新下,未满日数而中止。因饮食过度,五谷气盛,溢入他脏,血下走于肠胃之间,流落不去,内有寒热,与月水会合,是生血瘕。其候腰痛不可俯仰,横胁下有积气,牢如石,少腹背膂腰股皆痛,阴里若生子,月水不时,令人无子。治用:

干姜 乌贼骨炙,各一两 桃仁去皮尖熬,一两

上捣散,酒下二方寸匕,日二。并用:

大黄 当归各半分 山茱萸 皂荚去皮子炙,各一两 细辛 戎盐各二六铢

上捣散,以香脂丸如指大,以绵裹内阴中,正坐良久,瘕当下,养如乳妇之法。

华佗治妇人脂瘕神方

本症原因,为妇人月水新下,或生未满三十日,其人未复,以合阴阳,遂生脂瘕。其候四肢肿满痛痹,腰背如刺,腹中切痛,时或头眩,月水不时,大小便血不止,令人无子,治用:

皂荚去皮子,十八铢 矾子烧,六铢 五味子 蜀椒 细辛 干姜各半两

上捣散,以香脂和如大豆,着男子阴头,以合阴阳,不三行,其瘕乃愈。

华佗治妇女狐瘕神方

本症之原,为妇人月水当日数来,而反悲哀自恐,或远行逢暴风疾雷电惊恐,被湿罢倦,少气,精神游亡,邪气入于阴里不去,是生狐瘕。其害能食人子脏,令人月水闭而不通,胞门子户不受男精,状似有身,嗜食多呕,患此者终生无子。治用:

新死鼠一枚

裹以新絮，涂以黄土，穿地埋鼠其中，以桑薪灼其上，一日夜取出，去絮，内桂心末六铢，酒服二方寸匕，病当下。甚者不过再服，差止。

华佗治妇女蛇瘕神方

本症之原，为妇女月水已下，新止适闭未复，胞门子户劳动，阴阳未平，营卫分行。若中风暴病，或起行当风，或坐湿地，或行远道，并饮污井之水，进不洁之食，使蛇鼠之精，吞入腹中，是生蛇瘕。其患能上食人之肝心，越时既多，腰背股胫俱痛，时发寒热，月水多寡不定，患此者不复生子。治用：

大黄 黄芩 芒硝各半两 甘草炙，大如指者一尺 乌贼骨二枚 皂荚去皮子尖，六枚

上以水六升，煮之三沸，去滓下硝，适寒温，空腹服之，当下。

华佗治妇女鳖瘕神方

本症之原，为妇人月水新至，其人剧作，罢劳汗出，衣服湿润，不以时去之。或当风睡卧，足践湿地；或入水洗浴，不以时出，神不守舍，则水气与邪气乘之，是生鳖瘕。其候少腹内切痛，有物如小杯，左右上下于腹中，若存若亡，腰背亦痛，月水不通，面目黄黑，脱声少气，患此者令人绝子。治用：

大黄六分 干姜 侧子各半分 附子 人参各九铢 䗪虫熬，一寸匕 桂心一两六铢 细辛 土鳖各十八铢 白术一两

上捣散，酒下方寸匕，日三，瘕自下。

华佗转女为男神方

凡妇人始觉有孕，急服此方，能转女为男，并得安胎。

丹参 川断 芍药 白胶 白术 柏子仁 甘草各二两 人参 川芎 干姜各三十铢 吴茱萸 橘皮 当归各一两十八铢 白芷 冠缨烧灰，各一两 干地黄一两半 芜荑十八铢 犬卵干，一具 东门上雄鸡头一枚

上为末，蜜和丸梧子大，酒下十丸，日再，稍加至二十丸。又以斧一柄，置产妇卧床下，仍系刃向下，勿令人知，并取雄黄一两，绛囊盛带之，需女者带雌黄。

华佗断产神方

蚕子故纸一方

烧为末，酒服之，终身不产。或以：

油煎水银一日忽息，空腹服枣大一丸，永断，不损人。若已有身，欲去之。可用：

瓜蒌 桂心各三两 豉一升

以水四升，煎一升半，分服之。

华佗治乳痈神方

患者乳房胀大坚硬，色现赤紫，衣不得近，痛不可忍。治用：

大黄　芍药　楝实　马蹄炙令黄

上四味，各等分为末，酒服方寸匕，覆取汗，当睡着，觉后肿处散不痛，经宿乃消，百无失一。明晨更服一匕。忌冲风寒食。

华佗治乳岩神方
本症初起时，用：
鲜蒲公英连根叶
捣汁，酒冲服，随饮葱汤，覆被卧，令取汗，当愈。如已溃烂，宜用：
蜂房　雄鼠矢　川楝子各等分
瓦煅存性，为末擦之。内用：
大瓜蒌多子者佳，一枚　当归五钱　甘草四钱　没药三钱　乳香一钱
以陈酒二碗煎八分，温服。或去当归加皂角刺一两六钱，效尤速；将愈，加参芪芎术，以培其元。

华佗治乳疠神方
取水仙花之已萎者，悬檐下风干，捣烂敷之，极效。

华佗治乳肿神方
桂心　甘草各二分　乌头炮，一分
共为末，和苦酒涂纸覆之，脓既化为水，极神效。

华佗治乳吹神方
凡妊娠未产而乳房肿痛曰乳吹。治用：
砂仁五分，研　冬葵子八分，研　蒲公英五钱　瓜蒌仁三钱
水煎服。外用：
生南星
为末，温水调敷。

华佗治妒乳神方
妇人产后宜勤挤乳，否则令乳汁蓄积，或产后不自饮儿，及失儿无儿饮乳，皆成妒乳。治用：
连翘　升麻　杏仁去皮尖　射干　防己　黄芩　大黄　芒硝　柴胡各三两　芍药　甘草炙，各四两
右以水九升，煮取三升，分服。外用：
槲皮
水煎汤，洗患部，极效。

华佗治乳上湿疮神方
露蜂房五钱 轻粉煅，五分 龙脑一分
共研末，以金银花煎汁调涂，日三四次，自效。

华佗治乳头破裂神方
龟板炙，三钱 龙脑五分
研极细，香油调搽。

华佗治乳汁不下神方
鲫鱼长七寸，一尾 豚脂半斤 漏芦 石钟乳各八两
上以清酒一斗二升合煮，鱼熟药成，绞去滓，适寒温，分五服。其间相去须臾，一饮令药力相及为佳，乳即下。

华佗治无乳汁神方
母猪蹄四枚，洗净，以水二斗，煮取一斗，去蹄，内土瓜根、通草、漏芦各三两其中，煮取六升，去滓，内葱白、豉，著少米，煮作稀粥，食后觉微热有汗佳。若仍无乳，更两三剂。

华佗治乳汁过少神方
猪蹄四枚 黄芪八两 干地黄 当归 川断各四两 牛膝二两
同煮绞浓汁，入蜜四两，熬如饴。每温酒服一匙，乳汁自能增多。

华佗治乳汁过多神方
麦芽炒，三钱
煎浓汁饮之，日凡一次，乳汁自能减少。惟不可多服，以乳汁减至适量为度。

华佗治阴脱神方
皂荚去皮子，炙 半夏洗 大黄 细辛各四分 蛇床子六分
上捣散，薄绢袋盛如指大，内阴中，日二易。内用：
当归 黄芩 牡蛎熬，各二两 芍药一两半 猬皮一两
上捣散，酒下方寸匕，日三，禁举重。

华佗治阴挺神方
蜀椒 乌梅 白及各二分
上捣筛，以方寸匕绵裹内阴中，入三寸，匕中热，明旦更著，差止。

华佗治阴吹神方

阴吹者，因胃气下泄，阴中出声，如大便矢气之状，连续不绝。治用：

猪膏_{半斤} 乱发_{如鸡子大，三枚}

上合煎之，发消药成。分二次服，病从小便出。

华佗治阴痛神方

防风_{三两} 大戟_{二两} 蕲艾_{五两}

右以水一斗，煮取五升，温洗阴中，日可三度，良。

华佗治阴痒神方

蚦蛇胆 雄黄 石硫黄 朱砂 峭粉_{思邈按：水银粉即谓之峭粉} 藜芦 芫荑_{各二分}

上捣研极细，和匀，以豚脂和如泥，取故布作篆子如人指，长一寸半，以药涂上，插孔中，日一易。易时宜以猪椒根三两煮汤洗，拭干内药佳。

华佗治阴肿神方

白矾_{熬，二分} 大黄_{一分} 甘草_{炙，半分}

上捣筛，取枣大绵缠，导阴中，二十日即愈。

华佗治阴疮神方

川芎 藜芦 雄黄 丹砂 蜀椒 细辛 当归_{各一分}

上捣散，取方寸匕，绵裹纳阴中。

华佗治阴蚀神方

蛇床子 当归 芍药 甘草_{各一两} 地榆_{三两}

水五升，煮二升，洗之，日三夜二。更以：

蒲黄_{一升} 水银_{一两}

捣研，敷其上，自愈。

华佗治阴冷神方

食茱萸

纳牛胆中令满，阴干之，历百日后，取二七枚绵裹之，齿嚼令碎，纳阴中良久，热如火。惟须日用无止，庶克有济。

华佗治阴宽神方

兔屎 干漆_{各半两} 鼠头骨_{二具} 牝鸡肝_{二具，阴干百日}

上为末，蜜丸如梧子。月初七日合，时著一丸阴头，令徐徐内入，三日知，十日小，五十日如十五岁童女。

华佗治小户嫁痛神方

甘草三两　芍药半两　生姜十八铢　桂心六铢

右以酒二升，煮三沸，去滓，尽服，神效。

华佗治交接辄出血神方

桂心　伏龙肝各二两

共研末，酒下方寸匕，立止。

华佗治交接即痛神方

黄连一两半　牛膝　甘草各一两

以水四升，煮取二升，洗之，日四度。

华佗治妇人伤于丈夫神方

凡妇人伤于丈夫，其候四体沉重，嘘吸头痛。治用：

香豉　葱白各一升　生地黄八两　生姜四两　芍药三两　甘草二两

右以水七升，煮取二升半，分三服。不差重作，慎房事。

华佗治童女交接及他物伤神方

患者出血不止，急取釜底墨研胡麻敷之；或烧茧絮灰涂之；或割鸡冠取血涂之，均效。

华佗神医秘传卷六终

华佗神医秘传卷七

汉·谯县华佗元化 撰

唐·华原孙思邈 编集

华佗产科秘传

华佗安胎神方

厚朴姜汁炒 蕲艾醋炒，各七分 当归酒炒 川芎各一钱五分 黄芪 荆芥穗各八分 菟丝子酒泡，一钱 白芍酒炒，二钱 羌活 甘草各五分 枳壳面炒，六分

上以水二碗，煎取一碗，临服时再用贝母去心为末一钱，以药冲服。此方功效极伟，凡妊娠七月者，服一剂；八月者服二剂；九月十月皆服三剂；临产服一剂。且凡胎动不安，势欲小产，及临产艰危，横生逆产，儿死腹中，皆可服之，极有奇效。惟预服者空心温服；保产及临产者，皆临时热服。一剂不足，继以二剂。如其人虚弱，可加人参三五分，更佳。迨已产后，切忌入口，慎之。

华佗治妊娠恶阻神方

患者心中愦闷空烦，吐逆，恶闻食气，头眩体重，四肢百节，疼烦沉重，多卧少起，恶寒，汗出，疲极黄瘦。治用：

半夏 生姜各三十铢 干地黄 茯苓各八十铢 橘皮 旋覆花 细辛 人参 芍药 川芎 桔梗 甘草各十二铢

上以水一斗，煮取三升，分三服。

华佗治妊娠呕吐神方

青竹茹 橘皮各十八铢 茯苓 生姜各一两 半夏三十铢

以水六升，煮取二升半，分三服，不差重合。

华佗治妊娠吞酸神方

人参 白术 半夏 陈皮 茯苓 甘草炙 枳实炒 神曲炒 砂仁研，各五分

姜引水煎，食后服。

华佗治妊娠心痛神方
青竹茹一升　白蜜三两　羊脂八两
上三味合煎，食前服如枣核大三枚，日三。

华佗治妊娠腹痛神方
取鲜生地黄三斤
捣碎，绞取汁，用清酒一升合煎，减半，顿服。

华佗治妊娠伤寒神方
石膏八两　大青　黄芩各三两　葱白一升　前胡　知母　栀子仁各四两
水七升，煮取二升半，去滓，分五服，相去如人行七八里久，再服。

华佗治妊娠患疟神方
常山二两　黄芩三两　甘草一两　石膏八两　乌梅十四枚
右以酒水各一升半，合渍药一宿，煮三四沸，去滓。初服六合，次服四合，后服二合，凡三服。

华佗治妊娠霍乱神方
白术　紫苏　条芩各钱半　藿香　橘皮　甘草各一钱　砂仁研，五分
姜枣引，水煎服。

华佗治妊娠下痢神方
人参　黄芩　酸石榴皮各二两　橘皮四两　粳米三合
水七升，煮取二升半，分三服。

华佗治妊娠尿血神方
黍穰
烧灰，酒服方寸匕，日三。若气体虚寒者，宜用：
桂心　鹿角屑　大豆黄卷各一两
共捣末，酒服方寸匙，日三服。

华佗治妊娠子淋神方
地肤草　大雨各三两　知母　黄芩　猪苓　芍药　枳实炙　升麻　通草　甘草炙，各二两
上十味，以水八升，煮取三升，分三服。

华佗治妊娠子痫神方
妊娠临月，忽愤闷不识人，吐逆眩倒，少醒复发，名为子痫。治用：

贝母　葛根　丹皮去心　木防己　防风　当归　川芎　肉桂　茯苓　泽泻　甘草炙，各二两　独活　石膏　人参各三两

以水九升，煮取三升，分二服。贝母令人易产，若未临月者，升麻代之。

华佗治妊娠子烦神方

妇人妊娠，时常若烦闷，是名子烦。方用：

竹沥一升　麦冬　防风　黄芩各三两　茯苓四两

上以水四升，合竹沥煮取二升，分三服。不差再作。

华佗治妊娠子悬神方

妇人妊娠五六月后，胎气不和，上凑心腹，胀满疼痛，谓之子悬。治用：

紫苏　橘皮　大腹　川芎　白芍　当归各一钱　潞党参　甘草炙，各五分　生姜一钱半　葱白七寸

水煎，空心服。

华佗治妊娠子肿神方

妇人妊娠数月后，面目身体四肢浮肿者，此由胎气泛溢，名曰子肿。方用：

大腹皮　生姜皮　桑白皮　茯苓皮　白术　紫苏各三铢　大枣三枚

水煎汤，别以木香磨浓汁三匙，冲服。

华佗治妊娠子满神方

妇人妊娠至七八月，胎已长成，腹部膨大，逼迫子户，坐卧不宁，是名子满。治用：

白术　黄芩　苏叶　枳壳　大腹皮各一钱半　砂仁五分，研　甘草炙，三分　生姜八分

水煎，空腹服。

华佗治妊娠子鸣神方

妇人妊娠至七八月时，向高取物，子在腹中，其口与所含之物脱离，逐发声而号，谓之子鸣。治法不必用药，但以豆一握，遍撒地上，令妇人俯身拾之，豆尽而病自止。

华佗治妊娠漏胞神方

妇人妊娠已达数月，经水犹时时来，是名漏胞。治用：

赤小豆五升

种于湿地，令发芽，然后干之为末，温酒下方寸匙，日三，得效便停。

华佗治胎动神方

用生地黄捣烂取汁，煎沸，入鸡子白一枚，搅服，颇效。或服安胎药见前亦佳。

华佗治胎动下血神方

阿胶二两 川芎 当归 青竹茹各五两

以水一斗五升，煮银二斤，取六升，去银内药，煎取二升半，内胶令烊，分三服。不差仍作。

华佗治数堕胎神方

黄芪 吴茱萸 干姜 人参 甘草炙 川芎 白术 当归 干地黄各二两

上捣散，清酒服一匙半，日再服，加至两匙为度。或用：

熟艾五斤，醋煮焙干为末 木鳖子五枚，研细 大赭石二两，米醋淬七遍

上同为末，煮枣肉为丸，梧子大，每服三十丸，米汤饮下。

华佗治胎动欲堕神方

当归 川芎 阿胶炙 人参各一两 大枣十二枚

以水三升，酒四升，合煮取二升半，分三服，五日一剂，频服三四剂，无所忌。

华佗治顿仆胎动神方

当归 川芎 甘草炙 阿胶炙 芍药各二两 艾叶三两 干地黄四两

右以水五升，陈酒三升，合煮取三升，去滓内胶，更上火令胶烊，分三服，日三，不差更作。

华佗治胎动冲心神方

吴茱萸

研末，酒调敷脚心，胎安即洗去。

华佗治因惊胎动神方

黄连

为末，酒下方寸匙，日三。

华佗治堕胎溢血神方

丹参十二两

以清酒五升，煮取三升，分三服，日三。

华佗治临月滑胎神方

牵牛子一两 赤土一钱

共研末，白榆皮煎汤下，每服一钱。

华佗治产难神方

槐枝二升　榆白皮　大麻仁各一升　瞿麦　通草各三两　牛膝五两

右以水一斗二升，煮取三升半，分五服。

华佗治漏胎难产神方

脂麻油半两　蜂蜜一两

同入锅中，煎沸一食顷，温服极效。

华佗治逆生神方

以盐涂儿足底，又可急爪搔之，并以盐摩产妇腹上，即顺。

华佗治横生神方

菟丝子

为末，酒服或米汁服方寸匙，即生。车前子亦效，服如上法。

华佗治胎死腹中神方

蟹爪一升　甘草一尺　阿胶三两

上三味，以东流水一斗，先煮蟹爪、甘草，得三升，去滓，次内胶令烊，顿服之。不能分再服。若人困，拗口纳药，药入即活。煎药作东向灶，用苇薪煮之。

华佗治胞衣不下神方

牛膝　瞿麦各一两　当归　通草各一两半　桂心二两　葵子八两

上以水九升，煮取三升，分三服。

华佗治产后血晕神方

荷叶炙，两枚　蒲黄一两　甘草炙，二两　白蜜一匙　地黄汁半升

上以水三升，煮取一升，去滓，下蒲黄、蜜、地黄汁，暖服，立差。

华佗治产后余血不尽神方

生地黄汁一升　芍药　甘草炙，各二两　丹参四两　蜜一合　生姜汁半合

上以水三升，煮取一升，去滓，内地黄汁、蜜、姜汁，微火煎一二沸，一服三合，日二夜三。

华佗治产后恶露不绝神方

泽兰八分　当归　生地黄各三分　芍药十分　甘草炙，六分　生姜十分　大枣十四枚

上七味，以水九升，煮取三升，分三服。欲死涂身，得差。

华佗治产后发热神方

琥珀一两 生地黄半斤

上将地黄于银器中炒烟尽，合地上出火毒，研末。每琥珀一两，以地黄末二钱匀合，用童子小便与酒中半，调下一钱，日三服。

华佗治产后血不快兼刺痛神方

五灵脂 蒲黄

上等分，捣成细末，每服二钱。米醋半杯，同熬成膏，再入水一杯，煎至七分，热服，痛如失。

华佗治产后烦闷神方

竹叶 麦门冬去心 小麦各一升 甘草炙，一两 生姜二两 大枣十四枚

上以水一斗，煮竹叶、小麦，取八升，去滓，内余药，煮取三升，去滓，分服。心虚悸加人参二两，少气力加粳米五合。

华佗治产后心痛神方

蜀椒二合 芍药三两 半夏 当归 桂心 人参 甘草炙，各二两 生姜汁五合 茯苓二两 蜜一升

上以水九升，煮椒令沸，下诸药，煮取二升半，去滓，下姜汁、蜜等，更煎取三升，一服五合，渐至六合尽，勿冷餐。

华佗治产后腹痛神方

当归 芍药 干姜 川芎各六分

上四味捣散，酒下方寸匙，日三。

华佗治产后中风神方

独活八两 葛根六两 生姜五两 甘草炙，二两

上以水六升，煮取三升，分三服，微汗佳。

华佗治产后下痢神方

赤石脂三两 甘草炙 当归 白术 黄连 干姜 秦皮各二两 蜀椒 附子炮，各一两

上捣筛，蜜和丸，桐子大，酒下二十丸，日三。

华佗治产后遗粪神方

矾石烧 牡蛎熬

上各等分，捣筛，酒下方寸匙，日三。

华佗治产后便秘神方

人参　麻子仁　枳壳麸炒

上共捣筛，蜜和丸，梧子大，每服五十丸，米汤饮下。

华佗治产后遗溺神方

白薇　芍药各一两

共捣末，酒下一钱，日三。

华佗治产后小便数神方

鸡肶胵二二具　鸡肠三具，洗　干地黄　当归　甘草　厚朴　人参各二两　蒲黄四两　生姜五两　大枣二十枚

水一斗，煮肶胵及肠、大枣，取七升，去滓，内诸药，煎取三升半，分三服。

华佗治产后淋沥神方

葵根二两　车前子一升　乱发烧灰　大黄　桂心　滑石各一两　通草二两　生姜六两　冬瓜汁七合

上以水七升，煮取二升半，分三服。

华佗治产后虚热头痛神方

白芍　干地黄　牡蛎各五两　桂心三两

水一半，煮取二升半，去滓，分三服，日三。

华佗治产后口噤神方

独活　生姜各五两　防风　秦艽　桂心　白术　甘草　当归　附子各三两　葛根二两　防己一两

上以水一斗二升，煮取三升，去滓，分三服。

华佗治产后狂语神方

鹿肉三斤　芍药　独活　秦艽　黄芩　黄芪　半夏　干地黄　桂心　川芎各二两　生姜六两　甘草　阿胶各一两　茯苓　人参各四两

以水二斗，先煮肉得一斗二升，去肉内药，煎三升，去滓，内胶令烊，分四服，日三夜一。

华佗治产后癫狂神方

辰砂水飞，二钱　紫顶地龙一条　乳汁三合

先以乳汁调辰砂，内地龙沸之，刮净去地龙，入无灰酒一盏，分作三四次服，有效。

华佗治产后惊风神方
荆芥穗焙研 黑豆炒焦，各二钱
入醇酒一碗中，煎数沸，乘热灌入，立效。

华佗治产后抽搐神方
鳔胶一两
以蛤粉炒焦，去粉，捣为散，分三服，煎蝉蜕汤下。

华佗治产后风痉神方
甘草 干地黄 麦门冬 麻黄各十两 瓜蒌根 川芎 黄芩各二两 杏仁五十枚 葛根半斤
上以水一斗五升，酒五升，合煮葛根，取八升，去滓，内诸药，煮取三升，去滓，分再服。一剂不差，更合。

华佗治产后风瘫神方
初起者用：
野蔷薇子须择大红色者，一两
酒煎服，一次即愈。如日久两手不能提举。可用：
蔷薇花四两 当归二两 红花一两 陈酒五斤
上以各药内酒中，渍数日，随量饮之，两料全愈。

华佗治产后蓐劳神方
猪肾剖去脂，一具 香豉绵裹 白粳米 葱白各一两
上四味，以水三斗，煮取五升，去滓，任情服之。不差更作。如气体过虚者，可加人参、当归各二两。

华佗治产后虚劳神方
鹿肉四斤 干地黄 甘草 川芎 黄芪 芍药 麦门冬 茯苓各二两 人参 当归 生姜各一两 半夏一升 大枣二十枚
上以水十五升煮肉，取一斗三升，去肉内药，煎取五升，去滓，分四服，日三夜一。

华佗治产后虚冷神方
紫石英 白石英 钟乳 赤石脂 石膏 茯苓 白术 桂心 川芎 甘草各二两 人参 当归各三两 薤白六两 生姜八两 大枣二十枚
先将五石并为末，将各药以水一斗二升，煮取三升六合，去滓，分六服。

华佗治产后盗汗神方
吴茱萸三两

以清酒三升渍一宿，煮取二升，去滓，半分之，顿服一升，日再。间日再作服。

华佗治产后自汗神方
猪膏 生姜汁 白蜜各一升 清酒五合
上煎令调和，五上五下，膏成，随意以酒服方寸匙。

华佗治产后口渴神方
瓜蒌四两 麦门冬去心 人参 干地黄各三两 甘草炙，二两 干枣二十枚 土瓜根五两
上以水八升，煮取二升半，分三服。

华佗治产后腰痛神方
败酱 当归各八分 川芎 白芍 桂心各六分
水煎，分二次服之，忌葱。

华佗治产后崩中神方
荆芥穗五钱，炒黑
煎服，立止。

华佗治产后血闭神方
桃仁去皮尖，二十枚
水一碗煎服，极效。

华佗治产后血冲神方
血竭 没药各一钱
共研极细，童子小便和酒调服。

华佗治产后血痛神方
山楂二两
水煎浓汁，入糖若干，再煎之，乘热服下。

华佗治产后衄血神方
荆芥穗三钱，炒黑
研末，童子小便下，极效。

华佗治产后泻血神方
干艾叶炙，半两 老姜半两
水煎浓汁，顿服。

华佗治产后呃逆神方
白豆蔻 丁香各五钱
共研末,桃仁煎汤下一钱,少顷再服,服尽自愈。

华佗治产后食阻神方
白术五两 生姜六两
上以水酒各二升,缓火煎取一升,分二次温服之。

华佗治产后呕吐神方
赤芍 半夏制 泽兰叶 橘皮去白 人参各二钱 甘草炙,一钱 生姜焙,五分
水煎服。

华佗治产后心悸神方
人参 茯苓 麦门冬去心 甘草炙,各三两 桂心一两 大枣五十枚 菖蒲 泽泻 山药 干姜各二两
上捣筛为末,炼蜜枣膏为丸,如桐子大,空腹酒下二十丸,日三夜一。不知稍增至三十丸。

华佗治产后气喘神方
人参一两,研末 苏木二两
水二碗,煎苏木约一碗,调参末服下。

华佗治产后尿血神方
小蓟根 鲜生地 赤芍 木通 蒲黄 甘草梢 竹叶各一钱 滑石二钱 灯心草四十九寸
水煎服①。

华佗治产后带下神方
羊肉二斤 香豉 大蒜各三两 酥一杯
水煎服。

华佗治产后玉门不闭神方
石硫黄研 蛇床子各四分 菟丝子五分 吴茱萸六分
上四味,捣散,以汤一升,投方寸匙,以洗玉门,差止。

---

① 水煎服:此三字原脱,据文义拟补。

华佗治产后阴下脱神方

吴茱萸 蜀椒各一升 戎盐如鸡子大，一撮

上三味，皆熬令变色，为末，绵裹如半鸡子大，内阴中，日一易，二十日差。若用：

皂荚半两 半夏 大黄 细辛各十八铢 蛇床子三铢

上五味捣末，用薄绢囊盛，大如指，纳阴中，日二易，即差。

华佗治产后子肠掉出神方

枳壳

煎汤洗之，三五日后自然脱落。惟宜慎避风寒。

华佗治产后肠出不收神方

脂麻油二斤

煎热入盆内，俟温令产妇坐盆中，别以皂荚尖烧枯去皮，研细末，吹鼻中，作嚏即收。

华佗治产后阴癫神方

亦名子宫脱出。用：

人参二钱 黄芪炙 白术炒，各钱半 甘草炙 陈皮去白，各一钱 当归五分 升麻三分 生姜三片 大枣三枚

水煎服，连服三四剂，自愈。别以：

荆芥穗 藿香叶 臭椿树皮各六七钱

煎汤，时时洗之。

华佗治风入产户神方

大鲤鱼长一尺以上者，一尾

渍童子小便内一宿，翌日以文火炙熟，去皮，空腹顿服，勿用盐醋。

华佗治产后阴肿神方

羌活 防风各一两

煎汤熏洗，极效。

华佗治产后阴冷神方

五加皮 杜仲各一斤 蛇床子 枸杞子各一升 乳床即孔公蘖，半升 天门冬四两 干姜三两 干地黄 丹参各二两

上以绢袋子盛酒二斗，渍三宿，一服五合，日再。稍加一升佳。

华佗神医秘传卷七终

华佗神医秘传卷八

汉·谯县华佗元化 撰

唐·华原孙思邈 编集

华佗儿科秘传

华佗治小儿初生不啼神方
凡初生小儿，不能作声者，乃由难产少气所致。即取儿脐带向身却捋之，令气入腹，仍呵之至百度，啼声自发。

华佗治初生小儿口噤不乳神方
赤足蜈蚣半枚
去足，炙令焦，研末，和以猪乳二合，分三四次服之，差止。

华佗治预解小儿胎毒神方
甘草一指节长，炙碎
以水二合，煎取一合，以绵染点儿口中，与以一蚬壳，当吐出胸中恶汁，嗣后俟儿饥渴，更与之，能令儿智慧无病，长生寿考。

华佗浴儿神方
儿生三日，用：
桃根 李根 梅根各八两
上三味，以意着水多少，煮令三四沸，以浴儿，能除诸疮。

华佗治初生儿无皮神方
小儿初生无皮，但有红筋，是为受胎未足之证。可将米粉用绢袋包裹，扑小儿周身，数日后，肌肤自能发生。

华佗治初生儿惊啼不乳神方

犀角锉屑，十一分　子芩五分　栀子仁　大黄各十分　虎睛一枚

上捣筛，蜜和丸如梧子大，每服七丸，大小量之。奶母忌热面。小儿热风痫，以乳汁或竹沥研三丸服之，差止。

华佗治初生儿呕吐不止神方

人乳二合　篷蔢篸小许　盐两粟米大

上三味，煎三两沸，牛黄两米许，研和与服，即差止。

华佗治初生儿不小便神方

人乳四合　葱白一寸

上二味相和，煎之，分为四服，即小便利，神效。

华佗治初生儿惊痫神方

钩藤二分　知母　子芩各四分　甘草炙　升麻　沙参各三分　寒水石六分　蚱蝉去翅炙，一枚　蜣螂炙，三枚

上九味捣筛，以好蜜和薄泔，着铜钵，于沸汤上调之，搅不停①手，如饴糖，煎成稍稍别出少许，一日儿啖如枣核大一枚，日夜五六次，五六日啖三枚。百日儿四枚，二百日至三百日儿五枚，三岁儿啖七枚，以意量之。

华佗治小儿惊悸神方

钩藤　人参　蚱蝉炙　子芩各一分　蛇脱皮炙，三寸　龙齿四分　防风　泽泻各二分　石膏碎，一两　竹沥□□

上以水二升，并竹沥煎取七合，分数次服之，以差为度。

华佗治小儿夜啼神方

川芎　防己　白术各二分

上捣筛为散，和以乳，量其多少，与儿服之。又以儿母手掩脐中；又以摩儿头及脊。二十日儿，未能服散者，以乳汁和之，服如麻子一丸。

华佗治小儿客忤神方

本症之起，为有外人来，气息忤之。其喉为频吐下青黄白色，水谷解离，腹痛夭纠，面色变易，虽形似痫症，但眼不上插耳。方用：

龙胆　钩藤皮　柴胡　黄芩　桔梗　芍药　人参　当归　茯神　甘草炙，各一分　蜣螂炙，二分　大黄四分

---

① 停：原作调，疑误，据文义拟改。

上以水一升，煎取五合。儿生一日至七日，取一合为三服；生八日至十五日，分取一合半为三服；生十六日至二十余日，或四十日，尽以五合为三服；十岁亦准此。得下即止，勿复服也。

华佗治小儿癥癖神方

牛黄二分 鳖甲炙 麦面熬 柴胡 大黄 枳实炙 川芎各二两 厚朴炙 茯苓 桂心 芍药 干姜各半两

上捣筛，蜜丸如小豆，日三服，以意量之。

华佗治小儿心下生痞神方

芫花 黄芩各四分 大黄 雄黄各十分

上四味，捣筛为末，蜜和，更捣一千杵。三岁儿至一岁以下，服如粟米一丸。欲服丸内儿喉中，令母与乳。

华佗治小儿痰结神方

芒硝熬，四分 大黄四两 半夏二两 代赭一两 甘遂熬，二两 巴豆去心皮熬，三百枚 杏仁一百二十枚

上捣筛，别捣巴豆、杏仁令如膏，捣数千杵，令相和。如嫌强，可纳蜜少许。百日儿服如胡豆十丸；过百日至一岁，服二十丸；余类推。当俟儿大便中药出为度。若不出，复与如初。

华佗治小儿羸瘦神方

芍药炙令黄，十分 黄芪 鳖鱼炙 人参各四分 柴胡八分 茯苓六分 甘草炙 干姜各二分

上捣筛，蜜和为丸，如大豆，服五丸，日二服。

华佗治小儿食积神方

生地黄汁 生姜汁各三合 诃子四分研蜜 白蜜一匙

上相和，调匀，分温服之，微利尤良。

华佗治小儿胃痛神方

白羽乌骨鸡屎五钱，曝干 松脂五钱

上二味，共研末，葱头汁和丸梧子大，黄丹为衣，醋下五丸。忌生冷硬物，三四日立效。

华佗治小儿腹痛神方

鳖甲炙 郁李仁各八分 防葵 人参各五分 诃子皮七颗 大黄四分 桑菌三分

上七味，捣筛，蜜丸，大小量之，以酒饮乳，服五丸至十丸。

华佗治小儿腹胀神方
甘草炙　鳖甲炙　柴胡　茯神　子芩各六分　诃子皮十分　槟榔带皮研，三颗　芍药　橘皮各三分　生姜　当归各四分　知母五分　大黄八分

上以水一升半，煎取七合，分为数服，得泻病差。

华佗治小儿脾疳神方
使君子　芦荟

上二味，等分研末，米汤饮下一钱。

华佗治小儿伤乳神方
大麦面微炒

水调一钱，服之极效。

华佗治小儿断乳神方
山栀烧存性，一枚　雄黄　朱砂各二钱　黄丹五分　轻粉　麝香各一分

上六味，捣筛，于伏断日，乘儿熟睡时，以脂麻油调敷眉上，醒后即不思食乳。

华佗治小儿霍乱吐痢神方
茯苓　桔梗　人参各六分　白术五分　甘草炙　厚朴炙，各四分

水三升，煮取六合，去滓温服。

华佗治小儿霍乱空吐不痢神方
人参六分　生姜四分　厚朴炙，二分　橘皮一分　兔骨一两，炙碎

上以水一升二合，煎取四合，服之即利。并用杏仁、盐皂荚末各少许，面和如枣核大。绵裹内肛内，便通即去。奶母忌热面。

华佗治小儿霍乱空痢不吐神方
乌牛菔草（思邈按：菔即葈耳）--团　生姜　人参各三两

上甜不醋浆水一升半，煎取五合。

华佗治小儿干霍乱神方
甘草炙，四分　当归二分　石盐三分

以浆水一升半，煎取六合，去别以牛黄、麝香各半钱匙，研细，蜜半匙相和，以下灌之，即通。奶母忌面肉。

华佗治小儿吐痢神方

乱发烧灰,二分 鹿角一分,为末

以米饮,服一刀圭,日三。

华佗治小儿哕气神方

生姜汁 人乳各五合

上二味,合煎,取五合,分二服。

华佗治小儿伤寒神方

麦门冬十八铢 石膏 寒水石 甘草各半两 桂心八铢

上以水二升半,煮取一升半①,分三服。

华佗治小儿寒热神方

雷丸二十枚 大黄四两 黄芩一两 苦参 石膏各三两 丹参二两

以水二斗,煮取一斗半,浴儿。避眼及阴,浴讫以粉粉之,勿厚衣,一宿复浴。

华佗治小儿潮热神方

蜀漆 甘草 知母 龙骨 牡蛎各半两

以水四升,煮取一升,去滓,一岁儿服半合,日再。

华佗治小儿温疟神方

常山一两 小麦三合 淡竹叶一升

以水一升半,煮取五合,量儿大小分服。

华佗治小儿胎疟神方

冰糖五钱

每日煎汤饮之,十日自愈。

华佗治小儿瘅疟神方

黄丹二钱

以蜜与水相和服之,冷者酒服。

华佗治小儿寒嗽神方

紫菀 杏仁 黄芩 当归 甘草 橘皮 青木香 麻黄 桂心各六铢 大黄一两

---

① 一升半:原作"二升半",据文义拟改。

上以水三升，煮取九合，去滓。六十日至百日儿，一服一合半；百日至二百日儿，一服三合。

华佗治小儿盐哮神方
脂麻秸
瓦上烧存性，出火毒，研末，豆腐蘸食。

华佗治小儿痰喘神方
巴豆一粒
杵烂，绵裹塞鼻。男左女右，痰即自下。

华佗治小儿气痛神方
莪术一钱
炮熟为末，热酒下之，自愈。

华佗治小儿变蒸神方
小儿生三十二日一变，六十四日再变兼蒸，由是而至五百七十六日，凡经九变八蒸，乃始成人。其所以有此变蒸者，皆为营其血脉，改其五脏，故一变毕，其情态忽觉有异，其候身热脉乱汗出，目睛不明，微似欲惊，不乳哺，上唇头起小白泡，状如珠，耳冷尻亦冷，单变小微，兼蒸增剧。治宜先发其汗，方用：
麻黄去节 大黄各一分 杏仁去皮尖熬令变色，二分
上三味，先捣麻黄、大黄为散，杏仁则捣如脂，乃细细内散，又捣令调和讫，内密器中。一月儿服如小豆大一枚，以乳汁和服之，抱令得汗，汗出温粉粉之，勿使见风；百日儿服如枣核大，以儿大小量之，愈为度。若犹未愈，乃下之，方用：
代赭 赤石脂各一两 巴豆去心皮熬，三十枚 杏仁去皮尖熬，五十枚
先捣前二味为末，次以巴豆、杏仁别捣如霜，又内二味，合捣三千杵，自相和。若硬，入少蜜更捣，密器中盛封之，三十日儿服如麻子一丸，与少乳汁令下喉，食顷后与少乳，勿令多，至日中当少下热除。若未全除，明旦更与一丸。百日儿服如小豆一丸，以此准量增减。此丸无所不治，惟代赭须真，若不能得，可代以左顾牡蛎。

华佗治小儿风寒神方
防风 橘皮各三分 羌活 苏叶各二分 甘草一分 蝉蜕三枚 葱白一寸 生姜一片
煎热服取汗。

华佗治小儿狂躁神方
栀子仁七枚 豆豉半两

水一碗，煎七分，温服，或吐或不吐，俱立效。

华佗治小儿自汗盗汗神方
黄连 牡蛎 贝母各十八铢
上捣筛，和粉一斤，粉儿身，极效。

华佗治小儿吐血神方
蛇蜕一枚
烧为末，以乳服之，颇良。

华佗治小儿淋沥神方
蜂房 乱发
共烧灰，水下一钱，日再。

华佗治小儿小便不通神方
车前草一升 小麦一升
右二味，以水二升，煮取一升二合，去滓，煮粥服，日三四。

华佗治小儿尿血神方
鹊巢灰
井花水送下，服之自愈。或以：
甘草煎汁服之，亦效。

华佗治小儿遗尿神方
瞿麦 石苇 龙胆 皂荚 桂心各半两 鸡肠草 人参各一两
上捣末，蜜和丸如小豆大，食后服五丸，日三。加至六七丸。

华佗治小儿泄泻神方
木鳖子一枚，煨熟去壳 小丁香三粒
共为末，米糊丸，入小儿脐中，封以膏药，自愈。

华佗治小儿下血神方
五倍子
捣末，蜜和丸，小豆大，米饮下，每服二十丸。

华佗治小儿黄疸神方

川黄连 胡黄连各一两

上二味共为末,再以胡瓜一枚,去瓤留盖,内药其中,合定后面裹煨熟,去面捣成泥,更为丸,如绿豆大。每服三钱,温水调下。

华佗治小儿急惊风神方

连翘去心,研 柴胡 地骨皮 龙胆草 钩藤 黄连 栀仁炒,黑 黄芩酒炒 麦冬去心 木通 赤苓去皮 车前子 枳实炒,各四分 甘草 薄荷各二分 滑石末八分 灯心一团 淡竹叶三片

水煎,分数次服。凡急惊初起,宜服此剂,如服后痰热未除,宜使之微泄。

华佗治小儿慢惊风神方

胡椒 生姜炮 肉桂各一钱 丁香十粒

上捣成细末,灶心土三两,煮水极澄清,用以煎药,约得大半碗,频频灌之。再用:

熟地五钱 人参 当归 黄芪炙 破故纸 枣仁炒研 枸杞子各二钱 生姜炮 萸肉 甘草炙 肉桂各一钱

再加生姜三片、红枣三枚、核桃二枚,打碎为引。仍用灶心土二两,煮水煎药,取浓汁一茶杯,加附子五钱,煎水掺入,量儿大小,分数次服之。如咳嗽不止者,加栗壳一钱、金樱子一钱;如大热不退,加白芍一钱;泄泻不止,加丁香六分。只服一剂,即去附子,用丁香七粒。此方治本病,极有效果。

华佗治小儿卒死神方

凡小儿卒死而吐痢,不知是何病者。

马矢一丸

绞取汁以吞之,无湿者水煮取汁。

华佗治小儿解颅神方

细辛 桂心各半两 干姜十八铢

上三味为末,以乳汁和敷颅上,干复敷之,儿面赤即愈。

华佗治小儿囟陷神方

乌头 附子各二钱 雄黄八分

先将前二味去皮脐捣末,次加入雄黄共研,并以葱白捣汁,和贴患处。

华佗治小儿赤眼神方

黄连

为末,水调敷足心,甚佳。

华佗治小儿斗睛神方

眼珠固而不能动，是谓斗睛。方用：

犀牛黄五分 白附子炮 肉桂 金蝎炒 川芎 石膏各一钱 白芷 香薷各二钱

共研末，蜜为丸，芡实大，每服一、二丸，薄荷汤下。

华佗治小儿雀目神方

小儿一至晚间，忽不见物，是名雀目。治用：

仙灵脾根 晚蚕蛾各五钱 甘草炙 射干各二钱五分

以羊肝一枚，切开，掺药二钱，扎定。以黑豆一合，米泔一盏，煮熟。分二次送下。

华佗治小儿目涩神方

月内小儿，目闭不开，或红肿羞明，或时时出血，是名目涩。治用：

甘草一节

以猪胆汁炙为末，每用米泔水调少许，灌服。

华佗治小儿聤耳神方

小儿耳中时有脓汁流出，是名聤耳。以：

白矾 麝香

共研匀，掺耳中，日夜各一次。

华佗治小儿耳疮神方

马骨

烧灰，香油调敷。或用：

鸡屎白

曝干，研末，由筒中吹入，均效。

华佗治小儿耳烂神方

大枣

煅灰存性，与轻粉等分研和，调敷数日，自愈。

华佗治小儿鼻疳神方

兰香药烧灰，二钱 铜青五分 轻粉二分

日敷三次，当愈。

华佗治小儿鼻䘌神方

小儿鼻下两道现赤色有疮，是名鼻䘌。以：

熊胆半分

用热汤化开涂之,极有效。

华佗治小儿鼻塞神方

杏仁半两 蜀椒 附子 细辛各六铢

上以酽醋五合,渍药一宿,明日以猪脂五合,煎令附子色黄,膏成去滓,待冷更以涂絮,导鼻孔中,日再,兼摩顶。

华佗治小儿鹅口神方

取父母乱发洗净,缠桃枝沾取井花水东向,向日以发拭口中白乳,以置水中七过,洗三朝作之。或以:

白鹅屎汁沥口中,良。

华佗治小儿口疮神方

大青十八铢 黄连十二铢

以水三升,煮取一升五合,一服一合,日再夜一。

华佗治小儿口噤神方

鹿角粉 大豆末

上二味等分,和乳涂乳上,饮儿。

华佗治小儿口中流涎神方

驴乳 猪乳各二升

上二味,合煎得一升五合,服如杏仁许,三四服瘥。

华佗治小儿重舌神方

黄柏

以竹沥渍取汁液,细细点于舌上。或以:

赤小豆为末,合醋涂于舌上,亦效。

华佗治小儿舌膜神方

凡初生小儿,有白膜一层,包被舌尖,或遍及全舌,此名舌膜。急用指甲刮破令出血,以:

白矾

火煅研末,敷于舌上,自愈。

华佗治小儿舌笋神方

小儿舌上忽发白泡一粒，名曰舌笋。患此者必不乳而啼哭，不治且死。即用：

鲜生地

绞汁，涂患处数次，自愈。如无鲜者，可用[①]干生地，以凉井水浸开，捣烂取汁，亦有效。

华佗治小儿舌疮神方

桑白汁

涂乳与儿饮之。或以：

羊蹄骨中生髓和胡粉敷之，亦效。

华佗治小儿舌肿神方

饮羖羊乳，即瘥。或以：

砂糖内醋中，满含口中，亦效。

华佗治小儿蛇舌神方

小儿之舌，常卷于两边口角，此名蛇舌。取：

木芙蓉根皮或花叶

捶极融烂，以鸡子二枚和匀，煎热俟冷，敷心口及脐部，用布扎紧之，极效。或以：

明雄黄为末，点舌数次，亦佳。

华佗治小儿牙疳神方

雄黄一钱　铜青二钱

共为末，调敷。或以：

胆矾一钱

在匙上煅红，加麝香少许，研匀，敷齿上。

华佗治小儿走马疳神方

石膏　芦荟　茯苓　生地　天花粉各一钱　黄柏五分　人参三分　甘草炙，三钱

水煎服，数剂必轻。外用：

人中白煅，一钱　铜绿三分　麝香一分　蚯蚓二条

先以葱白汁浸，次以火煅，各为细末，敷之立愈。

[①] 用：原作"附"，疑误，据文义改。

华佗治小儿咽肿神方

升麻 射干 大黄各一两

水一升五合，煎取八合，一岁儿分三服，以滓敷肿上，冷更暖以敷；大儿以意加之。

华佗治小儿喉痹神方

桂心 杏仁各半两

上二味为末，以绵裹如枣大，含咽汁。

华佗治小儿唇紧神方

用赤苋

捣汁，洗之，极效。或以：

葵根

烧灰，酥调涂之。

华佗治小儿唇肿神方

用桑木汁

涂之，肿自渐消。

华佗治小儿颈软神方

生南星 生附子去皮脐，各二钱

上二味，捣末，姜汁调为饼，贴天柱骨上，自愈。

华佗治小儿脐肿神方

杏仁半两 猪颊车髓十二铢

上二味，先研杏仁如脂，和髓敷脐中肿上。

华佗治小儿脐湿神方

白石脂

研极细，再熬令微暖，以粉脐疮，日三四度。

华佗治小儿脐风神方

本症发生，必在儿生七日以内，其候面赤喘哑，脐上起青筋一条，自脐而上冲心口。宜乘其未达心口时，急以艾绒在此筋头上烧之，此筋即缩下寸许，再从缩下之筋上烧之，则其筋自消，而疾亦告痊。内用：

薄荷三钱

熬成浓汁，灌入二三口，不可过多，立愈如神。

华佗治小儿落脐疮神方

小儿落脐之时，脐汁未干，或因尿液浸沁，或由入浴时未曾将水拭干，因以成疮。治用：

茯苓一钱 贝母 枯矾 三七各三分 雄黄二分 草纸灰五分

共研末掺脐内，用纸裹之，自愈。

华佗治小儿阴偏大神方

取鸡翅六茎

烧灰服之，随卵左右取翻。

华佗治小儿核肿神方

青木香 甘草 石膏 甘遂各十八铢 麝香三铢 大黄 前胡各一两 黄芩半两

水七升，煮取一升九合，每服三合，日四夜二。

华佗治小儿阴肿神方

狐茎炙

捣末，酒下极效。或绞取桑木白汁涂之；或捣垣衣，或以衣中白鱼敷之，均效。

华佗治小儿阴疮神方

黄连 胡粉

二物等分研末，以香脂油和敷之。

华佗治小儿气癞神方

木瓜根 芍药 当归各一两

上以水二升，煮取一升，服五合，日二。

华佗治小儿脱肛神方

文蛤四两，以水二升，煎汤，入朴硝四两，通手淋洗，至水冷方止，若觉热痛，可用熊胆加龙脑化涂之。

华佗治小儿吞钱神方

烧火炭末服方寸匙即出。或以腊月米饧顿服半升；或浓煎艾汁服之，皆效。

华佗治小儿发迟神方

楸叶

捣取汁，敷头上立生。或：

烧鲫鱼灰末，以酱汁和敷之，亦效。

华佗治小儿白秃神方
蔓荆子
捣为末，以猪脂调涂秃处，久之发自生。或以：
芫花与豚脂和如泥，洗去痂敷之，日一度。

华佗治小儿秃疮神方
雄鸡屎　陈酱汁　苦酒
和以洗疮了，敷之；或先洗去其痂，次敷以葶苈子细末。

华佗治小儿头疮神方
苦参　黄芩　黄连　黄柏　大黄　甘草　川芎各一两　蒺藜一合
以水六升，煮取三升，渍布拓疮上，日数遍。

华佗治小儿面疮神方
麻子五升
为末，以水和，绞去汁，与蜜和敷之，若有白犬胆，敷之尤佳。

华佗治小儿胎热丹毒神方
初发时赤肿光亮，游走遍身，故一名赤游风。首用：
升麻　葛根　白芍　柴胡　黄芩　栀子各一钱　木通　甘草各五分
以水二碗，煎取一碗①，令子母同服。次用：
金银花三钱　牛蒡子炒　防风　荆芥　当归　川芎　白芍　黄芩　连翘各八分　木通　甘草各四分
水煎服，子母共之，甚者加大黄及麻仁。

华佗治小儿恶疮神方
熬豉令黄
为末，敷疮上，不过三敷愈。

华佗治小儿浸淫疮神方
灶中黄土　发灰
上二味，各等分为末，以猪脂和敷之。

---

① 一碗：原作"二碗"，与上文不协，据文义拟改。

华佗治小儿黄烂疮神方
四交道中土 灶下土
上二味各等分为末，敷之。亦治夜啼。又烧牛屎敷之，亦可减瘢。

华佗治小儿湿癣神方
枸杞根
捣作末，和腊月猪脂敷之，或以马尿洗之，亦效。

华佗治小儿鳞体神方
初生小儿，身如蛇皮鳞甲，名曰胎垢。宜用：
白僵蚕去嘴
为末，煎汤洗之，若加入蛇蜕更效。

华佗治小儿热毒痈疽神方
漏芦 连翘 白蔹 芒硝 甘草各六铢 升麻 枳实 麻黄 黄芩各九铢 大黄一两
上以水一升半，煎取五合。儿生一日至七日，取一合分三服；八日至十五日者，取二合分三服；以后随小儿出生之日，据前例递增。

华佗治小儿热疖神方
水银 胡粉 松脂各三两
先以猪脂四升，煎松脂，俟水气尽，下二物，搅至水银不见，敷之。

华佗治小儿风疹神方
麻黄一两半 独活 射干 甘草 桂心 青木香 石膏 黄芩各一两
上以水四升，煮取一升，三岁儿分为四服，日再。或以：
枯矾
投入热酒中，马尾数条作团，蘸酒涂之，良佳。

华佗治小儿瘰疬神方
连翘 独活 桑白皮 白头翁 丹皮 防风 黄柏 淡豆豉 肉桂 秦艽各五钱 海藻一钱五分
上捣筛为末，蜜和丸，用灯心煎汤下。

华佗治小儿羊须疮神方
烟胶五钱 羊胡须一撮 轻粉一钱
上共为末，湿则干搽，干则油调，搽上即差。

华佗治小儿疥疮神方

雄黄研 雌黄研,各一两 乌头一枚 松脂 乱发各一鸡子许 猪脂一升半

上六味和煎之,候发消乌头色黄黑,膏成,去滓,敷之或熟涂之。

华佗治小儿水痘神方

柴胡 桔梗各一钱 茯苓二钱 生甘草 黄芩各五分 竹叶十片 灯心一团

水煎服。有痰者加天花粉三分;有食者加山楂二粒、麦芽三分;有火加黄连一分。

华佗治小儿发疹神方

元参 金银花 生地黄各三钱 麦冬 桂枝各二钱 苏叶 天花粉 甘草各一钱 升麻 黄芩各八分 橘皮三分

上以水二碗,煎取一碗,热服。夏季加青蒿三钱;初生或数月减半。

按:本书尚有治痘神方数十则,敝会同人以近来国人多盛种牛痘,安全稳妥,实较种本痘者万万,决无失事之虞。故虽有神方,亦无所用之。今概从删节。想读者诸君决不致以妄删古书相诘责也。

古书保存会同人谨启

华佗神医秘传卷八终

华佗神医秘传卷九

汉·谯县华佗元化 撰

唐·华原孙思邈 编集

华佗眼科秘传

华佗治虚火目痛神方
凡虚火目痛,其候红而不痛不涩,无眵无泪。内服用:
熟地 茯苓 山药 山茱萸 丹皮 泽泻各三钱 白芍 当归 甘菊花各三钱 柴胡一钱
以水煎服。一剂轻,二剂愈。外用:
生地黄二钱 葳蕤仁五分
渍于人乳半碗中,越宿,再加白矾半分,加水半碗,时时洗之。

华佗治有火目痛神方
本症之状,目红肿如含桃,泪出不止,酸痛羞明,夜眠多眵。治用:
黄连一钱 红椒七粒 白矾三分 荆芥五分 生姜一片
水煎半碗,乘热洗之,日凡七次,明日即愈。

华佗治目肿神方
患者目红肿而痛,状如针刺,眵多泪多。治用:
柴胡 栀子 白蒺藜各三钱 半夏 甘草各一钱
水煎服一剂,即可奏功。

华佗治眼暴肿痛神方
决明子一升 石膏研 升麻各四两 栀子仁一升 地肤子 芜蔚子各一两 苦竹叶 干蓝叶各一升 芒硝二两 车前草汁一升二合 麦冬三升

上以水二斗,煮竹叶取七升二合,去滓,内诸药,煮取四升,分为四服。每服相去可两食间,再服为度。小儿减药,以意裁之。

华佗治眼赤神方

蕤仁 黄芩 栀子仁 黄连 秦皮各二两 竹叶一升

上以水五升，煮取一升六合，分三服。外用：

淡竹叶五合 黄连四枚 青钱二十文 大枣二十枚，去皮核 栀子仁七枚 车前草五合

上以水四升，煮取二升，日洗眼六、七次，极效。

华佗治肝热眼赤神方

黄连 秦皮各三两

上以水三升，煮取一升五合，去滓，食后温服，分二次，如人行七八里。

华佗治目赤累年神方

胡粉六分 蕤仁四分

先研蕤仁使碎，纳胡粉中，更热研。又捣生麻子为烛，燃使着。别取猪脂肪于烛焰上烧使脂流下，滴入蕤仁、胡粉中。更研搅使均如饧，以绵缠细杖子，纳药内。承软点眼两眦，药须臾冷，还于麻烛上烧而用之。

华佗治目中起星神方

白蒺藜三钱

水煎汁，日洗眼七八次，三日即除。

华佗治风眼下泪神方

鸡舌香二铢 黄连六铢 干姜一铢 蕤仁一百枚 矾石熬，二铢

上捣为末，以枣膏和丸如鸡距，以注眼眦。忌猪肉。

华佗治目中风肿神方

矾石熬末，二钱

以枣膏和如弹丸，以揉目上下，食顷止，日三。

华佗治眼暗不明神方

防风 细辛各二两 川芎 白鲜皮 独活各三两 甘草炙 橘皮去脉，各二两 大枣去核，二七枚 甘竹叶一升 蜜五合

以水一斗二升，煮取四升，去滓，下蜜，更煎两沸，分为四服。

华佗治眼中息肉神方

驴脂 石盐

上二物和匀，以之点眦，即差。

华佗治眼珠脱出神方

越燕矢　真丹　干姜各等分

上捣为细粉,以少许点之,良妙。

华佗治眼珠缩入神方

以老姜一块

烧极热,敷于眉心,即愈。

华佗治风眼赤烂神方

宣黄连去须,半两　大枣肉去核,三七枚　杏仁不去皮尖,五十粒　脑子一字

上以雪水一升,砂锅内文火煮,留一盏许,窨三七日,以铜筋点,食后临卧,日可三四次点之。

华佗治火眼赤烂神方

艾叶

烧烟,以碗覆之,俟烟尽,由碗上将煤刮下,温水调化,洗眼即差。若入以黄连尤佳。

华佗治烂弦风神方

枯矾一两　铜青三钱

共研成末,沸水溶之,俟澄清后,取以点洗,极效。

华佗治眦烂多脓神方

干姜　决明子　矾石　蕤仁　细辛　黄连　戎盐各六铢　铜青三铢

上以水少许渍一宿,翌晨以白蜜八合和之,着铜器中,绵盖器上,着甑中,以三斗麦屑蒸之,饭熟药成,去滓;以新死大鲤鱼胆二枚,和纳药中;又以大钱七枚,常着药底,兼常着铜器中,竹簪绵裹头,以注目眦,昼夜三四,不避寒暑,数着药讫;又以鱼胆和好,覆药器头,勿令气泄。

华佗治睑肿如粟神方

俗名偷针眼。取：

生南星　生地黄各等分

同研成膏,贴二太阳穴,肿自渐消。

华佗治睑肿如瘤神方

俗名樱桃核。即以：樱桃核磨搽,瘤自渐消。

华佗治睛上生晕神方

取大鲤鱼胆滴铜镜上阴干，竹刀刮下，点入少许，晕自渐消。

华佗治黑子障目神方

鸡子二枚，蒸熟去壳，与桑寄生同入水中煮之，略和以砂糖，食之数次，自愈。

华佗治失明神方

青羊肝一具，去上膜，薄切之，以新瓦盆子未用者净拭之，纳肝于中，炭火上炙令极燥，脂汁尽取之。别捣决明子半升、蓼子一合，熬令香，下筛三合和，更筛，以饮汁，食后服方寸匙，渐加至三匙，不过两剂，能一岁复可夜读书。

华佗治青盲神方

以猪胆一枚，微火煎之，丸如黍米，纳眼中，食顷。内服用：

黄牛肝一具　土瓜根三两　羚羊角屑三升　蕤仁三两　细辛六两　车前子一升

上六味药合肝于瓶中，春夏之月封之十五日，冬月封之二十日，出曝干，捣下筛，酒服方寸匙。

华佗治雀目神方

老柏白皮四两　乌梅肉熬，二两　细辛　地肤子各四两

上捣筛为散，每食后清酒服二方寸匙，日三四服差，又于七月七日、九月九日取地衣草，洗净阴干末之，酒和服方寸匙，日三服，一月即愈。

华佗治白翳神方

珊瑚　琥珀　玉屑　曾青　紫贝　朱砂　伏鸡子壳去白皮

上七味，各等分，研，重筛为散，仰卧，以米许置翳上，四五度。

华佗治赤翳神方

熊胆五分

以净水略调，去尽筋膜、尘土，加冰脑一分，研匀，痒则加生姜粉少许，纸卷点眼。

华佗治障翳神方

秦皮　黄柏　黄连　黄芩　决明子　蕤仁各十八铢　栀子七枚　大枣五枚

上以水二升渍煮，取六合，澄清。仰卧洗，日一。

华佗治目眯神方

猪膏如半鸡子大

裹鼻孔中，随眯左右着鼻中以吸之，即便仰卧，须臾不知眯处。

华佗治目痒神方
煎成白盐三匙 乌贼鱼骨去甲，四枚
上二味，以清酢浆水四升，煎取二升，澄清。每旦及晚洗眼，极效。

华佗治目涩神方
于上巳或端午日，采取青蒿花或子，阴干为末，每次用井华水空腹下二钱，久服自愈。

华佗治目睛击伤神方
煮羊肉令熟，熨勿令过。熟猪肝亦得。

华佗治物伤睛突神方
如目系未断者，即纳入，急捣生地黄，绵裹缚之，切要避风。

华佗治瞳仁反背神方
密蒙花 蝉蜕 白菊 郁李仁 生石膏 生草决明 石决明 甘草 谷精草 白矾各四钱 百部二钱 珍珠四分
共为末，煮服。若即发冷者，其光必转。若光未尽转，再服一剂必愈。

华佗治畏日羞明神方
石决明 黄菊花 甘草各一钱
水煎冷服。

华佗治拳毛倒睫神方
平晨日未出之际，令一眼明人把镊子拔之，去倒睫毛，勿使毛断，连根去之。下手十减八九，疼痛立止。至夜点千岁蘽汁，三五日将息，方得平复。忌风寒日月光，及烟火房室五辛。

华佗治麦芒入目神方
取生蛴螬以新布覆目上，将生蛴螬从布上摩之，芒出着布，良。

华佗治竹木入目神方
以书中白鱼和乳汁，注目中，良。

华佗治沙石入目神方
以鸡肝捣烂涂之，极效。

华佗治石灰入目神方

先以芸苔油洗涤，更滴入糖水少许，不久自愈。

华佗治碱水入目神方

以清水洗涤眼部自愈。若用新鲜牛乳点之，尤效。

华佗治飞丝入目神方

雄鸡冠血滴入目中，见有红丝，即卷去之，此方极效。

华佗治杂物入目神方

新桑根皮，洗净捣烂，入眼拨之，极良。

华佗神医秘传卷九终

华佗神医秘传卷十

汉·谯县华佗元化 撰

唐·华原孙思邈 编集

华佗耳科秘传

华佗治耳聋神方
巴豆 杏仁各七枚 印成盐两颗 生地黄极粗者，长一寸半 头发鸡子大，烧灰

上五味，治下筛，以绵薄裹内耳中，一日一夜，若小损即去之，直以物塞耳中，俟黄水及脓出，渐渐有效，不得更著。一宿后更内，一日一夜还去之，依前。

华佗治暴聋神方
细辛 菖蒲 杏仁 曲末各十铢

上和捣为丸，干即着少猪脂，取如枣核大，绵裹纳耳中，日一易，小差，二日一易，夜去旦塞。

华佗治久聋神方
蓖麻子五分 杏仁四分 桃仁去皮尖熬，四分 巴豆去皮熬，一枚 石盐三分 附子炮 熏陆香各一分 磁石研 菖蒲各四分 蜡八分 通草二分 松脂二两半

先捣菖蒲、石盐、磁石、通草、附子、熏陆香成末。别捣蓖麻子等四味，乃内松脂、蜡，捣一千杵。可捻作丸如枣核大，绵裹塞耳中，日四五度，抽出别捻之，三日一易，以差为度。

华佗治风聋神方
生雄鲤鱼脑八分 当归 菖蒲 细辛 白芷 附子各六铢

先将各药捣末，次以鱼脑合煎，三沸三下之，膏香为成，去滓候冷。以一枣核大内耳中，以绵塞之，取差。

华佗治肾虚耳聋神方

鼠胆一具 龙齿一分 龙脑 麝香 朱砂各一分 乳香 潮脑各半分

上研成极细末，人乳为丸，大如桐子，裹以丝绵，塞入耳中，以不可受而止。三日后取出，耳聪，永不复聋。

华佗治病后耳聋神方

菖蒲根一寸 巴豆去皮心，一粒

二物合捣筛，分作七丸，绵裹，卧即塞，夜易之，十日自愈。

华佗治耳鸣神方

当归 细辛 川芎 防风 白芷各六铢

上为末，以鲤鱼脑八两合煎，三上三下，膏成去滓，取枣核大灌耳中，且以绵塞耳孔。

华佗治耳痛神方

菖蒲 附子各一分

上二味末之，以麻油调和，点耳中，痛立止。

华佗治耳痒神方

生乌头一枚

削如枣核大，塞入耳内，日换数次，三五日即愈。

华佗治耳肿神方

瓜蒌根削可入耳，以腊月猪脂煎之，三沸。冷以塞耳中，取差。日三作，七日愈。

华佗治耳定神方

取十大功劳叶，煎取叶尖，瓦上煅灰研细，加冰片研匀，吹入耳中，自愈。

华佗治聤耳神方

菖蒲一两 狼毒 附子炮 磁石烧 矾石煅，各一两

上捣筛，以羊髓和如膏，取枣核大塞耳，以差为度。

华佗治缠耳神方

取旧竹之经虫蛀蚀者，研为细末，加麝香少许，和匀，吹入耳中，极神效。

华佗治耳痔神方

硇砂一钱 轻粉 雄黄各三钱 龙脑五厘

研细和匀，水调浓，用谷草细根咬细如毛，蘸点患处。并用：
栀子　川芎　熟石膏　当归　牛蒡子　柴胡　白芍酒炒　丹皮　甘草各二钱　黄芩　黄连各五钱
水煎，食后服。二剂当愈。

华佗治耳中有脓神方
吴白矾烧汁尽，八分　麻勃（思邈按：即大麻花）一分　青木香二分　松脂四分
上四味捣末，先消松脂，后入药末，可丸如枣核，净拭以塞耳中，取差。

华佗治耳烂有脓神方
橘皮一钱　灯芯烧灰，一钱　龙脑一分
共为末，和匀吹耳中，极效。

华佗治耳中脓血神方
鲤鱼脑一枚　鲤鱼肠一具，洗净细切　鲤鱼鳃三枚　乌麻子一升，熬令香
先捣麻子使碎，次用余药捣为一家，内器中，微火熬，暖布裹敷耳，得两食顷开之，有白虫出。更作药。若两耳并脓出，用此为一剂，以敷两耳。若止一耳，分药为两剂。不过三敷，便差，慎风冷。

华佗治耳中出血神方
生地一两　麦冬一两
水二碗，煎取一碗，食后顿服。外用：
麝香一分　沉香三分　白矾一钱　糯米五十粒
共为末，糊丸梧子大，薄绵裹之，如左耳出血塞右鼻，右耳出血塞左鼻，两耳出血塞两鼻。

华佗治冻耳成疮神方
生姜
绞取汁，熬膏涂之。忌用火烘汤泡，犯之者则肉死。

华佗治耵聍堆积神方
捣自死白项蚯蚓，安葱叶中，用面封头，蒸令热，并化为水，以汁滴入耳中，满即止。不过数度，即挑易出，差后发裹盐塞之。

华佗治耳内湿疮神方
蛇床子　黄连各一钱　轻粉一分
共研末，和匀吹之。

华佗治水银入耳神方
以黄金或金饰器枕耳,自出。

华佗治百虫入耳神方
以鸡冠血滴入耳中,即出。或:
捣韭菜汁灌耳中,亦效。

华佗治蜈蚣入耳神方
以木叶裹盐炙令热,以掩耳上,即出,冷复易之。或:
炙猪肉掩耳自出。

华佗治蚰蜒入耳神方
熬胡麻捣之成末,盛葛囊中枕之,虫闻香则自出。或:
以牛酪灌满耳即出,出当半销。
若入腹中,空腹食好酪一二升,即化为黄水而出,不尽更作服。

华佗治蚂蚁入耳神方
烧鲮鲤甲末,以水和灌之,即出。或:
炙猪脂安耳孔边,虫自出。

华佗治飞蛾入耳神方
先大吸气,仍闭口掩鼻呼气,其虫随气而出。或:
用酱汁灌入耳中,亦效。
又可击铜器于耳傍。

华佗治壁虎入耳神方
秦椒末一钱
醋半盏,浸良久,少少灌耳中,自出。或:
以鸡冠血滴入耳中,亦效。

华佗治蚤虱入耳神方
菖蒲末,炒热,盛于葛囊,枕之,虫自出。

华佗治床虱入耳神方
紧闭口目,以一手掩鼻孔,一手掩其余一耳,力屏其气,虫自出。或:
用香油滴耳,亦效。

华佗治蛆虫入耳神方
杏仁

捣如烂泥，取油滴入耳中，非出即死。

华佗治水入耳神方
以薄荷汁点之，立效。

华佗治耳中有物不可出神方
以麻绳剪令头散，敷好胶着耳中物上粘之，令相着，徐徐引之令出。

华佗神医秘传卷十终

华佗神医秘传卷十一

汉·谯县华佗元化 撰

唐·华原孙思邈 编集

华佗鼻科秘传

华佗治鼻中息肉神方

通草 细辛 藜仁 雄黄 皂荚去皮子，各一分 白矾烧，二分 礜石泥裹烧半日研，三分 藜芦炙 地胆熬 瓜蒂各三分 巴豆去皮，十枚 蔄茹 地榆各三分

上十三味捣筛，以细辛、白芷煎汤，和散敷息肉上。又以胶清和涂之，取差。

华佗治鼻窒塞不通神方

白芷 当归 川芎 细辛 辛夷 通草 桂心 薰草各三分

上八味，以苦酒渍一宿，用猪膏一升煎之，以白芷色黄为度，膏成去滓。取少许点鼻中，或绵裹内鼻中，差止。

华佗治鼻塞多清涕神方

细辛 蜀椒 干姜 川芎 吴茱萸 皂荚去皮尖 附子各三两 猪膏一升三合

先将各药渍苦酒中一宿，次以猪脂煎之，候附子色黄为止，膏成去滓。俟凝，以绵裹少许，导鼻中，并摩顶。

华佗治鼻衄神方

甘遂 通草 细辛 附子炮，各一分

上四味，捣成末，以白雄犬胆丸少许，内鼻中，差。

华佗治肺寒鼻衄神方

枣肉二升，取膏 杏仁去皮尖，研 酥 姜汁 蜜 饧糖各一升

上六味，依常微火煎，每服一匙，差止。

华佗治鼻痛神方

以油涂鼻内外，或以酥润之，亦得。

华佗治鼻聋神方

鼻聋者，谓不闻香臭也。治用：

细辛 白芷 羌活 防风各五分 川芎 当归 橘皮 桔梗 茯苓各一钱 薄荷三钱 生姜三片

水煎服，立效。

华佗治鼻渊神方

马兜铃五钱 麻黄三钱 五味子 甘草各一钱

以水二碗，煎取一碗，加黑砂糖少许，卧时温服，即愈。

如服药罔效者，惟灸上心穴五壮，自愈。

华佗治鼻衄神方

生地黄八两 黄芩一两 阿胶 甘草各二两 柏叶一把

上以水七升，煮取三升，去滓内胶，煎取二升半，分三服。外用：

蜗牛焙干，一枚 乌贼骨五分

共研细末，吹入鼻中，神效。

华佗治鼻疮神方

黄芩 半夏各二钱 天冬 麦冬 五味子各一钱五分 杏仁一钱 甘草五分

用水二钟，加生姜三片，煎八分，食后服。外用：

软石膏煅一两 黄连二分 辰砂五服 龙脑二分

共研成细末，和匀，送入鼻孔内，日三五次，立效。

华佗治鼻疔神方

蟾酥酒化，二钱 轻粉五分 枯白矾 寒水石煅 铜青 胆矾 乳香 没药 麝香各一钱 雄黄二钱 朱砂三钱 蜗牛二十一枚

上先将各药捣末，于端午日午时，在净室中，先将蜗牛研烂，同蟾酥和匀稠黏，方入各药共捣匀，丸如绿豆大。每服三丸，热酒下，覆被安卧，汗出为效。如鼻外发肿，可用：

陈墨一两 蟾酥 胆矾 血竭各三钱 朱砂二钱 麝香一钱五分

上共为末，以凉水调成锭。临用以凉水磨如墨，以笔蘸药涂之。

华佗治鼻痔神方

鼻痔生于鼻内，形如石榴子，渐大而下垂，令人气不通畅。治用：

辛夷六分 黄芩 栀子 麦冬 百合 知母 石膏各一钱 升麻三分 甘草五分 枇杷叶三片

以水二碗，煮取一碗，食后服。外用：

硇砂一钱 轻粉 雄黄各三分 龙脑五分

上为细末，用草梗咬毛，蘸点痔上，日五七次，渐化为水。

华佗治酒皶鼻神方

麻黄 麻黄根各二两

以头生酒五壶，重汤煮三炷香，露一夜。早晚各饮三五杯，至三五日出脓成疮，十余日脓尽，脓尽则红色退，先黄后白而愈。

华佗神医秘传卷十一终

华佗神医秘传卷十二

汉·谯县华佗元化 撰

唐·华原孙思邈 编集

华佗齿科秘传

华佗治牙疼神方
巴豆十枚，去心皮熬研如膏　大枣二十枚，取肉　细辛一两

上三味，先将细辛研末，和前二味为丸，以绵裹着所痛处咬之，如有涕唾吐却，勿咽入喉中，日三，差。

华佗治齿疼神方
附子一分　胡椒　荜茇各二分

上捣末，着齿疼上，又以散用醋和为丸，置齿疼孔上，差止。

华佗治齿痛神方
川芎　细辛　防风　矾石烧令汁尽　附子炮　藜芦　莽草

上七味各等分，为末，以绵裹弹丸大，酒渍，熨所患处含之，勿咽汁。又将木鳖子去壳，研细入荜茇同研匀，随左右鼻内嗜之，每用一豆许，奇效。

华佗治风火牙痛神方
白芷

焙末，蜜丸，朱砂为衣。每服一粒，荆芥汤下。

华佗治阴虚牙痛神方
生附子

研末，口津调敷两足心，极效。

华佗治肾虚牙痛神方

破故纸二两 青盐五钱

炒研擦牙，神效。

华佗治虫蚀牙痛神方

雄黄末

以枣膏和为丸，塞牙孔中，以膏少许置齿，烧铁篦烙之，令彻热，以差止。

华佗治风齿根出神方

先以：

石黛五分 细辛 棘刺 菖蒲 香附子 当归 青木香 胡桐律 干姜各四分 青葙子六分

共捣为散，以半钱匕，绵裹，就齿痛处含之，勿停，差止。再以：

苦参八分 大黄 黄芩 枳实 地骨皮各六分 玄参 黄连各八分

捣为散，蜜和丸。食后少时，以浆水服一十五丸，日再服。至二十丸，增减自量之。忌蒜、面、猪肉。

华佗治牙根肿痛神方

山慈姑枝根

煎汤，漱吐极效。

华佗治齿根欲脱神方

取生地黄捣，以绵裹贴齿根，常含之，甚妙。

华佗治牙痛面肿神方

蒴藋五两，以水五升，煮取四升，去滓 蜀椒 吴茱萸 独活 乌贼鱼骨 桃胶各一两 桂心半两 酒一合

先将蜀椒等六味，以水二升，煮取八合，投蒴藋汁及酒，更煎取一小升，去滓含之，就病。日三，以差止为度。

华佗治齿龈腐烂神方

生地黄一斤 食盐二合

二物捣和成团，用湿面包煨令烟尽，去面入麝香一分研匀，日夜贴之，不久自愈。

华佗治齿龈黑臭神方

苦参

煎汤，漱口，续用数日，必有奇效。

华佗治䘌齿神方

䘌齿者，是虫蚀齿至断，脓烂汁臭，如蚀之状，故谓之䘌齿。治法于：

五月五日干虾蟆烧灰 石黛（思邈按：石黛疑是黑石脂）甘皮（思邈按：甘皮即柑皮）各等分

捣末，以敷齿上，取差。或以：

细辛 当归 甘草炙 蛇床子各一两 青葙子三两

上五味捣，以绵裹如大豆，着齿上，日三，勿咽汁，差止，亦奇效。

华佗治龋齿神方

五月五日虾蟆烧作灰 石黛 甘皮 细辛 白鸡屎 麝香 干姜 熏黄

上八味，各等分，以薄绵裹少许，内虫齿孔中，日三易之，差。或用：

白附子 知母各一分 细辛五分 川芎三分 高良姜二分

上五味末之，以绵裹少许，着龋上，勿咽汁。日二三次，亦效。

华佗治龋齿根肿出脓神方

白矾烧 熊胆各一分 蟾酥 雄黄 麝香各半分

上为散，每用半钱，敷牙根。

华佗治风齿神方

蜀椒二十粒 枳根皮 莽草 细辛 菖蒲 牛膝各二两

上六味，以水四升，煮取二升，去滓，细细含之，以差为度。未差更作，取差。又单煮独活一味，含之良。

华佗治风齿口臭神方

川芎 当归各三两 独活 细辛 白芷各四两

上以水五升，煮取二升，去滓含，日三五度，取差。

华佗治牙齿风龋神方

郁李根白皮四两 细辛一两 盐一合

上以水四升，煮取二升半，去滓，内盐含之，取差。

华佗治风冲牙齿动摇神方

川芎 薏苡根各三两 防风二两 细辛一两

上以水六升，煮取二升，去滓含漱，日三五度。

华佗治齿痛有孔神方

莨菪子数粒，内齿孔中，以蜡封之，即差。

华佗治牙齿挺出神方

羊肾脂 泔淀各二合 牛粪绞取汁，一合 甘草半两，生用末之 青黛 熏黄各半两，末之

上六味相和，铜器中微火，煎五六沸，取东引桃枝如箸大六枝，以绵缠头，点取药，更互热，烙齿龈际。隔日又烙之，不两三日，看好肉生，以差乃止。欲烙时，净刮齿牙根上，然后为之。不尔肉不生。十余日，忌生冷、醋、酒、肉、陈臭，一年禁油。

华佗治牙齿脱落神方

青黛二两 雄黄 朱砂 莨菪子熬 青矾石 黄矾石 白矾石并烧令汁尽 附子炮 苦参 甘草炙 藜芦炙 细辛 麝香研，各一两

上捣筛为散，以薄绵裹如枣核大着患处，日三，差止。

华佗治齿间出血神方

竹叶

浓煮，着盐含之，冷吐，或以：

童子小便温含之，冷吐，血即止。

华佗治齿血不止神方

刮生竹皮

以苦酒渍之，令其人解衣坐，使人含噀其背，三遍。仍取竹茹浓煮汁含之漱咽，终日为之。或用：

矾石一两，烧末

以水二升煮之。先拭血，乃含之。

华佗治牙缝出脓神方

明雄黄二两

为末，用脂麻油四两调匀，含漱片时，吐出再漱，数次即愈。

华佗治牙宣神方

先用：

白蒺藜一两

为末，煎汤，入食盐一撮漱之。次用：

生延胡索

为末，敷患处。

华佗治牙痛神方

先以：

大黄一斤 白芷十两

共为末,水丸之,每服三五钱。五更时用连须葱大者十余根,陈酒一碗,煮葱烂,取酒送药,覆被取汗,汗过二三时,行一二次立效。别以治鼻疔蟾酥丸见十一卷噙之。

华佗治牙疔神方

牙缝中肿起一粒,痛连腮项,或兼麻痒,或破流血水,异于常症,是为牙疔。用竹签挑破,以见鲜血为度。搽以:

朱砂 硇砂 白矾煅 食盐煅

等分研匀之细末,更用蟾酥丸含之或服之,自愈。

华佗治攒齿疳神方

攒齿疳,为牙根肉内,攒出骨尖如刺而作痛也。小儿多有之,用披针刺开好肉,取出本牙。如出血不止,以湿绵纸换贴二次,自止。

华佗治走马疳神方

先以盐汤漱口,次以:

人参 茯苓各三钱

为末,同米二碗,煮成稀弱,食之以养胃气。更以:

牛黄 黄连 大黄酒蒸 木香 青黛各等分

为末,用淡竹叶薄荷煎汤调服,以消府热。外用手术法,取去腐肉,内见红肉,流血鲜者为吉。如顽肉不脱,腐黑复生,牙落无血,臭秽不止,身热不退者,俱为不治之症。外搽药用:

牛黄五分 珍珠 人中白① 琥珀 胡黄连 乳香 没药各一钱 儿茶二钱 硼砂五分 冰片三分

共为末,掺用。

华佗治青腿牙疳神方

本症因两腿上有青色斑纹如云,其毒上攻,遂致牙根腐烂,甚或洞颊。治法宜急用磁锋划破腿上肿处,使毒血涌出,外贴以牛肉片。日易数次,取差为止。

华佗治牙疏陷物神方

蚯蚓泥

水和成团,煅赤研末。腊月猪脂调敷,日三次。

---

① 白:原作"面",据文义改。

华佗固齿神方

青盐二两　白盐四两

以蜀椒四两煎汁，拌盐炒干。日用擦牙，永无齿疾。

华佗除去痛牙神方

凤仙花种子

研成末，入信石少许，点于痛牙根上，取除极易。

华佗神医秘传卷十二终

华佗神医秘传卷十三

汉·谯县华佗元化 撰

唐·华原孙思邈 编集

华佗喉科秘传

华佗治喉痹神方
喉痹者，喉里肿塞痹痛，水浆不得入也。治用：
马蔺根一升 升麻 玄参各三两 瞿麦 通草 犀角屑，各二两 射干十两
以水八升，煮取二升，去滓，细细含咽。一日令尽，得破脓。

华佗治喉痹口噤神方
草乌头 皂荚
等分为末，入麝香少许，入牙并嚯鼻内，牙关自开。

华佗治急喉痹神方
猪牙皂 白矾 黄连
各等分，瓦上焙干为末，以药半钱吹入喉中，少顷吐出脓血，立愈。

华佗治客热咽痛神方
风邪客于喉间，气郁成热，故为痛也。方用：
薄荷 防风 玄参 甘草 片芩酒炒 栀子各五分 桔梗 连翘各一钱 大黄酒炒 芒硝 牛蒡 荆芥各七分
水煎，食后温服。外用：
寒水石半两，煅红 硼砂 牙硝 朱砂各一钱 龙脑五分
共为细末，掺入喉中，每次一钱。

华佗治客寒咽痛神方
寒气客于会厌，卒然如哑，是为寒气与痰涎凝结咽喉之间，宜以甘辛温药治之，忌

寒凉。方用：

母姜汁一升　酥　牛骨髓各一升　桂心　秦椒各一两　防风一两半　川芎　独活各一两六铢

上为末，内姜汁中，煎取相淹濡，下酥髓等合调，微火三上三下煎。平旦温清酒一升，下膏二合，即细细吞之，日三夜一。

华佗治咽痛失音神方

瓜蒌一枚　白僵蚕去头炒，半两　甘草炙，二两

上为细末，每服三钱，温酒或生姜自然汁调下。或用绵裹噙化，咽津亦得，日两三服。

华佗治咽喉妨闷神方

喉间痰气结聚成核，久而不散，则生燥涩。凡妇人多郁者恒患之。治用：

厚朴姜汁炙　赤苓　紫苏叶各一两　半夏姜制，一两半

每服三钱，入生姜三片同煎，食后温服。

华佗治喉肿神方

豉一升半　犀角屑一两　羚羊角屑一两　芍药三两　升麻四两　杏仁去皮尖，一两　甘草炙，二两　栀子七枚

上以水七升，煮取一升半，去滓，分三服，忌海藻、菘菜。

华佗治喉痛神方

败笔一枚

烧屑，以浆饮服一方寸匙，良验。或用：

龙脑三分　僵蚕五厘　硼砂二钱半　牙硝七钱半

共研细末，吹患处，立效。

华佗治喉闭神方

鸭嘴胆矾

研细，以酽醋调灌，药下咽后，即吐出胶痰，其症自差。

华佗治喉疮神方

生地黄五两　青竹茹　玄参　鸡苏各二两　茯苓　升麻　麦门冬去心，各一两

上以水八升，煮取二升五合，去滓，分三次服之。每次如人行七八里。忌生冷、热面、炙肉、油酢。

华佗治喉风神方

天南星三十枚　大半夏　白矾　白盐　防风　朴硝各四两　桔梗二两　甘草一两　大梅实择七分熟者，一百枚

先将硝盐水渍一伏时，然后将各药研碎，方将梅实置于水，淹过三指为度。浸七日取出，曝干，又入水中。浸透曝之，俟药水干为度。方将梅子入磁罐封密，如霜衣白愈佳。用时绵裹噙口中，徐徐咽汁下，痰出自愈。

华佗治实火喉蛾神方
山豆根 黄连 半夏 柴胡 甘草 桔梗 天花粉各二钱
水煎服，二剂自愈。

华佗治虚火喉蛾神方
本症与前症之区别，系前症为口燥舌干而开裂，本症则口不甚渴，舌滑而不裂；前症晨重夜轻，本症则反是。证候不同，治法自异。法宜引火归原，火势既除，病自消亡。方用：
熟地黄 玄参各一两 茯苓五钱 山药 山萸萸各四钱 白芥子三钱 肉桂二钱 北五味子一钱
水煎服。一剂而痛除肿消，二剂全愈。

华佗治喉痧神方
西牛黄五厘 龙脑三厘 珍珠三分 人指甲男病用女，女病用男，五厘 象牙三分，焙 壁钱土壁砖上者可用，木板上者不可用，二十枚，焙 青黛六分
共为细末，吹患处，极效。

华佗治喉癣神方
龙脑 苋菜根煅灰 薄荷 黄柏各一钱 硼砂 儿茶各一钱五分 人中白 山豆根 胡黄连各二钱 枯矾 青黛 龙骨 乌梅肉各五分
上各为末，和匀吹用。

华佗治喉痹神方
可取蟾酥丸噙之见十一卷鼻疗项，一二丸即愈。

华佗治喉疬神方
初生如梅核，吐之不出，咽之不下，久之渐上于喉结之间。宜用：
焰硝一两五钱 硼砂五钱 雄黄二钱 白僵蚕一钱 龙脑二分
共研末，含之口中，勿咽下。

华佗治声哑神方
硼砂一两 诃子肉二钱 元明粉 胆星各一钱 龙脑三分
上共为末，用大乌梅一两，捣烂和丸，如弹丸大，含于口中，经宿即愈。或用：
杏仁三分

熬之，别杵桂一分和如泥，取李核用绵裹细细含之，日五夜三。

华佗治喉痒神方
薄荷二分 麝香五厘
研成细末，吹入喉中，俟吐出涎水碗许后，再以陈米二合，煎汤饮之。切不可先饮茶、酒、汤水，否则难治。

华佗治喉烂神方
锉蔷薇根
浓煮汁，含漱之，冬用根，夏用枝叶。

华佗治杂物鲠喉神方
好蜜以匕抄，稍稍咽之，令下。

华佗治鱼骨鲠喉神方
取饴糖丸如鸡子黄者吞之，不出又吞以渐大，作丸用，得效。

华佗治诸骨鲠喉神方
虎骨为末，水服方寸匙即下。或：
吞蝼蛄脑亦下。

华佗治竹木刺喉神方
于腊月中取鳜鱼胆，悬北檐下令干。每服取一皂子许，以酒煎化，温温呷之。若得逆便吐，物即随顽涎出。若未吐，更饮温酒，但以吐为妙。酒即随性量力也。若未出，更煎一块子，无不出者。若求鳜鱼不得，蠡鱼、鲩鱼、鲫鱼俱可，腊月收之甚佳。

华佗治铁针刺喉神方
癞虾蟆数只，去头倒悬流血，承以碗，得杯许，灌入喉中，逾时连针吐出，针自柔曲。

华佗治诸豆鲠喉神方
蝼蛄数枚，捣烂敷喉外肿处，其豆自下。

华佗治百物鲠喉神方
茯苓 贯众 甘草
等分，米饮下一钱。

华佗神医秘传卷十三终

华佗神医秘传卷十四

汉·谯县华佗元化 撰

唐·华原孙思邈 编集

华佗皮肤科秘传

华佗治面膏神方

杜蘅 杜若 防风 藁本 细辛 白附子 木兰皮 当归 白术 独活 白茯苓 葳蕤 白芷 天门冬 玉屑各一两 菟丝子 防己 商陆 栀子花 橘皮 冬瓜仁 蘼芜花各三两 藿香 丁香 零陵香 甘松香 青木香各二两 麝香半两 白鹅脂半升 白羊脂 牛髓各一升 羊胫三具

上三十二味，先以水浸膏髓等五日。日满别再易水，自后每隔五日一易水，阅二十日止。以酒一升捼羊胫令消尽去脉。乃细切香于磁器中，密封一宿。晓以诸脂等合煎，三上三下，以酒水气尽为候，即以绵布绞去滓，研之千遍，待凝乃止。使白如雪，每夜涂面，昼则洗却，更涂新者，十日以后，色等桃花。

华佗治面黑不白净神方

白鲜皮 白僵蚕 白附子 川芎 鹰屎白 白芷 青木香 甘松香 白术 白檀香 丁香子各三分 冬瓜仁五合 白梅去核，二七枚 瓜子一两 杏仁去皮，三十枚 鸡子白七枚 大枣去核，三十枚 猪胰三具 面三升 麝香三分

上二十味，先以猪胰和面暴令干；然后合诸药捣筛；又以白豆屑二升为散。旦用洗面手以上，面即洁白无瑕。

华佗治面多䵟䵳神方

患者面部不净，状如雀卵者甚多，俗名雀斑。可用苦酒煮白术，常以拭面，渐渐自去。或以新生鸡子一枚，穿去其黄，以朱末一两内其中，漆固，以鸡伏着，倒出，取涂，立去而白。

华佗治面上黑痣神方

荠苨二分 桂心一分

上二味捣筛，以酢浆水服方寸匙，日一，止即脱。内服栀子散，差。

华佗治面生皯疱神方

麝香三分 附子一两 当归 川芎 细辛 杜蘅 白芷 芍药各四分

上八味切碎，以腊月猪膏一升半，煎三上三下，去滓，下香膏，以敷疱上，日三，差。

华佗治面生䵟𪒟神方

木兰皮 防风 白芷 青木香 牛膝 独活 藁本 芍药 白附子 杜蘅 当归 细辛 川芎各一两 麝香二分

上十四味剉，以腊月猪脂二升，微火煎三上三下，去滓，入麝香，以敷面上，妙。

华佗治面上粉滓神方

光明砂研，四分 麝香二分 牛黄半分 水银四分，以面脂和研 雄黄三分

上五味，并精好药捣筛研如粉，以面脂一升内药中，和搅令极调，一如敷面脂法。以香浆水洗、敷药，避风。经宿粉滓落如蔓荆子状。此方秘不传。

华佗治面色晦暗神方

羊脂 狗脂各一升 白芷半升 乌喙十四枚 大枣十枚 麝香少许 桃仁十四枚 甘草一尺，炙 半夏洗，半两

上九味合煎，以白芷色黄，去滓涂面，二十日即变，五十日如玉光润，妙。

华佗治面上瘢痕神方

禹余粮 半夏

上等分为末，鸡子黄调敷。先以布拭干，勿见风日三十日，虽十年者亦灭。

华佗治面风神方

玉屑 密陀僧 珊瑚各二两 白附子三两

上四味，细研如粉，用酥和，夜涂面上，旦洗去。

华佗治眉毛稀疏神方

取七月乌麻花阴干为末，生乌麻油浸，每夜涂之。

华佗治头风白屑神方

蔓荆子一升 生附子三十枚 闹羊花花 葶苈子各四两 零陵香二两 莲子草一握

上六味，以绵裹，用油二升渍七日，每梳头常用之。若发稀及秃处，即以铁精一两，以此膏油于瓷器中研，摩秃处，其发即生。

华佗治头发脱落神方

乌喙 莽草 石南星 续断 皂荚去皮熬子 泽兰 白术各二两 辛夷仁一两 柏叶半升 猪脂三升

上十味，以苦酒渍一宿，以脂煎于东向灶釜中，以苇薪煎之。先致三堆土，每三沸即下致一堆土，候沸定，却上，至三沸。又置土堆上，三毕成膏讫，去滓，置铜器中，数北向屋溜从西端至第七溜下埋之，三十日药成。小儿当刮头，日三涂；大人数沐，沐已涂之。

华佗治发色黄白神方

黄芪 当归 独活 川芎 白芷 芍药 莽草 防风 辛夷仁 干地黄 藁本 蛇含各一两 薤白半升 乌麻油四升半 马髻膏二升

上十五味，以微火煎三上三下，俟白芷黄色，膏成去滓，洗发讫后，涂之。

华佗治发黄神方

大豆五升 醋浆水二升

上二味，煮取五升汁，淋之数月当愈。

华佗染白发使黑神方

胡粉 白灰各一分

上二味，以鸡子白和，先以泔浆洗令净，后涂之。取急以油帛，裹之一宿，以澡豆洗却，则其发黑软不绝。或：

择取细粒乌豆四升，煮取四升，去豆以好灰汁净洗发，俟干后，即用豆汁热涂之，裹以油帛，经宿始开，既干再涂以熊脂，仍裹以油帛，则色黑如膝，一涂三年不变。

华佗治发落不生神方

蜀椒三两半 莽草二两 干姜 半夏 桂心 菌菇 附子 细辛各一两

上八味，捣筛极细，以生猪脂剥去筋膜，权取二十两，和前药合捣令消尽，药成，先以白米泔沐发令极净，每夜摩之。经四、五日其毛孔即渐生软细白皮毛。十五日后渐变作黑发。月余后发生五寸，即可停止。

华佗治发臭神方

佩兰叶煎水沸之，可除发臭。或煮鸡苏为汁，或烧灰淋汁沐之，均效。

华佗令发不生神方

拔毛发后，以蟹脂涂之，永不复生。或：

取蚌壳烧灰研粉，和以鳖脂，拔却后即涂之，亦效。

华佗除头虱神方

以水银与蜡油相和研之，至不见水银为止。用以涂发，一宿即尽死。

华佗治毛虱神方

凡男女阴毛及腋毛等处常生有一种八角形之虫，名曰角虱。往往深入肌理，瘙痒异常。可用：

百部末研粉，渍上好烧酒中一宿，用以涂擦极效。或：

用除头虱之水银膏，擦之亦效。

华佗治唇裂神方

橄榄炒研末，以猪脂和涂之，极效。

华佗治嘴角疮神方

取新鲜杉木细枝一条，以烈火烧其上端，则末端有白色之浆流出，即取涂之，奇效。

华佗治腋臭神方

正旦以小便洗腋下，即不臭。或以：

鸡舌香　藿香　青木香　胡粉各二两

为散。绵裹之，内腋下，亦效。

华佗治夏日斑神方

先用水洗净汗垢，然后研密陀僧为末，以胡瓜蒂蘸擦数次，即愈。

华佗治手面皲裂神方

蜀椒四合

水煮去津，以手渍入，约半食顷，取出令干。须臾再渍，约三四次。干后涂以猪羊脑即效。或以：

五倍子末与牛骨髓调和，填内缝中，亦效。

华佗治鸡眼神方

先将鸡眼以利刃剔开，次乃以生石灰、糯米尖、湿碱共研末，用冷水少许调和，经二三时即成糊，每晚临睡搽少许，数日即愈。

华佗治肉刺神方

以黑木耳取贴之，白消烂，又不痛。宜以汤浸木耳，软乃用之。

华佗治疣目神方

疣目者，谓各部有疣子似目也。可用苦酒渍石灰六七日，取汁点疣上，小作疮，即落。

华佗去黑子神方

晚间临睡时用暖浆水洗面，以布揩黑子令赤痛，挑动黑子，水研白旃檀，取浓汁，涂其上。旦复以暖浆水洗面，仍以鹰屎粉其上。

华佗治足茧神方

荸荠半枚

贴患处，越宿，次夕续为之，凡五六次，茧自连根脱落。

华佗治足汗神方

莱菔煎汁，时时洗之，自愈。

华佗治遍身风痒神方

蒺藜子苗煮汤洗之，立差。

华佗治干癣神方

干癣积年生痂，搔之黄水出，每逢阴雨即痒。治用：

斑蝥半两

微炒为末，调敷之。

华佗治湿癣神方

刮疮令坼，火炙指摩之，以蛇床子末和猪脂敷之，差止。或用：

楮叶半斤，细切捣烂，涂癣上。

华佗治癣疮神方

雄黄 硫黄各一两 羊蹄根 白糖 荷叶各一两

上五味，以后三种捣如泥，合前二种更捣，和调以敷之。若强少以蜜解之，令濡，不过三，差。

华佗治疥疮神方

黄连十四铢 藜芦十二铢 大黄一两 干姜十四铢 蔄茹十铢 莽草十二铢 闹羊花十铢

上药捣筛，以猪脂二斤，微火向东煎之，三上三下。膏成去痂，汁尽敷之，极效。合时勿令妇人、鸡犬见之。

华佗治诸癫神方

凡癫病皆起于恶风及触犯忌害得之。初觉皮肤不仁，淫淫若痒如虫行，宜急疗之。此疾乃有八九种，皆须断米谷鲑肴，专食胡麻松术，治用：

苦参五斤，锉细，以陈酒三斗，渍四五日，稍稍饮之二三合。外用：

萑草一担，以水二石煮取一石洗之。不过三五度，当差。

华佗治乌癫神方

本症初发与前症无异，惟其皮肉之中，或如有桃李者，隐疹赤黑，手足顽痹，手足不觉痛，脚下不得踏地，身体疮痛，两肘如绳缚，是名乌癫。治用：

猬皮炙 魁蛤 蝮蛇头末 木虻去翅足熬，四枚 虻虫去翅足熬 蛴螬各一枚，并炙 鲮鲤甲去头足炙 葛上亭炙，七枚 斑蝥去翅足炙，七枚 蜈蚣去头足炙 附子炮去皮，各三枚 蜘蛛炙，五枚 水蛭一枚 雷丸三十枚 巴豆去皮心熬，十五枚 水银 大黄 真丹 桂心 射冈各一两 黄连一分 石膏二两 蜀椒三分 芒硝一分 龙骨三分 甘遂熬 礜石烧 滑石各一分

上二十八味捣筛，蜜和丸如胡豆，服二丸，日三，加之以知为度。

按：此方各药，分两多寡殊异，当系记录差误，用时即以意量之。孙思邈注

华佗治白癫神方

凡癫病语声嘶，目视不明，四肢顽痹，肢节大热，身体手足隐疹起，往往正白，在肉里，鼻有息肉，目生白珠，当瞳子，视无所见，此名白癫。治用：

苦参五升 露蜂房炙，五两 猬皮炙，一具 曲三斤

上以水三斗五合，合药渍四宿，去滓。炊米二斗，酿如常法，酒熟，食后饮三五合，渐增之，以知为度。

华佗治冻疮神方

干狗粪烧灰存性，研为细末经霜而白者佳，脂麻油调敷数次即愈。此方奇验，非他药可及。

华佗治风疹神方

以夏蚕沙一升，水煎去滓，遍浴全身，其疹自退。内用：

白术为末，酒服一匙，日二服。仍忌风。

华佗治痱子神方

升麻煎服，并洗患处，自愈。或以：

绿豆粉 蛤粉各二两 滑石一两

和匀扑之，亦效。

华佗治漆咬神方

可用韭叶捣烂敷之。或：
速以芥菜煮汤洗之，亦效。

华佗治漆疮神方

取莲叶干者一斤，水一斗，煮取五升，洗疮上，日再，差。

华佗治脚丫湿烂神方

密陀僧一两 熟石膏 枯矾各二钱 轻粉一钱
上共为末，湿则干敷，干则桐油调搽。

华佗治脚缝出水神方

黄丹三钱 花蕊石一钱
共研细末掺之，即止水。

华佗神医秘传卷十四终

华佗神医秘传卷十五

汉·谯县华佗元化 撰

唐·华原孙思邈 编集

华佗伤科秘传

华佗治折骨神方
取大麻根叶，无问多少，捣取汁饮一小升。无生青者，以干者煮取汁服。外治用：

黄狗头骨一具，以汤去其皮毛，置炭火中煅之，去泥捣细末；别以牡蛎亦置炭火上煅之，临用时每狗骨末五钱，入牡蛎末三钱，官桂末二钱，并以糯米粥铺绢帛上，乃掺药在粥上，裹损伤处。大段折伤者，上更以竹片夹之，少时觉痒，不可抓爬，宜轻拭以手帕。一、三日效。

华佗治伤筋神方
取蟹头中脑及足中髓熬之，内疮中，筋即续生。或：

取旋覆草根洗净，去土捣之，量疮大小，取多少敷之。日一易，以差为度。

华佗治筋骨俱伤神方
捣烂生地黄熬之，以裹折伤处，以竹片夹裹之令遍，病上急缚，勿令转动。日十易，三日差。内服用：

干地黄 当归 独活 苦参各二两

共捣末，酒服方寸匕，日三。

华佗治折腕神方
生大附子去皮，四枚

以苦酒渍三宿，用脂膏一斤煎之，三上三下，膏成敷之。

华佗治折腕瘀血神方
虻虫去足翅熬 牡丹

二物各等分，酒服方寸匕，血化成水。或用：
大黄六两 桂心二两 桃仁去皮，六十枚
上三味，以酒六升，煮取三升，分三服，当下血，差。

华佗治被击青肿神方
以新热羊肉敷之。或：
炙肥猪肉令热，揭上。又：
炙猪肝贴之，亦佳。

华佗治被击有瘀神方
刮青竹皮二升 乱发如鸡子大四枚，烧灰 延胡索二两
上捣散，以水酒各一升，煎三沸，顿服，日三四，或以：
大黄二两 桃仁去皮尖熬 虻虫去足翅熬，各二十一枚
上捣散，蜜和丸，四丸即内酒一升，煎取七合，服之。

华佗治伤腰神方
续断 大黄 破故纸 没药 红花 赤芍 当归尾 虎骨各二钱 鲮鲤甲 刘寄奴 自然铜火煅醋淬，各一钱 丝瓜络半枚
上以水和酒合煎，温服，极效。

华佗治从高堕下神方
阿胶炙 干姜各二两 艾叶 芍药各三两
上以水八升，煮取三升，去滓。内胶令烊，分二服。羸人须分三服。此方治因堕伤唾血或吐血极效，并治金疮伤绝，及妇人产后崩中。

华佗治堕伤瘀血神方
蒲黄十分 当归 干姜 桂心各八分 大黄十二分 虻虫去足翅熬，四分
上捣散，空腹酒服方寸匙，日再。渐增至匙半，以差为度。
又方：
煮大豆或小豆令熟，饮汁数升，和酒服之，弥佳。

华佗治堕马伤神方
当归熬令香 甘草炙 桂心 蜀椒各二分 川芎熬，六分 附子炮 泽兰熬，各一分
上捣散，酒服方寸匙，日三。此方大验，服之能令呼吸之间不复大痛，三日后筋骨即相连。

华佗治头额跌破神方
白矾煅令汁尽　五倍子
上二味等分研和，敷伤处，血即止而不流。

华佗治因跌破脑神方
透明龙齿　人参　生地黄　象皮各三钱　龙脑三分
上研和。再以：
地虱二十枚　蝼蛄三枚
各去头翅捣烂，更入前药捣之，干为末，每服一钱，极效。或以：
蜂蜜和葱白捣匀厚涂，亦效。

华佗治颔脱神方
先令患者平身正坐，术者以两手托住下颔，向脑后送上关窍，即以布扎住。外用天南星研末，姜汁调敷两颔，越宿即愈。惟居处宜忌风寒。

华佗治闪颈神方
硼砂研末，以灯心蘸点眼内四角，泪出即松，续行三次，当愈。

华佗治破口伤神方
血竭二钱五分　没药五钱　龙骨五花者，二钱，俱另研　灯心一束　苏木二钱　桔梗五分　降真香四钱，同苏另研　当归三钱　鸡一只，连毛用醋煮熟烂，捣作团，外用黄泥封固，以文火煅干为末　再用红花二钱，焙为末
共为细末，掺于创口，立能止血。

华佗治破伤风神方
南星　防风　白芷　天麻　白附子　羌活
上等分为末，每服二钱，热酒一盅调服。更敷伤处。牙紧反张者，每服三钱，热童便调服。虽内有瘀血者，亦愈。若已昏死，苟心腹尚温者，连进三服，亦可保全。

华佗治金疮神方
初伤出血，即以小便淋洗。伤久者可用：
文蛤　降真香　人参
三物各等分为末，干掺伤处，须扎紧。或用：
枯矾七钱　乳香三钱
共为末掺之。如伤已久溃烂者，宜用：
乳香　没药共去油　三七焙　轻粉　儿茶各三钱　麝香四分　冰片三分
共为末，以白蜜调敷，一次即愈。

华佗治箭镞伤神方

凡箭镞入骨，不能得出，不可即拨动，恐其伤骨也。治宜用：

巴豆一粒，炮去壳勿焦　活蜣螂一枚，同研炒

涂于伤处，须臾痛定微痒，极难忍之时，方可拨动。取出镞，立差。

华佗治中箭毒神方

凡中箭毒者，其内外皮肉必黑，疼痛欲死。治宜：

先用刀割开皮肉，取出箭镞；再以妇人月水洗之，方能解去其毒。或：

捣蓝青绞取汁饮之，并敷疮上。若无蓝取青布渍之，绞取汁饮之。

又以汁淋灌疮中。

又或以干葛、盐等分，捣末敷疮上，毒皆自出。

按：箭毒有三种：交广夷俚多用焦铜作镞，岭北则用诸蛇虫毒螫物汁着管中，渍箭镞。此二种才伤皮，便洪肿沸烂而死。唯射猪犬，虽困犹得活，以其唼人粪故也。人若有中之，即便餐粪，或绞滤取汁饮之，并以涂疮上，须臾即定，不尔不可救也。又一种是今之猎师射獐鹿用射罔，以涂箭镞，人中之当时亦困顿，著宽处者不死，若近胸腹，亦宜急疗之。今华先生所传各方，是射罔者耳。孙思邈注

华佗治杖伤神方

未杖之时，可先取野红花按即小蓟半斤，用烧酒四斤半，渍之越宿，即取出曝干。临刑时绢包二钱，噙口内，咽其汁，任刑不知痛。或用：

土鳖焙，五枚　苏木　乳香　没药各二钱　木耳　鲮鲤甲　丹皮　枳壳　薄黄　当归尾　木通　甘草各一钱

酒水共煎服，如服后不受杖，可服靛花水二杯解去之。初杖后若欲散血消肿，可用：

胡椒二两　土鳖三十枚　当归尾一两五钱　木耳灰一两五钱　乳香　没药　杏仁　桃仁　发灰　血竭各三钱八分　自然铜醋淬，七次，五分

上为末，别以胡椒两半煮汁，打糊为丸，每责十板，服药二钱，热酒送下。外用：

大黄　白芷各两许

水煎浓汁揉洗伤处，以瘀散见红为度。别以：

猪脂三两　白蜡一两　樟脑一两　轻粉五钱　龙脑　麝香各三分

为末，贴敷之。

华佗治夹伤神方

未受刑时如前法，可先服药。已夹后，随用朱砂末以烧酒调敷伤处，用一人以十指尖轻啄患者脚底，先觉痒，次觉痛为止。再用一二人以笔管于患者足面上轻轻赶之，助通血脉。候伤处凹者突起，四围肿大为度。即以闹羊花焙干为末，每服五分至七分。先饮酒至半酣，次服药，再饮至大醉，即静卧勿语。次日去敷药，再用：

透骨草　天门冬　天灵盖　南星　地骨皮　陈皮各等分　象皮倍用

水煎浸洗，日二三次。仍以闹羊花末如前法服之，三次痊愈。

华佗治跌打损伤神方
三七 大黄 丹皮 枳壳 大小蓟各三钱 当归 白芍 生地各五钱 红花一钱 桃仁十四枚
水酒各半，煎八分服。如日久疼痛，或皮肉不破而疼痛，可用水蛭切碎，以烈火炒焦黑研碎，加入前药中，最多三剂，决不再痛，惟水蛭必须炒黑，万不可半生，否则反有害于人。

华佗治竹木入肉神方
鹿角烧灰研末，以水和涂之立出。久者不过一夕。或：
取羊粪燥者烧灰，和脂涂之，刺若未出，重敷之。

华佗治铁针入肉神方
生磁石一两
研末，以芸苔子油调敷皮外，离针入处约寸许，渐移至针口，由受伤原口而出，极神效。

华佗治水银入肉神方
以金属薄板如银、铜、铅、锡等片，时时在入口部熨贴，则水银自能出而侵蚀各金，俟各金上融合已足，更易之，至罄而止。

华佗治瓷片入肉神方
择三角形银杏果实去壳及心，渍芸苔子油中越宿，即取出捣烂，敷贴患部，日更易之，数次即愈。

华佗治骨刺入肉神方
以牛膝根茎合捣，敷之即出。纵疮合，其刺犹自出。或：
以鹿脑厚敷上，燥复易之，半日即出。

华佗神医秘传卷十五终

华佗神医秘传卷十六

汉·谯县华佗元化 撰

唐·华原孙思邈 编集

华佗结毒科秘传

华佗治白浊神方
桑螵蛸炙 白龙骨

上二味，等分为末，空腹盐汤下二钱，日三。

华佗治赤浊神方
菟丝子 麦门冬

等分为末，蜜丸梧子大，盐汤下，每服七十丸。

华佗治赤白浊神方
石菖蒲 萆薢 益智仁 乌药

上四味各一两，水煎八分，温服，以差为度。

华佗治秽疮风毒神方
土茯苓三斤 生黄芪一斤 当归八两

先以水三十碗，将土茯苓煎汤，取黄芪、当归拌匀微炒，干磨为末，蜜为丸。白汤下三钱，日三，一剂当效。

华佗治秽疮初发神方
胆矾 白矾 水银

各等分捣研，至水银不见星为度，入香油、唾津各小许拌匀。坐于帐内，取药涂两足心，以两手心对足心摩擦良久；再涂再擦，旋即覆被安卧取汗，或俟大便去垢出秽涎为度。每次强者需四钱，赢者二钱。续行三日，内服药同上条，并时行澡洗。

华佗治秽疮结毒神方

麦冬三两 甘草一两 桔梗 黄芩 连翘 贝母 寒水石研细末,各三钱 土茯苓 夏枯草各二两

先以水三升,煎各药得一升半,乃调寒水石末温服,一剂差,二剂效。即已经鼻梁脱落及前阴溃烂者,亦能见效。

华佗治秽疮鼻柱将落神方

人参一两 麦冬三两 金银花三两 桔梗一两 苏叶五钱 甘草一两

水五碗,煎取一碗。一剂能辨知香臭而不落矣。

华佗治秽疮前阴腐烂神方

金银花半斤 土茯苓四两 当归 熟地各二两 黄柏一两 山茱萸三钱 肉桂二钱 北五味子一钱

上捣末,每日沸水调服一两,其功效能阻止前阴溃烂。即已脱落者,亦能重生。

华佗治秽疮成圈神方

本症因疮发已久,行将结痂,复犯房室,遂致作痛生圈。治宜大补气血。以：

人参 茯苓 甘草各二钱 当归 白术 黄芪各三钱 熟地 土茯苓各五钱 川芎一钱 柴胡五分 肉桂三分

上以水煎服,约十剂,当差。虚甚者以多服为妙。外用：

人参 粉霜 甘草 轻粉 丹砂 槐米各一钱 石膏二钱 龙脑三分

共研细末,猪胆调搽,极效。

华佗治秽疮生癣神方

是为女子感染男子余毒而生者,或疮已告痊,因偶食牛肉,或当风洗浴,或房室过劳,遂致肤上毒结不散,因而生癣。其候或血干而起白屑者有之,或肉碎而流红水以致淋漓臭秽者有之。内服用：

天花粉 威灵仙 胡麻 槐角 甘草各二钱 生地黄 麦冬 天冬各三钱 当归 黄芪各五钱 柴胡 乳香末各一钱 荆芥一钱五分 白鲜皮一钱

上以水煎服,约须十剂,外用：

黄柏 雄黄各二钱 孩儿茶三钱 没药 轻粉 粉霜 枯矾各一钱 丹砂五分 龙脑三分 蜗牛十个

共为末,猪胆调搽,日数次,三日渐愈。

华佗治翻花秽疮神方

黄芪一两 土茯苓二两 白芍 茯苓各五钱 人参 甘草各三钱 当归 白矾各二钱

水煎服四剂,重者十剂。外用：

粉霜 轻粉 龙脑 黄柏炒 胡粉各二钱 百花霜 黄丹水飞 生甘草各三钱 蚯蚓粪火焙干,一两

各研细末,点搽自愈。

华佗治阳性秽疮神方
秽疮有阴阳性之分,凡色红作痛而高突者,是为阳性。治宜补气之药,佐以化毒之味。方用:

人参 白术各五钱 甘草 茯苓各三钱 半夏一钱 陈皮五分 土茯苓 金银花各一两

上以水煎服,十余剂差止。外用搽药详下。

华佗治阴性秽疮神方
本症之候与前症相反,即色虽红而低陷,且患部不痛而痒。治宜补血之药,而辅以消毒之品。方用:

熟地 当归各五钱 川芎 茯苓 甘草 天花粉各二钱 白芍一钱 金银花 土茯苓各一两

水煎服二十剂。外用:

丹砂 粉霜 轻粉 甘草各一钱 雄黄二钱 孩儿茶三钱 露蜂房烧灰,五分 龙脑三分

各为细末和匀,猪胆调搽自愈。前症亦可用此药搽之。

华佗治下疳神方
初起时即用:

生黄芪 土茯苓各三两 生甘草三钱

水煎服数剂。外用:

轻粉 乳香 百草霜各一钱 孩儿茶三钱 黄柏五钱 水粉 龙脑各三钱

上共为末,猪胆调搽。

华佗治横痃神方
鲮鲤甲五钱 猪苓二钱

上二味,并以醋炙研末,酒下二钱。外亦用:

鲮鲤甲与轻粉共研末,香油调敷。

华佗治鱼口神方
雄黄 乳香各二两 黄柏一两

上三味,共为细末,用新汲水调敷,肿处自消。

华佗神医秘传卷十六终

华佗神医秘传卷十七

汉·谯县华佗元化 撰

唐·华原孙思邈 编集

华佗急救法秘传

华佗救缢死神方

凡自缢死，旦至暮，虽已冷，必可活。暮至旦，则难疗。此谓其昼则阳盛，其气易通；夜则阴盛，其气难通也。治法先徐徐抱解其绳，不得截断上下，安被卧之。一人以脚踏其两肩，手挽其发，勿纵之。一人以手按据胸上，数动之。一人摩捋臂胫屈伸之，若已僵，但渐渐强屈之。并按其腹，如是一炊顷，气从口出，呼吸眼开，而犹引按莫置，亦勿苦劳之。并稍稍与以粥汤，自能回生。或以：

山羊血 菖蒲 苏叶各二钱 人参 半夏各三钱 红花 皂角刺 麝香各一钱

各为末，蜜为丸，如龙眼核大。酒化开，即以人口含药水，用葱管送入死人喉内，少顷即活。此丸神效之极，唯修合之时，以端午日为佳。

华佗救溺死神方

以灶中灰布地令厚五寸，以甑侧着灰上。令死者伏于甑上，使头少垂下。炒盐二方寸匕，内竹管中，吹下孔中，即当吐水。水下因去甑，以死人着灰中，拥身使出鼻口即活。或以一人，将死者双足反背在肩上，行二里许，则水必由口中而出，乃置之灰内半日，任其不动。然后以生半夏丸纳鼻孔中，必取嚏而苏。急以：

人参三钱 茯苓一两 白术 薏仁 车前各五钱 肉桂一钱

煎汤半盏灌之，无不生全也。

华佗救冻死神方

以大器中熬灰使暖，盛以囊，薄其心上，冷即易。心暖气通，目得转，口乃开，可温尿粥稍稍吞之，即活。若不先温其心，使持火炙身，冷气与火争，立死。

华佗救卒死神方

以葱刺耳中鼻中，血出者勿怪，无血难疗之，有血者是活候也。欲苏时，当捧两手，莫放之，须臾死人目当举，手捞人，言痛乃止。男刺左，女刺右，令入七寸余，无苦，立效。

华佗救中恶神方

本症之候，为卒然心腹绞痛闷绝，诊其脉，紧大而浮者死，紧细而微者生。治用：

麝香一分　青木香　生犀角各二分

上为散，空腹热水下方寸匕，日二，立效。未止更作。一面灸两足大蹈趾甲后聚毛中，各灸二七壮，即愈。

华佗救客忤神方

客忤者，谓邪客之气，卒犯忤人精神也。喜于道间门外得之，其状心腹绞痛胀满，气冲心胸，或即闷绝，不复识人。治宜灸鼻下人中三十壮，自愈。并以：

麝香一钱　茯神　人参　天门冬去心　鬼臼　菖蒲各等分

上以蜜丸如桐子大，每服十丸，日三。

华佗救卒魇神方

卒魇者，谓梦里为鬼邪所魇屈也。切勿以火照之，否则杀人。但痛啮其脚踵及足蹈趾甲际而多唾其面，则觉寤。或以皂荚末用竹筒吹两鼻孔中，即起。平时宜常以：

人参　茯神　茯苓　远志去心　赤石脂　龙骨　干姜　当归　甘草炙　白术　芍药　大枣去核　桂心　防风　紫菀各二两

上以水一斗二升，煮取三升半，分为五服，日三夜二。

华佗救鬼击神方

鬼击者，谓鬼厉之气，击着于人也。得之无渐，卒着如人以刀矛刺状。胸胁腹内，绞急切痛，不可抑按，或即吐血，或鼻中出血，或下血。治法灸脐上一寸七壮，及两踵白肉际，自愈。或以：

特生矾石烧半日研　皂荚去皮子炙　雄黄研　藜芦熬

上等分，捣为末。取如大豆许，以管吹入鼻中，得嚏则气通便活。若未嚏，复更吹之，得嚏为度。

华佗救尸厥神方

人参一两　白术　半夏　茯苓各五钱　菖蒲一钱　陈皮五分

水煎服，一剂可愈。或以：

白马尾二七茎　白马前脚甲二枚

烧之，以苦酒丸如小豆大，开口吞二丸，须臾更换一丸。

华佗救痰厥神方
先以皂角刺为末，用鹅羽管吹入鼻孔，取嚏为度，次以：
人参 茯苓 半夏 天南星各三钱 白术五钱 白芥子一钱 生附子五分 生姜一块，捣汁
以酒与水各一碗，煎取一碗，温服。俟痰水吐尽，即令安睡，醒后再以：
人参 白薇 半夏各一钱 茯苓 白芥子各三钱 白术五钱 陈皮 甘草各五分
水煎服，一剂全愈。

华佗救惊死神方
急用醇酒一二杯，乘热灌之，自活。

华佗救跌死神方
急扶起，令盘脚坐地上，手提其发。取生半夏末吹入鼻中，并用生姜汁灌之，再以童子小便或糖水俾乘热服之，散去其瘀血。

华佗救击死神方
取松节一二升捣碎，入铁锅内炒之，以发青烟为度。用陈酒二三升，四围冲入，去滓，令温服，即活。

华佗救自刎神方
宜于气未绝身未冷时，先将头垫正直刀口合拢，拭去鲜血。急取大公鸡一羽，生剥其皮，乘热包贴患处，不久自愈。

华佗救酒醉不醒神方
饮葛根汁一斗二升，取醒为度。或用：
蔓荆菜并少米熟煮，去滓冷之，使饮则良。

华佗救电殛神方
以潮润砂土铺地，令患者身卧其上，再以湿砂满铺于身，仅留口鼻，以司呼吸，久而自醒。

华佗救中蛊毒神方
人有养畜蛊毒以病人者，受毒者心腹切痛，如有物啮，或吐下血，不即治疗，食人五脏尽即死。欲知是蛊与否，当令病人唾水，沉者是，浮者非也。治用：
巴豆去心皮熬，十枚 豉熬半升 釜底墨方寸匕
上捣筛为散，清旦以酒服如簪头大小，行蛊主当自至门，勿应之，去到家，立知其姓名。或以：
雄黄 朱砂 藜芦炙 马目毒公 皂荚去皮子炙 莽草炙 巴豆去心皮熬，各二分

共捣筛，蜜丸如大豆许，服三丸，当转下，先利清水，次出蛇等，常烦闷者，依常法可用鸭羹补之。

华佗救中鳑鲏毒神方
锉芦根，煮汁，饮一二升，良。

华佗救中蟹毒神方
凡蟹未经霜者多毒，可用紫苏煮汁，饮之三升。以子汁饮之，亦治。

华佗救中鱼毒神方
浓煮橘皮饮汁，或饮冬瓜汁，亦效。

华佗救中诸肉毒神方
黄柏末，服方寸匕，未解者，数服。

华佗救中菌毒神方
绞人尿汁，饮一升即活。服诸吐痢丸亦佳。又掘地作土浆二三升，则良。中野芋毒亦同。

华佗救中巴豆毒神方
黄连、小豆藿汁、大豆汁，并可解之。

华佗救中射罔毒神方
姜汁、大豆、猪、犬血，并解之。

华佗救中踯躅毒神方
饮栀子汁，即解。

华佗救中芫花毒神方
防风、甘葛、桂，并解之。

华佗救中半夏毒神方
生姜汁、干姜汁，并解之。

华佗救中附子毒神方
大豆汁、远志汁，并可解之。中乌头毒同治。

华佗救中杏仁毒神方
以蓝子汁解之。

华佗救中莨菪毒神方
煮甘草汁，捣蓝汁饮之，并良。

华佗救中钩吻毒神方
荠苨八两，水六升，煮取三升，服五合，日五服。

华佗救中木鳖毒神方
肉桂煎汁服，立愈。

华佗救中诸毒神方
取甘草煮浓汁，多饮之。或煮大豆汁令浓，多饮之。无大豆，豉亦佳。又煮荠苨令浓，饮一、二升。如卒无可煮，嚼食之，亦可作散服之。又凡煮此类药汁解毒者，不可热饮，因诸毒得热更甚也，宜使小冷为良。

华佗救中砒毒神方
初中毒时，可用生甘草三两，煎浓汁，加羊血半碗，和匀饮之令吐。如仍不吐，是为毒已入腹，此时五脏欲裂，腹必大痛。即用：
大黄二两 生甘草五钱 白矾一两 当归三两
水煎汁，数碗饮之，立时大泻，即生。

华佗救中金毒神方
凡食金已死者。急取鸡矢半升，水淋得一升饮之，日三服。或吞水银二两，即裹金出，少者一两亦足。

华佗救中水银毒神方
草木灰
煎浓汁饮之，即解。

华佗救中雄黄毒神方
饮防己汁，即解。

华佗救中胡粉毒神方
患者面青腹肿，坠痛欲死，是其候也。急用白蜜调脂麻令多饮，自解。

华佗救中轻粉毒神方

金银花 山慈姑 紫草各一两 乳香 没药各五钱

以盐水六碗，陈酒五碗，煎取六、七碗，空腹温服，取汗避风。

华佗救汤火伤神方

外用未熬麻油和栀子仁末涂之，以厚为佳。已成疮者，筛白糖灰粉之，即差。内服用：

大黄 生甘草各五钱 荆芥 黄芩 防风各三钱 黄芪 茯苓各三两 当归四两

水煎服，一二剂愈。

华佗救虎伤神方

凡人被虎咬伤后，血必涌出，创口溃烂，痛不可忍。急烧青布以熏疮口，毒即出。再煮葛根汁令浓洗之，日十度。并捣葛根为散，葛汁下之，每服一方寸匕，日五，甚者夜二。

又方：

急用猪肉贴之，随贴随化，随化随易。并以地榆一斤为细末，加入三七根末三两，苦参末四两，和匀掺之，血止而痛自定。

华佗救猘犬咬伤神方

先嘬却恶血，灸疮中十壮，以后日灸一壮，满百乃止。

又凡猘犬咬伤，七日一发，过三七日不发，则脱。故每届七日，辄饮韭汁一二升，过百日乃为大免。终身戒食犬肉、蚕蛹，再发不救。

华佗救猪啮伤神方

炼松脂贴上。或用：

屋霤中泥以敷之，亦佳。

华佗救马咋踏伤神方

取妇人血经敷伤处，最效。或：

割鸡冠血点所啮疮中，日三。若父马用雌鸡，母马用雄鸡。

华佗救毒蛇啮神方

取慈姑草捣以敷之，即差。其草似燕尾者是，大效。或：

捣射罔涂肿上，血出，乃差。

华佗救青蝰蛇螫神方

此蛇色正绿，喜缘木及竹上，与竹木一色，人入竹林中游行，卒不及觉察，落于头背上，啮人即死。俗名青条蛇，其尾二三寸色异者，名熇尾蛇，毒尤烈。疗法：

破乌鸡热敷之。或以：

雄黄、干姜各等分捣筛，和以射罔，着小竹管中，带之行，有急便用敷疮，兼疗诸蛇毒。

华佗救蝮蛇螫神方

蝮蛇形不长，头扁口尖，头斑，身赤文斑。亦有青黑色者。人犯之头腹贴相着是也。其毒最烈，草行不可不慎。治用：

细辛、雄黄各等分研末，以内疮中，日三四敷之。或：

烧蜈蚣末敷疮上，亦效。平时用：

桂心、瓜蒌各等分为末，以小竹筒密塞之，出外时佩用，如卒为蝮蛇所螫，即敷之。此药并疗诸蛇毒，惟塞不密，则气歇，不中用。

华佗救虺蛇螫神方

以头垢敷疮中，立愈。或：

捣苴草敷之，亦效。

华佗救诸蛇螫神方

此云诸蛇，非前件三种，盖谓赤链黄颔之属。治法：

急以绳缚创上寸许，则毒气不得走，一面令人以口嗍所螫处，取毒数唾去之，毒尽即不复痛，口嗍当少痛，无苦状。或：

觅取紫苋菜捣，饮汁一升，其滓以少水和涂疮上。

又捣冬瓜根以敷之，或嚼干姜敷之，或煮吴茱萸汤渍之，均效。

华佗救蜈蚣螫神方

割鸡冠取血涂之差。或：

嚼大蒜、小蒜、桑白汁等涂之，或按蓝汁渍之，或以蜗牛擦取汁，点入螫处。

华佗救蜘蛛螫神方

取萝蘑草捣如泥封之，日二三，毒化作脓。脓出，频着勿停。或：

以乌麻油和胡粉如泥涂之，干即易去，取差止。又方用：

枣叶 柏叶各五月五日采，阴干 生铁衣 晚蚕沙各等分

为末，以生麻油和如泥，先灸咬处，涂之。

又治蜘蛛咬，遍身生丝，可急用：

羊乳一升饮之，数日即愈。

华佗救蝎子螫神方

预于五月五日采蜀葵花、石榴花、艾心三物,俱阴干之,等分为末,和水涂螫处,立愈。

华佗救蜂螫神方

取人溺新者洗之差。或取蛇皮以蜜涂之,炙令热,以点螫处。或以酱汁涂蛇皮,炙封之,均效。

华佗救诸虫豸螫伤神方

取大蓝汁一碗,入雄黄、麝香二物,随意看多少,细研投蓝中,以点咬处。有是毒者,即并细服其汁,神效之极,亦治蜘蛛咬伤。

华佗神医秘传卷十七终

华佗神医秘传卷十八

汉·谯县华佗元化 撰

唐·华县孙思邈 编集

华佗治奇症法秘传

华佗治腹中生应声虫神方

人腹中忽生应声虫,古人治法,将本草读之,遇虫不应声者,用之即愈。兹更有便法,一省读本草之劳,即用:

生甘草与白矾等分,不须二钱,饮下即愈。

华佗治鼻中生红线神方

鼻中伸出红线一条,长尺许,少动之则痛欲死。方用:

硼砂 龙脑各一分

研末,以人乳调之,轻点在红线中间,忽觉有人拳其背,红线顷刻即消,诚称奇绝。

华佗治耳中蚁斗神方

凡人耳中忽闻有蚂蚁战斗之声者,是为肾水耗尽,又加怒气伤肝所致。方用:

白芍 熟地 山茱萸各三两 麦冬一两 柴胡 栀子各三钱 白芥子一钱

水煎服,数剂后,战斗之声渐远,一月而愈。

华佗治耳中奇痒神方

耳中作痒,以木刺之,仍不能止,必以铁刀刺其底,铮铮作声,始觉愉快,否则痒极欲死。方用:

龙骨一钱 皂角刺二条,煅烧灰存性 龙脑三分 雄鼠屎一枚

上共为末,鼠胆水调匀后,再以人乳调如糊,尽抹入耳孔内。初时痒不可忍,须有人执定其两手,痒定而自愈矣。

华佗治无故见鬼神方

凡人无故见鬼,无论其状为三头六臂,或为断头刖足,或为金甲,或为蓝面,皆由心虚而祟凭之。方用:

白术 苍术各三两 半夏 大戟 山慈姑各一两 天南星三钱 附子 麝香各一钱

共为细末,捣成饼状,以生姜煎汤化开服下,则必吐顽痰碗许而愈。

华佗治狐凭病神方

凡人为山魈木魅狐狸虫蛇所祟者,统谓之狐凭病。方用:

生桐油擦其私处,疾自愈。或以:

污秽亵衣包裹头部,则怪自大笑而去,永不复来。

华佗治脊缝生虱神方

本症之原因,为肾中有风,得阳气吹之,即脊部裂开一缝,出虱千余。方用:

蓖麻三粒,研成如膏 用红枣三枚

捣成为丸,如弹丸大,火烧之熏于衣上,虱即死,而缝亦自合矣。

华佗治粪便前后互易神方

本症之原因,为夏季感受暑热,患者粪从前阴出,溺从后阴出,前后倒置,失其常度。法用:

车前子三两

煎汤三碗,顿服即愈。

华佗治蛇生腹中神方

患者体干涸如柴,肤似鳞甲,极易辨明。治用:

雄黄三两 甘草二两 白芷五钱

各为细末,择端午日以粽子米修合为丸如桐子大。食前嚼啐咽下,食后必作痛,切不可饮水,犯则无效。

华佗治鳖生腹中神方

治法仍用前方,再加马尿一碗,加人尿半合,童便尤佳,饮之立消。

华佗治头臂生鸟鹊神方

患者头臂上忽生鸟鹊,外裹以皮膜,或如瘤状,或突起成块,内作鸟鹊之声,遇饥寒时即疼痛难忍。宜先以银刀割破其足,则鸟鹊即破孔而出。即敷以生肌散,外涂以神膏,三日后即生合如旧。

按:生肌散及神膏均见本书第三卷。孙思邈注

华佗治鬼胎神方

患者腹部膨大，状如妊娠，惟形容憔悴，面目黧黑，骨干毛枯，是由室女或思妇，不克抑制欲念，邪物凭之，遂生此症。治用：

红花半斤　大黄五钱　雷丸三钱

水煎服后，越宿即下血如鸡肝者数百片而愈。自后再多服补益之剂调治之。

华佗治热毒攻心神方

患者头角忽生疮疖，第一日头重如山，越日即变青紫，再越日青紫及于全身即死。本症多得之于常服媚药。初起时速用：

金银花一斤

煎汁数十碗服之，俾少解其毒。继用：

金银花二两　玄参二两　当归二两　生甘草一两

水煎服，日用一剂，至七日以后，疮口始渐能收敛。

华佗治脚底生指神方

患者足蹠之底部，忽生二指，痛不可忍。急以刀轻刺其指出血。次以：

人参一钱　龙脑三分　硼砂一分　瓦葱一两

共研细末，随时掺之，血尽为度。再用：

人参　生甘草　牛膝　白芥子　萆薢各三钱　白术五钱　薏苡仁一两　半夏一钱

水煎服，四剂全愈。外更敷以神膏及生肌散。

华佗治蛇生背上神方

是症由忤触神灵所致。患者初时觉背部痛甚，久而渐肿。用刀刮破其皮，忽有蛇形之物跃出，长约二尺。急用：

人参一两　半夏　天南星各三钱　附子一钱

水煎顿服，外敷以生肌散及神膏。

华佗治毛孔流血神方

是由于酒色不禁，恣意纵欲所致，患者足上或毛孔中，血出如一线，流之不止，即濒于死。急用：

酽醋三斤

煮沸之，以两足浸入，即止。再用：

人参一两　当归三两

水煎浓汤，别以鲮鲤甲一片炒之，研末，调入药汁中饮之，即不复发。

华佗治肠胃瘙痒神方

是为火郁结而不散之故，治宜表散之剂。用：

柴胡 炒栀子 天花粉各三钱 甘草二钱 白芍一两
水煎服，数剂即愈。

华佗治遍身奇痒神方
尝有人先遍身发痒，锥刺之则少已。未几又发奇痒，割以刀始快。少顷又痒，以刀割之乃觉痛，并流血不止。乃以石灰止之，复发奇痒，必割之体无完肤而后止。是必平时作恶多端获罪于天所致，患者宜自矢改过。一面用：
人参一两 当归三两 荆芥三钱
水煎服三剂，必效。

华佗治水湿生虫神方
患者皮肤手足之间，发如蚯蚓之鸣声。鸣时可即用蚯蚓粪敷于患处。鸣止再用：
薏仁 芡实各一两 白芷五钱 生甘草 黄芩各三钱 防风五分 附子三分
水煎服，即愈。

华佗治背生人头神方
患者背部忽生人头一具，眼耳口鼻俱备，并能呼人姓名。此症初起时，必背痛发痒，以手搔之，渐次长大，久且渐次露形，大如茶杯，唯无头发须眉耳。此时如以刀割之，立死不救。治宜用：
人参半斤 白术五两 贝母 白芥子 茯苓 生甘草 青盐各三两 白矾 半夏各二两
共为末，米糊丸如梧子大，每日晨夕二次，白汤下五钱，头自渐次缩小而愈。

华佗治舌伸不收神方
是为阳火强盛之故。先以龙脑少许点之即收。次用：
人参 黄连 白芍各三钱 菖蒲 柴胡各一钱
水煎服，二剂当愈。

华佗治舌缩不出神方
是为寒气结于胸腹之故，患者舌缩入喉咙，不能言语。宜急用：
人参三钱 白术五钱 附子 肉桂 干姜各一钱
水煎服，一剂，舌自舒。

华佗治掌中突起神方
患者掌中忽高起一寸，不痛不痒，是为阳明经之火不散，郁于掌中使然也。治用：
附子一枚
煎汤，以手握之，至凉而止。如是者十日，首觉剧痛，继乃觉痒，终乃突起者渐且平复矣。

华佗治鼻大如拳神方

是为肺金之火,壅于鼻而不得泄,以致鼻大如拳,疼痛欲死。治宜清其肺中之邪,去其鼻间之火,方用:

黄芩 甘草 麦冬 天花粉各三钱 桔梗 天冬各五钱 紫菀二钱 百部 紫苏各一钱

水煎服,四剂自消。

华佗治男子乳房肿如妇人神方

男子乳房忽壅肿如妇人之状,扣之痛欲死,经岁不愈,是乃阳明之气,结于乳房之间,治宜消痰通瘀。方用:

金银花 蒲公英各一两 天花粉 白芥子各五钱 茯苓 白芍 通草各三钱 柴胡二钱 木通 通草 炒栀子各一钱 附子八分

水煎服。

华佗治手足脱落神方

人有手足俱脱落,而依然能生活者,此乃伤寒之时,口渴过饮凉水所致。愈后倘手足指出水者,急用:

薏苡仁三两 茯苓二两 白术一两 肉桂 车前子各一钱

水煎服,一连十剂。小便大利,俟手足水止之候,即止而不服。

华佗治指甲脱落神方

患者手指甲尽行脱落,不痛不痒,是为肾经火虚,及房室之后,遽以凉水洗手所致。方用:

熟地黄 山茱萸 山药 茯苓 丹皮 泽泻 柴胡 白芍 破故纸各三钱

水煎服。

华佗治指缝生虫神方

患者指缝间血流不止,有虫如蜉蝣钻出,少顷即飞去,是缘湿热生虫,并带风邪所致。方用:

黄芪 熟地黄 薏苡仁各五钱 茯苓 当归 白芍 生甘草 白术各三钱 人参 柴胡 荆芥 川芎各一钱

水煎服四剂后,血即不流。更服四剂,手指即完好如初。

华佗治脐口突伸神方

患者脐口忽长出二寸,状似蛇尾,却又非蛇,且不觉痛痒,是由任带之脉,痰气壅滞所致。方用:

硼砂 龙脑 麝香各一分 白芷 雄黄各一钱 儿茶二钱

共研末,先将其尾刺出血,此时患者必昏晕欲死,急以药点之,立化为黑水。急用:

白芷三钱

煎汤顿服，自愈。

华佗治肛门生蛇神方
是为大肠湿热所致，肛门间忽伸出一物，似蛇非蛇，出入自由。治宜内用消药，外用点药。方用：

当归 白芍各一两 地榆五钱 莱菔子三钱 枳壳 槟榔 大黄各一钱

水煎，饭前温服一剂。外以：

木耳一两

煎汁洗之。洗后再用：

龙脑一分

研末点之，伸出物自缩进而愈矣。

华佗治眼中长肉神方
常有人于眼中长肉二条，长各一寸，粗等线香，垂于眼外。治用：

龙脑 黄连 甘草各一分 硼砂半分

各为细末，研至无声为度。以人乳调点肉尖上，觉眼珠火炮出，一时收入而愈。更以：

白芍五钱 白芥子 白术 茯苓各三钱 炒栀子二钱 柴胡 甘草 陈皮各一钱

水煎服。

华佗治腹胁间生鳞甲神方
此症以妇人为多，男子亦间有之。是缘孽龙化形，与妇人交接所致，此病以速治为妙。方用：

雷丸 大黄 白矾 铁衣 雄黄各三钱

共为细末，枣肉为丸，酒下三钱，逾时即由后阴下物碗许，状如人精，即觉胸中开爽。再服三钱，鳞甲尽落而愈。

华佗治手皮上现蛇形神方
是缘蛇类乘人睡时，作交感于人身所致。患者手上皮上现蛇形一条，痛不可忍。治法：

先以利刀刺其头部，继刺其尾，遂有如墨汁之血流出。外以白芷为末掺之，二次而愈。

华佗治喉中有物行动神方
是由食生菜时，误吞蜈蚣，遂令蜈蚣生于胃口之上，其候喉中似有物行动，唾痰时其痛更甚。全身皮肤开裂，有水流出，目红肿而不痛，足水肿而能行。治法用：

鸡一只，五香烹煮极烂，乘患者熟睡时，将鸡置于口畔，则蜈蚣闻此香气，自然外出，即宜捉住，切不令再入口中。自一条至数条，出尽乃愈，然后再以：

生甘草　荆芥　陈皮各一钱　白芍五钱　当归　黄芪各一两　薏苡仁　茯苓各三两　防风五分

水煎服十剂，则皮肤之裂自愈，而足肿亦消矣。

华佗治胃中有蛇神方

患者胃部不时作痛，饥时更甚，尤畏大寒，日日作楚。治用：

大蒜三两

捣汁灌之，则患者忽吐蛇一条而愈。长凡三尺有奇。

华佗治头大如斗神方

是由痰郁所致，患者头面忽肿如斗大，视人小如二寸许，饮食不思，呻吟欲睡。治用：

瓜蒂　赤小豆各一两

共捣末，取一钱匕。别以香豉一合，热汤七合，煮作稀粥，去滓取汁，和散温顿服令吐。一剂而头目之肿消，再剂而见人如故。后用：

人参　白术　茯苓各三钱　甘草一钱　陈皮五分　半夏三钱

水煎服，二剂自愈。

华佗治胸中有虫神方

本症因食鲤而得，患者心中闷甚，饮食不能。宜用：

半夏　甘草　人参各三钱　瓜蒂七枚　黄连　陈皮各一钱

水煎温顿服，立时当吐虫数升，其头面皆赤，尾如鱼子。

按：此即华先生治广陵太守陈登之方，陈曾患此症，先生为治愈后，坚嘱令断绝酒色，始可长愈，否则二年后，必病饱满而死。登不能听，三年果如华先生言。孙思邈注

华佗治耳内长肉神方

是由肾火腾烧于耳所致，患者耳内，忽长肉一条，赤色如带，手不可近。治用：

硼砂　龙脑各一分

研和点之，立化为水。后再多服补益之剂，调治之，自愈。

华佗神医秘传卷十八终

华佗神医秘传卷十九

汉·谯县华佗元化 撰

唐·华原孙思邈 编集

华佗兽医科秘传

华佗治牛疫神方
牛疫感传极烈，一牛染病，则附近之牛，必相继倒毙。其候如牛低头垂耳，食量减少，气喘发惊，涕泗交流，粪便初则燥结，继则泄泻，口内有腐烂斑痕，即为有疫之证，急于牛栏中烧真安息香，牛吸其香，即愈。或取獭屎三升，以沸汤淋取汁二升，灌之即愈。惟上二药均极难得。故常用之药为：

牙皂　细辛　川乌头　草乌头　雄黄

上五味药等分，共研为末，另加麝香少许，吹入牛鼻中五六分，即愈。

华佗治牛腹胀神方
牛如误食地胆虫，或吞苜蓿草，腹胀满欲死。急研大麻子取汁，乘热灌入五六升，即愈。

华佗治牛狂神方
牛发狂疾，则胆大放奔，逢人即以角触抵。急用：

大黄　黄连各五钱

共为末，以鸡子与酒共一升调匀灌之，即愈。

华佗治牛疥神方
黑豆水煮，去滓取汁，洗五六次即愈。或以荞麦烧灰淋汁，入明矾一合，涂之亦效。

华佗治牛抵触肠出神方
硇砂一大两　干姜二小两

共为末，涂损处，肠即自入。若肠干不入，宜割去干处讫，用：

粟谷叶为末，敷之。

华佗治牛前蹄病神方
乳香三钱 龙骨六钱五分 黄丹三钱五分 麝香三分 硼砂五分 人发灰少许
上共捣末，香油调敷。

华佗治牛喉风神方
知母 贝母 黄芩 大黄 甘草 荆芥 栀子 瓜蒌 川芎 牙硝 白矾 朴硝 雄黄
上十三味等分为末，每服二两，用蜜水二升，同调灌之。

华佗治马伤蹄神方
大黄 五灵脂 木鳖子去油 海桐皮 甘草 土黄 芸苔子 白芥子
上等分为末，以黄米粥调药，摊帛上包之。

华佗治马流沫神方
当归 白术 菖蒲 泽泻 赤石脂 枳壳 厚朴 甘草
上等分，共为末，每一两半加酒一升，葱三握，同水煎，温灌。

华佗治马急黄黑汗神方
大黄 当归各一两 盐半升
以水三升，煎取半升，分两度灌口。如不定。破尾尖血出，即止。

华佗治马后冷神方
豉 葱 姜各一两
水五升，煮取半升，和酒灌之，即差。

华佗治马脊疮神方
黄丹调油敷之，避风，立差。

华佗治马疥神方
雄黄 头发 腊月猪脂
上以前二药，煮于猪脂中，至发消为度，趁热擦之，极效。或用：
生胡麻叶捣汁灌之，亦效。又：
荞麦杆烧灰淋汁洗之。或：
藜芦为末，以水调敷，均效。

华佗治马癫病神方
硫黄 大黄 巴豆去油 塌灰

上各等分，研末，将苏子油熬沸，下前药，即取起候冷，以鲮鲤甲刮破患处涂之，极效。

华佗治马目晕神方
霜后干楮叶

细研为末，日两度，管吹眼中，差。

华佗治马胞转及肠结神方
细辛 防风 芍药各一两 盐一升

上以水五升，煮取二升半，去滓，分二度灌。

华佗治马肺热神方
大黄 黄芩 芍药 细辛各一两

上以水五升，煮取二升半，再以油酒各半升，调和，分三度灌口。如不定，加盐半升，水一升半，温如人肌，灌后即定。

华佗治马翻胃神方
益智仁 肉豆蔻 五味子 广木香 槟榔 草果 细辛 青皮 当归 厚朴 川芎 官桂 甘草 砂仁 白术 芍药 白芷 枳壳 木香

上各等分，每服两半，加枣五枚，姜五片，苦酒五斤，同煎三沸，候温灌之。

华佗治马胎动神方
白术 当归 人参 甘草 川芎 砂仁 熟地黄各二钱 陈皮一钱 黄芩二钱 白芍炒 阿胶各六钱 紫苏一钱

上每服一两五钱，加生姜五片，水一小桶，同煎五沸，候温灌之。

华佗治羊疥癣神方
本症最易感染，轻则皮毛脱落，重则发生他疾，有害生命。治用：

水银一分 猪脂三分

钵中研合之，至不见水银为度。临用再加猪脂二斤，涂于患处。或以：

藜芦根捣碎，渍米泔汁中，装入容器中，密闭之，置热灶间。俟其味酸，先以瓷片刮患处，令赤，用汤洗之，去疮甲，拭干，以药涂之，两次即愈。

华佗治羊疫神方
治法同于牛疫。

华佗治猪疫神方
大黄 朴硝各五钱

共煎汤，倾出候温，竹筒灌下，即愈。或以：

贯众三两　猪牙皂三两

水三、四碗，煎三、四十沸，再加朴硝末三两，煎二三沸，候温灌下，亦效。亦可用治羊疫法治之。

华佗治一切猪病神方

凡猪患病，可割去尾尖，血出自愈。

华佗治犬疥神方

蛇皮烧灰，和粥与食，立愈。

华佗治犬癞病神方

犬生此病，则毛脱而恶臭。可用：

大蜈蚣一条

拌饭中，令食，不久即愈。或以：

硫黄内猪肠中，与食，尤效。

华佗治犬跌打伤神方

凡犬被跌打伤而死者，即着土置之，逾时即能更生。

华佗除犬蝇神方

以香油遍擦全身即愈。

华佗治猫一切病神方

猫患诸病，可用：

乌药磨水，灌之即愈。

华佗治猫癞病神方

以百部煎汤，遍涂患处，极效。或如治犬法施之亦极效。

华佗治猫被踏伤神方

急用苏木煎汤，洗其伤处，或乘温灌之，自能渐愈。

华佗治猫死胎不下神方

芒硝二钱

以童子小便乘温灌之，自下。

华佗治鸡病神方

以香麻油灌之，即愈。

华佗治鸡疫神方

以巴豆数粒，切成小片饲之，一泻即愈。或以：绿豆粉，水和成条，饲之，数次即愈。

华佗治鹅鸭疫病神方

即将其左翅上黑筋一条，以针刺出黑血，以米和油饲，即愈。

华佗阉豕秘法[①]

凡豕经阉割后，则性静而易驯，且发育亦较易，其期以春秋二季为佳，牝牡阉法，述如下：

（一）牡豕阉法：凡牡豕未逾四十二日者，即可自其肾囊底部割之。摘取其肾子，并将其筋割断。若已逾四十二日，宜以线系其筋于伤口之处。至豕之已逾二三年以上者，则宜先缚其四足，一人将其全身压住，一人以左手握肾囊，右手操刀，自囊下割开，取出肾子，并割断其筋，其伤口亟以两指合之，则易于平复。

更有一法：先用蜡线，将肾囊勒之使紧，俾血脉不通，数日之后，其肾囊与子，自能脱落。惟小豕未满四十二日者，则不能用此法。且施术时宜敏捷，否则豕有肿痛之患。又或所用之线太粗，或结扎不紧，或肾子有少许为线所扎，皆足贻害。

（二）牝豕阉法：先以一二人将豕压在左边，使不得动，阉者乃于豕腰间，用刀割之，轻出其右侧之肠，将线扎完，急用钝刀割之。或以手撕去其生肠，即将与生肠相连之物，内入肠内原处，线缝创口。或以油少许涂之。左侧生肠，亦如前法行之，施术既毕，可即将豕放去。

华佗阉马牛羊秘法

阉法与前项大略相同，惟公阉牡兽，牝兽则不可阉，其阉割时期，亦随其类而异。大抵马生后一年至半年，牛生后六月至九月，羊生后一月，过迟恐有妨生命，施术者不可不留意也。

华佗阉鸡秘法

公鸡生后二三月，即可阉割。阉割之前，自朝至暮，宜先令绝食，然后紧缚两翅，置鸡身于阉割台上，台以竹木制之，有枢机能固定鸡身，使不得动。乃于其末一肋骨之前，去毛纵剖之，约寸许，取出其肾子，缝其伤口。释使安居巢中，越日即如常。

华佗神医秘传卷十九终

[①] 法：原作"方"，据目录改。

华佗神医秘传卷二十

汉·谯县华佗元化 撰

唐·华原孙思邈 编集

华佗制炼诸药秘传

华佗炼元明粉秘法

元明粉最能降火化痰，清利脏腑，危症服之可蠲，狂燥用之即愈。炼法：

宜于冬至后取净朴硝十斤，以水一斗五升，白萝卜五斤，同硝入锅内煮化。俟沸足，捞去萝卜，乃以绵纸二层，摊竹丝箕内，乘热过滤。将其汁置露天中三日，其硝即逐渐凝结，沥去余水，干之。将硝取下，再用砂锅倾炭炉上，将硝一碗，化开煎沸，以铜匙铲搅，将成凝结时，铲入小鱼酢罐内，上空寸许，再下硝炼，如此已毕。每一罐下以三钉如品字形，钉入地中，上留半寸在外，将罐浮顿钉头上，以瓦覆口，周围以砖砌成百眼炉，围绕离罐寸许，以着火之炭，安入炉内，四围及顶火、底火，须同时相护，俟罐硝红为度。次日将罐取出，预以绵纸平铺洁净阴地上，将硝自罐中倾出碾细，以绢筛筛于棉纸上，厚约一钱。三日后其硝复活，色白如粉，轻虚成片。再以钵盛之，除去潮气，收藏候用。

华佗炼硝石秘法

取洁净朴硝半斤，内罐中，以炭火熔化，煎干煅红，住火，冷定取出，即成硝石，收藏候用。

华佗炼金顶砒秘法

以铅一斤，内小罐中，用炭火煨化，投白砒二两于烊化铅上，炼至烟尽为度。冷定，打开，其金顶砒即结于铅之面上，取下收藏听用。

华佗取红铅秘法

红铅为女子第一次初至之天癸。凡女子二七而天癸至，是为阴中之真阳，气血之元禀。将行之前，两颊先若桃花之状，阳献阴藏，则半月之内必来。可预以白绵绸一尺五寸，洗净。常用绵带一条束脐下，将绵绸两尖端系于带上，兜住阴器，经至尽染绸上。其初至之红铅，状如鱼眼，色红而明，光泽如珠；余经换绸兜取。阴干浸于上白童便内，片时后，其经自然脱下，聚置磁盆，阴干听用。如次经以后，但未破身者，俱可聚取。阴干于瓷盆升炼之，色如紫霜。本品之第一次至者，为接命至宝。服法以陈酒和下，逾时即昏醉不醒，饮以人乳，日后自苏。服后如能屏绝房室，得延寿一纪。其第二次以后之经水，如合入二元丹，用人乳服之，亦能接命延年，却除百病。次方异常神秘，不宜轻泄。

华佗取金汁秘法

本品之主治功用，如救中砒毒、河豚毒，皆极神效。又如伤寒阳毒发狂，疔疮痧症，毒气入内，烦躁口渴，脉大有力等症，皆可治之。取法以大毛竹一连二节，用刀削去外青一半，以砖扎节中，沉入粪窖内，一年后取起。以长流水浸一日，取起。钻开节孔，即有清水流出，是即金汁，瓷罐收贮候用。

华佗取蟾酥秘法

凡蟾不拘大小，莫不有酥。取法可用宽幅铜镊，钳蟾之眉梭高肉上微紧，旋即拔去，酥即凝于镊内，多则刮下，阴干之。其已经取过之蟾，避风二日后，仍送草园中，自不致伤害其生。

华佗制附子秘法

择附子之大者，以童便渍淹三寸，每日换便，浸至夏三冬五，再换童便，煮尽二香为度。去皮脐，线穿阴干，或日中曝之亦可，收藏候用。

华佗种空青秘法

空青为点眼神药，天产者极不易得，今以人工种之，其效与天产者不殊。方用：

朴硝半钱　白蒺藜　龙胆草各一分　仙灵脾叶　旋覆花各一钱

共为末，以黄泥一块如拳大，同药和匀，水调似软饭，作成土饼。用太平钱五枚，按五方排定，于光面书金、木、水、火、土五字，所写字向下，钱字向上，随五方安之。用硇砂如豆大，每钱安四块，在四字孔罅中。须要干黄土上，顺着土饼，覆以新砂盆，又将燥黄土覆盆，冬月十日，夏月五日，取出。于钱上摘取下，细研入药，不可老，亦不可嫩，须得中也。

华佗炼钟乳秘法

本品能强阴益阳，通百节，利九窍，补虚劳，下乳汁，服之令人阳气暴充，饮食倍进，形体壮盛。选择法不问厚薄，但令颜色明净光泽者，即堪入炼。惟黄赤二色者不堪用。炼时置一斤于金银器中，则以大铛着置乳器于其中，令没，煮之常令如鱼眼沸，水减更添。若薄乳，三日三夜；若雁齿及厚肥乳管，七日七夜。俟乳色变黄白，即熟。如疑生更煮，满十日为佳。煮讫出金银器，其铛内水尽黄浊，弃之，勿令人服。更着清水还纳上件乳器，煮之半日许，出之，其水犹清，不变即止，乳无毒矣。

华佗研钟乳秘法

取所炼钟乳，于瓷器中用玉锤捣令碎，着水研之，水尽更添，常令如稀泔。上乳细者皆浮在上，粗者沉在下，复绕锤研之易碎，满五日状如乳汁，至七八日其乳放白光，非常可爱。取少许置臂上试之，状如检书中白鱼滑，自然白光出，便以浇之，不随水落，便熟。若得水而落者便生。更须研之，以不落为度。熟已澄取曝干，丸散任意服之。

华佗神医秘传卷二十终

华佗神医秘传卷二十一

汉·谯县华佗元化 撰

唐·华原孙思邈 编集

华佗养性服饵法秘传

华佗茯苓酥神方
本品主除万病,久服能延年。制法:

取上品茯苓,连皮干蒸,取出以汤淋之,俟色白味甘为度。曝干捣筛,得三斗。取陈酒一石,蜜一斗,和茯苓末。入容一石五斗之瓮中,熟搅之百遍,密封勿令泄气。冬日五十日,夏日二十一日,其酥即浮于酒上,接取酥饮之,味甘美如甘露。亦可作饼,大如掌,空屋中阴干。服一饼,能终日不饥。

华佗杏仁酥神方
本品主治万病,除诸风虚劳及感冷。制法:

取味极甘香之家杏仁一石切忌用山杏仁,因有大毒能杀人也。须择其颗粒完全者,去皮尖微炒,捣作细末。取美酒两石,研杏仁取汁,得一石五斗,再以蜜一斗,拌杏仁汁,煎令极浓,与乳相似。内两石瓮中搅之,密封泥,勿令泄气。与上茯苓酥同法。三十日看之,酒上出酥,接取酥,内瓷器中封之。取酥下酒,别封之。团其药如梨大,置空屋中干之。服之令人断谷。

华佗地黄酒酥神方
本品能令人发白更黑,齿落重生,脑髓满实,还年却老,行及奔马,久服令人有子。制用:

粗肥地黄十石,切捣取汁三石,麻子一石,捣作末,以地黄汁研取汁二石七斗,杏仁一石,去皮尖两仁者佳,捣作末。以麻子汁研取汁二石五斗。乃以曲末三斗,浸入地黄等汁中七日。以米三石,分作三次投下。及阅三日一投,如酿酒法,熟后密封三七日,其酥在酒中色黄如金,以物接取,可得九升,然后取酒封之。服法宜先食糟,糟尽乃服酒及酥,每服酒一升,酥一匙,乘温服之。

华佗杏子丹神方

本品久服，可避谷。制用：

上粳米三斗，淘净沙炒作饭，曝干捣筛。杏仁三斗，须择取二仁者，去皮尖曝干，捣碎，以水五斗，研取汁，味尽乃止。

上二味先煎杏仁汁，令如稀面糊，置铜器内。粳米如稀粥，煎以煻火，自旦至夕，搅勿停手，候水气尽，则出之，阴干纸贮。用时以暖汤二升，内药如鸡子大，置于汤中，停一炊久，任意取食。

华佗天冬圆神方

凡天冬苗作蔓有钩刺者是。采得后当以酢浆水煮之使湿，去心皮曝干，捣筛，以水蜜中半和之，仍更曝干，又捣末，水蜜中半和之，更曝干。每取一丸含之，有津液辄咽之，常含勿绝，行亦含之，久久自可绝谷，禁一切食，仅能食大麦。

华佗云母圆神方

云母粉 石钟乳炼 白石英 肉苁蓉 石膏 天门冬去心 人参 续断 菖蒲 菌桂 泽泻 秦艽 紫芝 五加皮 鹿茸 地肤子 山药 石斛 杜仲炙 桑寄生 细辛 干地黄 荆花 柏叶 赤箭 酸枣仁 五味子 牛膝 菊花 远志去心 萆薢 茜根 巴戟天 赤石脂 地黄花 枸杞子 桑螵蛸 茯苓 庵䕡子 天雄炮去皮 山茱萸 白术 菟丝子 松实 黄芪 麦门冬去心 柏子仁 茅子 冬瓜子 蛇床子 决明子 蒺藜子 车前子

上各等分捣筛，蜜丸如梧子大。先服十丸，渐至二十丸，日三。当勤相续，不得废阙，百日始满。久服延年益寿，强身健体，聪强耳目，流通荣卫，补养五脏，调和六腑颜色，充壮，不知衰老。

华佗松脂神方

松脂五斤，灰汁煮三十遍，浆水煮三十遍，清水煮三十遍 茯苓五斤，灰汁煮十遍，浆水煮十遍，清水煮十遍 生天门冬去心皮，曝干，捣作末 真牛酥三斤，炼十三遍 白蜜三斤，煎令沫尽 蜡三斤，炼三十遍

上捣筛，以铜器重汤上，先内酥，次下蜡，次下蜜，候消讫，乃下诸药。急搅之勿住手，务令极匀。内瓷器中密封，勿令泄气。欲服之宜于先一日不食，至翌日进美食，令大饱。然后绝食，即服二两，二十日服四两，又二十日后服八两。

华佗轻身神方

茯苓 桂心

上二味，等分为末，炼蜜和洒，服如鸡子黄许大，一日三丸，一日服三次。

华佗不老延年神方

雷丸 防风 柏子仁

上三味，等分为末，酒服方寸匙，日三。六十以上人亦可服二匙。久服延年益精补脑。未六十太盛，勿服。

华佗菖蒲膏神方

本品主治癥癖、咳逆、上气、痔漏等病，最良。久服能延年益寿，耳目聪明，智慧日增。并令人肤体充肥，光泽腴润，发白更黑，身轻目敏，行走如风，填骨髓，益精气。服一剂，寿百岁。制法：

于二月八日采取肥实白色节间可容指之菖蒲，阴干去毛距，择吉日捣筛，以一两为一剂。以药四分，蜜一分半，酥和如稠糜柔弱，令极匀，内瓷器中，密封口，埋谷聚中一百日。欲服此药，宜先服泻剂，或吐剂，候吐痢讫，取王相日平旦，空腹服一两，含而咽之，有力能渐消，加至三二两。服药至辰巳间，药消讫，可食粳米乳糜，更不得食他物。若渴可饮热汤少许。日一服，一生忌羊肉、熟葵。

华佗耆婆汤神方

本剂主治大虚，冷风，羸弱无颜色。制用：

酥一斤，炼　生姜一合七　薤白三握，炙令黄　酒二升　白蜜一斤，炼　油一斤　椒一合　胡麻仁一升　橙叶一握，炙令黄　豉一升　糖一升

上先以酒渍豉一宿，去滓，内糖蜜油酥于铜器中煮沸，令匀。次内薤姜煮令熟，次内椒橙叶、胡麻煮数沸，取出内瓷器中密封。空腹吞一合，如人行十里，更一服，冷者加椒。

华佗牛乳汤神方

牛乳三升　荜茇半两，为末

上二味置铜器中，取水三升，和乳合煎，空腹顿服，日三服，七日除。本剂能除一切气，慎面、猪、鱼、鸡、蒜、生冷。

华佗猪肚煎神方

本品补虚羸乏气力。制用：

肥大猪肚一具　人参五两　椒一两　干姜一两半　葱白七两，细切　粳米半升，熟煮

上五味和匀，内猪肚中，缝合勿令泄气。以水一斗半，微火煮令烂熟，空腹食之，兼少与饮，一顿令尽。服四五剂神效。

华佗羊头蹄煎神方

本品主治五劳七伤虚损。制用：

白羊头蹄一具，草火烧令黄赤。先以水煮半熟。再用：

胡椒一两　荜茇一两　干姜一两　葱白　香豉一升

内之更煮令大烂，去骨空腹任性食之。日食一具，满七具止。禁生冷、铅丹、瓜果、

肥腻、白酒、大蒜、一切畜血等七日。

华佗大黄耆圆神方

主治虚劳百病。制用：

黄芪　柏子仁　天门冬去心　白术　干地黄　远志去心　泽泻　山药　甘草炙　人参　石斛　麦门冬去心　牛膝　杜仲炙　薏苡仁　防风　茯苓　五味子　茯神　干姜　丹参　肉苁蓉　枸杞子　车前子　山茱萸　狗脊　萆薢　阿胶炙　巴戟天　菟丝子　覆盆子

上各一两，捣筛，蜜和丸。酒下十丸，日稍加至四十丸。性冷者加干姜、桂心、细辛各二两，去车前子、麦门冬、泽泻；健忘者加远志、菖蒲各二两；患风者加防风、独活、川芎各二两；老人加牛膝、杜仲、萆薢、狗脊、石斛、鹿茸、白马茎各二两。无问长幼，常服勿绝。百日以内，慎忌饮食，切禁生冷、油腻、鸡、鱼等。

华佗柏子仁圆神方

本剂久服，能强记不忘。制用：

柏子仁五两　蛇床子　菟丝子　覆盆子各半升　石斛　巴戟天各二两半　杜仲炙　茯苓　天门冬去心　远志去心，各三两　天雄炮去皮，一两　续断　桂心各一两半　菖蒲　泽泻　山药　人参　干地黄　山茱萸各二两　五味子五两　钟乳炼成者，三两　肉苁蓉六两

上捣筛，蜜和丸如桐子大。先服二十丸，稍加至三十丸。先斋五日，乃服药。服后二十日后，齿垢稍去，白如银；二十四日面悦泽；六十日瞳子黑白分明，尿无遗沥；八十日四肢遍润，白发复黑，腰背不痛；一百五十日，意气如少年。药尽一剂，药力同至，乃入房。

华佗紫石英汤神方

主治心虚寒热百病，令人肥健。制用：

紫石英十两　白石脂　赤石脂　干姜各三十两

上先取十分之一，用微火煮之，分为四服，日三夜一。服药前勿宿食，服后午时乃食，日日依前秤取服之，满四十日止，服讫即行，勿专事坐卧，须令药力遍身，百脉中行。若大冷者，春秋各四十丸，日服令疾退为止。惟服之过多，令人大热，即须服冷药压之。

华佗神医秘传卷二十一终

华佗神医秘传卷二十二

汉·谯县华佗元化 撰

唐·华原孙思邈 编集

华佗注仓公传附

疽

齐侍御史成，自言病头痛，臣意诊其脉。告曰："君之病恶，不可言也。"即出，独告成弟昌曰："此病疽也，内发于肠胃之间，后五日当痈肿，后八日呕脓死，成之病，得之饮酒且内。"成即如期死。

成既疽发于肠胃，正可剖而洗之，不待其痈肿而呕脓也。虽热上熏阳明，烂流络，至于头痛，亦岂无药？况其时疽尚未成，痈尚未发，去其烂菌，自无后患。惜乎成之不遇也_{华佗注}。

气隔

齐王中子诸婴儿小子病，召臣意诊，切其脉，告曰："气隔病，病使人烦懑，食不下，时呕沫，病得之少忧，数乞食饮。"臣意即为之作下气汤以饮之。一日气下，二日能食，三日即病愈。

此病主在心，周身热，宜养心，不得专下气。下气虽效，强制力耳。意之言曰："烦懑食不下，则络脉有过，络脉有过，则血上出，血上出者死，此悲心所生也。"既知心病而治气，未免自相矛盾，且不惧其强制之后而有反抗力乎？世以香散下降治肝气，终至愈发剧，亦犹此耳_{华佗注}。

涌疝

齐郎中令循病，众医皆以为蹶中而刺之。臣意诊之，曰："涌疝也，令人不得前后溲。"循曰："不得前后溲三日矣。"臣意饮以火齐汤，一饮得前溲，再饮大溲，三饮而疾愈。

意之言曰：右口脉大而数，数者中下热而涌。既知其热，投以火齐汤，以热攻热虽得法，若热加增，由中下而上涌将奈何？其得溲也，亦幸矣哉！_{华佗注}

热病气

齐中御府长信,冬时为王使于楚。至莒县阳周水,而莒桥梁颇坏,信则揽车辕,未欲渡也,马惊,即堕信身入水中几死。吏即来救信,出之水中,衣尽濡,有间而身寒,已热如火。至今暑汗不可以见寒。臣意即为之液汤火齐逐热,一饮汗尽,再饮热去,三饮病已。

此水气入腠理,针天柱骨可愈。意不用针而用汤,幸汗出,否则必成紫云疯。若谓失治一时,即转为寒热。殆膜视耳。若依脉法:"热病阴阳交者死。"则信万不致此,因信汗,肌能排泄水气,伏寒不致内陷也。华佗注

风瘅客脬

此难于大小便,溺赤。臣意饮以火齐汤,一饮即前后溲,再饮病已,溺如故。

意之言曰:脉大而躁,大者膀胱气也,躁者中有热而溺赤。又切其太阴之口湿然,风气也。予尝以白蝴蝶花根煎汤饮见效。考意火齐汤,用附子、肉桂、大戟、大黄、汉防己、车前子、防风,此岂可常用,意何恃为绝技也哉?吴普注

肺消瘅 即肺气热

山跗病,得之盛怒,而以接内。所以知山跗之病者,臣意切其脉,肺气热也。齐太医先诊山跗病,灸其足少阳脉口,而饮之半夏丸,病者即泄注,腹中虚。又灸其少阴脉,是坏肝刚极深,如是重损病者气;以故加寒热,所以后三日而狂者。肝一络连属,结络乳下阳明,故络绝。开阳明脉,阳明脉伤,即当狂走。后五日死者,肝与心相去五分,故曰五日尽,尽即死矣。

按:此先病肝,后痰肺,继之以灸,复饮半夏燥烈品。然苟大补元气,如漆叶青黏散,非不可治。第须久服,缓不济急耳。樊阿注

积瘕

瘕与癥异,癥坚而瘕软,癥症以血为之,瘕以气为之也。齐中尉潘满如病,少腹痛,臣意切其脉,深小弱,其卒然浮合也,是脾气也。右脉口气至紧小,见瘕气也,后溲血死。

按:此若经吾师治,必不令其瘕之自溃溲血而死。意盖仅能诊脉决死生,而决不能治病也。脾去而人不致死,瘕破而肉不致痛,此理彼犹未知耳。樊阿注

迵风 又名内风、俗名酒膈

阳虚侯相赵章,病得之酒。众医皆以为寒中,臣意诊其脉曰迵风。迵风者,饮食下嗌而辄出不留,法曰五日死。而后十日乃死。因其人嗜粥,中脏实,故过期。师言:安谷者过期,不安谷者不及期。

按:此若翻胃,可用桑榾柮 即桑枝拳曲处 煎汤服,或服葛花。若吾则以针刺胸背,散其酒气,内风自平。樊阿注

风厥

济北王病，得之汗出伏地。臣意切其脉时，风气也。阳气尽而阴气入，阴气入张，则寒气上而热气下，故胸满。即为药酒，尽三石，病已。

药酒尽三石，何信用之坚。如不饮酒，则此风终不愈矣。可知医虽良，须病者服从耳。或实有可治之质耳。樊阿注

气疝

齐北宫司空命妇，疝气客膀胱，虽于前后溲而溺赤，病见寒气则遗溺。众医皆以为风入中，病主在肺，刺其足少阳脉。臣意谓腹之所以肿者，厥阴之络结小腹也。厥阴有过则脉结动，动则腹肿，臣意即灸其厥阴之脉。左右各一所，即不遗溺而溲清，小腹痛止。即更为火齐汤以饮之，三日而疝气散，即愈。

按：意治病，纯用火齐汤，所谓得意佳作也。不知此病之愈，得力在灸，以厥阴病，灸厥阴脉，一灸而络舒。吾之攻灸，有鉴于斯。樊阿注

热厥

济北王阿母，自言足热而懑。臣意告曰："热厥也。"则刺其足心各三所即三壮也。按之无出血，病旋已。病得之饮酒大醉也。

大醉者，至于四肢发疯斑，或腹下脓疮累累。若用泻剂，中气愈虚，长热不退。刺其足心，以泄内热，诚捷诀也。予愿师事之。樊阿注

呕血

济北王女子竖，奉剑从王之厕。王去竖后，王令人召之，即仆于厕，呕血死。病得之流汗，流汗者同法法当春呕血死也。病内重，毛发色泽、脉不衰。

脾可割可补，故脾虽伤而毛发色泽脉不衰。惟大忌呕血，大忌流汗。医遇此症，贸然进药者多矣。吾愿举是以晓之。樊阿注

龋齿一名蛀齿，缺朽也

齐中大夫病龋齿。臣意灸其左阳明脉，即为苦参汤，日漱三升，出入五六日，病已。得之风及卧开口食而不漱。

食后宜漱口，为保齿秘诀。况卧时受风，风将内袭，即醒而咀嚼，使风聚而不散，齿故先病，至于缺朽。苦参子涩敛，漱之用风解而齿固，此牙科丹方之一也。

通乳

菑川王美人，怀子而不乳。召臣意，臣意往。饮以莨砀药一撮，以酒饮之，旋乳。臣意复诊其脉而脉躁，躁者有余病，即饮以硝石芒硝、石膏，一剂出便也血，血如豆，比五六枚。莨砀今无买，可用穿甲代之。

肠胃内燥，血气不流行，是以无乳。饮以硝石，则热降而燥润，瘀去而新生矣。医

生多治标而不知治本，如治无乳，则仅通乳而已，必不顾其余病。若治至出血，病家且将大咎医生。由是医生多用酬方，有宿疾者，永不可去。中国医途，可见一斑矣。樊阿注

伤脾气

齐丞相舍人奴，病得之流汗数出，灸于火而以出见大风也，望之杀然黄，黄者土气也，土不胜木。当至春，隔塞不通，不能食饮，法至夏，泄血死。众医以为大虫，不知其伤脾气也。

医不能望色，即不能辨症，自并生死不能决矣。若再诀治，势必加剧，若此症众医以为大虫，必投泻药化虫药无疑，故成伤脾。否则流汗见风，病在皮孔，何至伤及脾气哉？且伤脾不比伤肺伤肝，况当能食，治之尤易。乃知其病而无方，则亦何贵乎有名医。不惟舍人不幸，当时病者亦皆不幸也。樊阿注

厥上为重

菑川王病，得之沐发未干而卧，厥上为重，头痛身热，使人烦懑。臣意即以寒水拊其头，刺足阳明脉，左右各三所，痛渐已。

寒水有反激力，足以使热从上出。针刺有温泻力，足以使风从下泄。下泄则心懑除，上出则头痛止，不用汤药，盖亦可治病也。樊阿注

腰脊痛

宋建弄石不能起，即复置之。暮腰脊痛，不得溺。臣意见其色，太阳色干，肾部上及腰以下，枯四分所，故以往四五日，知其发也。臣意即为柔汤服之，十八日所而痛愈。又曰：不亟治，痛即入濡肾，及其未舍居也五脏，急治之。病方今客濡肾 即肾外膜濡湿处也，此所谓肾痹也。

柔汤即阳和汤，流畅血脉，化滞去瘀，此汤肆中人皆知，何经十八日始愈？因阳数止于九，九九相生，则阳复矣。吾谓吾师有胆，仓公有识。樊阿注

月事不下

济北王侍者韩女病，腰背痛寒热。众医皆以为寒热也，诊其脉时切之肾脉也，涩而不属，故月事不下。肝脉弦，出左口，此由欲男子而不可得也。即窜以药，旋下痛已。

吾师有四物女宛丸，专治女病。意药当不外此。可笑众医以此症为寒热，吾不知其用常山、柴胡、草果仁乎？抑同鳖甲、龟胶乎？樊阿注

蛲瘕

临菑氾里女子薄吾，病蛲瘕。蛲瘕为病，腹人，上肤黄粗，循之戚戚然 动貌。臣意饮以芫花一撮，即出蛲可数升，病已，三十日如故。病蛲得之于寒湿，寒湿气宛笃不发，化为虫，其色泽者，中脏无邪气及重病也。

凡寒湿虽居阴，亦喜外出，蛲成于寒湿，其性亦然。故遇芫花引吐而大出，众医以

此病为寒热笃，当死不治，可笑也夫。樊阿注

饱食疾走

齐淳于司马食马肝，食饱甚，见酒来，即走去，驱疾，至舍即泄数十出。臣意告曰："为火齐米斗饮之，七八日而当愈。"

饱食疾走，震动肠胃失其分泌，故泄数十。以火齐化其积滞见上，以米汁润其谷道，经七日一来复，自能愈矣。或谓米汁可治迵风，迵风之状，饮食嗌辄后之即泄也（见上）。此方勿轻视，因试见效也。樊阿注

伤肺溲血

齐中郎破石，病得之堕马僵石上，肺伤不治。其人嗜黍，黍主肺，故不及期死，诊脉法曰："病喜养阴处者顺死，喜养阳处者血死。"其人喜自静，不躁，又久安坐，伏几而寐，故血下泄。

按：伤肺者必吐血，彼独溲血，由自静也。凡病肺最难治，吾师虽能割腹，不能剪肺，故肺伤者必不治。砒石白及可补肺，可补痈痿之肺耳，非补堕伤者也。仓公不以汤药著，于病理脉理独详耳。樊阿注

中热

齐王侍医遂名也中热，论曰："中热不溲者，不可服五石石性重腻，服之增闷，石之为药精悍，公服之不得数溲便闭也亟勿服，色将发痈。"遂曰："扁鹊曰：'阴石以治阴病，阳石以治阳病也。'夫药石者有阴阳水火之剂，故中热，即为阴石柔齐治之；中寒，即为阳石刚齐治之。"意谓："扁鹊虽言若是，然必审诊起并量，立规矩，称权衡，合色脉，表里有余不足，顺逆之法，参其人动静与息相应，乃可以论。论曰：阳疾处内，阴形应外者，不加悍药及镵石。诊法曰：二阴应外，一阳接内者，不可以刚药。刚药入则动阳，阴病益衰，阳邪益著，邪气流行为重困，于愈忿发为疽。"意告之后，百余日，果为疽，发乳上，入缺盆死。

此请用药石者鉴。樊阿注

胁下大如覆杯

阳虚候时名也病得之内，众医皆以为蹶。臣意诊脉以为痹。根在右胁下，大如覆杯，令人喘逆气，不能食。臣意即以火齐粥，且饮六日，气下，即令更服丸药。出入六日，病已。

予治一人腹下坚痞，大如覆杯，不痛肿，惟气逆，病得之暮年纳妾，投以黄芪、熟地、党参，气下痞消，即此类也。樊阿注

沓风

成开方病得之数饮酒，以见大风气，苦沓风三岁，四肢不能自开，使人瘖，瘖即死。

酒后受大风，渐入于内，发热口燥，至四肢不能用，经络病矣。至于失音，肺气绝矣。酒有发酵力，最伤脑与肺，观此沓风，当知所戒。_{樊阿注}

牡疝

项处病牡疝，牡疝在膈下，上连肺，病得之内即上腹下坚痞大如覆杯是也。臣意谓之："慎毋为劳力事，为劳力事则必呕血死。"处后蹴踘，腰蹷寒，汗出多即呕血死。

牡疝之成，由肾气虚，劳力则汗出，肺气不能制，因呕血。凡成横痃者，亦牡疝之类也，第地位较牡疝为又下耳。戒之在色，人何忽诸。_{樊阿注}

喘

文王病喘，头痛，目不明。臣意心论之：以为非病也，以为肥而蓄精，身体不得摇，骨肉不相任，故喘。不当医治。脉法曰："年二十，脉气当趋；年三十，当疾步；年四十，当安坐；年五十，当安卧；年六十以上，气当大董。"文王年未满二十，方脉气之趋也而徐之。不应天道四时。后闻医灸之，即笃。此论病之过也。臣意论之：以为神气争而邪气入，非年少所能复之也，以故死。所谓气者，当调饮食，择宴日，车步广志，以适筋骨肉血脉，以泻气。故年二十，是谓"易贸"。法不当砭灸，砭灸至气逐。

头痛目不明，湿重可知，阴虚亦可知。湿重之人，大可砭灸，惟阴虚则不可灸，况又病喘，灸固不宜。若以年龄拘，则世有下胎而灸，婴得不免者，将何说哉？_{樊阿注}

华佗神医秘传卷二十二终

华佗授广陵吴普太上老君养生诀

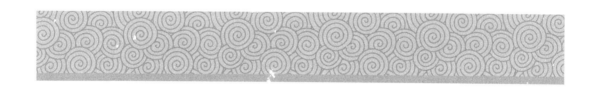

目　录

五禽第一 …………………………………………………………………………… 438
服气吐纳六气第二 ………………………………………………………………… 438
养生真诀第三 ……………………………………………………………………… 438
服气诀 ……………………………………………………………………………… 439

《太上老君养生诀》

华佗授广陵吴普

五禽第一

老君曰：古之仙者，为导引之事，能鸟申挽引肤体，动诸关节，以求难老，名曰五禽之戏。挽引蹄足，以当导引，体中不快，起作一禽之戏，故令汗出因止，以身体轻便。普施行之，年九百余岁，耳目聪明，牙齿完坚。夫为导者甚易，行者甚稀，悲哉！

虎戏：四肢距地，前三踯，却三踯，长引肤，乍前乍却，仰天即返，伏距地行，前、却各七。

熊戏：正仰，以两手抱膝下，举头，左擗地七，右亦七，踯地，手左右托地各七。

鹿戏：四肢距地，引项反顾，左三右三，左申右脚，右申左脚，左右申缩亦三，止。

猿戏：攀物自悬，申缩身体，上下七，以脚拘物倒悬，左七右七。坐，左右手拘脚五，按各七。

鸟戏：立起，翘一足，申两臂扬扇，用力，各二七。坐申脚，起挽足指各七，申缩两臂各七。

夫五禽戏法，任力为之，以汗出为限，轻身，消谷气，益气力，除百病。佗行之，年过万岁，教传弟子，广陵吴普亦得延年长寿。

服气吐纳六气第二

呬字：呬主肺，肺连鼻，五脏受风即鼻塞，有疾作，呬，吐纳治之。

呵字：呵主心，心连舌，五脏心热，舌干，有疾作，呵，吐纳治之。

呼字：呼主脾，脾连唇，论云：脾温即唇焦，有疾作，呼，吐纳治之。

嘘字：嘘主肝，肝连目，论云：肝盛即目赤，有疾作，嘘，吐纳治之。

吹字：吹主肾，肾连耳，论云：肾虚即耳聋，有疾作，吹，吐纳治之。

嘻字：嘻主三焦，有疾作，嘻，吐纳治之。

养生真诀第三

上士修之全真延命，中士修之无诸灾咎，下士修之免身枉横，愚者轻之早殒性命。

老君曰：一人之身，一国之象也；胸腹之设，犹宫室也；肢体之位，犹郊境也；骨节之分，犹百官也；腠理之间，犹四衢也。神犹君也，血犹臣也，气犹民也。能治其身，亦如明君能理国焉。夫爱其民，所以安其国；爱其气，所以全其身。民弊则国亡，气竭即身谢。是故至人上士当施医于未病之前，不追于既败之后。故知生难保而易丧，气难清而易浊。若能审机权，可以安社稷；制嗜欲，可以保性命。且夫善摄生者，要当先除六害，然后可以保性命，延驻百年。何者是也？一者薄名利，二者禁声色，三者廉货财，四者捐滋味，五者除佞妄，六者去妒嫉。去此六者，则修生之道无不成耳，若此六者不除，盖未见其益，虽心希妙理，口念真经，咀嚼英华，呼吸景象，不能补其短促。盖捐于其本而妄求其末，深可诫哉！所以保其真者，当须少思、少念、少笑、少言、少喜、少怒、少乐、少愁、少好、少恶、少事、少机。夫多思即神伤，多念即心劳，多笑即脏腑上翻，多言即气海虚脱，多喜即膀胱纳客风，多怒即腠理奔浮，多乐即心神邪荡，多愁即发须焦枯，多好即志气倾覆，多恶即精爽奔腾，多事即筋脉干急，多机即智慧沉迷。斯乃伐人之生，甚于斤斧；蚀人之性，猛于豺狼。无久坐、久行、久视、久听。不得强食，不饥而食即脾劳；不得强饮，不渴而饮则胃涨。体欲常劳，食欲半饱，劳勿过极，饱勿过半。冬即朝莫空心，夏即夜勿饱食。早起勿在鸡鸣前，晚起不在日出后。心内澄则真神守其位，气内定则邪物去其身。身行欺诈即神悲，行争竞则神沮，轻侮于人当减算数，杀害于物必当中夭。行一善即魂神悦，行一恶则魄神欢。常以宽泰自居，恬寞自守，即形神安静，生篆必书其名，死籍必削其咎。养生之理尽在于斯矣。

服气诀

老君曰：玄牝门，天地根，绵绵若存，用之不勤，言口鼻天地之门，以吐纳阴阳生死之气。每旦面向午，展两手于膝上，徐徐按捺两节，口吐浊气，鼻引清气，所谓吐故纳新，是蹙气良久，徐徐吐之，仍以手左右上下前后拓取气之时，意想太和元气下入毛际，流于五脏四肢，皆受其润，如山之纳云，如地之受泽。若气通便觉腹中汩汩转动；若得十通，即觉身体润怿而色光泽，耳目聪明，令食有味，气力加倍，诸疾去矣。

又法：夜半后、日中前气生，可为之。余时气死，即不须调服。调气了之时，须床铺厚软，枕高下共身平，仰卧，舒展，脚握固，去身四五寸，两脚亦去四五寸。微微鼻引太阳气从鼻入，以意送此气通遍身体，即闭气至极，然后细细从口吐之，勿令耳闻吐气之声。若患寒热及瘴，患脚肿等疾，不问时节，即须调之。若当日不愈，明日更调，不过三两日必愈。若患心中冷痛，呼而吐之，热既吹之。若患脚痛，即嘘而吐之。肺若痛，即呬而吐之。夜半后二十四调之，鸡鸣时十八，平旦十二，日出十二，多调弥佳。欲作此法，先导引十八势，按摩二十四，人仗导引以去五脏病。

心病者，体有冷热。相法心色赤，梦中见人著赤衣，持刀杖及火来怖人。疗法用呼、吹二气去之，呼去冷，吹去热。

肺病者，胸背胀满，四肢烦闷。相法肺色白，梦见着白衣人，男女作亲，妇人共相抱持，或作父母兄弟妻子。疗法呵气去之。

肝病者，愁忧不乐，头眼疼痛。相法肝色青，梦见着青衣人，把青刀杖，或狮子、虎、狼来怖人。疗法用嘘气去之。

脾病者，体上游风习习，情闷疼痛。相法脾色黄，梦见黄物，或作小儿击腋人，或如旋风绕人。疗法用嘻气去之。

肾病者，体冷而阴衰。相法肾色黑，梦见着黑人持刀杖来怖人。疗法用呬气去之。每作皆三十六通，但能习之不愈者，仍须左右导引按摩。

论曰：形者神之主，气者神之命。是以形神所假，资气而存，故调畅四肢，周游六府。苟有壅滞，便即生疾。是故人体虚无成之者，气若调息得所，即诸疾自消；若吐纳乖方，乃众疾咸起。善摄生者先须知调气之法焉，所谓呼吸生光期于寿，而乐有喜，斯之谓欤。

太上老君养生诀终

附 编

华佗三传

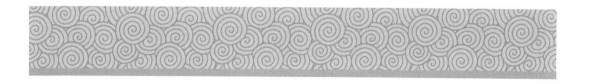

目　录

《后汉书·华佗传》 …………………………………………………………………… 444
《三国志·华佗传》 …………………………………………………………………… 447
《华佗别传》（佚文） ………………………………………………………………… 450

《后汉书·华佗传》

　　华佗，字元化，沛国谯人①也，一名旉②。游学徐土③，兼通数经④。晓养性之术⑤，年且⑥百岁而犹有壮容，时人以为仙。沛相⑦陈珪举孝廉⑧，太尉⑨黄琬辟⑩，皆不就。

　　精于方药，处齐⑪不过数种，心识分铢，不假称量⑫。针灸不过数处。若疾发结于内，针药所不能及者，乃令先以酒服麻沸散⑬，既醉无所觉，因刳⑭破腹背，抽割积聚。若在肠胃，则断截湔洗⑮，除去疾秽，既而缝合，傅⑯以神膏⑰，四五日创愈，一月之间皆平复。

　　佗尝行道，见有病咽塞者，因语之曰："向来道隅⑱有卖饼人，萍齑⑲甚酸，可取三升饮之，病自当去。"即如佗言，立吐一蛇⑳，乃悬于车而候佗。时佗小儿戏于门中，逆见㉑，自相谓曰："客车边有物，必是逢我翁也。"及客进，顾视壁北，悬蛇以十数，乃知其奇。

---

① 沛国谯人：即沛国谯县人。沛国，东汉时改沛郡置，治所在相县（今安徽濉溪县西北）。
② 旉：同"敷"。
③ 徐土：指徐州一带区域。徐州为汉十三刺史部之一。辖有今山东南部、江苏长江以北地区。
④ 经：即《诗》《书》《易》《礼》《春秋》。汉制，设有五经博士。而佗兼通数经，可见其学识渊博。
⑤ 养性之术：即养生之术。华佗发明五禽戏，并制有养生方。
⑥ 且：将近。《资治通鉴·唐高祖武德五年》："上晚年多内宠，小王且二十人。"胡三省注："且，将及未及之辞。"
⑦ 沛相：沛国的地方长官。相当于郡太守。
⑧ 举孝廉：即举荐为孝廉。孝廉，汉代选拔官吏的科目之一。孝为孝子，廉为廉洁之士，原本两科，后合并为一科。武帝以后，孝廉成为士大夫仕进的主要途径。
⑨ 太尉：汉朝掌管军政的最高长官。与司徒、司空并为三公。
⑩ 辟（bì）：召，征召。《文选·阮籍〈诣蒋公〉》："辟书始下，下走为首。"李善注："辟，犹召也。"
⑪ 处齐：处方配药。齐，同"剂"，药剂。
⑫ 心识分铢，不假称量：汉制，十黍为一铢，六铢为一分，四分为一两，十六两为一斤。分铢，此言药量的细小。假，借助。佗不假借称量，便能看出药的细小分量。
⑬ 麻沸散：佗所配制的麻醉剂，今失传。
⑭ 刳（kū）：剖开。《说文·刀部》："刳，判也。"
⑮ 湔洗：洗涤。《广韵·仙韵》："湔，洗也。"
⑯ 傅：通"敷"。
⑰ 神膏：疑指生长肌肉的神效膏药。
⑱ 向来道隅：刚才经过路旁。向，刚才。
⑲ 萍齑：《三国志·魏志·华佗传》作"蒜齑"。按作"蒜齑"似是，即捣碎的大蒜，酿造成酸汤。
⑳ 蛇：形状似蛇的一种寄生虫。
㉑ 逆见：迎面看见。《尔雅·释言》："逆，迎也。"

又有一郡守笃病久^①，佗以为盛怒则差^②。乃多受其货而不加功^③。无何^④弃去，又留书骂之。太守果大怒，令人追杀佗，不及，因瞋恚^⑤，吐黑血数升而愈。

又有疾者，诣^⑥佗求疗，佗曰："君病根深，应当剖破腹。然君寿亦不过十年，病不能相杀^⑦也。"病者不堪其苦，必欲除之，佗遂下疗^⑧，应时愈，十年竟死。

广陵^⑨太守陈登忽患匈^⑩中烦懑^⑪，面赤，不食。佗脉之，曰："府君^⑫胃中有虫。欲成内疽，腥物所为也。"即作汤二升，再服^⑬，须臾，吐出三升许虫，头赤而动，半身犹是生鱼脍^⑭，所苦便愈。佗曰："此病后三期^⑮当发，遇良医可救。"登至期疾动，时佗不在，遂死。

曹操闻而召佗，常在左右。操积苦^⑯头风眩，佗针，随手而差。

有李将军者，妻病，呼佗视脉。佗曰："伤身而胎不去。"将军言间^⑰实伤身，胎已去矣。佗曰："案脉，胎未去也。"将军以为不然。妻稍差百余日复动^⑱，更呼佗。佗曰："脉理如前，是两胎。先生者去，血多，故后儿不得出也。胎既已死，血脉不复归^⑲，必燥著母脊。"乃为下针，并令进汤。妇因欲产而不通。佗曰："死胎枯燥，势不自生。"使人探之，果得死胎，人形可识，但其色已黑。佗之绝技，皆此类也。

为人性恶^⑳难得意，且耻以医见业^㉑，又去家思归^㉒，乃就操求还取方，因托妻疾，数期

---

① 笃病久：即重病久不愈。笃，指病体沉重。
② 差：同"瘥（chài）"，病愈。《广韵·卦韵》："差，病除也。"
③ 多受其货而不加功：即多接受其诊金而不用施用医术。货，财物。此指诊金。
④ 无何：不久。
⑤ 瞋恚（chēn huì）：盛怒。
⑥ 诣（yì）：至。特指到尊者处。
⑦ 病不能相杀：此指病在十年内不会致死。
⑧ 下疗：此指剖腹治疗。
⑨ 广陵：东汉建武十八年（42年）以广陵国改置，治所在广陵县，故城在今江苏省扬州市东北。
⑩ 匈：同"胸"。
⑪ 懑：同"闷"。
⑫ 府君：对太守的尊称。
⑬ 再服：分二服。
⑭ 脍：细切的肉。
⑮ 期：同"期"，一周年。
⑯ 积苦：多苦。《汉书·食货志下》"孰积于此"，颜师古注："积，多也。"
⑰ 间：近来。《广韵·山韵》："间，近也。"
⑱ 动：指胎动。
⑲ 血脉不复归：即血脉不养胎。
⑳ 性恶：指性格孤傲。
㉑ 耻以医见业：在封建社会里，医生的地位比士低下，华佗本为士人，后以医见称，所以常以为耻。
㉒ 去家思归：即离家日久想回。去，离也。

不反①。操累书呼之，又敕郡县发遣②，佗恃能厌事③，犹不肯至。操大怒，使人廉之④，知妻诈疾，乃收付狱讯⑤，考验首服⑥。荀彧⑦请曰："佗方术实工⑧，人命所悬，宜加全宥⑨。"操不从，竟杀之。佗临死，出一卷书与狱吏，曰："此可以活人。"吏畏法不敢受，佗不强与，索火烧之。

初⑩，军吏李成苦咳，昼夜不寐。佗以为肠痈，与散两钱服之，即吐二升脓血，于此渐愈。乃戒之曰："后十八岁，疾当发动，若不得此药，不可差也。"复分散与之。后五六岁，有里人如成先病，请药甚急，成愍而与之。乃故往谯更从佗求，适值见收⑪，意不忍言。后十八年，成病发，无药而死。

广陵吴普、彭城樊阿皆从佗学。普依准佗疗，多所全济。

佗语普曰："人体欲得劳动，但不当使极耳。动摇则谷气得消，血脉流通，病不得生，譬犹户枢，终不朽也。是以古之仙者，为导引之事，熊经鸱顾⑫，引挽腰体，动诸关节，以求难老。吾有一术，名五禽之戏：一曰虎，二曰鹿，三曰熊，四曰猿，五曰鸟。亦以除疾，兼利蹄足，以当导引。体有不快，起作一禽之戏，怡而汗出，因以著粉，身体轻便而欲食。"普施行之，年九十余，耳目聪明，齿牙完坚。

阿善针术。凡医咸言背及匈藏之间不可妄针，针之不可过四分，而阿针背入一二寸，巨阙匈藏乃五六寸，而病皆瘳⑬。阿从佗求方可服食益于人者，佗授以漆叶青粘散；漆叶屑一斗⑭，青粘十四两，以是为率，言久服去三虫⑮，利五脏，轻体，使人头不白。阿从其言，寿百余岁。漆叶处所⑯而有。青粘生于丰、沛、彭城及朝歌间⑰。

---

① 数期不反：多次请假期满不返。反，通"返"。
② 又敕郡县发遣：又命令郡县官吏打发他走。
③ 佗恃能厌事：华佗仗着自己有本领，不愿被人役使。事，役使。《墨子·七患》："民无食，则不可事。"《广韵·志韵》："事，使也。"
④ 使人廉之：叫人暗中察看实情。廉，查访、考察。《汉书·高帝纪下》："且廉间，有不如吾诏者，以重论立。"颜师古注："廉，察也。"
⑤ 收付狱讯：逮捕监禁，进行审讯。
⑥ 考验首服：审查核实，认罪服法。
⑦ 荀彧（yù）：字文若，颖阴（今河南许昌）人，曹操的谋士。
⑧ 方术实工：医术实在高精。
⑨ 宜加全宥：应当赦免保全他的生命。宥，宽恕、赦免。《广雅·释言》："宥，赦也。"
⑩ 初：引起追叙往事之词。犹言原先、早先。
⑪ 收：被捕入狱。
⑫ 熊经鸱顾：像熊一样攀枝怀抱而自悬其身，像鸱一样身体不动而左右回顾。
⑬ 瘳（chōu）：病愈。
⑭ 一斗：《三国志·魏志·华佗传》作"一升"，似是。
⑮ 三虫：泛指人体寄生虫。《诸病源候论·三虫候》："三虫者，长虫、赤虫、蛲虫也。为三虫，犹是九虫之数也。"
⑯ 处所：到处。
⑰ 丰、沛、彭城及朝歌间：丰，在今江苏丰县；沛，在今江苏沛县；彭城，在今江苏徐州；朝歌，在今河南淇县。

《三国志·华佗传》

华佗，字元化，沛国谯人也。一名旉。游学徐土，兼通数经。沛相陈珪举孝廉，太尉黄琬辟，皆不就。晓养性之术，时人以为年且百岁，而貌有壮容。又精方药，其疗疾，合汤不过数种，心解分剂，不复称量，煮熟便饮，语其节度，舍去辄愈。若当灸，不过一两处，每处不过七八壮，病亦应除。若当针，亦不过一两处，下针言"当引某许，若至语人"。病者言"已到"，应便拔针，病亦行差。若病结积在内，针药所不能及，当须刳割者，便饮其麻沸散。须臾便如醉死，无所知，因破取。病若在肠中，便断肠湔洗，缝腹膏摩，四五日差。不痛，人亦不自寤，一月之间，即平复矣。

故甘陵①相夫人有娠六月，腹痛不安。佗视脉曰："胎已死矣。"使人手摸知所在，在左则男，在右则女。人云在左，于是为汤下之，果下男形，即愈。

县吏尹世，苦四支烦，口中干，不欲闻人声，小便不利。佗曰："试作热食，得汗则愈；不汗，后三日死。"即作热食而不汗出，佗曰："脏气已绝于内，当啼泣而绝。"果如佗言。

府吏倪寻、李延共止②，俱头痛身热，所苦正同。佗曰："寻当下之，延当发汗。"或难③其异，佗曰："寻外实，延内实，故治之宜殊。"即各与药，明旦并起④。

盐渎⑤严昕与数人共候，佗适至，佗谓昕曰："君身中佳否？"昕曰："自如常。"佗曰："君有急病见于面，莫多饮酒。"坐毕归，行数里，昕卒头眩堕车，人扶将还，载归家中，宿死。

故督邮⑥顿子献⑦得病已差，诣佗视脉，曰："尚虚，未得复，勿为劳事，御内即死，临死当吐舌数寸。"其妻闻其病除，从百余里来省之，止宿交接，中间三日发病，一如佗言。

督邮徐毅得病，佗往省之，毅谓佗曰："昨使医曹吏刘租针胃管⑧讫，便苦咳嗽，欲卧不安。"佗曰："刺不得胃管，误中肝也，食当日减，五日不救。"遂如佗言。

---

① 甘陵：东汉安帝时改厝县置，治所在今山东临清县东北。
② 止：犹言"治"。
③ 难：诘问。
④ 起：治愈。
⑤ 盐渎：县名，治所在今江苏省盐城县。
⑥ 督邮：官名。汉代各郡的重要属吏，代表太守督察县乡，宣述教令，兼司狱讼捕亡之事。
⑦ 顿子献：《千金方》卷十第二作"顾子献"。按《千金方》引此节文字较此为详，可参见。
⑧ 胃管：即"胃脘"。

东阳①陈叔山小男二岁,得疾下利,常先啼,日以羸困。问佗,佗曰:"其母怀躯,阳气内养,乳中虚冷,儿得母寒,故令不时愈。"佗与四物女宛丸,十日即除。

彭城夫人夜之厕②,蛰螫其手③,呻呼无赖。佗令温汤近热,渍手其中,卒可得寐。但旁人数为易汤,汤令暖之,其旦即愈。

军吏梅平得病,除名还家,家居广陵,未至二百里,止亲人舍。有顷,佗偶至主人许④,主人令佗视平。佗谓平曰:"君早见我,可不至此,今疾已结,促去可得与家相见,五日卒。"应时归,如佗所刻⑤。

佗行道,见一人病咽塞,嗜食而不得下,家人车载欲往就医。佗闻其呻吟,驻车往视,语之曰:"向来道边有卖饼家,蒜齑大酢,从取三升饮之,病自当去。"即如佗言,立吐蛇一枚,悬车边,欲造佗。佗尚未还,小儿戏门前,逆见,自相谓曰:"似逢我公,车边病是也。"疾者前入坐,见佗北壁悬此蛇辈约十数。

又有一郡守病,佗以为其人盛怒则差,乃多受其货而不加治。无何弃去,留书骂之。郡守果大怒,令人追捉杀佗。郡守子知之,属使勿逐。守瞋恚既甚,吐黑血数升而愈。

又有一士大夫不快。佗云:"君病深,当破腹取,然君寿亦不过十年。病不能杀君,忍病十岁,寿俱当尽,不足故自刳裂。"士大夫不耐痛痒,必欲除之。佗遂下手,所患寻差,十年竟死。

广陵太守陈登得病,胸中烦懑,面赤不食。佗脉之曰:"府君胃中有虫数升,欲成内疽,食腥物所为也。"即作汤二升,先服一升,斯须尽服之。食顷,吐出三升许虫,赤头皆动,半身是生鱼脍也,所苦便愈。佗曰:"此病后三期⑥当发动,遇良医乃可济救。"依期果发,时佗不在,如言而死。

太祖⑦闻而召佗,佗常在左右。太祖苦头风,每发,心乱目眩,佗针鬲,随手而差。

李将军妻病甚,呼佗视脉,曰:"伤娠而胎不去。"将军言:"间实伤娠,胎已去矣。"佗曰:"案脉,胎未去也。"将军以为不然,佗舍去,妇稍小差。百余日复动,更呼佗,佗曰:"此脉故事⑧有胎,前当生两儿,一儿先出,血出甚多,后儿不及生,母不自觉,旁人亦不寤,不复迎⑨,遂不得生,胎死。血脉不复归,必燥著母脊,故使多脊痛。今当与汤,并针一处,此死胎必出。"汤针既加,妇痛急如欲生者。佗曰:"此死胎久枯,不能自出,宜使人探之。"果得一死男,手足完具,色黑,长可尺所。佗之绝技,凡类此也。然本作

---

① 东阳:县名,治所在今江苏盱眙县东南东阳城。
② 夜之厕:夜间去厕所。之,往;到……去。《尔雅·释诂上》:"之,往也。"
③ 蛰螫其手:手被毒虫咬刺。蛰(chài),蝎子一类的毒虫。《广雅·释虫》:"蛰,蝎也。"螫(shì),毒虫咬刺。《说文·虫部》:"螫,虫行毒也。"
④ 许:处所。
⑤ 如佗所刻:指如华佗所限定的死期。刻,限定。
⑥ 三期:三年。期,一周年。
⑦ 太祖:指曹操。
⑧ 故事:成例。
⑨ 迎:接生。

士人，以医见业，意常自悔。

后太祖亲理①，得病笃重，使佗专视。佗曰："此近难济，恒事攻治，可延岁月。"佗久远家思归，因曰："当得家书，方欲暂还耳。"到家，辞以妻病，数乞期不返。太祖累书呼，又敕郡县发遣。佗恃能厌食事，犹不上道。太祖大怒，使人往检，若妻信②病，赐小豆四十斛，宽假限日；若其虚诈，便收送之。于是传付许狱，考验首服。荀彧请曰："佗术实工，人命所悬，宜含宥之。"太祖曰："不忧天下当无此鼠辈邪！"③遂考竟④佗。佗临死，出一卷书与狱吏，曰："此可以活人。"吏畏法不受，佗亦不强，索火烧之。佗死后，太祖头风未除。太祖曰："佗能愈此，小人养吾病欲以自重；然吾不杀此子，亦终当不为我断此根原耳。"及后，爱子仓舒病困，太祖叹曰："吾悔杀华佗，令此儿强死也。"

初，军吏李成苦咳嗽，昼夜不寤⑤，时吐脓血，以问佗。佗言："君病肠痈，咳之所吐，非从肺来也。与君散二钱，当吐两升余脓血讫，快自养，一月可小起，好自将爱，一年便健，十八岁当一小发，服此散，亦行复差。若不得此药，故当死。"复与两钱散，成得药去。五六岁，亲中人有病如成者，谓成曰："卿今强健，我欲死，何忍！无急去⑥药，以待不祥？先持贷我，我差，为卿从华佗更索。"成与之，已。故到谯，适值佗见收，匆匆不忍从求。后十八岁，成病竟发，无药可服，以至于死。

广陵吴普、彭城樊阿，皆从佗学。普依准佗治，多所全济。佗语普曰："人体欲得劳动，但不当使极尔。动摇则谷气得消，血脉流通，病不得生，譬犹户枢不朽是也。是以古之仙者，为导引之事，熊经鸱顾，引挽腰体，动诸关节，以求难老。吾有一术，名五禽之戏：一曰虎，二曰鹿，三曰熊，四曰猿，五曰鸟。亦以除疾，并利蹄足，以当导引。体中不快，起作一禽之戏，沾濡汗出⑦，因上着粉，身体轻便，腹中欲食。"普施行之，年九十余，耳目聪明，齿牙完坚。

阿善针术，凡医咸言背及胸脏之间不可妄针，针之不过四分；而阿针背入一二寸，巨阙胸脏针下五六寸，而病辄皆瘳。阿从佗求可服食益于人者，佗授以漆叶青粘散。漆叶屑一升，青粘屑十四两，以是为率。言久服去三虫、利五脏、轻体，使人头不白。阿从其言，寿百余岁。漆叶处所而有，青粘生于丰、沛、彭城及朝歌云。

---

① 亲理：亲政，亲自主持朝政。
② 信：的确。《字汇·人部》："信，不差爽也。"
③ 邪（yé）：语气词，表示判断。相当"也"。
④ 考竟：刑讯致死。《释名·释丧制》："狱死曰考竟。考得其情，竟其命于狱也。"
⑤ 寤：《后汉书·华佗传》作"寐"。
⑥ 去：收藏。裴松之注曰："古语以藏为去。"《集韵·语韵》："弆，藏也。或作去。"
⑦ 沾濡汗出：《后汉书·华佗传》作"怡而汗出"。

《华佗别传》(佚文)

《佗别传》曰：有人病两脚躄①不能行，舆诣佗②。佗望见云："已饱针灸服药矣，不复须看脉。"便使解衣，点背数十处，相去或一寸，或五寸，纵邪③不相当。言灸此各十壮，灸创愈即行。后灸处夹脊一寸，上下行端直均调，如引绳也。

《佗别传》曰：人有在青龙④中见山阳⑤太守广陵刘景宗，景宗说中平⑥日数见华佗，其治病手脉⑦之候，其验若神。琅邪⑧刘勋为河内⑨太守，有女年几二十，左脚膝里上有疮，痒而不痛。疮愈数十日复发，⑩如此七八年，迎佗使视，佗曰："是易治之。当得稻糠黄色犬一头，好马二匹，以绳系犬颈，使走马⑪牵犬，马极辄易。"计走马三十余里，犬不能行；复令步人拖曳，计向五十里。乃以药饮女，女即安卧不知人。因取大刀断犬腹近后脚之前，以所断之处向疮口，令去二三寸。停之须臾，有若蛇者从疮中而出，便以铁锥横贯蛇头，蛇在皮中动摇良久，须臾不动，乃牵出，长三尺所，纯是蛇，但有眼处而无瞳子，又逆鳞耳。以膏散着疮中，七日愈。

又有人苦头眩，头不得举，目不能视，积年，佗使悉解衣，倒悬，令头去地一二寸，濡布拭身体，令周匝，候视诸脉，尽出五色。佗令弟子数人以铍刀决脉，五色血尽，视赤血乃下，以膏摩，被覆，汗自出周匝，饮以亭历犬血散，立愈。

又有妇人长病经年，世谓寒热注病者。冬十一月中，佗令坐石槽中，平旦用寒水汲灌，云当满百。始七八灌，会战欲死，灌者惧，欲止，佗令满数。将至八十灌，热气乃蒸出，嚣嚣高二三尺。满百灌，佗乃使然⑫火温床，厚覆，良久汗洽出，着粉，汗燥便愈。

又有人病腹中半切痛，十余日中须眉堕落。佗曰："是脾半腐，可刳腹养治也。"使饮药令卧，破腹就视，脾果半腐坏，以刀断之，刮去恶肉，以膏傅疮，饮之以药，百日

---

① 躄：足不能行，瘸腿。唐释慧琳《一切经音义》卷二十四：顾野王云："躄，谓足偏枯不能行也。"
② 舆诣佗：乘车到华佗处，请佗看病。
③ 邪：同"斜"。
④ 青龙：魏明帝年号，始于233年，终于237年。
⑤ 山阳：郡名，治所在昌邑县（今山东金乡县西北）。
⑥ 中平：汉灵帝年号，始于184年，终于189年。
⑦ 手脉：《后汉书·华佗传》作"平脉"。
⑧ 琅邪：地名。琅邪县治所在今山东胶南县西南夏河城。
⑨ 河内：郡名，治所在怀县（今河南武陟县西南）。
⑩ 疮愈数十日复发：《后汉书·华佗传》注引作"创发数十日愈，愈已复发"。
⑪ 走马：《后汉书·华佗传》注引作"马走犬"。
⑫ 然：燃之古字。《说文·火部》："然，烧也。"

平复。

《佗别传》曰：青粘者，一名地节，一名黄芝，主理五脏，益精气。本出于迷入山者，见仙人服之，以告佗。佗以为佳，辄语阿，阿又秘之。近者人见阿之寿而气力强盛，怪之。遂责阿所服，因醉乱误道之，法一施，人多服者，皆有大验（以上辑自《三国志·华佗传》注）。

《华佗别传》云：佗曾语吴普云：人欲得劳动，但不当自极耳。体常动摇，谷气得消，血脉流通，疾则不生。卿见户枢虽用易腐之木，朝暮开闭动摇，遂最晚朽。是以古之仙者赤松①、彭祖②之为道引③，盖取于此（辑自《医心方》卷二十七第五）。

《佗别传》曰：吴普从佗学，微得其方。魏明帝呼之，使为禽戏，普以年老，手足不能相及，粗以其法语诸医。普今年将九十，耳不聋，目不冥，牙齿完坚，饮食无损（辑自《后汉书·华佗传》注）。

《华佗传》云：中矩穴，一名垂矩④。主中风舌强不语，及舌干燥⑤。在颐下骨里曲骨中（辑自《医心方》卷三第十。按此条佚文不见今本《后汉书·华佗传》，亦不见《三国志·魏志·华佗传》。在范书以前著《后汉书》者有数家，今皆亡佚，故其所出今无详考。作为《华佗传》佚文，今附《华佗别传》之下，以利读者研究）。

---

① 赤松：即赤松子，传为古时仙者，神农时雨师。事见《列仙传》。
② 彭祖：传为古之仙者。姓钱名铿，颛顼玄孙。生于夏代，至殷八百余岁，善导引行气。事见《列仙传》《神仙传》。
③ 道（dǎo）引：即导引。道，用同导。
④ 一名垂矩：原无此四字，据《医心方》卷二第一引《华佗传》考补。
⑤ 及舌干燥：原无此四字，据《医心方》卷二第一引《华佗传》考补。